G. Eysenbach

Computer-Manual

G. Eysenbach

Computer-Manual

für Mediziner
und Biowissenschaftler

Mit 90 Abbildungen
und 11 Tabellen

Urban & Schwarzenberg, München–Wien–Baltimore

Anschrift des Autors:

Gunther Eysenbach
Leo-Wohleb-Str. 8
79098 Freiburg

Lektorat: Dr. med. Thomas Hopfe, München
Redaktion: Petra Münzel M.A., München
Herstellung: Adolf Schmid, München

Die Deutsche Bibliothek – CIP-Einheitsaufnahme

Eysenbach, Gunther:
Computer-Manual : für Mediziner und Biowissen-
schaftler ; mit Tabellen / G. Eysenbach. – München ;
Wien ; Baltimore :
Urban & Schwarzenberg, 1994
  ISBN 3-541-11841-5

Druck und Bindung: L. Auer, Donauwörth

ISBN 3-541-11841-5

Meinen Großeltern

Dr. rer. nat. Hans und Heliodore Eysenbach

in Liebe und Dankbarkeit

gewidmet

Geleitwort

Bei diesem Buch handelt es sich um einen außerordentlich kompetenten Führer für die Computer-Anwendung in der Biomedizin. Erstaunlicherweise ist es nicht von einem Professor für Medizinische Informatik geschrieben worden, sondern von einem Praktiker, der die Probleme des Mediziners aus eigener Erfahrung sowie aus seiner Beratungstätigkeit für Biowissenschaftler kennt. Da es nicht aus der Sicht des Theoretikers verfaßt wurde, hat das Buch auch den großen Vorteil, technische Zusammenhänge unkompliziert und in einer für den Mediziner adäquaten Terminologie darzustellen. Die lockere Ausdrucksweise und der flüssige Stil des Autors bedingen zudem, daß sich das Buch äußerst angenehm liest, zuweilen sogar fesselt, und die manchmal etwas trocken anmutende Materie auch dem technisch weniger interessierten Leser in spannend aufbereiteter Form näherbringt.

Inhaltlich setzt das Buch Schwerpunkte, die bisher in keinem deutschen Lehrbuch in dieser, für die praktische Nutzung notwendigen Ausführlichkeit, behandelt wurden, nämlich die Erläuterung der großen medizinischen und biowissenschaftlichen Datenbanken für die Literaturrecherche und für die Suche nach molekularbiologischen Sequenzen. Hier liegt die ganz große Stärke und Bedeutung des Werkes, da inzwischen die computerunterstützte Recherche nach relevanter wissenschaftlicher Literatur und medizinischen Fakten für die medizinische Forschung schon bei der Doktorarbeit der Mediziner und Diplomarbeit der Biowissenschaftler eine essentielle Voraussetzung ist. Die großen Fortschritte der letzten Jahre in der molekularen Biochemie haben nicht nur zu riesigen, schnell wachsenden molekularbiologischen Sequenzdatenbanken geführt, sondern auch die Nutzungsmöglichkeiten dieser Datenbanken für die gesamte biologische, medizinische und chemische Forschung erheblich erweitert.

Damit diese Datenbanken auch korrekt und effizient genutzt werden und um dem Leser zusätzlich eine Übersicht zu allen wichtigen sonstigen, für ihn relevanten Computer-Anwendungen zu bieten, werden Hard- und Software-Grundlagen der Datenverarbeitung und speziell der medizinischen Informatik erläutert. Dabei wird die Zielrichtung auf die Computer-Nutzung für wissenschaftliche Arbeiten und Dissertationen orientiert, so daß für den Einstieg in diese Nutzung keine weiteren Bücher erforderlich sind, aber im Literaturverzeichnis auch ergänzende Hinweise geboten werden. Schließlich wird auf das computergestützte Lernen und auf die Entwicklung der Expertensysteme in der Medizin und Biologie eingegangen, womit weitere interessante und anregende Akzente für Studium und Praxis aufgezeigt werden.

Insgesamt schließt dieses Werk einige große Lücken, die durch den generellen Mangel an Lehrbüchern für Medizinische Informatik nicht nur in Deutschland entstanden sind. Es zeigt allen Medizinern und Biowissenschaftlern sehr konkret, anschaulich und unkompliziert die wichtigsten Nutzungsmöglichkeiten des Computers für ihr Studium und ihre ersten wissenschaftlichen Arbeiten, nimmt ihnen mögliche Ängste oder Aversionen gegenüber Computern und vermittelt fachlich korrektes und hoch relevantes Wissen der Medizinischen Informatik. Dem Autor ist bestens für diese sorgfältige und umfassende Arbeit zu danken und seinem Werk ist große Verbreitung zu wünschen.

Prof. Dr. Klar
Direktor der Abteilung für Medizinische Informatik
Universitätsklinikum Freiburg
Oktober 1993

Vorwort

Informatik – eine neue Kulturtechnik hat heute alle Bereiche der Ausbildung und der Berufswelt durchdrungen und auch vor den Human- und Biowissenschaften nicht haltgemacht. Warum sollte sie das auch? Angesichts einer immer komplexer werdenden, hochtechnisierten Medizin, angesichts des rasanten Fortschritts auf allen Bereichen der Wissenschaft und dem daraus resultierenden exponentiellen Anstieg des menschlichen Wissens, ist das menschliche Gehirn längst nicht mehr ausreichend, um all die anfallenden Informationen zu verarbeiten, geschweige denn zu speichern. Der Computer ist hier – etwas blasphemisch ausgedrückt – die Fortsetzung des menschlichen Gehirns mit anderen Mitteln und kann dem Mediziner mächtige Werkzeuge zur Erweiterung seines eigenen Erfahrungsschatzes und seiner Qualifikation als Arzt und/oder Wissenschaftler an die Hand geben.

Mit anderen Worten: Kein Mediziner kommt heute noch ohne Computerkenntnisse aus – ein gewisses Maß an „computer literacy" ist fast schon essentiell für die Meisterung des Studiums und des Arztberufes geworden. Sie wird mittlerweile ebenso selbstverständlich vorausgesetzt wie die Fähigkeit zum Lesen und Schreiben. Dies gilt in besonderem Maße für den Mediziner, der sich wissenschaftlich betätigt. Mediziner und Biologen wurden und werden allerdings im Studium nur unzureichend auf die neuen Anforderungen im Informationszeitalter vorbereitet – sie müssen sich vielmehr ihr Wissen mehr oder minder autodidaktisch erwerben.

Die Tatsache, daß sich die Mehrheit der Mediziner im Studium früher oder später mit dieser Aufgabe konfrontiert sieht, verdeutlichen folgende Zahlen: Die weitaus größte Zahl der Abiturienten (ca. 80%) beginnt das Studium der Medizin ohne nennenswerte Erfahrung mit Computern. Befragt man jedoch die höheren Semester, etwa medizinische Doktoranden, so zeigt sich, daß jetzt nur noch rund 17% in die Kategorie der „Unwissenden" gehören – die meisten bezeichnen sich jetzt als Computeranwender, und rund ein Drittel (bei den Männern sogar fast die Hälfte) hält sich für „Fortgeschritten" oder gar „Experte". Doch der Weg vom Einsteiger zum Fortgeschrittenen ist lang und steinig – zumal bisher nicht einmal entsprechende Literatur zur Verfügung stand.

Es ist daher die Absicht des Autors, eine systematische und praxisnahe Übersicht über die wichtigsten Bereiche zu geben, mit denen der Mediziner bzw. Biowissenschaftler im Zusammenhang mit Computern zu tun haben wird. Der Einsteiger wird von diesem Buch ebenso profitieren wie der Fortgeschrittene, der bereits fundiertes Computerwissen besitzt und dieses auf dem Gebiet der Medizin und Biowissenschaften einsetzen will.

Primäre Zielgruppen sind daher insbesondere:
- Studenten, Diplomanden und Doktoranden der Medizin und Biologie
- wissenschaftlich tätige Mediziner
- Naturwissenschaftler (Biologen, Chemiker usw.) und Psychologen in der medizinischen Forschung

Darüber hinaus ist das Buch auch interessant für
- niedergelassene Ärzte, die wissen wollen, was ihr Computer außer KV-Abrechnungen sonst noch kann
- medizinische Informatiker sowie Computerwissenschaftler mit Interesse für medizinische Anwendungen
- Informations-Broker und Bibliothekare im Bereich Medizin
- Angehörige der paramedizinischen Assistenzberufe

Kaum ein anderes Gerät läßt sich so vielseitig und kreativ einsetzen wie der Computer.

Voraussetzung hierfür sind aber gewisse Grundkenntnisse und eine Idee davon, wie das Ding funktioniert und was man damit machen kann. Eine allgemeine Einführung findet sich daher in Kapitel 1 (Grundlagen der medizinischen Informatik).

Kapitel 2 konzentriert sich speziell auf die Nutzung des Computers für die medizinische Dissertation und andere wissenschaftliche Arbeiten, denn viele junge Medizinerinnen (60%) und Mediziner (30%) beschäftigen sich erst im Rahmen ihrer Doktorarbeit erstmals mit Computern. Auch dem fortgeschrittenen Anwender mag es als nützliche Übersicht dienen.

In den Kapiteln 3 bis 6 geht es um Datenbanken. Sie bilden den Schwerpunkt des Buches, denn die dort angesprochenen Themen sind für den Mediziner von großer praktischer Bedeutung. Zudem wird gerade auf diesem Gebiet vom Anwender, der sich sein Wissen bislang mangels entsprechender Literatur meist autodidaktisch im „trial-and-error"-Verfahren angeeignet hat, sehr viel falsch gemacht. Dazu nur ein Beispiel: Um effektiv in einer Datenbank recherchieren zu können, ist die Kenntnis des sogenannten „kontrollierten Vokabulars" unabdingbar – erst die Anwendung dieses Vokabulars ermöglicht präzise und zuverlässige Suchergebnisse. Eben diese Kenntnis ist beim Anwender meist nicht vorhanden: So kennen (und nutzen) zwar über 80% der Doktoranden MEDLINE, die wichtigste Datenbank auf dem Gebiet der Medizin, aber weniger als 10% kennen das dazugehörige Vokabular, den MeSH. Während den meisten Menschen klar ist, daß man ein fremdes Land nur bereist, wenn man die Sprache beherrscht oder ein Wörterbuch einpackt, ist das Bewußtsein dafür, daß man eine Datenbank nur mit Kenntnis eines sogenannten Thesaurus (Wörterbuch des kontrollierten Vokabulars) effektiv und zuverlässig nutzen kann, nicht sehr weit verbreitet. Ähnlich, wie sich ein Tourist in China auch ohne Kenntnis der Landessprache irgendwie verständlich machen kann, klappt zwar eine Datenbank-

recherche notfalls auch ohne Kenntnis des Vokabulars – allerdings leidet darunter erheblich die Ausbeute und die Präzision und somit letztendlich die Qualität der wissenschaftlichen Arbeit.

Ein besonderes Kapitel innerhalb des Abschnitts Datenbanken stellt Kapitel 5 (Molekularbiologische Datenbanken und Biocomputing) dar. Bei experimentellen Arbeiten in der biomedizinischen Forschung spielen molekularbiologische Datenbanken eine zunehmend größere Rolle. Sie sind überdies innerhalb der letzten zehn Jahre zu einem primären Publikationsmedium für Sequenzdaten geworden, denen eine ähnliche Bedeutung zukommt wie einst Fachzeitschriften. Das Kapitel bietet außerdem einen Überblick über das technisch Machbare und Sinnvolle auf dem Gebiet des Biocomputing.

Kapitel 7 beschäftigt sich mit Computernetzen und deren Einsatz für die elektronische Kommunikation. Weltweite akademische Computernetze haben eine Infrastruktur für den raschen Informationsaustausch zwischen Wissenschaftlern aus aller Welt geschaffen. Schon Studenten stehen diese Möglichkeiten offen. Das Kapitel gibt einen Einblick in dieses moderne Kommunikationsmedium und dessen Nutzen für Mediziner.

Auch in Kapitel 8 (Literaturverwaltungsprogramme) geht es wieder um Datenbanken, diesmal jedoch um „private" Literaturdatenbanken, die sich der Anwender für seine persönliche wissenschaftliche Arbeit aufbaut. Sie stellen eine hervorragende Alternative zum „Zettelkasten" dar und können – richtig eingesetzt – die Sisyphusarbeit der Bibliographieerstellung für wissenschaftliche Publikationen erheblich erleichtern.

Wie der Computer das Aneignen von medizinischen Fakten im Studium und in der medizinischen Weiterbildung unterstützen kann, wird in Kapitel 9 (Lernen am Computer) aufgezeigt.

Kapitel 10 (Computerassistierte Entscheidungsunterstützung) bietet abschließend einen Ausblick auf die Rolle, die Computer auch in der ärztlichen Praxis spielen werden. Zum Abschluß möchten wir dem Leser viel Spaß und Entdeckerfreude durch seinen Streifzug durch die Computerwelt wünschen. Dem Autor ist es ein besonderes Anliegen, durch dieses Buch das Bewußtsein für den Nutzen neuer Medien und moderner Informationstechnologie in der praktischen Medizin und biomedizinischen Forschung zu schärfen. Ihre Verbreitung und ihr Einsatz soll gefördert und somit letztlich die Qualität der Medizin zum Wohle des Patienten verbessert werden. Angesichts der Tatsache, daß vielerorts die Möglichkeiten der Informationstechnik noch ungenügend ausgeschöpft werden und Forschungs- und Entwicklungsenergie an der falschen Stelle oder ineffektiv investiert werden, ist dieses Buch nicht zuletzt auch als Imperativ zu verstehen: „Computer für Mediziner und Biowissenschaftler!"

Gunther Eysenbach
Freiburg
Oktober 1993

Gebrauchshinweise – wie dieses Buch gelesen werden sollte

Wie die meisten Sachbücher, ist auch das vorliegende Werk ein Buch, das nur ausnahmsweise von der ersten bis zur letzten Seite gelesen werden wird. Vielmehr sucht sich der Leser in aller Regel zunächst diejenigen Kapitel heraus, die ihn zunächst am meisten interessieren oder ihn bei der Lösung seiner momentanen Problemstellung am meisten weiterbringen. Er wird auf die übrigen Kapitel ad libitum zurückgreifen. Bei diesem „eklektischen" Vorgehen sollten folgende Hinweise beachtet werden:

Einsteiger sollten auf jeden Fall bei *Kapitel 1* (Grundlagen) beginnen. Wer hingegen bereits mit Begriffen wie RAM und CPU jongliert, mag dieses Kapitel getrost überspringen und fortan lediglich als Nachschlagewerk benutzen.

Kapitel 2 (Wissenschaftliches Arbeiten) sei allen ans Herz gelegt, die kurz vor einer Doktorarbeit oder Diplomarbeit stehen und die Möglichkeiten des Arbeitsmittels „Computer" voll ausschöpfen wollen. Wer bereits Erfahrung mit Computern und wissenschaftlichen Arbeiten besitzt, möge hingegen gleich mit Kapitel 3 beginnen.

Kapitel 3 bis 6 (Datenbanken) sind als eine Einheit zu sehen. Es empfiehlt sich in jedem Fall mit *Kapitel 3* zu beginnen, da dieses Einführungscharakter hat und wichtige Grundbegriffe klärt, die später immer wieder auftauchen. *Kapitel 4* (Zusammenstellung wichtiger Datenbanken) hat dann eher wieder den Charakter eines Nachschlagewerks und muß nicht von Anfang bis Ende gelesen werden. Es empfiehlt sich jedoch, zumindest den Abschnitt über die Datenbank MEDLINE aufmerksam zu lesen, da hier schon wichtige Begriffe und Konzepte eingeführt werden. Außerdem besitzt die Datenbank MEDLINE eine überragende Bedeutung für Mediziner. *Kapitel 5* (Molekularbiologische Datenbanken und Biocomputing) ist eher für molekularbiologisch arbeitende Wissenschaftler interessant und kann bei Zeitnot auch übersprungen werden. Für die Praxis und sogar für das medizinische Staatsexamen (Teile des Theorieteils sind Bestandteil des Gegenstandskatalogs für das medizinische Staatsexamen) sehr wichtig ist dann wiederum *Kapitel 6* (Theorie und Praxis der Datenbankrecherche). Zumindest der Theorieteil sowie der Teil über CD-ROM-Recherchen sollten von jedem gelesen werden, der an der Nutzung von Literaturdatenbanken interessiert ist. Der Abschnitt über eine Online-Recherche bei DIMDI gehört dann eher schon zur Kür.

Kapitel 7 (Kommunikation und Computernetzwerke in der Wissenschaft) ist teilweise als Ergänzung zu Kapitel 5 (Molekularbiologische Datenbanken) zu sehen, da hier erst die Zugangswege zu den dort beschriebenen Informationsquellen beschrieben werden. Andererseits ist das Kapitel aber auch für den nicht molekularbiologisch arbeitenden Mediziner interessant.

Kapitel 8 (Literaturverwaltungsprogramme) ist ebenfalls Pflichtlektüre für alle, die wissenschaftlich arbeiten. Für dieses Kapitel werden die in den Kapiteln 3 bis 6 erworbenen Kenntnisse über externe Literaturdatenbanken vorausgesetzt.

Kapitel 9 (Lernen am Computer) sowie *Kapitel 10* (Computerassistierte Entscheidungsfindung) sind thematisch gesehen in sich abgeschlossene Kapitel, für die eine Lektüre der vorhergehenden Kapitel nicht unbedingt notwendig ist.

Autor und Lektorat haben sich um größtmögliche „Lesbarkeit" bemüht und versucht, Jargonbegriffe aus der Welt der Computerfreaks soweit möglich zu vermeiden. Damit soll der Eindruck vermieden werden, den sich bereits Goethe bei der Lektüre seiner zeitgenössischen Sachbuchautoren aufdrängte:

„Gewisse Bücher scheinen geschrieben zu sein, nicht damit man daraus lerne, sondern damit man wisse, daß der Verfasser etwas gewußt hat." (Goethe, Sprüche in Prosa: Maximen und Reflexionen, II, Nr. 4)

Sollte der Leser bei der Lektüre dennoch über einen ihm unbekannten Begriff oder Formulierung stolpern, so mag folgende Regel des Herrn Montaigne weiterhelfen:

„Wenn ich im Lesen eine Stelle finde, die ich nicht verstehen kann, so beiße ich mir deswegen nicht die Nägel ab; sondern lasse es, nachdem ich es ein- oder ein paarmal überdacht habe, liegen. Wenn ich mich darauf versteifen würde, so würde ich mich und meine Zeit damit verderben, denn mein Kopf wird leicht stutzig; was er nicht im ersten Anlauf begreift, begreift er, wenn er angestrengt wird, noch weniger." (Montaigne, Essays; 2,10)

Des weiteren gibt es (neben dem Nägelkauen oder dem Liegenlassen) noch eine weitere Möglichkeit, auf einen unbekannten Begriff zu reagieren, nämlich das Nachschlagen im Glossar am Ende des Buches.

Danksagung

Unter den zahlreichen Personen und Institutionen, die mir während der Recherchen für dieses Buch zur Seite gestanden haben, sollen im folgenden besonders hervorgehoben werden:

Herr Prof. Dr. Klar für die kritische Durchsicht des Manuskriptes und seine zahlreichen Anregungen.

Mein Freund Sebastian Schmidt, der das Manuskript mit kritischem Sachverstand durchgelesen hat und mich durch ungezählte Gespräche und gemeinsame Projekte und Aktionen immer wieder zu neuen Denkansätzen inspirierte. Ihm und auch cand. med. Tim Pietzcker gebühren ferner Anerkennung für das Engagement bei der Arbeitsgemeinschaft EMSA CoCoMM.

Der Akademischen Software Korporation, Karlsruhe, insbesondere Herrn Andreas Geenen, danke ich für die Gestattung der uneingeschränkten Nutzung der ASK-Software-Datenbank. Die Einträge in Tabelle 9-1 gehen im wesentlichen auf den Inhalt dieser Datenbank zurück, die jedem empfohlen werden kann, der Software zu einem bestimmten Problem sucht.

Ohne die Möglichkeit, in der Informationsvermittlungsstelle Biomedizin am Rechenzentrum der Uni Freiburg als Berater für medizinische Doktoranden und Biowissenschaftler arbeiten zu können, hätten die entsprechenden Kapitel in diesem Buch nicht so „praxisnah" ausfallen können.

Dem Max-Planck-Institut für Immunbiologie sowie der klinischen Forschergruppe Rheumatologie in Freiburg, insbesondere Dr. Aicher und Dr. Eibel, danke ich für meine wissenschaftliche Ausbildung und den Freiraum bei der Durchführung der dortigen Forschungsarbeiten, der es mir erst ermöglichte, das vorliegende Buch quasi „nebenher" zu verwirklichen (jedenfalls war es so einmal gedacht – es wurde jedoch bald zu einer Vollzeitbeschäftigung).

Unter den zahlreichen Software-Anbietern, die mich in dankenswerter Weise mit Informationsmaterial und Rezensionsexemplaren bedachten, haben sich Soft-Use, der VCH-Verlag, Autodesk, Frau Stubbe und insbesondere Personal Bibliographic Software sowie Research Information Systems als besonders kooperativ und hilfreich gezeigt.

Prof. Höhne, Hamburg, danke ich für die Abbildung des VOXELMAN, ebenso geht mein Dank für zur Verfügung gestellte Bildvorlagen an die Firmen IBM, Apple, SUN Microsystems, Sanyo, Toshiba, CirclePoint, ADAM Software und Nova Idea.

Ebenso danke ich folgenden Instituten und Organisationen für ihre Unterstützung: Vereinte Nationen, UNO Advisory Committee for the Coordination of Information Systems, Bundesgesundheitsamt, EG-Kommission XIII, US National Library of Medicine, US National Cancer Institute, European Molecular Biology Laboratory, Bundesvereinigung deutscher Apothekerverbände, Library of the Royal Netherlands Academy of Arts and Sciences, Institute for Scientific Information USA, Elsevier Science Publishers, Amsterdam.

Schließlich danke ich dem Verlag – insbesondere für das mir entgegengebrachte Vertrauen – sowie für die stets angenehme Atmosphäre im Hause U & S. Frau Münzel ist für die Zerschlagung so manchen Knotens im Text zu danken sowie für ihre Unterstützung in meinem schier aussichtslosen Kampf gegen die Kommasetzungsregeln. Dr. Hopfe ist dafür zu danken, daß er ein ungewöhnliches und innovatives Buchprojekt auf den Weg gebracht und betreut hat.

Inhalt

Kapitel 1

Grundlagen der medizinischen Informatik

Dieses Kapitel soll einerseits dem Computereinsteiger als kleine, praxisorientierte Einführung dienen, und ihm einen Überblick über Grundbegriffe der Informatik aus dem Blickwinkel des Mediziners geben, andererseits den Fortgeschrittenen auf die Teilbereiche und Entwicklungen hinweisen, die nach Ansicht des Autors für die Medizin künftig eine besondere Rolle spielen werden (z.B. NotePads, Smart-Cards, etc.). Wir widmen uns der Vermittlung einiger fundamentaler und allgemeingültiger Informationen. Angesichts der Tatsache, daß die Computer aus der Produktpalette eines Herstellers maximal rund 15 Monate auf dem Markt sind, werden hier unter dem Stichwort Kaufberatung allgemeine Ratschläge gegeben – wer einen Überblick über das aktuelle Angebot haben will, hält sich am besten an die regelmäßig veröffentlichten Marktübersichten in den großen Computerzeitschriften (CHIP, DOS u.a.).

„Wir gehen davon aus, daß für Ärzte in absehbarer Zeit der Computer ebenso unentbehrlich für die Arbeit ist wie das Stethoskop.“

(Rennels & Shortliffe 1987) [7]

1.1 Kleine Grundlagenkunde

1.1.1 Wie arbeitet ein Computer?

Ein Computer ist ein elektronisches Gerät, das Daten (Information) verarbeitet. Synonyme sind Digitalrechner (= „Rechner") und elektronische Datenverarbeitungsanlage (= DVA, EDV-Anlage). Datenverarbeitung bedeutet, daß der Rechner Eingabedaten (Zahlen, Texte) gemäß bestimmter Regeln modifiziert und wieder ausgibt. Die Regeln, nach denen die Daten verarbeitet werden, werden dem Computer durch das *Programm* (die *Software*) vorgegeben. Jedes Programm besteht aus einer Folge von Anweisungen (Befehlen), die dem Computer die einzelnen Arbeitsschritte mitteilen. Man kann unterscheiden zwischen:

– *Systemprogrammen* (syn.: Systemsoftware): Diese Programme steuern die internen Betriebsabläufe des Computers (vgl. Kap. 1.3.2, Betriebssysteme). Der Benutzer bekommt von diesen Abläufen in der Regel kaum etwas zu Gesicht.

– *Anwendungsprogrammen* (Anwendungssoftware): Sie helfen dem Anwender, eine bestimmte Aufgabe am Computer zu lösen. So dient z.B. ein Textverarbeitungsprogramm der Eingabe eines Textes oder eine Datenbank zur Verwaltung von Patientendaten.

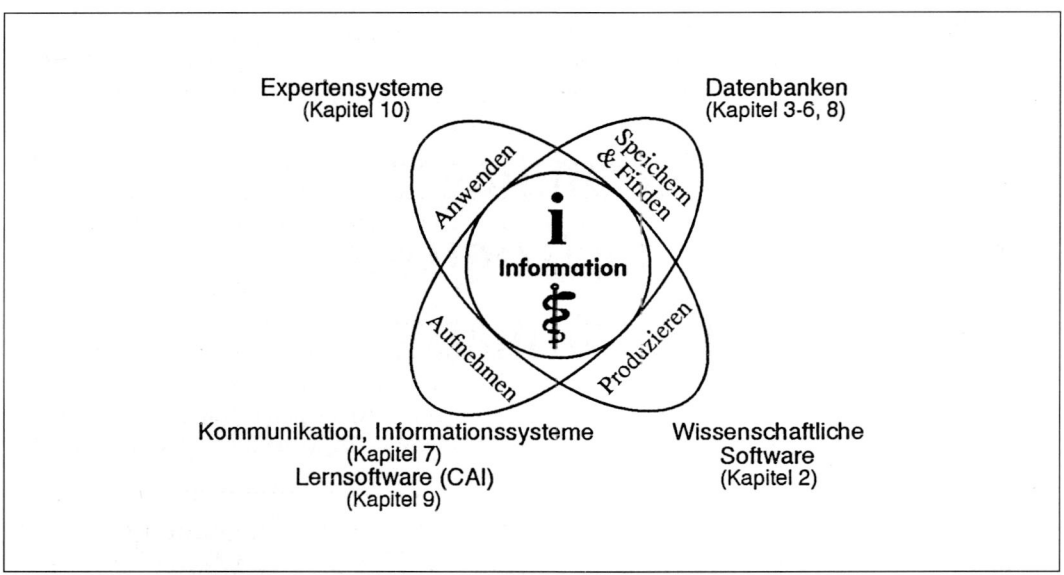

Expertensysteme
(Kapitel 10)

Datenbanken
(Kapitel 3-6, 8)

Speichern & Finden

Anwenden

i

Information

Aufnehmen

Produzieren

Kommunikation, Informationssysteme
(Kapitel 7)
Lernsoftware (CAI)
(Kapitel 9)

Wissenschaftliche
Software
(Kapitel 2)

Abb. 1-1 Medizinische Informatik beschäftigt sich mit der elektronischen Verarbeitung von Information; sie hilft dem Arzt medizinische Information anzuwenden, zu speichern und wiederzugewinnen, zu produzieren und aufzunehmen.

Die Erstellung der Software ist Aufgabe eines *Programmierers*. Der Programmierer legt die einzelnen Arbeitsschritte fest, die der Computer zur Lösung eines Problems ausführen muß, und formuliert diese Anweisungen in einer *Programmiersprache*. Man kann „höhere" Programmiersprachen von „maschinennahen" Sprachen unterscheiden: Höhere Sprachen bestehen aus einem Satz von Befehlswörtern, die oft aus dem Wortschatz der natürlichen Sprachen entlehnt sind (z.B. „PRINT", „GO TO", „IF"), während maschinennahe Sprachen manchmal nur noch aus Zahlencodes bestehen. Höhere Programmiersprachen sind z.B. BASIC, PASCAL, FORTRAN, LISP oder C. Ein in einer dieser „Hochsprachen" erstelltes Programm muß mittels eines weiteren Programms (*Interpreter* oder *Compiler*) in einen für den Computer „verständlichen" Maschinencode übertragen werden.

Der Anwender der Software muß heutzutage in der Regel nicht mehr in die Tiefen der Computerprogrammierung einsteigen, um seinen Computer zu nutzen, ähnlich, wie ein Autofahrer auch nicht viel vom Innenleben des Motorraums wissen muß, um von A nach B

zu gelangen. Ein Anwender geht deshalb auf einer ganz anderen Ebene mit Computern um als ein Entwickler *(Ebenenmodell der Informatik)*. Dennoch ist es natürlich gerade in Situationen, in denen sich der Computer nicht so verhält, wie er soll, vorteilhaft für den Anwender, wenn er eine Ahnung von den internen Abläufen hat.

1.1.2 Komponenten eines Computers

Die einzelnen Komponenten eines Computers lassen sich jeweils in eine der drei Kategorien Hardware, Software oder Firmware einordnen:

– Zur *Hardware* gehört alles, was man am Computer sehen und anfassen kann, also alle mechanischen und elektronischen Bauelemente und Baugruppen: Widerstände, Kondensatoren, Transistoren, integrierte Schaltungen (integrated circuits = IC), Platinen, Gehäuse, Peripheriegeräte wie Drucker, Maus, Monitor, etc.

Alle Programme, die auf einem Rechner ablaufen, werden als *Software* bezeichnet, denn sie sind die veränderbaren („weichen") Komponenten eines Rechnersystems: Betriebssystem, Hilfsprogramme (Tools) zur Erstellung anderer Programme (z.B. Editoren, Compiler, Interpreter, Lader) und natürlich die für den Benutzer „sichtbaren" Anwenderprogramme (z.B. Textverarbeitungsprogramm, Datenbankmanagement-Programm, etc.). Erst die Software macht den Computer zu dem, was er ist: ein flexibles, universell einsetzbares Arbeitsinstrument. Im Gegensatz zu einem festverdrahteten Rechner, z.B. dem Taschenrechner, der auf ganz bestimmte Verarbeitungsprozesse festgelegt ist, ist der Computer für vielfältige und sich wandelnde Aufgaben einsetzbar.

– Als *Firmware* bezeichnet man Mikroprogramme, die vom Hersteller fest in einem Chip des Computers implementiert wurden. Diese Mikroprogramme können zwar prinzipiell vom Hersteller ohne größeren Aufwand geändert werden, aus Anwendersicht bleiben diese aber „fest" (firm).

1.1.3 Information, Bit, Byte

Im Umgang mit einem datenverarbeitenden System muß man oft die Informationsmenge, die verarbeitet oder gespeichert werden kann, angeben. Die Informationsmenge wird in den Einheiten Bit oder Byte angegeben (8 Bit = 1 Byte). Das Bit (binary digit) ist die kleinste denkbare Informationseinheit, nämlich eine „Ja-oder-Nein-Entscheidung", oder, mathematisch ausgedrückt, eine Ziffer im binären Zahlensystem, die entweder den Wert 0 oder den Wert 1 annehmen kann.

Eine elektronische Speicherzelle in einem Computer kann genau den Informationsgehalt von einem Bit speichern, denn auch sie kann nur zwei Zustände annehmen (Spannung oder keine Spannung). Höhere Zahlen können dargestellt werden, indem man mehrere Speicherzellen zusammenfaßt.

Im Computer werden gewöhnlich acht Spei-cherzellen zusammengefaßt (= 1 Byte). Mit 1 Byte (= 8 Bit) können 256 verschiedene Zeichen kodiert werden ($2^8 = 256$), also etwa das gesamte Alphabet in Groß- und Kleinschreibung sowie diverse Sonder- und Steuerzeichen. Für die Kodierung wird in Mikrocomputern die sogenannte ASCII-Codetabelle herangezogen, die festlegt, welcher Zahlenwert z.B. das „A" kodiert.

Mit einem Byte Speicherplatz kann also ein beliebiges Zeichen gespeichert werden. Schreibt man einen Brief mit 4000 Anschlägen (rund 2 Seiten), so werden für diesen Text mindestens 4000 Byte Speicherplatz benötigt.

1 KB (Kilo-Byte) = 1024 Byte
1 MB (Mega-Byte) = 1024 KB = 1 048 576 Byte
1 GB (Giga-Byte) = 1024 MB = 1 048 576 KB
= 1 073 741 824 Byte

Ein Text von ca. 1 Mega-Byte (MB) entspricht ca. 500 Schreibmaschinenseiten. Ein „Kilo" entspricht im binären System nicht (wie im Dezimalsystem) exakt 1000 (10^3), sondern 1024 (2^{10}).

1.2 Kleine Hardware-Kunde

1.2.1 Großrechner, Minicomputer, Mikrocomputer

Ebenso, wie die Autoindustrie ihre Produkte in Klassen einteilt (Kleinwagen, Mittelklassewagen, Limousinen), können auch Computer hinsichtlich Leistungsfähigkeit und Zielgruppe in Klassen eingeteilt werden. Unterschieden werden

– Großrechner (Mainframes)
– Minicomputer
– Mikrorechner

Diese Einteilung erfolgt hauptsächlich nach den Kriterien Rechenleistung und physische Größe, wobei es keine absoluten Maßstäbe gibt: Ein 30 Jahre alter Großrechner, der ein Kellergeschoß ausfüllte und die Spitze der Rechenleistung darstellte, muß nach heutigen Maßstäben als Mikrorechner bezeichnet werden. Dazu ein paar Zahlen: Als Anhaltspunkt für die Rechengeschwindigkeit gilt die

MIPS

Einheit MIPS (million instructions per second). Mikrocomputer schafften 1988 etwa 1–2 MIPS, die Leistung von Minicomputern lag bei etwa 10–40 MIPS. Großrechner rechneten mit rund 100–200 MIPS und mehr. Heute (1993) schaffen moderne Mikrocomputer (Pentium-Prozessor, s.u.) bereits knapp 100 MIPS, und auch die Leistung von Mini- und Großcomputern hat sich entsprechend gesteigert.

Großrechner

Heutige Großrechner (Mainframes) haben eine ungeheure Rechenleistung. Sie dienen wissenschaftlichen Anwendungen (meist aus der Physik oder den Ingenieurwissenschaften), Simulationen aller Art (z.B. auch für die Wettervorhersage), digitaler Bildverarbeitung und Animation sowie umfangreichen Datenbanken und vielen anderen rechen- und speicherintensiven Aufgaben. Sie kosten mehrere Millionen Mark und füllen zusammen mit diversen Peripheriegeräten (Drucker, Massenspeicher) ganze Kelleretagen von Rechenzentren.

An einem einzigen Großrechner können im sogenannten time-sharing-Betrieb 250 oder mehr Personen (scheinbar) gleichzeitig arbeiten. In Wirklichkeit bearbeiten allerdings auch Großrechner niemals mehrere Aufgaben (jobs) gleichzeitig, sondern „springen" lediglich sehr schnell zwischen den einzelnen Teilnehmern hin und her. Je mehr Leute an einem Rechner arbeiten, desto größer sind die Abstände, in denen der Rechner die Befehle des einzelnen Nutzers ausführen kann, und um so „langsamer" erscheint er. Der Betreiber des Großrechners ist daher um eine möglichst gleichmäßige Auslastung des Rechners und um einen Abbau von „Stoßzeiten", an denen plötzlich viele Benutzer mit dem Computer arbeiten wollen, bemüht. Aus diesem Grund gibt es die besonders billigen „Mondscheintarife" für Datenbankrecherchen in externen Datenbanken. Ein Mediziner wird in der Regel nur Bekanntschaft mit einem Großrechner machen, wenn er

– in externen Datenbanken online recherchiert (vgl. Kap. 6), z.B. beim Rechenzentrum von DIMDI
– er in einer großen Klinik arbeitet, die mit einem Klinikgroßrechner ausgestattet ist (Krankenhaus-Informations-System, KIS, Hospital-Information-System, HIS)

In beiden Fällen wird der Anwender durch eine „Benutzeroberfläche" geleitet, die ihm erspart, sich vor der Nutzung erst grundlegend mit dem Großrechner auseinanderzusetzen.

Minicomputer

Der Minicomputer ist im Prinzip die abgespeckte Version eines Großrechners, erhältlich für einige zehntausend Mark. Auch an einem Minicomputer können mehrere (40–60) Benutzer arbeiten, so daß dieser Computertyp überwiegend in kleineren Firmen, in wissenschaftlichen Instituten oder in Klinikabteilungen zu finden ist.

Der prominenteste Vertreter dieser Computergattung ist die VAX-Familie von DEC (Digital Equipment), andere Hersteller sind IBM, ICL und PRIME.

LAN und Workstation

Die Benutzer kommunizieren mit Minicomputern und Großrechnern in der Regel über sogenannte Terminals, also einem Bildschirm und einer Tastatur. Diese Terminals sind „dumm", d.h. sie besitzen keinen eigenen Mikroprozessor und somit keine „Eigenintelligenz". Die gesamte „Intelligenz" des Systems ist zentralisiert. Eine Alternative zu dieser *LAN* Architektur ist ein lokales Mikrocomputer-Netz (*LAN*: local area network), z.B. in einem Institut oder einer Klinikabteilung. Hier hat jeder Benutzer seinen eigenen „intelligenten" Rechner, und alle Rechner sind miteinander verbunden. Die Gesamtrechenleistung des Systems ist also verteilt.

Workstations sind sehr leistungsfähige Mikrocomputer, die meist Bestandteile von lokalen Computernetzen (LAN) sind und im fünfstelligen Preisbereich liegen. Ein Beispiel

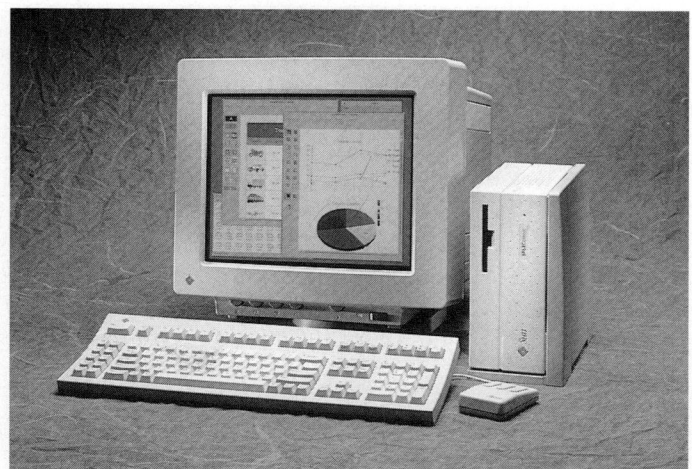

Abb. 1-2 Workstation.
Workstations sind leistungsfähige
Rechner für den professionellen
Einsatz. Sie sind häufig zu erken-
nen an den großen Bildschirmen
und laufen meist unter einem
UNIX-Betriebssystem. Die Abbil-
dung zeigt eine SPARCclassic
der Firma SUN.
(Foto: SUN Microsystems,
München).

für eine Workstation ist die SPARCstation der Firma SUN (Abb. 1-2).

Mikrocomputer

Die Geschichte der Mikrocomputer begann in den frühen 70er Jahren mit der Einführung eines Bausatz-Computers namens Altair (1975), dem der Apple I sowie der PET (Personal Electronic Transactor) von Commodore folgte. Diese beiden waren ausgestattet mit einem sogenannten 8-Bit-Mikroprozessor, dem 6502.

Im Dezember 1981 brachte IBM seinen ersten Mikrocomputer auf den Markt, der „persönlicher (personal) Computer" (IBM-PC) getauft wurde. IBM begründete damit den Siegeszug der Mikrocomputer und legte zugleich den Grundstein für die eigene, bis heute andauernde Marktführerschaft. Der damalige IBM-PC war ausgestattet mit einem 16-Bit-Mikroprozessor, dem Intel 8088, und lief unter dem Betriebssystem PC-DOS (= MS-DOS; zu Betriebssystemen s. Kap. 1.3.2). 1983 folgte der IBM-XT (XT = extended technology), ebenfalls mit einem 8088-Prozessor, und 1984 der erste IBM-AT (AT = advanced technology), ausgestattet mit einem 80286-Prozessor („286er"). Abbildung 1-3 zeigt einen modernen IBM-AT mit 80486-Prozessor („486er").

Andere Hersteller sprangen bald auf diesen Erfolgszug auf und bauten den IBM-PC nach. So entstand im Mikrorechnerbereich ein Standard: die IBM-Kompatibilität. Bald waren zahlreiche „IBM-Klone" (Nachbauten) auf dem Markt, die sich technisch nur wenig von den Orginal-PC unterschieden, aber teilweise wesentlich billiger waren. Die heute von den verschiedensten Herstellern angebotenen IBM-kompatiblen Mikrocomputer sind meist mit einem 80386-Prozessor, einem 80486-Prozessor oder seit neuestem auch mit dem Prozessor Pentium („586er") ausgestattet (zu Prozessoren s.u.). Synonyme für einen Computer aus der Familie der IBM-Kompatiblen sind „DOS-Rechner", „IBM-Klon", „Intel-Rechner" (die erwähnten Prozessoren wurden hauptsächlich von der Firma Intel produziert) oder einfach nur „PC" (selbst wenn ein AT gemeint ist). Daneben gibt es noch die Bezeichnungen „286er", „386er", „486er", die den verwendeten Prozessor und damit die Leistung des Rechners genauer spezifizieren (s.u.). Die Welt der IBM-Kompatiblen ist durch Abwärtskompatibilität gekennzeichnet, d.h. Programme, die für Vorgängermodelle geschrieben wurden, laufen auch auf neueren Modellen.

Neben den IBM-Kompatiblen gibt es noch eine ganz andere „Rechner-Welt": die Mac-

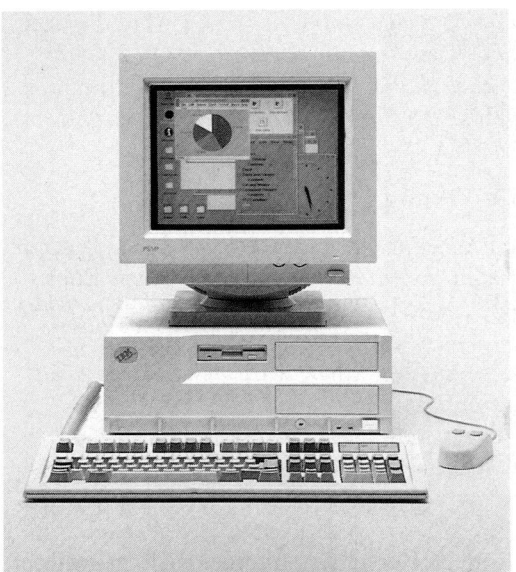

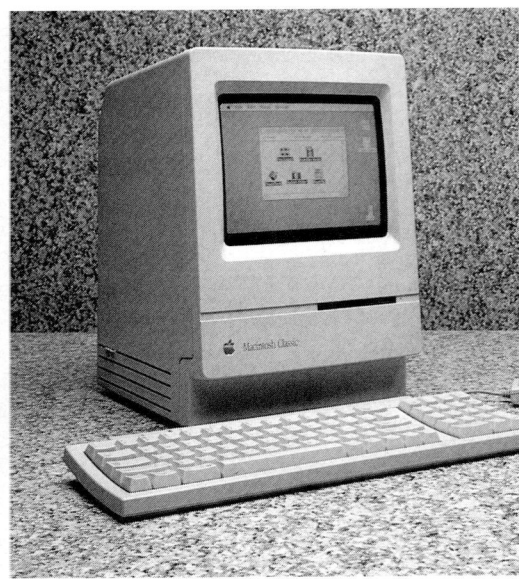

Abb. 1-3 „INTEL-Rechner". Die Abbildung zeigt einen 486er der Firma IBM unter dem Betriebssystem OS/2. (Foto: IBM Deutschland, Stuttgart).

Abb. 1-4 Der „Mac", hier ein Apple Macintosh Classic (Foto: Apple, München).

intosh-Familie des Herstellers Apple (Abb. 1-4). Der „Mac" kam 1984 auf den Markt und weist eine völlig andere Bauart auf (Prozessor aus der 680x0-Serie von Motorola statt Intel-Prozessoren; deshalb laufen Programme, die für den Apple geschrieben wurden, nicht auf Intel-Rechnern und umgekehrt). Apple verfolgte auch von Anfang an eine andere Betriebssystemphilosophie, die sogenannte graphische Benutzeroberfläche als Schnittstelle zum Anwender (s. Kap. 1.3.1). Näheres zum Mac s. Kap. 1.2.3.

Die Klasse der Mikrocomputer läßt sich nochmals unterteilen in „professionelle Computer" und in „Homecomputer", wobei der Übergang fließend ist. Im Grunde ist ein Homecomputer nur durch einen Preis von unter 2000 DM definiert; der professionelle Rechner von heute ist der Homecomputer von morgen. Beispielsweise war der IBM-AT mit einem 286er-Prozessor noch vor einigen Jahren vor allem in Büros zu finden – 1993 ist er definitiv als Homecomputer zu bezeichnen.

1.2.2 Anatomie eines Mikrocomputers

Die Komponenten

Jeder Digitalrechner besteht aus den Hardware-Komponenten Zentraleinheit, Speicher und Ein-/Ausgabeeinheiten:

– Die *Zentraleinheit* (central processing unit [CPU], Prozessor, in Mikrocomputern auch Mikroprozessor oder micro processing unit [MPU] genannt) ist das rechnende „Gehirn" des Computers, in der jegliche Informationen (Daten) verarbeitet (prozessiert) werden.

– Im *Speicher* (memory) werden alle Daten und die Software (Programme) aufbewahrt. Man unterscheidet zwischen dem schnellen Arbeitsspeicher, bestehend aus Halbleiterbausteinen (dynamisches RAM = DRAM), und den Massenspeichern (Peripheriespeicher, meist magnetische Speicher, z.B. die Festplatte; s.u.). Letztere besitzen meist eine sehr große Kapazität und sind relativ preiswert (im Verhältnis Byte/DM), der Zugriff auf die Daten ist aber deutlich langsamer als beim Arbeitsspeicher.

- Schließlich werden *Ein-/Ausgabeeinheiten* (u.a. Peripheriegeräte wie Drucker, Bildschirm, Tastatur etc.) über sogenannte Schnittstellen am Rechner angeschlossen.

Die internen Verbindungen

Die einzelnen Komponenten des Mikrocomputers sind über Leitungen miteinander verbunden. Dabei besitzt jedoch nicht jede Komponente ihre „eigene" Verbindung zur Zentraleinheit (CPU), sondern alle Komponenten hängen nebeneinander aufgereiht gemeinsam an einer Sammelleitung, dem „Bus". Bei einer solchen „Busstruktur" kann zu einem bestimmten Zeitpunkt immer nur eine Komponente Daten auf die Reise zur CPU schicken.

Die „*Breite*" des Busses (= Anzahl der Einzelleitungen) bestimmt die Anzahl der Informationen (ausgedrückt in Bit), die gleichzeitig parallel transportiert werden können. 16 Leitungen können also 16 Bit gleichzeitig transportieren. Je breiter der Datenbus, desto schneller wird der Datenaustausch zwischen den einzelnen Computerkomponenten, desto schneller wird damit der Computer. Daher gilt die Angabe der „Bitbreite" eines Computers als ein entscheidendes Leistungskriterium.

Die Spezifikation eines Mikrocomputers als „n-Bit-Rechner" (n = 4, 8, 16, 32, 64) wird meist an der Breite des Datenbusses festgemacht; entscheidend für die Geschwindigkeit des Mikrocomputers ist jedoch auch, wieviel Bit die arithmetische Einheit des Prozessors *(ALU)* intern gleichzeitig verarbeiten kann. Wie wir später bei der Besprechung der Prozessoren sehen werden, gibt es Mikrocomputer, bei denen sich die Breite des Datenbusses von der des Prozessors unterscheidet (Beispiel: 80386SX mit einem 16-Bit-Datenbus, und einer ALU-Breite von 32 Bit).

Will der Anwender sein Mikrocomputersystem um eine Komponente *erweitern* (z.B. zusätzliche Schnittstellen oder eine zweite Festplatte anbringen), so braucht er diese nur mit dem Systembus in Verbindung bringen. Die Komponente wird meist als Steckkarte verkauft, die (nach Öffnung des Computergehäuses) direkt auf den Systembus gesteckt werden kann.

Die externen Verbindungen

Für den Anwender wichtig sind vor allem die *freien Schnittstellen*, die bei jedem Computer, meist an der Rückseite des Computergehäuses, in Form von „Steckdosen" zu finden sind. Über diese kann der Computer Kontakt mit seiner „Außenwelt" aufnehmen. Jede Schnittstelle steht mit dem Systembus und damit mit allen anderen Rechnerkomponenten in Verbindung. Über diese Schnittstellen können daher dem Prozessor Daten von bzw. zu anderen Rechnern oder zu Peripheriegeräten (Drucker, Modems, Laborgeräte) gesendet bzw. empfangen werden, indem einfach ein Kabel zwischen der Schnittstelle des Computers und der des Peripheriegeräts angebracht wird. Jeder Computer besitzt zwei verschiedene Typen von Schnittstellen:

- die serielle Schnittstelle: Die Information wird Bit für Bit nacheinander (seriell) übertragen.
- die parallele Schnittstelle: Mehrere Bits werden über mehrere Leitungen gleichzeitig (parallel) übertragen.

Bei *seriellen Schnittstellen* handelt es sich meist um eine Steckerbelegung nach der Norm V24 der CCITT (Comité Consultatif International Télégrafique et Téléfonique). Dieser Stecker hat 25 Leitungen, von denen 20 mit definierten Signalen belegt sind. 18 dieser Leitungen dienen zur Steuerung des Datenaustauschs, nur zwei Leitungen sind für die eigentlichen Daten bestimmt (Leitung TxD zum Empfangen und RxD zum Senden von Daten). Die V24-Schnittstelle entspricht im wesentlichen der amerikanischen Schnittstellennorm RS232C.

An eine serielle Schnittstelle können verschiedene Geräte angeschlossen werden:

- Ein *Peripheriegerät zur Datenaus- oder -eingabe*, wie eine Maus.

– Auch mit einem *anderen Computer* kann über Schnittstellen Verbindung aufgenommen werden: Die V24-Schnittstelle des „Server"-Computers wird mit der V24-Schnittstelle eines zweiten Computers („Client") über ein sogenanntes Nullmodem-Kabel zusammengeführt. Die Computer können nun Dateien austauschen.

– Oder der Computer wird über die serielle Schnittstelle mit einer *Datenübertragungseinrichtung* (DÜE) verbunden, also ein Gerät, das der weiteren Datenübertragung dient. Dazu gehören die sogenannten Modems (Modulator/Demodulator). Sie formen die digitalen Signale des Computers in modulierte analoge Signale um und ermöglichen dadurch eine Datenübertragung z.B. über das Telefonnetz, das nur analoge Daten übertragen kann. Der Computer des Mediziners kann auf diesem Wege Kontakt aufnehmen z.B. mit dem Großrechner des DIMDI (s. Kap. 6), mit einem Bildschirmtext (BTX)-Zentralrechner oder mit medizinischen Mailboxen (s. Kap. 7.5).

– Ebenso kann auch ein *Drucker* an die serielle Schnittstelle angeschlossen werden. Meist wird dafür aber die parallele Schnittstelle verwendet.

Für manche Peripheriegeräte ist die serielle Datenübertragung zu langsam, und man bevorzugt die gleichzeitige Übertragung mehrerer Informationseinheiten über eine *parallele Schnittstelle*. Häufig eingesetzt wird dazu die Centronics-Schnittstelle, ein 36poliger Stekker mit 8 Datenleitungen (die restlichen Leitungen sind Steuerleitungen). Pro Übertragungsschritt können also 8 Bit (= 1 Zeichen) übertragen werden, die effektive Übertragungsgeschwindigkeit (ausgedrückt in Bit/Sekunde, Einheit bps) ist somit wesentlich größer als bei der Übertragung via serieller Schnittstelle. Wegen gewisser physikalischer Effekte (Signalinterferenzen) ist allerdings die Länge des Kabels (und damit der Übertragungsweg) auf wenige Meter beschränkt. Die „bitparallele" Datenübertragung wird vor allem zur Kommunikation mit schnellen Peripheriegeräten (z.B. Laserdrukker) verwendet.

Der Prozessor – das „Gehirn"

Was ist ein Prozessor? Mikroprozessoren sind elektronische Bausteine (= Chips, integrated circuits, IC), die auf wenigen Millimetern Silizium viele hunderttausend Transistoren, Kondensatoren und Widerstände enthalten (daher die Bezeichnung „hochintegrierte" Bausteine). Sie bilden die zentrale Rechen- und Verarbeitungseinheit des Computers. Der Mikroprozessor koordiniert als „Manager" das Zusammenspiel der einzelnen Komponenten (Speicher, Ein-/Ausgabeeinheiten etc.), sorgt für die Abarbeitung von Mikroprogrammen und führt einfache arithmetische Operationen durch.

Prozessorevolution 1971 wurde Intel 4004, der erste Mikroprozessor, hergestellt. Es handelte sich um einen 4-Bit-Prozessor, d.h. er konnte 4 Bit gleichzeitig „bearbeiten". Schon ein Jahr später kam der 8-Bit-Prozessor Intel 8008 und kurz darauf die optimierte Version, der Intel 8080, auf den Markt. Waren der 4004 und der 8008 noch für die Verwendung in Haushaltsgeräten konzipiert (etwa zum Speichern eines Waschmaschinenprogramms), wurde der 8080 erstmals als Zentraleinheit in einem Computer verwendet, nämlich im bereits erwähnten Bausatzcomputer Altair. Dieser Rechner ähnelte äußerlich eher einer Keksdose als einem heutigen Mikrocomputer, denn er besaß weder Tastatur noch Bildschirm; die Dateneingabe erfolgte über Kippschalter oder Lochstreifen.

Ein weiterer verbreiteter 8-Bit-Prozessor aus dieser Zeit war der Z80 von Zilog, der u.a. im ZX-81 von Sinclair Verwendung fand. 1978 folgte mit dem 8086 der erste 16-Bit-Prozessor von Intel sowie der Z8000 von Zilog. Der Intel 8088, mit dem IBM seinen ersten PC ausstattete (s. Kap. 1.2.1), kam etwa zur selben Zeit auf den Markt und war ein naher Verwandter des 8086er: Er konnte intern 16 Bit verarbeiten, schickte aber nur 8-Bit-Pakete

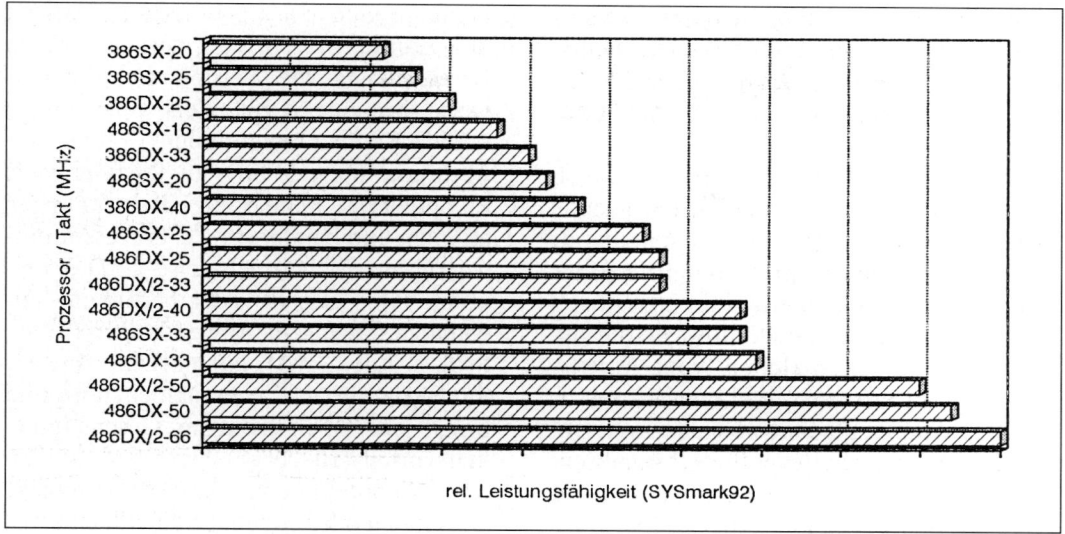

rel. Leistungsfähigkeit (SYSmark92)

Abb. 1-5 Leistungsfähigkeit der Intel-Prozessoren-Familie. Die Performance der einzelnen Prozessoren wurde in diversen Applikationen gemessen und graphisch aufgetragen (BapCo-Suite; Quelle: c't 5/93, S. 100).

an die anderen Rechnerkomponenten (der 8088 war nach heutiger Nomenklatur also ein SX-Prozessor, s.u.). Der wenig später vorgestellte 68000 von Motorola war als 32-Bit-Prozessor bereits sehr vorausschauend konzipiert. Motorola-Prozessoren finden sich u.a. in Apple-Macintosh-Rechnern sowie in den Homecomputern Amiga und Atari ST. 1982 kam der letzte 16-Bit-Prozessor von Intel auf den Markt, der 80286. Er ist auch heute noch in vielen IBM-AT bzw. IBM-Kompatiblen zu finden. Mit dem Nachfolger 80386 hat auch bei Intel, und damit bei den IBM- und IBM-kompatiblen Rechnern, die Ära der 32-Bit-Prozessoren begonnen. Der Pentium (80586), der die derzeitige Spitze der Innovationen darstellt, ist bereits ein 64-Bit-Prozessor.

Etwas mehr Takt, bitte Die Leistung eines Rechners hängt aber nicht allein vom Prozessortyp ab, sondern auch entscheidend von der Taktfrequenz, mit der der Prozessor betrieben wird. Die Angabe über die Taktfrequenz in der Einheit Hertz (= Takte/Sekunde) gibt (vereinfacht ausgedrückt) an, wie oft pro Sekunde der Prozessor impulsartig von „Strom durchflossen" wird und einen Ar-

beitsschritt ausführen kann. Der Taktfrequenz sind aus physikalischen Gründen (z.B. Wärmeentwicklung) Grenzen gesetzt. Je höher ein Prozessor getaktet wird, desto höher sind die Anforderungen an das Material und Verarbeitung, d.h. ein Prozessor, der einen höheren Takt „aushält", ist auch teurer als ein niedrig-getakteter, dafür aber auch leistungsfähiger.

Die Taktfrequenz wird meistens, durch einen Querstrich getrennt, hinter der Prozessorbezeichnung angegeben (z.B. 386-40). Je höher also die Hertz-Angabe, desto mehr Befehle können pro Sekunde erledigt werden und desto schneller kann der Computer Programme ausführen. Bei einem 386er gibt es eine nahezu lineare Beziehung zwischen Taktfrequenz und Leistung: Ein 386DX-40 ist beispielsweise etwa 1,2mal schneller als ein 386DX-33 (Abb. 1-5).

Schmalspurbus (SX), Doppelter Bus (DX), Energiesparer (SL) Die Prozessoren der *386er*-Familie gehören zu den sogenannten

32-Bit-Prozessoren, d.h. jeder Prozessorbestandteil kann 32 Informationseinheiten gleichzeitig verarbeiten. Es werden drei Typen von 386-Prozessoren unterschieden: 386SX, 386DX und 386SL.

Für Programme unter Windows gerade noch geeignet ist der bereits wieder aussterbende *386SX*-Prozessor. Dieser Prozessor kann nur empfohlen werden, wenn man mit jeder Mark rechnen muß, denn aufgrund der gewaltigen Datenmengen, die unter Windows für die vielen bunten Bildchen (Icons) vom Arbeitsspeicher zum Prozessor und vom Prozessor zur Graphikkarte geschoben werden müssen, wird der Prozessor bei jeder Bildschirmaktion sehr beansprucht – nervöses Fingertrappeln beim Anwender wegen des langsamen Bildaufbaus ist daher vorprogrammiert. Der Grund hierfür liegt darin, daß der 386SX-Rechner mit seiner 32-Bit-Prozessorkapazität nur über einen 16 Bit breiten Datenbus (s.o.) mit den übrigen PC-Komponenten und der Außenwelt kommuniziert. Dieser schmale Datenbus ist der Flaschenhals in der Datenübertragung von und zum Prozessor. Anders ist es bei Computern mit einem *386DX*: Hier handelt es sich um einen „echten" 32-Bit-Rechner, da der Prozessor nicht nur intern mit 32 Bit rechnet, sondern die Daten auch über einen 32-Bit-Datenbus zum Prozessor und von dort aus zu den anderen Rechnerkomponenten transportieren kann (also doppelt so schnell wie der SX). Ein 386er mit einem guten Preis-Leistungs-Verhältnis ist der 386DX-40 (40 Megahertz Taktfrequenz; zu Taktfrequenz s.o.). In den tragbaren Notebook-Computern findet sich zuweilen statt einem 386SX ein *386SL*-Prozessor. Er unterscheidet sich vom normalen 386er lediglich dadurch, daß er eine spezielle „Stromsparvorrichtung" enthält und so die netzunabhängige Betriebszeit des Rechners erhöht.

Der *486DX* ist ein 386er, der durch einen integrierten arithmetischen Co-Prozessor sowie durch einen Zwischenspeicher („Cache") erweitert worden ist und somit schneller und effektiver rechnen kann:

– Der *arithmetische Co-Prozessor* entlastet den Hauptprozessor von mathematischen Berechnungen wie Division, die normalerweise besonders viel Zeit verschlingen („Fließ-Komma-Operationen"). Eine Anwendung, bei der für den Rechner viele komplizierte numerische Berechnungen anfallen und bei der ein Co-Prozessor notwendig ist, ist beispielsweise CAD (Computer-Aided Design) oder bestimmte aufwendige statistische Anwendungen (SPSS, SAS, s. Kap. 2.4.3). Für normale Anwendungen ist ein Co-Prozessor nicht nötig und bringt nur einen geringen Geschwindigkeitsvorteil (10–20%). Wer allerdings seinen Computer hauptsächlich für komplexe Graphiken oder auch für Statistik einsetzt, ist mit einem PC mit Co-Prozessor gut beraten.

– Ein *Cache* ist ein kleiner Speicher, auf den durch spezielle Hardware-Voraussetzungen mehrere Nanosekunden schneller zugegriffen werden kann als auf den „normalen" Arbeitsspeicher. Der normale Arbeitsspeicher, den jeder Computer hat, bietet als sogenanntes „dynamisches RAM" zwar vielen Daten Platz, er benötigt aber auch länger, um Daten wieder auszuspucken. In dem Cache werden häufig benötigte Daten automatisch zwischengespeichert, um dem Prozessor den oftmaligen Rückgriff auf den langsameren normalen Arbeitsspeicher zu ersparen. Bildlich gesprochen legt sich der Prozessor die wichtigsten Informationen in die unmittelbare Reichweite, um sie schneller parat zu haben. Wenn man sich vorstellt, man sitzt in einer großen Bibliothek und schreibt an einem Aufsatz. Man muß sehr oft aufstehen und ein Buch aufsuchen, um etwas nachzuschlagen. Man beschließt daraufhin, die jeweils letzten zehn benötigten Bücher auf seinem Schreibtisch liegenzulassen, anstatt jedes Buch sofort nach Benutzung wieder zurückzutragen. So kann man erheblich Zeit sparen, da die Wahrscheinlichkeit groß ist, daß man das gerade verwendete Buch nochmals benötigt (eine

Tatsache, die man in der Informatik als „Lokalitätseigenschaft" bezeichnet).

Der Cache kann integriert sein, wie bei der 486er-Prozessorfamilie von Intel und in dem Prozessor Motorola 68020, oder in Form eines externen Zusatzchips, wie dem Intel 82385, gefertigt werden.

Als *486DX/2* wird ein 486er bezeichnet, dessen Prozessor intern mit doppelter Taktgeschwindigkeit arbeitet, während alle anderen Systemkomponenten nur halb so schnell sind. Ein 486DX/2-50 ist daher etwas langsamer als ein 486DX-50, denn der Prozessor wird zwar mit 50 MHz, alle anderen Systemkomponenten hingegen nur mit 25 MHz getaktet.

Der *486SX*-Prozessor ist leistungsmäßig zwischen dem 386DX und dem 486DX angesiedelt. Es handelt sich im Prinzip um einen 486DX, bei dem der arithmetische Co-Prozessor wieder herausgenommen wurde. Im Gegensatz zum 486DX wird ein 486SX in der Regel auch deutlich langsamer getaktet: Während die meisten 486er mit 33 oder 50 Hertz „fahren", schlägt das Prozessorherz beim 486SX meist mit einer bradykarden Frequenz von 16, 20 oder 25 Megahertz. Ein 486SX mit nur 20 Megahertz ist langsamer als ein 386DX, der mit 40 Megahertz getaktet wird.

Beim *486SL* handelt es sich um einen „echten" 486er für mobile Computer, d.h. hier wird der 486DX durch eine „stromsparende" Variante ersetzt.

Der *586er* (alias P5 alias Pentium) ist ein 64-Bit-Prozessor (mit ebenso breitem Bus), der wie der 486er auch einen internen Cache aufweist. Er wird mit einer sehr hohen Taktfrequenz (66 oder gar 100 MHz) betrieben und stellt momentan die Leistungsspitze der Intel-Prozessoren dar.

Die im Zusammenhang mit dem Apple Macintosh bereits erwähnten Prozessoren aus der Motorola-Familie (*680x0*) finden auch Verwendung in den Homecomputern Amiga und Atari ST. Ein 68020 fand sich in der Workstation Sun 3/60, der 68030 im Apple Macintosh Performa 400 und 600, der 68040 wird z.B. im Quadra 950 (Apple) eingesetzt.

Wieviel Prozessor braucht der Mensch Im Zeitalter von MS Windows und anderen graphischen Oberflächen sind 16-Bit-Rechner wie der XT-Rechner (mit einem 8088-Prozessor oder 8086-Prozessor) und 286er allenfalls für den Einsteiger interessant, der nur einmal „hineinschnuppern" will oder ausschließlich Texte verarbeitet. Wer seinen Computer für weitergehende Anwendungen einsetzen will, wird um einen 32-Bit-Rechner (386er oder 486er) nicht herumkommen. Der 386er-PC bietet derzeit das beste Preis-Leistungs-Verhältnis für den privaten Durchschnittsanwender, der nicht auf maximale Systemleistung angewiesen ist. Rechner mit einem 486DX-Prozessor bieten dagegen maximale Leistung, insbesondere für Anwendungen mit viel Graphik. Der 586er markiert als 64-Bit-Rechner zur Zeit das obere Ende der Leistungsskala und ist nur für „high-end"-Anwender interessant. Allgemein gilt: Je benutzerfreundlicher die Programme sein sollen, die man einsetzen will, desto größer ist die Anforderung an die Rechenleistung des Computers.

1.2.3 Computer-Auswahl

Wieviel anlegen?

Die Abbildung 1-6 zeigt die ständig sinkenden Hardware-Preise. Im PC-Markt fielen die Preise in den letzten Jahren vor allem deshalb rapide, weil der Chip-Hersteller Intel seine Monopolstellung verloren hat und andere Hersteller wie AMD, Cyrix, Texas Instruments u.a. für Konkurrenz und Preiswettbewerb sorgen. Dennoch scheint ein eherner Satz der Computerbranche alle Preiskriege zu überdauern: „Ein vernünftig ausgestatteter PC kostet 5000 Mark; das war vor fünf Jahren so, das ist heute so, und das wird auch so bleiben." (Detlev Grell, Redakteur c't.) Es sei hervorgehoben, daß ein Computerredakteur natürlich andere Maßstäbe an die Leistungsfähigkeit eines Computers anlegt als etwa ein

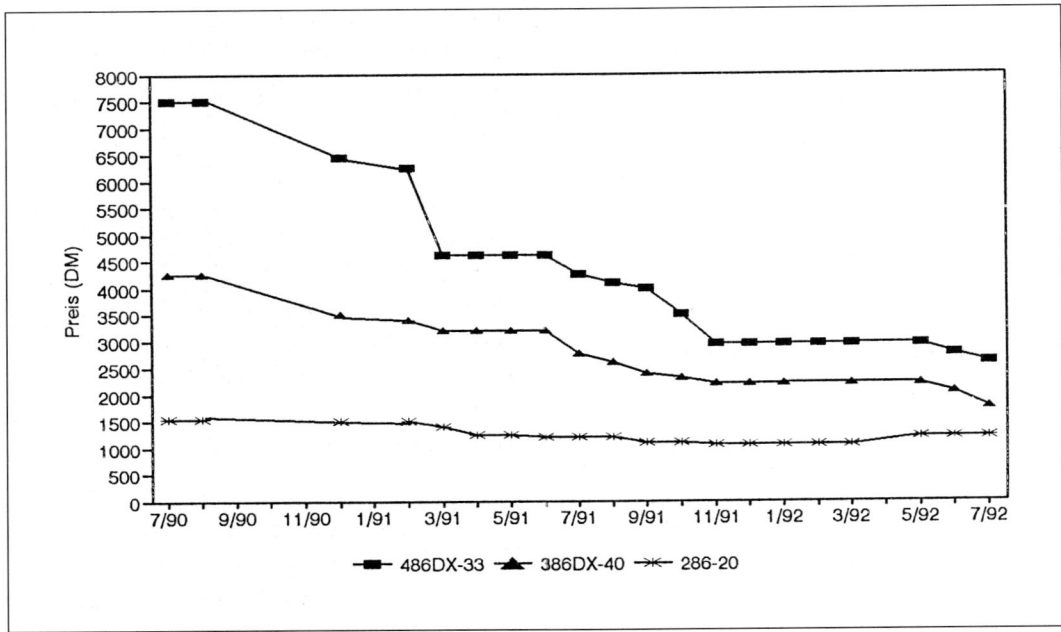

Medizinstudent – was für den einen ein „vernünftig ausgestatteter PC" ist, mag für andere Anwendungsbereiche überdimensioniert sein. Für Medizinstudenten etwa läßt sich die „magische" Preismarke bei etwa 2000 bis 3000 DM festmachen (s.u.).

Warum aber kann man überhaupt eine „fixe" Preismarke angeben, obwohl doch die Hardware immer preiswerter wird (Abb. 1–6)? Dies läßt sich wie folgt erklären: Zwar sinken einerseits die absoluten Hardware-Preise ständig, andererseits aber steigen gleichzeitig die Ansprüche der Anwender und auch die Anforderungen, die die neuen Programme an die Hardware stellt; somit muß der Anwender, will er diese Ansprüche befriedigen, eben doch wieder zur teureren Hardware greifen. Die Hardware-Anforderungen der Software steigen, weil sich Software-Hersteller bei der Entwicklung ihrer Programme jeweils am aktuellen Stand der Technik orientieren. Die für eine leistungsfähige, dem aktuellen Stand der Technik entsprechende Hardware konzipierten Programme laufen zwar oft theoretisch noch auf älteren Modellen, sie werden dort

Abb. 1-6   Preisentwicklung für Rechner mit Intel-Prozessoren (IBM-Kompatible) über zwei Jahre hinweg. Angegeben sind die Preise für Rechner mit 40-MB-Festplatte, 4-MB-RAM (Ausnahme 286er: 1-MB-RAM) und VGA-Graphikkarte, exklusive Monitor. Der Preisverfall ist besonders rasant bei den jeweils aktuellen „High-end"-Geräten der oberen Leistungsklasse. So hat sich der Preis für einen 486er mit 33 MHz innerhalb von 14 Monaten halbiert.

aber so langsam, daß das Arbeiten mit ihr zur Qual wird. Wer sich also ein älteres (aber billiges) Computersystem zulegt (z.B. einen 286er), kann moderne Software (z.B. unter Windows) oft nicht sinnvoll einsetzen, sondern muß mit älterer Software vorliebnehmen. Die älteren Programme entsprechen aber oft nicht mehr den gestiegenen Ansprüchen an die „Benutzerfreundlichkeit".

Diese Entwicklung hat Vorteile für den, der dem Drang widerstehen kann, alles technisch Machbare auch auf seinem heimischen Rechner durchführen zu können. Wer seinen Computer ausschließlich für Textverarbeitung und Tabellenkalkulation benötigt (z.B. Medizinstudenten), kann bei realistischer Betrachtung der zukünftigen Bedürfnisse ein gutes

Schnäppchen machen und ist schon mit weniger als 2000 bis 3000 DM dabei. Bei schmalem Geldbeutel ist es meist sinnvoller, einen alten 286er oder 386er zu erstehen und das restliche Geld in einen guten Drucker und besseren Monitor zu investieren, anstatt das gesamte Geld in einen Rechner mit Hochleistungsprozessor zu stecken, der vor allem für rechenintensive Applikationen wie CAD oder für Multiuser-Anwendungen gedacht ist.

Wieviel Computer braucht der Mensch?

Ein wichtiger Punkt beim Computerkauf ist also die Einschätzung der eigenen künftigen Leistungsanforderungen. Grundsätzlich sollte man sich nach seinem jeweils *aktuellen* Bedarf richten, keine überdimensionierten Komponenten wählen und ausschließlich die unmittelbar benötigten Peripheriegeräte hinzukaufen, da schon in wenigen Monaten die Preise um ein Vielfaches gesunken sein werden. Wegen der rasanten technischen Entwicklung gibt es „den Computer für's Leben" ohnehin nicht. Ein Medizinstudent, der sich für viel Geld einen Hochleistungsrechner (z.B. 586er) anschafft, in der Annahme, damit für die nächsten zehn Jahre „ausgesorgt" zu haben, handelt ungefähr so logisch wie ein Student, der sich heute eine Limousine statt einen Kleinwagen kauft, weil er ja auch irgendwann einmal eine große Familie haben wird. Aber: Bestimmte Komponenten, vor allem der Massenspeicher (Festplatte, s. Kap. 1.2.4), sollten so dimensioniert sein, daß nicht schon nach kurzer Zeit schon wieder eine Festplatte hinzugekauft werden muß, denn zwei kleine Festplatten sind trotz Preisverfall unter Umständen teurer als eine große. Als Minimum kann derzeit für „normale" Anwendungen auf IBM-Kompatiblen eine Festplatte mit 100 MB Speicherplatz gelten, große statistische Anwendungen, Graphiken, Datenbanken und Anwendungen unter Windows verschlingen besonders viel Platz. Die benötigte Festplattengröße ist auch stark abhängig vom Betriebssystem: WordPerfect zum Beispiel benötigt auf einem „Mac" unter

System 7 (Apple Macintosh) nur 2,9 MB auf der Platte gegenüber 10 MB in der Windows-Version (IBM-Kompatibel).

Zur empfehlenswerten Prozessorgröße sei auf den letzten Abschnitt zum Thema Prozessoren (s.o.) verwiesen.

Um ein angenehmes und ermüdungsfreies Arbeiten zu gewährleisten, sollte auch von vornherein ein guter Bildschirm (ausreichend groß, hohe Bildwiederholungsfrequenz) gewählt werden. Gerade beim Bildschirm wird häufig (an der falschen Stelle) gespart.

Mac oder IBM-kompatibel?

Angesichts der koexistierenden Systeme zweier Branchenriesen, Apple und IBM, stellt sich für jeden, der mit dem Gedanken spielt, einen Computer zu kaufen, zunächst die „Gretchenfrage": Mac oder IBM-kompatibel (Apple Macintosh oder ein „Intel-Rechner"). Der Branchenführer IBM besaß 1992 einen Marktanteil am Weltmarkt für Personalcomputer von 11,3 %, dicht gefolgt von Apple mit einem Weltmarktanteil von 9,7 %. 1992 war übrigens auch das Jahr, in dem Apple erstmals mehr Computer verkaufte als IBM. Auch in den wissenschaftlichen Laboratorien sind Rechner aus der Apple-Macintosh-Serie weltweit mittlerweile nahezu so verbreitet wie IBM-Rechner (Abb. 1-7), zumal der „Mac" traditionell gerade im wissenschaftlichen Bereich und in den Grundlagenforschungsinstituten stark vertreten ist. In Deutschland jedoch ist der Macintosh gegenüber IBM-Rechnern immer noch deutlich unterrepräsentiert. Dies trifft insbesondere auch für Kliniken und Krankenhäuser sowie erst recht für private Praxen zu. Auch über 90 % der im Herbst 1992 in einer Studie befragten Medizinstudenten mit Computer gaben als Computer-Typ einen IBM-Kompatiblen an, der Prozentsatz der Macintosh-Benutzer unter den Studenten war hingegen verschwindend gering. Das mag daran liegen, daß der Apple Macintosh etwas teurer ist als ein IBM-Kompatibler. Gewiß liegt es aber auch daran, daß

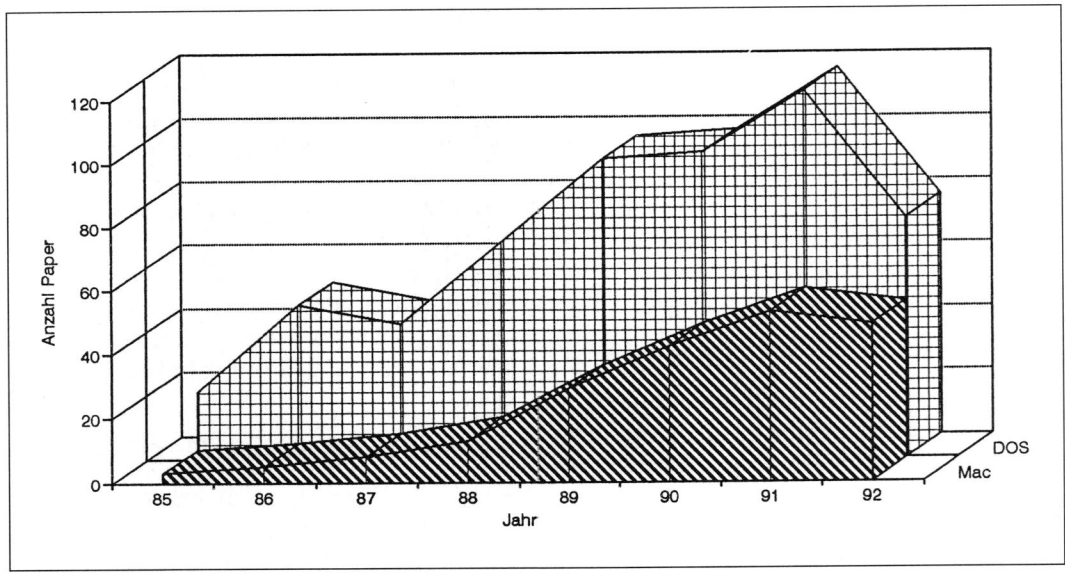

Abb. 1-7 Mikrocomputer in der medizinischen Forschung. Während vor einigen Jahren IMB-kompatible Rechner (DOS) in medizinischen Anwendungen noch klar dominierten, finden in jüngster Zeit auch zunehmend Apple-Macintosh-Rechner ihren Weg in die Labors und Kliniken. Grundlage des abgebildeten Tally-Diagramms (vgl. Kap. 6.3.3) ist eine statistische Auswertung von 825 in MEDLINE indexierten Publikationen, die über eine medizinische Computeranwendung berichten. Angegeben ist die Anzahl der Paper, die (IMB AND PC) OR (IMB AND AT) OR (IBM AND MICROCOMPUTER) bzw. (MAC OR MACINTOSH) im Titel oder Abstract enthalten.

viele Doktorväter und -mütter eben einen IBM-Kompatiblen besitzen, denn eine der Regeln für den Computerkauf lautet: Ist man kompletter Anfänger, sollte man möglichst einen Rechner kaufen, der auch in der persönlichen Umgebung (Freunde, Kollegen) verwendet wird. Ganz anders als in Deutschland ist die Situation in den USA, in Frankreich oder in der Schweiz, in denen dem Macintosh von Anfang an ein größerer Erfolg beschieden war. In Deutschland wurde von vielen Unternehmen vor allem aus ergonomischen Gründen ein IBM-Kompatibler bevorzugt, da der klassische Macintosh-Rechner mit seinem kleinen Bildschirm und seiner zwei Zoll hohen Tastatur deutschen Industrienormen nicht entsprach.

Wo liegen nun die Unterschiede zwischen einem Macintosh und einem IBM-Kompatiblen? Um es auf den Punkt zu bringen: Der Macintosh gilt immer noch als wesentlich benutzerfreundlicher als ein DOS-Rechner. Das graphische Betriebssystem beim Macintosh ermöglicht intuitives Arbeiten, ohne daß sich der Benutzer in die Tiefen der internen Betriebsabläufe einarbeiten muß. Zwar weisen moderne IBM-kompatible Rechner mit

der graphischen Oberfläche MS Windows oder dem Betriebssystem OS/2 ebenfalls eine komfortable Bedienbarkeit auf, letztendlich und auf Dauer gesehen ist jedoch ein sinnvolles Arbeiten mit diesen Rechnern nur sinnvoll, wenn man sich zumindest einen Grundwortschatz an DOS-Befehlen aneignet. Auf der anderen Seite ist das Software-Angebot für IBM-kompatible Rechner kaum zu übertreffen. Obwohl die Standardprogramme der großen Software-Häuser (Microsoft, WordPerfect) in der Regel für mehrere „Plattformen" (Betriebssysteme) verfügbar sind, ist das Software-Angebot gerade im medizinischen Bereich für IBM-Kompatible generell besser (Abb. 1-8).

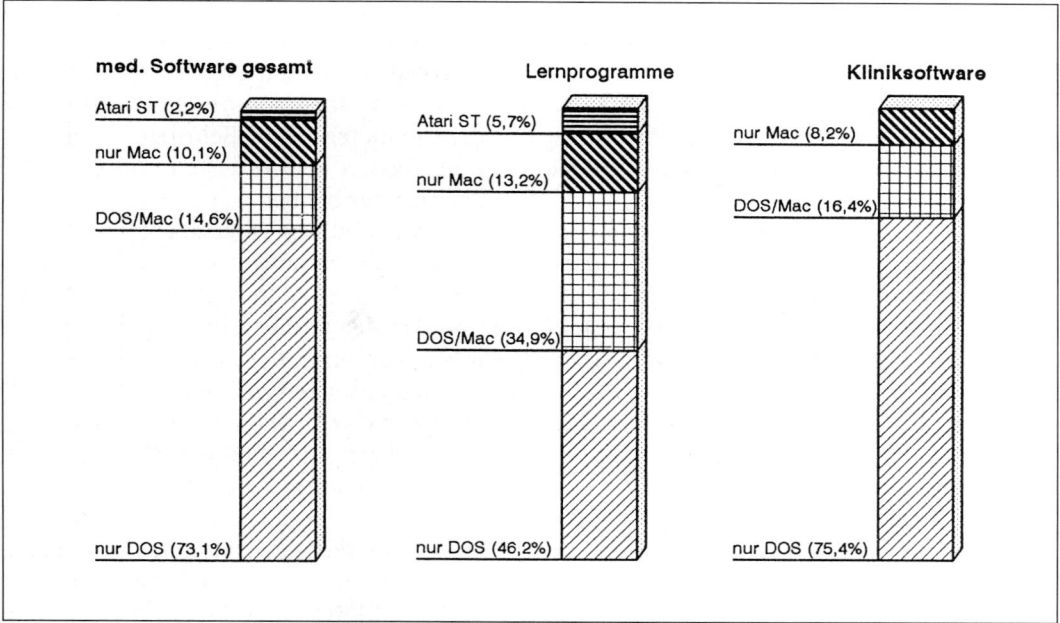

med. Software gesamt

Atari ST (2,2%)
nur Mac (10,1%)
DOS/Mac (14,6%)
nur DOS (73,1%)

Lernprogramme

Atari ST (5,7%)
nur Mac (13,2%)
DOS/Mac (34,9%)
nur DOS (46,2%)

Kliniksoftware

nur Mac (8,2%)
DOS/Mac (16,4%)
nur DOS (75,4%)

Abb. 1-8 Medizinische Software, aufgeschlüsselt nach der Verfügbarkeit für verschiedene Rechnermodelle. a) Von 506 medizinischen Programmen, die 1992 im Software-Führer Medizin der MEDICA e.V., Stuttgart, aufgeführt waren, liefen 370 (73,1%) auf PC-Basis (DOS-Rechner), 51 (10,1%) auf einem Apple Macintosh, und 74 (14,6%) waren für beide Plattformen erhältlich (DOS/Mac). Am stärksten vertreten sind Macintosh-Programme noch unter den 106 Lernprogrammen (b), aber insgesamt hat man auch hier mit einem DOS-Rechner die größere Software-Auswahl. Die IBM-kompatiblen Rechner dominieren vor allem in der Klinik und Praxis für administrative Aufgaben. Unter 281 Programmen für die Klinik (c) finden sich nur 23 Programme, die ausschließlich für den Mac erhältlich sind; dem stehen 212 DOS-Programme gegenüber.

Fazit: Die „Gretchenfrage", Mac oder IBM-kompatibel, bleibt schwierig zu beantworten und hängt stark von den persönlichen Voraussetzungen ab. „Auspacken und Loslegen" ist beim Macintosh eher realisierbar; der Käufer eines IBM-Kompatiblen muß hingegen eher die Bereitschaft mitbringen, sich auf tieferer Ebene mit den Systemabläufen vertraut zu machen. Nach o.g. Studie ist übrigens der Apple Macintosh unter den Medizinstuden-*tinnen* signifikant häufiger anzutreffen als unter den männlichen Medizinstudierenden.

1.2.4 Peripheriegeräte

Eingabemedien – Mäuse und mehr

Während früher die *Tastatur* als Schnittstelle zwischen Mensch und Computer im Vordergrund stand, erfolgt die Bedienung bei moderner Software fast ausschließlich durch die *Maus* (Texterfassung natürlich ausgenommen).

Die Maus ist ein etwa handtellergroßes Gerät, das vom Anwender manuell über eine glatte Oberfläche bewegt wird. Die Bewegungen werden meist mechanisch von einer Kugel und Zahnrädern auf der Unterseite aufgenommen, in elektronische Signale verwandelt und über ein Kabel zum Computer übertragen. Die Bewegungen steuern einen Zeiger auf dem Bildschirm. Über ein, zwei oder drei Tasten auf der Maus kann der Benutzer außerdem Symbole oder Menüs auf dem Bildschirm auswählen („anklicken").

Die Bezeichnung „Maus" wurde gewählt, da das graue Gerät mit dem Kabel als „Schwanz" und den zwei Tasten als „Augen" entfernt dem kleinen Nagetier ähnelt. Alternativen zur Maus sind

- der *Light-Pen*, ein kaum noch gebräuchliches Zeigegerät, mit dem der Anwender auf dem Bildschirm direkt auf irgendwelche Symbole oder Wörter zeigen kann
- der *Trackball*, eine Kugel, die in einem feststehenden Gehäuse liegt und sich drehen läßt, also im Prinzip eine „umgedrehte" Maus; der Trackball erfreut sich zunehmender Beliebtheit, da man bei ihm weniger Platz und keine glatte freie Fläche benötigt; er ist deshalb auch in manchen tragbaren Computern integriert, etwa im Apple Powerbook
- der *Touch screen*, ein berührungsempfindlicher Bildschirm, bei dem mit bloßem Finger auf Menüpunkte gezeigt werden kann; er ist relativ teuer und wird daher nur für Spezialanwendungen eingesetzt
- der *Digiscribe* (Digitalisier-Bretter), eine Art Schablone, die neben dem Rechner liegt und mit einem speziellen Griffel an den gewünschten Punkten angetippt wird; der Digiscribe erfreut sich besonderer Beliebtheit in Arztpraxen: auf der Schablone sind dann z.B. ärztliche Leistungen verzeichnet

Zukunftsträchtige und für die Medizin besonders interessante Entwicklungen, die die Kommunikation des Menschen mit der Maschine noch weiter vereinfachen, sind

- *Cyberspace* (Virtuelle Realität, VR): Mittels eines „Datenhandschuhs" werden Bewegungen der Hand direkt in Daten umgewandelt und durch den Computer in Aktionen verwandelt. Medizinische Anwendungen befinden sich noch im Entwicklungsstadium.
- *Handschrifterkennung*, realisiert bei den sogenannten Pentops (= NotePads, s. Kap. 1.2.5), z.B. beim MessagePad von Apple, GridPad von Tandy, PenPC von Sanyo oder bei einem Palmtop von Sony, der japanische Schriftzeichen erkennt. Mit etwas Übung kann man handschriftenerkennende Systeme im Klinikalltag durch-

aus sinnvoll nutzen. Wessen Handschrift allerdings so unleserlich ist, daß schon menschliche Wesen Schwierigkeiten beim Entziffern haben, sollte nicht erwarten, daß der Computer bei der Schriftzeichenerkennung bessere Arbeit leistet, und lieber bei der Tastatur bleiben.

- *Spracherkennung* (speech recognition)

Die Spracherkennung verdient aus medizinischer Sicht besondere Beachtung [3]; vielleicht der wichtigste Grund dafür ist, daß Spracherkennung dem Arzt erlaubt, den Computer zu nutzen, auch wenn er die Hände nicht frei hat, z.B. während einer Operation [2] oder beim Betrachten eines mikroskopischen Präparates. Weitere Anwendungsmöglichkeiten liegen bei der Integrierung von Spracherkennungsmodulen in Patienten-Simulationsprogramme für medizinische Ausbildungszwecke (vgl. TIME-Projekt, s. Kap. 9.4.2) oder in medizinische Konsultations- und Expertensysteme [5].

Die Entwicklung von spracherkennenden Systemen geht bis in die Anfänge der Computerwissenschaft zurück – schon 1950 wurde ein System entwickelt, das gesprochene Ziffern erkennen konnte. Bis zum Anfang der 80er Jahre hatte die Spracherkennungsforschung wenig überzeugende Produkte hervorgebracht, aber in den letzten Jahren hat es wichtige Fortschritte gegeben. Bis heute ist es jedoch nicht gelungen (und es wird zuweilen bezweifelt, daß es in absehbarer Zeit gelingen kann), ein *sprecherunabhängiges* System zu entwickeln: Heutige Systeme müssen alle auf einen bestimmten Sprecher „trainiert" werden und versagen mitunter ihre Dienste, wenn z.B. eine schwere Erkältung die Stimme des Benutzers verändert. Lediglich spracherkennende Systeme mit einem sehr eingeschränkten Wortschatz (z.B. Ziffern) sind bisher sprecherunabhängig realisiert worden. Kommerziell bereits erhältlich sind heute beispielsweise spracherkennende Systeme für Schwerstbehinderte, die auf dessen Kommandos einen Roboterarm ansteuern. Für medizinische oder biowissenschaftliche Anwendungen wurden z.B. ein Datenbanksystem mit Spracheingabe zur Verwaltung von Hybridomdaten für die Produktion monoklonaler Antikörper [6] oder ein Diktiersystem für radiologische [4] oder pathologische [9] Befunde beschrieben.

IBM bietet seit 1994 mit seinen Produkten IBM Dictimed und IBM Speech Server Series professionelle Spracherkennungssysteme für Kliniken und Arztpraxen an, bei denen Befunde und Leistungen direkt in den Computer diktiert werden können (Preis: ab 10 000 DM).

Massenspeichermedien

Der interne Arbeitsspeicher eines jeden Computers, das dynamische RAM (s. Kap. 1.2.2), in dem beispielsweise die Anwendungsprogramme während der Abarbeitung gespeichert sind, ist für eine *dauerhafte* Aufbewahrung von Programmen und Daten ungeeignet: erstens ist es viel zu klein, um umfangreiche Datenmengen aufnehmen zu können (in DOS- und Macintosh-Rechnern finden sich i.d.R. zwischen 4 und 16 MB große RAMs), zweitens ist die Speicherung nicht von Dauer: Sobald der Rechner ausgeschaltet wird, gehen alle Daten verloren.

Die Anwendungsdaten (z.B. der in ein Textverarbeitungsprogramm eingetippte Text) und Programme müssen daher vom Benutzer auf sogenannte Massenspeichermedien übertragen werden, wobei die Speicherung meist auf dem Prinzip der dauerhaften Magnetisierung einer dünnen metallischen Oberfläche basiert.

Man unterscheidet
- primäre Massenspeicher
- sekundäre Massenspeicher
- tertiäre Massenspeicher

Primäre Massenspeicher (Festplatten)

Primäre Massenspeicher, in der Regel Festplatten, sind fest in den Computer eingebaut und dank ihrer niedrigen Zugriffszeit schnell, aber relativ teuer. Auf ihnen wird alles abgespeichert, was häufig benötigt wird.

Eine Festplatte (Hard Disk Drive, HDD) besteht aus mehreren, um eine gemeinsame Achse rotierenden, übereinander „gestapelten" Platten, die jeweils beidseitig mit einer magnetisierbaren Oberfläche beschichtet sind und an Ober- und Unterseite jeweils einen eigenen Schreib/Lese-Kopf besitzen. Durch das fest eingebaute Plattenlaufwerk ist die Platte vor mechanischen Einflüssen (z.B. Staub) recht gut geschützt. Dies läßt eine hohe Umdrehungsgeschwindigkeit zu und ermöglicht auch die niedrige „Flughöhe" des Schreib-/Lesekopfes. Er befindet sich auf einem Luftkissen schwebend nur rund einen halben Mikrometer über der Platte. Hohe Umdrehungsgeschwindigkeit und geringer Abstand des Schreib-/Lesekopfes ist die Voraussetzung für die hohe Zugriffsgeschwindigkeit und große Kapazität einer Festplatte, die sie zu dem machen, was sie ist: Ein primäres Speichermedium, das heutzutage in keinem Computer mehr fehlt.

Sekundäre Massenspeicher (Disketten, Flopticals, MO-Platten und Wechselplatten)

Sekundäre Massenspeicher sind Speicherplatten, die *auswechselbar* sind und deswegen prinzipiell „unbegrenzte" Mengen an Daten aufnehmen können. Sie sind aber dafür langsamer als die primären Speichermedien und eignen sich daher insbesondere zum Archivieren von Software und Daten, die seltener gebraucht werden. Eine *Diskette* ist eine transportable, magnetisch beschichtete flexible Kunststoffscheibe in einer biegsamen oder starren Schutzhülle. Die erste Diskette wurde Anfang der 70er Jahre von IBM auf den Markt gebracht und wies damals einen Durchmesser von 8 Zoll auf („Standard Floppy Disk"). Heute gibt es sie für den Mikrorechnermarkt noch in zwei Ausführungen:
- 5 $\frac{1}{4}$-Zoll-Disketten (Mini Floppy Disk, seit 1976 im Verkauf, fassen maximal 720 KB)
- 3,5-Zoll-Disketten (Micro Floppy Disk, Compact Floppy Disk, seit 1987 auf dem Markt, sie haben mit 1,44 MB etwa die doppelte Kapazität)

Disketten zeichnen sich durch ihren niedrigen Preis aus und gehören zu den meistgenutzten auswechselbaren Speichermedien. Außerdem besitzt heute fast jeder Computer mindestens ein Diskettenlaufwerk. Es muß also kein weiteres Zusatzgerät erworben werden. Bei den wachsenden Umfängen der modernen Software-Pakete (nicht selten schon über 10 MB) reicht die Kapazität einer 3,5-Zoll-Diskette von 1,44 MB oft nicht mehr aus: Der Anwender wird unweigerlich zum „Disk-Jockey". Die Zukunft wird daher wohl den aufnahmefähigeren Medien Floptical Disk und magneto-optischen Platten gehören (s.u.).

Floptical Drives (Floptical-Laufwerke), erst seit 1992 auf dem Markt, stellen eine Weiterentwicklung der konventionellen 3,5-Zoll-Laufwerke dar. Die heutigen Floptical Drives sind zum einen noch „abwärtskompatibel", d.h. man kann damit herkömmliche 3,5-Zoll-Disketten lesen und schreiben. Zum anderen ermöglichen sie aber auch die Speicherung der Daten auf speziell vom Hersteller präparierte Disketten, sogenannte *Floptical Disks*, auf die dann stolze 21 MB passen. Diese Kapazitätserweiterung wird durch eine verfeinerte Spurführungstechnik erreicht: Ein optischer Sensor ermöglicht eine genauere Positionierung des Schreib-/Lesekopfs. Daher passen fast zehnmal mehr Spuren auf eine Floptical Disk als auf eine Floppy (= Diskette). Das Ergebnis ist eine vergrößerte Speicherkapazität und eine erhöhte Datentransferrate, da die Flopticals auch mit der 3,5fachen Geschwindigkeit rotieren. Mitte 1993 kostete ein Floptical-Laufwerk rund 1100 DM die Floptical Disk 65 DM.

Die *magneto-optische Platte* (MO-Platte, MO) ist das jüngste der hier vorgestellten Speichermedien. Sie ist eine nahe Verwandte der CD (Compact Disc) – im Gegensatz zu dieser kann die MO aber nicht nur gelesen, sondern auch beschrieben werden. Dazu heizt im magneto-optischen Laufwerk (magneto-optical drive = MOD) ein Laser die Oberfläche der MO bis auf 180 °C auf, und

ein Schreibkopf magnetisiert den entsprechenden Punkt („Pit") auf der MO dauerhaft. Zum späteren Auslesen der Daten wird wieder der Laser herangezogen, der dann mit geringer Leistung arbeitet und die Oberfläche nicht mehr aufheizt, sondern nur noch berührungsfrei abtastet.

Die MO gibt es derzeit in zwei Größen: Die 3,5-Zoll-MO hat (je nach Laufwerkhersteller) eine Kapazität von 128 oder 256 MB, und auf eine große 5 $\frac{1}{4}$-Zoll-MO passen sogar 650 bis 888 MB. MO sind derzeit (Mitte 1993) noch recht teuer (Laufwerk: ca. 2000 DM, Platte: 100 DM), gelten aber als Speichermedium der Zukunft und werden sicherlich schon recht bald deutlich im Preis sinken.

Bei *Wechselplatten* handelt es sich um Platten in stabilen Kunststoffhüllen (Cartridges) im Format 5,25 Zoll, 3,5 Zoll oder neuerdings auch 2,5 Zoll, die hinsichtlich der Kapazität fast an Festplatten herankommen (bis zu 200 MB), aber dennoch auswechselbar sind. Bekannte Wechselplattenlaufwerke sind z.B. die Laufwerke von SyQuest oder die Bernoulli-Box von Iomega; beide Systeme sind übrigens zueinander nicht kompatibel, d.h. die mit dem einen System gespeicherten Daten lassen sich mit dem anderen System nicht benutzen. Wegen ihres hohen Preises (je nach Kapazität Laufwerk: 800–2400 DM, Wechselplatte: 140–540 DM) sind Wechselplatten im Mikrorechnerbereich nur dort anzutreffen, wo außergewöhnlich große Mengen an Daten anfallen, auf die auch öfter zugegriffen werden muß.

Tertiäre Massenspeicher (Magnetbänder)
Unter tertiären Speichermedien versteht man in erster Linie Magnetbänder. Sie können sehr große Datenmengen speichern. Ähnlich wie beim Kassettenrecorder ist aber der gezielte Zugriff auf eine bestimmte Datensequenz schwierig, daher werden sie hauptsächlich zur Datensicherung eingesetzt.

Ein unter Computerfreaks bekannter Satz lautet folgendermaßen: „Es gibt im Leben zwei Dinge, die als absolut sicher gelten dürfen:

1. Jeder Mensch muß irgendwann sterben.
2. Jeder Computerbenutzer verliert irgendwann Daten."

Erfreulicherweise gibt es einen ebenso einfachen Satz, der besagt, wie man sich gegen Datenkatastrophen schützen kann: „Es gibt genau drei wichtige Regeln, bei deren Beherzigung die Gefahr des Datenverlusts minimiert werden kann:
1. Sicherheitskopien machen!
2. Sicherheitskopien machen!
3. Sicherheitskopien machen!"

Während es für Otto Normalbenutzer meistens genügt, wichtige Dateien von Zeit zu Zeit von der Festplatte auf ein sekundäres Speichermedium (z.B. Diskette) als Sicherheitskopie (*Back-Up*) zu speichern, ist es im professionellen Bereich (Labor, Arztpraxis) üblich, in regelmäßigen Abständen den gesamten Inhalt der Festplatte zu sichern. Wichtig wird dies überall dort, wo im Lauf des Tages zahlreiche Dateien verändert werden, so daß ein Back-Up am Ende des Tages auf sehr viele Disketten erfolgen müßte, und somit unpraktikabel wird. Einfacher ist es in diesen Fällen, z.B. jeden Abend die gesamte Festplatte auf ein geeignetes („tertiäres") Speichermedium zu kopieren. Im Fall eines kompletten Datenverlusts infolge eines Benutzerfehlers oder durch einen physikalischen Plattenfehler kann somit wenigstens die Situation des Vorabends wieder hergestellt werden.

Ein solches Speichermedium, das hier „tertiäres Speichermedium" genannt werden soll, muß in erster Linie eine große Kapazität aufweisen und sollte möglichst billig sein. Andere Kriterien, wie Zugriffsgeschwindigkeit, treten hier, im Gegensatz zu primären und sekundären Speichermedien, in den Hintergrund.

Für die regelmäßige Datensicherung stehen zahlreiche Lösungen zur Verfügung. Meist werden als tertiäre Speichermedien *Bänder* (Tapes) eingesetzt, auf die in regelmäßigen Abständen der gesamte Inhalt der Festplatte kopiert wird. Bänder erlauben prinzipiell nur sequentiellen Zugriff (sequentiell = nacheinander: zum Suchen eines bestimmten Datenelements müssen erst alle vorhergehenden Daten gelesen werden) – im Gegensatz zu allen anderen Medien, die die Form einer „Platte" haben (Festplatte, Diskette, CD-ROM, MO, Floptical) und bei denen schnell auf ganz bestimmte abgespeicherte Daten zurückgegriffen werden kann (wahlfreier Zugriff, random). Bänder sind als Backup-Medium vor allem deswegen sinnvoll, weil im Fall eines Datenverlusts (der hoffentlich selten genug auftritt) ohnehin alle auf dem Band befindlichen Daten mit dem Festplatteninhalt verglichen werden müssen, um den ursprünglichen Zustand der Platte wiederherzustellen.

Zum Beschreiben und Lesen von Bändern wird derzeit folgende Hardware verwendet:
– *Streamer:* Die Bänder haben z.B. das Format einer Audio- oder auch Videokassette. Ein Streamer dient ausschließlich zum Speichern und Lesen von Computerdaten.
– *DAT-Player:* Ein Digital Audio Tape (DAT), das etwa das Format einer normalen Musikkassette hat, kann unter bestimmten Voraussetzungen nicht nur für Musik und Sprache, sondern auch für Computerdaten verwendet werden.

CD-ROM Eine CD-ROM (Compact Disc – Read Only Memory, Abb. 1-9) ist rein äußerlich nicht von einer gewöhnlichen Musik-CD zu unterscheiden. Sie enthält jedoch – im Gegensatz zu dieser – für den Computer umsetzbare Informationen. In der derzeitigen Form ist sie für den normalen Computer-Anwender nicht bespielbar, sondern nur lesbar. Die CD wird erst seit kurzer Zeit zur Speicherung von Computerdaten eingesetzt. 1986 erschien in den USA die erste, für eine breitere Öffentlichkeit gedachte CD-ROM. Es handelte sich um das Großlexikon „Grolier's Encyclopedia". Die medizinische Literaturdatenbank MEDLINE (s. Kap. 4.1.1) ist seit 1988 in Deutschland auch auf CD-ROM erhältlich. Haupteinsatzgebiete der CD-ROM sind bis heute vor allem Datenbanken aus Medizin, Naturwissenschaft, Technik und Wirtschaft, Urteilssammlungen, kartographische Informationen, Patentschriften, aber auch Software. Ein ganzes Bücherregal an Nachschlagewerken – Rechtschreiblexikon, Synonymlexikon, Zitatenlexikon, Musterbriefe, Adreßbücher – läßt sich auf der kleinen Scheibe speichern und abrufen.

Der CD-ROM-Standard wurde 1985 gemeinsam von den Elektronikriesen Philips und Sony festgelegt. Eine CD-ROM besitzt dasselbe „physikalische" Format wie ihre Vorgängerin, die Audio-CD (CD-DA = Digital Audio). Ebenso wie bei der CD-DA ist bei der CD-ROM die Information (Musik bzw. Computerprogramme, Text oder Bilder) auf der aluminiumbedampften Plastikscheibe binär gespeichert, d.h. es finden sich auf einer spiralförmig von innen nach außen führenden Spur der CD nur zwei (daher „bi-när") Informationsarten: „Vertiefung" in der Aluminiumschicht (Pit) oder „keine Vertiefung". Die CD wird von einem Laserstrahl abgetastet, der je nach Informationsgehalt gestreut oder nicht gestreut wird. Eine Photozelle reagiert auf „Licht" oder „nicht Licht" mit „Strom" oder „nicht Strom", was im Computer letztlich eine logische „1" oder eine „0" ergibt (= kleinste Informationseinheit, s. Kap. 1.1.3).

Eine CD-ROM wird einseitig vom Hersteller beschrieben, und es ergibt sich eine Speicherkapazität von 553 MB (oder 682 MB) – das entspricht etwa 300 000 Schreibmaschinenseiten im Format DIN A4 an Information, für deren Speicherung man 400 handelsübliche 1,2-MB-Disketten benötigen würde. Die CD-ROM gilt als sehr zuverlässiges Speichermedium. Darüber hinaus sind die Kosten pro gespeichertem Bit geringer als für Papier, Mikrofiche oder Online-Datenbanken. Als nachteilig werden vor allem die geringe Zugriffs- (200–500 ms) und Datenübertragungsgeschwindigkeit (150 kB/s) empfunden. Die CD-ROM ist damit deutlich langsamer als die gemächlichste Festplatte.

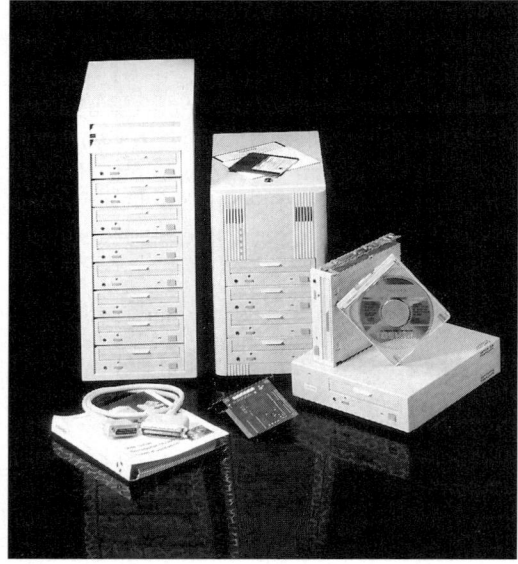

Abb. 1-9 Eine CD-ROM und CD-ROM-Laufwerke in allen Größen und Ausführungen: Als Standalone-Gerät (unten rechts), internes Laufwerk zum Einbau (darauf stehend) oder im Tower für mehrere Laufwerke (links) (Foto: Toshiba, Neuss).

Das „logische Format" der CD-ROM wurde 1986 durch den sogenannten „High Sierra Proposal" vorgeschlagen und mit leichten Änderungen als ISO-Standard 9660 normiert. Während das *physikalische* Format beschreibt, wie aus den mikroskopisch kleinen Löchern auf der CD-ROM Information in Form von Bits (Nullen und Einsen) gewonnen wird, legt das *logische* Format fest, wie letztendlich dieser Bitstrom interpretiert wird. Je nach verwendetem Betriebssystem (DOS, Mac-Betriebssystem, UNIX) wird eine CD-ROM im HSG-, HFS- oder RRIP-Dateiformat beschrieben, d.h. eine CD-ROM für den Macintosh kann nicht ohne weiteres für den IBM-Kompatiblen verwendet werden.

Seit 1989 gibt es außerdem den CD-ROM/ XA-(extended architecture)Standard, der Multimedia-Anwendungen ermöglicht, d.h. auf einer CD sind nicht nur Daten für den Rechner gespeichert, sondern auch Texte, Musik, Graphiken, Standbilder, Animationen usw.

Derzeit konzentriert sich die Anwendung von CD-ROM in der Medizin noch hauptsächlich auf Datenbanken [1]. Allein MEDLINE wurde 1989 von nicht weniger als zwölf CD-ROM-Verlagen angeboten (vgl. Tab. 4-2).

Drucker

Das wichtigste Peripheriegerät nach Tastatur, Maus und Bildschirm ist der Drucker. Am gebräuchlichsten sind die drei folgenden Typen von Druckern: Nadeldrucker, Laserdrucker und Tintenstrahldrucker.

Nadeldrucker Nadeldrucker sind die Arbeitspferde unter den Druckern: Sie gelten als nahezu unverwüstlich, und die Druckkosten pro Seite sind wegen der niedrigen Anschaffungskosten und der preiswerten Farbbänder im Vergleich mit den anderen Druckerarten am geringsten. Ein weiterer Vorteil der Nadeldrucker liegt darin, daß sie die einzigen der hier vorgestellten Drucker sind, die auch Durchschläge beschriften können.

Wichtig ist die Angabe, aus wievielen Nadeln ein Buchstabe oder Zeichen zusammengesetzt wird: Je mehr Nadeln der Drucker besitzt, desto besser ist der Ausdruck. Als Standard gilt heute der 24-Nadeldrucker. Das Druckbild ist bei diesen Druckern durchaus zufriedenstellend, aber für den Korrespondenzverkehr oder zur Erstellung von publikationsfähigen Graphiken nicht ausreichend. Hinzu kommt der Nachteil, daß Nadeldrucker relativ laut sind.

Nadeldrucker kommen überall dort zum Einsatz, wo in größerem Umfang preiswert gedruckt werden muß, ohne daß größere Ansprüche an das Druckbild gestellt werden, z.B. in der Arztpraxis zum Erstellen von Rechnungen, zum Bedrucken von Anschriftenetiketten etc.

Laserdrucker Laserdrucker (xerographische Drucker) funktionieren ähnlich wie Kopiergeräte und liefern Ausdrucke von unübertroffener Qualität. Allerdings sind Laserdrucker nicht nur in der Anschaffung, son-

dern auch im Unterhalt teuer; aufgrund des teuren Toners liegt der Seitenpreis bei ca. 10 Pfennig.

Wichtige Auswahlkriterien sind vor allem
- Auflösung: Standard sind 300 DPI (dots per inch, Punkte pro Zoll). Für professionelle Zwecke gibt es auch höher auflösende Drucker (z.B. 600 DPI).
- Zahl der eingebauten Schrifttypen (Fonts)
- Seitenbeschreibungssprache (z.B. PostScript): Ein „PostScript-fähiger" Drucker ist besonders für Anwender interessant, die viel mit Graphiken umgehen.
- Speicher: Ein Laserdrucker druckt seitenorientiert, d.h. die Seite wird zunächst komplett in einem Speicherbaustein aufgebaut und dann als Ganzes gedruckt. Je nach Komplexität der Seite ist dazu ein unterschiedlich großer Speicher notwendig (in der Regel mindestens 1,5 MB).

Laserdrucker kommen überall dort zum Einsatz, wo publikationsfähige Ausdrucke produziert werden müssen.

Tintenstrahldrucker Tintenstrahldrucker stellen in den meisten Bereichen einen guten Kompromiß dar: Sie produzieren preiswerte Ausdrucke von nahezu Laserdruckqualität, drucken außerordentlich leise und sind zudem relativ preiswert: Die Druckkosten liegen bei 3 bis 5 Pfennig pro Seite und somit zwischen den Kosten von Nadel- und Laserdrucker. Ähnlich wie bei den Nadeldruckern werden die Zeichen auch hier durch Einzelpunkte aufgebaut. Diese werden durch winzige Düsen auf das Papier gespritzt. Neben den Schwarzweißdruckern gibt es auch spezielle Farbdrucker.

Die verbreitetsten Tintenstrahldrucker gehören zur HP Deskjet 5x0-Serie.

Datenfernübertragung: Modems und Akustikkoppler

Grundsätzlich kann jeder Computer mit einem anderen Computer, unabhängig von dessen Hersteller und Typenbezeichnung (IBM-AT, Apple Macintosh usw.), durch ein Kabel

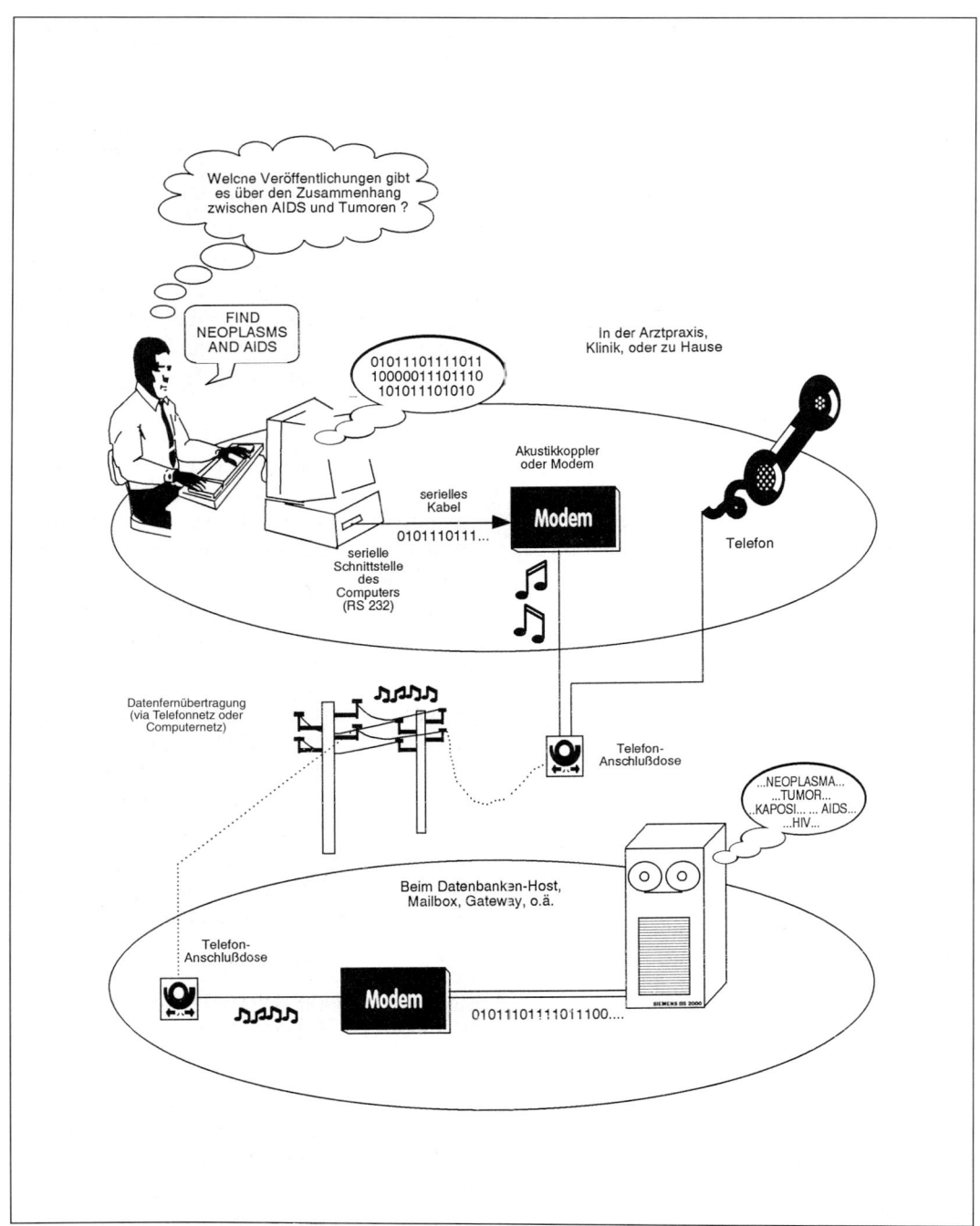

Abb. 1-10   Datenfernübertragung (DFÜ). Mittels DFÜ können Daten (Texte, Computerprogramme, Nachrichten) über weite Strecken hinweg übermittelt werden, z.B. zum/vom medizinischen Datenbanken-Host DIMDI in Köln. Um (digitale) Computerdaten im (analogen) Telefonnetz übertragen zu können, ist ein Modulator/Demodulator (Modem) notwendig. Eine andere Möglichkeit ist die Datenübertragung im digitalen Netz ISDN (nicht abgebildet) – hier werden direkt digitale Daten übertragen, und es ist kein Modem erforderlich.

zwischen den seriellen Schnittstellen verbunden werden, etwa um Textdaten zu übertragen. Wenn die beiden Rechner räumlich
weiter getrennt stehen, kann das Datensignal
auch über eine Telefonleitung oder eine
spezielle Datenleitung übertragen werden.
Dadurch können zwei kilometerweit voneinander entfernte Computer Daten austauschen
(*Datenfernübertragung*, s. Abb. 1-10). Dies
spielt eine große Rolle z.B. bei
– Literaturrecherchen (z.B. MEDLINE) in
  externen Datenbanken, die auf großen
  Rechenanlagen installiert sind, z.B. bei
  DIMDI in Köln (s. Kap. 6.3)
– Kommunikation mit medizinischen Mailboxen (s. Kap. 7.5)

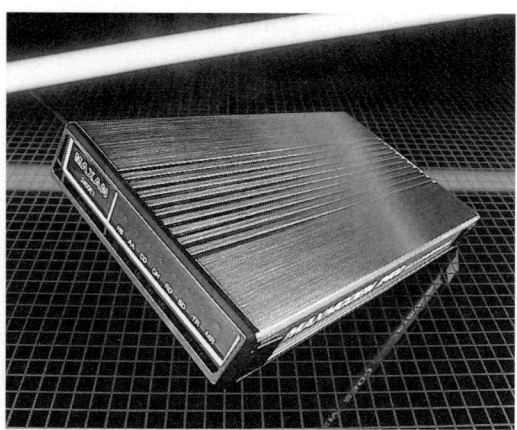

Abb. 1-11   Modem (Foto: Circle Point).

Da ein Telefon nur Töne übertragen kann,
wird die digital gespeicherte Computerin-
formation durch ein spezielles Gerät, ein *Modem* (Modulator/Demodulator, Abb. 1-11) in
(Pfeif-)Töne umgewandelt. Das Modem wird
zwischen Telefondose und serieller Schnittstelle eines PC geschaltet. Beim Empfänger
sitzt zwischen Telefondose und Computer
ebenfalls ein Modem, das die Töne in binäre
0/1-Informationen „rückübersetzt" (demo-
duliert). Ein Modem kann außerdem vom
Computer so angesteuert werden, daß es Te-
lefonnummern wählt oder Anrufe entgegen-
nimmt (d.h. beim „Klingeln" den nicht vorhandenen „Hörer abnimmt"). Nachdem auf
diese Weise die Verbindung zwischen zwei
Computern zustande gekommen ist, kann mit
dem Datenaustausch begonnen werden.
Eine Alternative zum Modem ist der *Akustikkoppler* (Ak), der prinzipiell ähnlich arbeitet wie ein Modem, d.h. ebenfalls analoge
Information in digitale übersetzt und vice
versa; allerdings ist der Ak im Gegensatz zum
Modem nicht direkt mit der Telefondose verbunden (galvanische Kopplung), sondern es
ist das Telefon zwischengeschaltet. Die Töne
werden vom Ak mit einem kleinen Lautsprecher erzeugt. Auf diesen Lautsprecher kann
nun der Telefonhörer gelegt werden – und fertig ist die Verbindung („akustische Kopplung") zwischen Computer und Telefon. Vor-

teil gegenüber galvanischer Kopplung eines
Modems: Es ist kein Eingriff in die Postlei-
tung notwendig. Nachteil: Ein Akustikkoppler kann weder „wählen" noch Anrufe entge-
gennehmen, auch ist die Datenübertragung
wesentlich störanfälliger.
Für die Datenfernübertragung wird neben der
Hardware (Modem, Akustikkoppler) auch
Software benötigt, die das Modem bzw. den
Ak bedient, die ankommenden Daten speichert etc. Diese Software wird allgemein *Terminalprogramm* genannt. Ein im Univer-
sitätsbereich weit verbreitetes Terminalprogramm ist Kermit. Es wurde von Professor
Joe. R. Dupnik der Utah State University entwickelt und wird von der

*Columbia University Center of Computing
Activities, 612 West 115th Street, New York,
NY 10025 USA*

in alle Welt kostenlos abgegeben, ist aber –
wie gesagt – auch in Deutschland auf fast
jedem Uni-Rechner verfügbar. Es kann auch
via Computernetz mittels anonymous-FTP
(s. Kap. 7.3.1) bei watsun. cc.columbia.edu
aus dem Verzeichnis kermit kopiert werden.
Weitere Terminalprogramme sind beispielsweise Procomm Plus, Unicom sowie die Sha-
rewareprogramme Telemate, Telix und Termi-
nate.

1.2.5 Mobile Computer

Mobile Computer sind überall dort nützlich,
- wo der Computer unterwegs genutzt werden soll (z.B. während einer Bahnfahrt).
- wo der Arzt auch bei Hausbesuchen nicht auf seinen persönlichen Computer verzichten kann.
- wo im wissenschaftlichen Bereich Daten fernab jeglicher Steckdose online erfaßt oder verarbeitet werden sollen, beispielsweise bei Forschungsarbeiten im Freiland oder bei Langzeitüberwachung eines ambulanten Patienten. Der Begriff „on-line" bedeutet in diesem Zusammenhang, daß beispielsweise ein Sensor (z.B. eine EKG-Ableitung, ein Temperaturfühler o.ä.) die Daten über ein Kabel direkt an einen Computer weitergibt. Eine „off-line"-Meßwerterfassung würde hingegen so aussehen, daß beispielsweise ein Sensor die Daten zunächst auf Papier ausdruckt oder als Kurve aufzeichnet und der Wissenschaftler diese später via Tastatur in den Computer eingibt.

Nach einer Studie des Marktforschungsinstituts Dataquest von 1992 geht der Trend eindeutig in Richtung „tragbare Computer": Während 1991 nur etwa jeder fünfte verkaufte Computer ein mobiler Computer war, werden, nach dieser Prognose, in den kommenden Jahren die Absatzzahlen von mobilen Rechnern steil nach oben gehen.

Portable Computer (Laptops, Notebooks oder NotePads) können netzunabhängig durch Akkus gespeist werden, deren Lebensdauer in der Regel recht kurz ist: Schon nach etwa 2 Stunden sind die Stromreserven meist aufgezehrt. Palmtops (s. u.) dagegen brauchen weniger Strom und kommen mit Batterien häufig sehr lange aus.

Zum Datenaustausch mit dem Hauptrechner am Arbeitsplatz kann ein tragbarer Rechner über eine Schnittstelle mit diesem Hauptrechner verbunden werden, so daß sich nach Abgleichen der Information auf beiden Rechnern derselbe Datenbestand befindet.

Laptop

Ein Laptop ist etwa $30 \times 40 \times 6$ cm groß, wiegt ca. 4 bis 8 kg und gilt als technisch überholt. Er kommt allenfalls dort zum Einsatz, wo in einem mobilen Gerät große Festplattenkapazität gefragt ist und der PC mit Steckkarten erweitert werden soll, beispielsweise im wissenschaftlichen Bereich zur Online-Meßwerterfassung.

Vorteil des Laptops: Die Tastatur bietet meist den vollen Komfort eines Tischgeräts.

Notebook

Der Notebook-Computer weist etwa das aktentaschengerechte DIN-A4-Format auf und wiegt maximal 3,5 kg. Es gibt auch wesentlich leichtere und sehr flache Notebooks, die dann allerdings kein internes 3,5-Zoll-Diskettenlaufwerk haben, was für den mobilen Einsatz auch oft überflüssig ist (die interne Festplatte genügt für unterwegs). Bei diesen Rechnern ohne internes Laufwerk kann meist zuhause ein Diskettenlaufwerk angesteckt werden.

Notebooks haben zwar eine nahezu vollwertige Tastatur (d.h. die einzelnen Tasten sind genauso groß wie bei einem „großen" Rechner), aber manche Tasten sind auch doppelt oder dreifach belegt, so daß der Anwender erst durch das kombinatorische Betätigen von drei oder mehr Tasten gleichzeitig das gewünschte Zeichen erhält – was zuweilen nur mittels einer gewissen Fingerartistik machbar ist.

Notebooks weisen unter den tragbaren Computern den größten Marktanteil auf (1991: 60% aller verkauften tragbaren Computer), denn sie sind der ideale Rechner für unterwegs. Auf dem Notebook-Rechner könnten für diesen Zweck beispielsweise ein elektronischer Terminkalender, eine Patientendatenbank und eine „Rote-Liste"-Datenbank installiert werden, und fertig ist das mobile medizinische Informationssystem.

Es gibt ferner sogenannte *Subnotebooks*, die mit einem Format von etwa DIN A5 zwischen einem Notebook und einem Palmtop liegen. Subnotebooks sind dadurch zwar einerseits leichter transportabel, die Tastatur ist allerdings auf eine Größe geschrumpft, die für längere Texteingaben zu unkomfortabel ist.

Palmtop oder Handheld

Der Palmtop bzw. der Handheld paßt mit seinen Ausmaßen von ca. $10 \times 20 \times 2$ cm und seinem Gewicht von 500 g gerade noch in eine hohle Hand oder auch in die ärztliche Kitteltasche. Er ähnelt mehr einem überdimensionierten Taschenrechner, denn einem „richtigen" Computer. Der bekannteste Vertreter dieser Winzlinge ist der Atari Portfolio. Wegen der Miniatur-Tastatur, die zuweilen nur mit angespitzten Fingernägeln zu bedienen ist, ist ein Palmtop kaum für die Eingabe

größerer Datenmengen, wie einem ärztlichen Befund, geeignet. Vielmehr wird der Portfolio vor allem für Terminplanung, Adreßverwaltung (eine Patientendatei ist denkbar) und als elektronisches Notizbuch für unvermittelte Gedankenblitze verwendet. Da in einen Handheld keine Festplatte hineinpaßt, ist der Speicherplatz recht knapp bemessen.

NotePad

Als NotePad (Synonyme: Stiftcomputer bzw. Pentop) werden kleine Computer bezeichnet, die gar nicht mehr über eine herkömmliche Tastatur verfügen, sondern bei denen die Eingabe mit einem kleinen Stift handschriftlich direkt auf die LCD-Bildschirmanzeige erfolgt (LCD = liquid cristal display: Flüssigkristall-Anzeige). Weil sie in der Anwendung einem Notizblock (Abb. 1-12) ähneln, werden sie auch als „intelligente Notizblöcke" bezeichnet. Der Benutzer kann einem Pentop sein An-

Abb. 1-12 Pentop-Computer; hier der PenPC P100 von Sanyo. Die Eingabe erfolgt handschriftlich mittels eines schnurlosen Stiftes über den elektromagnetischen Bildschirm (Foto: Sanyo, München).

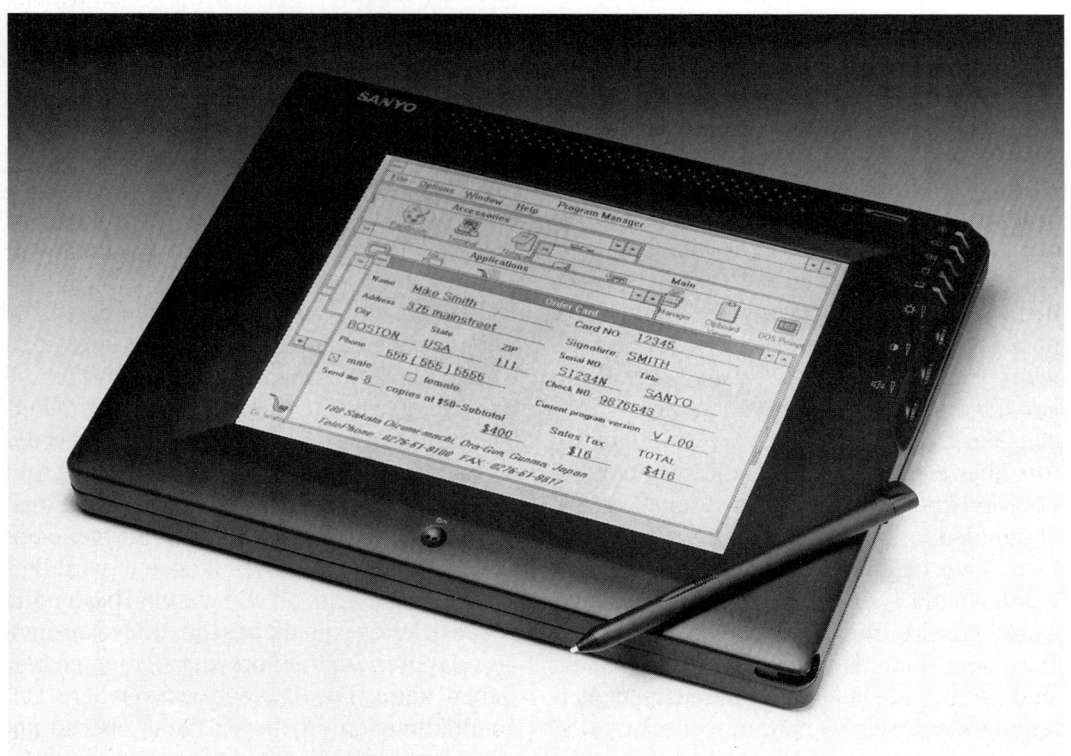

liegen auf drei verschiedene Arten mitteilen:
- durch Auswahl eines Menüunterpunkts durch Antippen mit dem Stift
- über eine eingeblendete Schreibmaschinentastatur, die ebenfalls durch Antippen mit dem Stift bedient wird
- über Handschrift: Dazu schreibt er einfach in seiner gewöhnlichen Schrift auf den LCD-Bildschirm; das Programm muß allerdings vorher auf die individuelle Handschrift des Benutzers „trainiert" worden sein

Die Philosophie des NotePads, nämlich ganz auf eine Tastatur zu verzichten, gilt im medizinischen Bereich als ein sehr zukunftsträchtiges Konzept. Während bislang noch viele Daten im Krankenhaus während der Visite oder beim Hausbesuch zunächst auf Papier notiert werden und anschließend in einen Zentralrechner übertragen werden müssen, sollen in Zukunft die Daten schon bei der Erhebung auf dem mobilen „elektronischen Notizblock" gespeichert werden. Eingaben in ein Arztinformationssystem für die Patientendatenverwaltung werden für den Arzt oder das Pflegepersonal problemlos beispielsweise während der Visite möglich. Anstatt während des Patientengespräches auf einer Computer-Tastatur klappern zu müssen, hält Arzt oder Schwester ein flaches Gerät in der Hand, das auf den ersten Blick aussieht wie ein Notizblock und das auch mehr oder weniger so bedient wird. Eingetragen werden können – je nach Software – Daten wie z.B. Essenswunsch des Patienten, spezielle Behandlungen, Medikation, Körpertemperatur und Puls etc. Nach der Visite wird der NotePad sofort über ein Kabel mit dem Zentralrechner des KIS (Krankenhaus-Informations-System) verbunden und überträgt sämtliche neuen Daten, die während der Visite eingegeben worden sind. Der KIS-Rechner, normalerweise ein Multiuser-System mit mehreren Terminals, die im ganzen Haus aufgestellt sind, sorgt anschließend für die richtige „Verteilung" der Daten: Der Menüwunsch des Patienten wird in die Küche weitergeleitet, die

Laboranforderung in das klinische Labor usw.

Mittels einer Funkschnittstelle ist sogar die Realisierung eines drahtlosen Computernetzwerks (Wave-LAN [LAN = local area network]) möglich; d.h. der Notebook kann z.B. auch drahtlos in ein Krankenhaus-Informations-System eingebunden werden. Die Zukunft der Datenerfassung am Krankenbett könnte also so aussehen, daß der Arzt seine Dokumentation mit dem NotePad direkt am Krankenbett vornimmt, und die Daten in den zentralen Großrechner des KIS übermittelt werden. Umgekehrt könnte jeder Arzt auch von jedem Punkt der Klinik aus per Funk mit seinem NotePad Daten aus dem KIS-Rechner abrufen, so z.B. Patientendaten, Medikamentendaten, oder in schwierigen Situationen Expertensysteme um Hilfe bitten. Wegen der „Abhörgefahr" ist allerdings die Funkübertragung von sicherheitssensiblen Patientendaten aus datenschutzrechtlicher Sicht problematisch.

1.2.6 Patientendokumentation im Scheckkartenformat: Chip- und Speicherkarten

Die beste Patientendokumentation nützt nichts, wenn sie nicht jederzeit verfügbar ist. Dies ist beispielsweise der Fall, wenn ein Patient in einem Notfall nicht von seinem Hausarzt, sondern von einem anderen Mediziner behandelt wird, der keinen unmittelbaren Zugang zu den Unterlagen des Hausarztes hat. Dieser Gedanke war ausschlaggebend für die Idee der gedruckten „Patientenpässe" (Allergiepaß, Mutterpaß, Bluterpaß etc.), die der Patient immer mit sich führt, und die dem Arzt raschen Zugriff auf die für die Krankheit bzw. Schwangerschaft wichtigsten Informationen gewährleistet. Schon seit längerem wird darüber nachgedacht, ob und wie man bestimmte lebenswichtige medizinische Informationen in computerlesbarer Form dem Patienten mitgeben kann. Die Vorteile (rationellere Datendokumentation) liegen dabei ebenso auf der Hand, wie die Nachteile (Datenschutzbedenken; schlechtere Verfügbarkeit im Notfall, weil ein Lesegerät benötigt wird).

Wir unterscheiden „dumme" Karten (Magnetkarte, Optische Karte), die nur die passive Speicherung von Daten erlauben, von der „intelligenten" Karte (Chip-Karte), die einen Mikroprozessor enthält und die Daten auch in kleinem Rahmen verarbeiten kann.

Magnetkarten

Magnetkarten können 226 Byte speichern, dies entspricht also etwa dem Informationsgehalt von drei Textzeilen à 80 Zeichen. Während diese Speicherkapazität etwa für die Euroscheck-Karte ausreicht, genügt sie kaum für die meisten medizinischen Anwendungen. Der Zugriff erfolgt bei der Magnetkarte sequentiell (hintereinander), und die Karte ist empfindlich gegenüber Verunreinigungen und mechanischen Beschädigungen.

Optische Karten

Optische Karten kodieren (ähnlich wie die CD) Informationen in Form von winzigen Vertiefungen, die von einem Laserstrahl abgetastet werden, und können beachtliche 2 MB (etwa 1000 Schreibmaschinenseiten à 2000 Zeichen) speichern. Nachteil: Die Karte ist nur einmal beschreibbar und eignet sich daher nur für statische medizinische Informationen („Life card"), z.B. Geburtstag, Blutgruppe, HLA-Antigene, Erbkrankheiten, Allergien und andere chronische oder angeborene Krankheiten. Der Zugriff auf eine optische Karte dauert recht lange, da er auch hier lediglich sequentiell erfolgen kann.

Chip-Karten

Chip-Karten (Smart-card, carte a memoire, intelligent-card, microprocessor-card) enthalten Speicherbausteine und Mikroprozessoren, eingebettet in eine dünne Plastikschicht im Scheckkartenformat. Sie können 2 KB oder mehr speichern (entspricht etwa ab einer Schreibmaschinenseite aufwärts) und können darüber hinaus logische Operationen ausführen; sie entsprechen in diesem Punkt einem Taschenrechner oder einem winzigen Computer. Ihr Speicher ist ein EEPROM (Electrically Erasable Programmable Read Only Memory) oder ein EPROM (Electrically Programmable Read Only Memory). Die Karte ist wiederbeschreibbar, relativ widerstandsfähig, und der Zugriff erfolgt nicht-sequentiell (random), d.h. es kann rasch auf eine beliebige Information zugegriffen werden.

Die für 1994 in Deutschland eingeführte *Patienten-Chipkarte* enthält ausschließlich verwaltungstechnische Daten für die Kostenabrechnung, wie Name, Versichertennummer, Krankenkasse usw. Medizinische Daten werden darauf nicht gespeichert. Es gibt aber bereits Feldversuche mit Chipkarten, auf denen klinische Daten gespeichert sind, z.B. für Hämophiliepatienten [8].

1.3 Kleine Software-Kunde

1.3.1 Benutzeroberflächen und moderne Software-Architektur

Graphische Benutzeroberflächen

Unter einer Benutzeroberfläche versteht man die Art, wie ein Computerprogramm die Kommunikation mit dem Anwender verwirklicht. Moderne Programme realisieren diese durch eine *graphische Oberfläche* (GUI: graphical user interface), bei der die Funktionen des Programms durch Symbole, Piktogramme, kleine Bilder (Icons) und Schalter (Buttons) dargestellt werden. Dadurch wird dem Benutzer eine intuitive Bedienung der Software erleichtert, d.h. er muß nicht dicke Handbücher wälzen und umständliche Buchstabenfolgen eintippen.

Das Prinzip der graphischen Benutzeroberfläche wurde bereits in den frühen siebziger Jahren im Xerox-Forschungszentrum in Palo Alto (Kalifornien) entwickelt. Der erste Mikrocomputer, der eine graphische Oberfläche aufwies, war der Apple Lisa, der jedoch ein marktwirtschaftlicher Flop war und Apple fast in den Ruin trieb. Erst mit der Einführung des Apple Macintosh, der 1984 auf den Markt kam, setzten sich graphische Oberflächen durch. Sie sind aus der heutigen Software nicht mehr wegzudenken. Auch die Rechner der IBM-Serie erhielten mit der graphischen Benutzeroberfläche Windows und dem neuen Betriebssystem OS/2 (s.u.) eine komfortable Schnittstelle zum Benutzer.

Gleiche Befehle für alle

Neben der intuitiven Programmbedienung ist ein weiteres Ziel moderner Software-Technologie die Standardisierung und Kohärenz der Programmbedienung. In den Anfängen der Computer kochte jeder Software-Hersteller sein eigenes Süppchen und gestaltete die Benutzeroberfläche nach eigenem Gutdünken. Das führte dazu, daß der Anwender für jedes neue Programm völlig neue Bedienungsanweisungen lernen mußte, was mit erheblichem Zeitaufwand verbunden war. Heute wird weit mehr Gewicht auf die Vereinheitlichung der Bedienung gelegt. Ähnlich, wie sich jeder Autofahrer darauf verlassen kann, daß er beim Betätigen des mittleren Fußpedals die Bremse betätigt (unabhängig vom Autotyp), soll in Zukunft jeder Programmbesitzer mit einer einheitlichen Tastenkombination z.B. das Programm beenden können. Ein Quasi-Standard für die Gestaltung einer Benutzeroberfläche unter DOS ist der *SAA-Standard* (System Application Architecture), der 1987 von IBM vorgestellt wurde. Ähnliche Standards existieren für Programme unter MS-Windows oder unter dem Apple-Betriebssystem System 7.

WYSIWYG: Bildschirm = Ausdruck

Ein im Zusammenhang mit moderner Software häufig genanntes Schlagwort ist WYSIWYG (what you see is what you get). Man meint damit, daß alles, was der Anwender produziert (einen Text, Graphiken usw.) auf dem Bildschirm genauso dargestellt wird, wie es später auf dem ausgedruckten Papier aussehen wird. Das ist keineswegs eine Selbst-

verständlichkeit, denn die Darstellung von Graphiken oder Text in einer besonderen Schriftart erfordert sehr viel Rechenarbeit, so daß z.B. beim Editieren eines Textes in „Schönschrift" der Anwender sehr lange auf den Bildschirmaufbau warten muß. Dies wurde früher dadurch umgangen, daß man die zeitaufwendigen Elemente vom Bildschirm verbannte bzw. in einer vereinfachten Form darstellte, z.B. ein Text auf dem Bildschirm lediglich in einer einfachen Grundschrift erschien. Mit zunehmender Leistung der Rechner wird aber immer häufiger ein WYSIWYG möglich: Auch die komplizierteren Gebilde wie Graphiken erscheinen auf dem Monitor genauso wie auf dem späteren Ausdruck.

OLE: Daten gehen fremd

Ein ebenfalls in Verbindung mit neuer Software-Technologie häufig auftauchender Begriff ist OLE (Object Linking and Embedding). OLE erlaubt einem Programm (dem OLE-Client) mit einem „Objekt" zu arbeiten (z.B. einer Graphik), das von einem ganz anderen Programm stammt (dem OLE-Server). So kann in den Text eines Textverarbeitungsprogramms (z.B. Word) z.B. eine Graphik aus einem anderen Programm (z.B. dem Tabellenkalkulationsprogramm Excel) eingebunden werden. Word betrachtet dann dieses eingebundene Objekt nicht als unveränderliches Gebilde, sondern die OLE-Technologie erlaubt auch die Verwaltung eines dynamischen Objektes, d.h., ändert der Anwender in der Tabellenkalkulation einen Wert und dadurch das Aussehen der Graphik, so ändert sich automatisch das Objekt auch in allen Word-Texten, die die Graphik eingebunden haben.

1.3.2 Betriebssysteme

Ein Betriebssystem (operating system, kurz BS oder OS) umfaßt nach der deutschen Industrienorm DIN 44300: „die Programme eines digitalen Rechensystems, die zusammen mit den Eigenschaften der Rechenanlage die Grundlage der möglichen Betriebsarten des digitalen Rechensystems bilden und insbesondere die Abwicklung von Programmen steuern und überwachen." Es handelt sich also um die „Basissoftware", auf die der Computer bei der Ausführung aller Anwendungsprogramme zurückgreift. Das Betriebssystem steht quasi vermittelnd zwischen Hardware und Anwendung und sichert zum einen die Portabilität, zum anderen die Benutzerfreundlichkeit.

– *Portabilität* heißt, daß ein Programm nicht nur z.B. auf einem PC mit 80286-Prozessor, sondern auch auf dessen Verwandten wie 80386- oder 80486 läuft. Das funktioniert, weil die Anwendungssoftware vom Entwickler für ein bestimmtes Betriebssystem konzipiert wird, das auf all diesen Rechnern läuft (wie in unserem Beispiel MS-DOS). Das Betriebssystem vermittelt zwischen Hardware und Anwendungssoftware; dadurch kann die Software auf geringfügig unterschiedlichen Hardware-Systemen laufen, solange nur dasselbe Betriebssystem geladen ist; die Software wird (innerhalb bestimmter Grenzen) „portabel".

– Die *Benutzerfreundlichkeit* erbringt das Betriebssystem durch die Überbrückung der Kluft zwischen der „primitiven" Hardware und komplexen Anwendungen: Der Benutzer wird vom Detailwissen über die Funktionsweise des Computers entlastet. Dank des Betriebssystems muß der Anwender sich z.B. beim Speichern einer Datei nicht erst darum kümmern, wo im Speicher einer Datei noch Platz ist, welche Informationen vor dem Speichern erst verschoben werden müssen oder gelöscht werden können, sondern er kann sich mit dem Befehl „Speichere diese Datei ab" begnügen. Den Rest erledigt das Betriebssystem.

Das Betriebssystem regelt bis zum Ausschalten des Computers beispielsweise

– Ein- und Ausgabefunktionen, z.B. die Ansteuerung des Monitors, oder Eingaben von der Tastatur
– die Verwaltung der Dateien
– die Speicherverwaltung

– die Fehlerbehandlung
– das Prozeßmanagement, d.h. die Verteilung der Prozessorkapazität auf die verschiedenen Programme (Tasks)

Einige Teile des Betriebssystems werden in der Regel sofort nach Einschalten des Computers automatisch in den RAM-Speicher geladen („gebootet"). Darüber hinaus gibt es einige Betriebssystemkomponenten, die resident (d.h. immer) im Speicher vorhanden sind. Sie bilden die „unterste Schicht" (oder den „Kern") des Betriebssystems. Hierzu gehören das BIOS (Basic Input/Output System) oder das BDOS (Basic Disk Operating System).

Übersicht

Man unterscheidet herstellerabhängige Betriebssysteme von plattformübergreifenden Betriebssystemen. Zu den *herstellerabhängigen* Betriebssystemen gehört beispielsweise das System 7, das nur und ausschließlich für den Apple Macintosh entwickelt wurde und (bisher) nur auf diesem läuft.

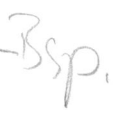

Plattformübergreifende Betriebssysteme können auf sehr verschiedener Hardware zum Einsatz kommen: Z.B. gibt es das Betriebssystem UNIX für Großrechner, Workstations oder auch in PC-Varianten, es ist also Plattform-unabhängig.

Jedes Betriebssystem, auch ein herstellerabhängiges Betriebssystem, kann prinzipiell von einem Software-Hersteller auch auf andere Plattformen (d.h. auf andere Hardware-Umgebungen) portiert werden, wenn die Hardware nur hinreichend leistungsfähig ist. Mit anderen Worten: Die Einordnung eines Betriebssystems in „herstellerabhängig" oder „plattformunabhängig" ist immer vorläufig. Sie kann sich von heute auf morgen durch die Veröffentlichung einer Version für eine andere Hardware verändern. Beispielsweise könnte das System 7 von Apple nicht mehr als herstellerabhängig bezeichnet werden, wenn es auch für Intel-Rechner oder Workstations angepaßt werden würde, was theoretisch machbar ist.

Welches Betriebssystem ist das richtige?

Weil für einige Computer (wie die IBM-Kompatiblen) im Laufe der Zeit verschiedene Betriebssysteme entwickelt wurden, muß sich der Benutzer beim Kauf eines Rechners manchmal nicht nur zwischen verschiedenen Computer-Typen, sondern auch zwischen verschiedenen Betriebssystemen entscheiden. Andererseits steht für einige Rechner (z.B. Macintosh) nur *ein* Betriebssystem zur Verfügung, so daß dem Benutzer diese Entscheidung erspart bleibt.

Es gibt zwei wichtige Kriterien für die Auswahl eines Betriebssystems: Einerseits die Zahl der Personen, die auf einen Computer gleichzeitig zugreifen wollen (Single-User/Multi-User). Andererseits die Frage, ob man mehrere Programme gleichzeitig auf einem Computer laufen lassen möchte (Single-Tasking/Multi-Tasking):

– *Single-Tasking-Betriebssystem*: Es kann zu einem Zeitpunkt nur ein Programm (Task) im Hauptspeicher bearbeitet werden (Beispiel: MS-DOS, DR-DOS).

– *Multi-Tasking-Betriebssystem*: Es können sich mehrere Programme gleichzeitig im Hauptspeicher befinden und alternierend vom Prozessor bearbeitet werden. Jedes Programm bekommt dabei oft nur einige Millisekunden an Prozessorkapazität zugestanden, bevor sich der Prozessor wieder einem anderen Task (Programm) zuwendet. Man unterscheidet pre-emptives Multitasking („echtes" Multitasking) von non-preemptivem („kooperativem") Multitasking. Bei letzterem ist das Betriebssystem (z.B. Windows oder das Macintosh-Betriebssystem) auf die Mitarbeit der Programme angewiesen, d.h. der praktisch gleichzeitige Ablauf von Anwendungen gelingt nur, wenn die Programme dabei mitspielen. Im Gegensatz dazu bemüht sich das Betriebssystem beim „echten" (pre-emptiven) Multitasking (z.B. Windows NT, UNIX) selbständig um die Verteilung der Prozessorleistung. Meist bemerkt der Benutzer nicht, ob

er es mit einem „echten" oder „kooperativen" Multitasking-Betriebssystem zu tun hat. Diese Unterscheidung ist also eher für den Programmierer wichtig.

Nur der Vollständigkeit halber seien noch Dialog- und Echtzeit-Betriebssysteme aufgeführt. Sie spielen nur in Spezialbereichen eine Rolle:

– Ein Dialog-Betriebssystem (*time-sharing-Betriebssystem*) ist eine Sonderform der Multitasking-Betriebsart für größere Rechner, den sich mehrere Benutzer, die mit diesem über Dialogstationen (Terminals) verbunden sind, teilen.

– Echtzeit-Betriebssysteme (*real-time-Betriebssystem*) spielen bei Steuerungs- und Regelungsprozessen eine Rolle, bei denen der Computer auf Ereignisse innerhalb vorgegebener Zeitschranken reagieren muß (Beispiel: iRMX86), z.B. in Fertigungsmaschinen

Bekannte und etablierte Betriebssysteme für IBM-kompatible Rechner sind DOS, Windows, OS/2, UNIX und Windows NT.

DOS – Ein Saurier lebt   DOS (Disk Operating System), entwickelt 1979 ursprünglich von der Firma Seattle Computer Products, 1981 von der Firma Microsoft gekauft und weiterentwickelt, war unter dem Namen PC-DOS das erste Betriebssystem des IBM-PC von 1981. Auch die zahlreichen IBM-Nachbauten (Klone) liefen mit demselben Betriebssystem (hier MS-DOS genannt). Trotz seines Alters (oder gerade deswegen) ist DOS auch heute noch sehr verbreitet und gilt auf dem Personalcomputer immer noch als „Standardbetriebssystem". DOS bietet zwei große Vorteile:

– Es läuft auch auf „kleinen" Rechnern hervorragend, ohne daß der Anwender Abstriche in puncto Geschwindigkeit machen muß.

– Das Software-Angebot ist riesengroß.

Der große Nachteil, den der Benutzer dabei in Kauf nehmen muß, liegt in der umständlichen Handhabung: DOS-Programme haben meist keine überzeugende graphische Oberfläche zu bieten, und von intuitiver Bedienung kann oft keine Rede sein. Außerdem ist DOS ein klassisches Single-User/Single-Tasking-Betriebssystem, d.h. es läuft immer nur *ein* Programm zur gleichen Zeit ab; man kann also nicht (wie bei OS/2 oder Windows) ein Textverarbeitungsprogramm verwenden und gleichzeitig im Hintergrund eine Statistik berechnen lassen.

Neben dem klassischen, von Microsoft entwickeltem MS-DOS gibt es noch eine DOS-Version, die ursprünglich von Digital Research entwickelt wurde und daher entsprechend DR-DOS heißt. DR-DOS (offizieller Name seit der Version 7: Novell DOS for Desktops) ist voll kompatibel zu MS-DOS, d.h. es kann alles, was MS-DOS auch kann, und bietet darüber hinaus noch einige zusätzliche Funktionen und Befehle.

Windows – Der Geist aus der Flasche

Windows, entwickelt von Microsoft und seit 1988 auf dem Markt, ist kein Betriebssystem im engeren Sinne, sondern lediglich eine Betriebssystem*erweiterung* für das Betriebssystem DOS. Es bietet dem Anwender eine komfortable graphische Benutzeroberfläche. Es handelt sich also um einen „Aufsatz" auf DOS, das zwar den Umgang mit dem DOS für den Anwender vereinfacht, heimlich im „Hintergrund" aber mit DOS-Befehlen arbeitet.

Die Geschichte von Windows begann 1981, als bei Microsoft das Projekt „Interface Manager" in Angriff genommen wurde. Dieses hatte sich zum Ziel gesetzt, eine neue Generation von Software für DOS-Rechner zu ermöglichen, die eine intuitive und einheitliche Programmbedienung zuläßt. 1983 wurde das Produkt in Windows umbenannt und im November 1985 konnte die erste Version vorgestellt werden.

Der große Erfolg blieb, ebenso wie bei der Version 2.0 von 1987, zunächst aus, und erst mit der Version 3.0 von 1990 kam – für alle Beteiligten überraschend – der große Durchbruch. „Windows, das war der Geist in der Flasche, 1983 angesetzt, 1987 begann er zu gären, 1990 hat er die Flasche gesprengt", so formulierte es der Geschäftsführer der deutschen Microsoft GmbH.

Windows hat sich heute auf breiter Basis durchgesetzt: 9 Millionen Exemplare sind bis Anfang 1992 verkauft worden und, einer Prognose von 1991 zufolge, wird diese Betriebssystemerweiterung 1995 auf jedem zweiten PC laufen. Da aber schon heute kaum noch ein DOS-Computer ohne Windows ausgeliefert wird, ist anzunehmen, daß diese Prognose noch bei weitem übertroffen wird. Die ähnlich arbeitenden Oberflächen Geoworks oder GEM konnten sich im Gegensatz zu Windows nicht durchsetzen. Die schnelle Verbreitung ist durch die bereitwillige Unterstützung vieler Software-Hersteller gefördert worden: 1992 gab es schon über 5 000 Programme für das „Betriebssystem" Windows.

Die bunten Bildchen, Symbole, Rollbalken und die Vielfalt an Schriftarten, die Windows dem Benutzer präsentiert, fordern allerdings ihren Tribut an Rechenleistung: Das Betriebssystem verschlingt ungeheuer viel Speicherplatz und arbeitet auf kleineren Rechnern unzumutbar langsam. Wer mit diesem Betriebssystem liebäugelt, der sollte sich also mindestens einen 386er SX mit 4 MB RAM und einer ausreichend großen Festplatte (Faustregel für die Plattengröße: pro verwendetem Programm 20 MB) zulegen.

Erst mit Windows konnte der IBM-kompatible PC in puncto Bedienungsfreundlichkeit mit dem Macintosh und den Homecomputern von Commodore (Amiga) und Atari (ST) gleichziehen, die von Anfang an mit graphischen Benutzeroberflächen ausgestattet waren.

OS/2 – Verschmähter Kronprinz

OS/2 wurde in Gemeinschaftsarbeit von Microsoft und IBM entwickelt und 1988 auf den Markt gebracht. Es ist im Gegensatz zu Windows ein komplett neues Betriebssystem ohne Rückgriff auf DOS und sollte das damals bereits als überholt geltende DOS ablösen. Die Notwendigkeit eines von Grund auf neuen Betriebssystems sah man nicht zuletzt auch deshalb, weil sich die Hardware seit dem ersten PC beständig weiterentwickelt hat und DOS die Ressourcen der modernen Rechner nicht mehr optimal nutzen konnte: Während beispielsweise der erste PC einen Arbeitsspeicherplatz (RAM) von ganzen 16 kB aufwies, verfügen moderne Rechner über mehrere Megabyte (1 MB = 1024 kB) an RAM, die DOS nicht optimal ausnutzen kann.

Ein großer Vorteil von OS/2 gegenüber UNIX (s.u.) ist seine Abwärtskompatibilität: Entscheidet sich der Anwender für OS/2, braucht er alte DOS- oder Windows-Programme nicht wegzuwerfen, sondern kann diese ebenfalls unter OS/2 laufen lassen. „Echte" OS/2-Programme, die speziell für dieses Betriebssystem entwickelt wurden und nicht im DOS/MS Windows-Modus laufen, gibt es allerdings vergleichsweise wenig. Daher blieb der große Durchbruch für OS/2 bisher aus.

Wie für alle Betriebssysteme, die mit viel Graphik und Komfort glänzen, verschlingt auch OS/2 viel Platz (30 MB auf der Festplatte, und auch das RAM sollte mit mindestens 8 MB bestückt sein). Es verlangt also einen leistungsfähigen Rechner (mindestens 386er).

UNIX – Das Netzwerk-Betriebssystem
UNIX wurde bereits 1969 bei der amerikanischen Telefongesellschaft AT&T entwickelt. Als ein verbreiteter UNIX-Standard gilt das von AT&T und SUN 1988 gemeinsam entwickelte UNIX SVR4 (System V, Release 4), allerdings gibt es noch weitere, konkurrierende UNIX-Standards.

Ursprünglich war UNIX, ähnlich wie DOS, rein kommandoorientiert aufgebaut, d.h. es mußten kryptische Befehlskürzel wie mv (Umbenennen einer Datei) oder cp (Kopieren einer Datei) eingegeben werden. Als erstes Betriebssystem wurden aber auch für UNIX graphische Oberflächen programmiert. Heute gibt es zwei Ausführungen von graphischen Oberflächen unter UNIX: Open Look und OSF/Motif. UNIX ist ein klassisches Multi-Tasking/- Multi-User-System. Es kommt be-

vorzugt dort zum Einsatz, wo mehrere Personen (User) auf ein und denselben Datenbestand zugreifen müssen, wie z.B. im Wissenschaftsbetrieb. UNIX-Rechner sind für eine „vernetzte" Umgebung konzipiert: Unter UNIX laufende Rechner können das vom US-Verteidigungsministerium entwickelte TCP/IP (Transmission Control Protocol/Internet Protocol) „verstehen", das zur Kommunikation zwischen verschiedenen UNIX-Rechnern dient. TCP/IP erlaubt beispielsweise die Übertragung von Dateien oder das Senden von elektronischer Post (e-Mail) zwischen verschiedenen Computerbenutzern. Durch eine weltweite Vernetzung von Computern, die TCP/IP verwenden, entstand ein in der Wissenschaft bekanntes „wide area network" (WAN): Das Internet. Es ist das weltweit wichtigste Forschungsnetz, an das nahezu jede Universität oder Großforschungseinrichtung angeschlossen ist (s. Kap. 7.2).

Nach AT&T haben noch andere Hersteller UNIX-Derivate entwickelt, die meistens an einem X im Namen erkenntlich sind: A/UX (Apple), AIX (IBM), BSD-UNIX (University of California at Berkeley). HP-UX (Hewlett Packard), SINIX (Siemens), T/PIX (Toshiba), ULTRIX (DEC), XENIX (Microsoft). Die meisten UNIX-Systeme sind für den professionellen Einsatz konzipiert und kosten mehrere tausend Mark. Außerdem verlangen sie meist eine sehr leistungsfähige Hardware, d.h. mindestens einen 486er. Es gibt allerdings auch zwei Systeme, die auf einem IBM 386er laufen und zudem auch bezahlbar sind: Coherent V4.0 (Mark Williams Company) kostet 250 DM, und MINIX (verfügbar für PC, Amiga, Atari, und Mac) kostet 300,– DM. Darüber hinaus gibt es ein Shareware-UNIX namens LINUX. Diese Systeme sind allerdings mehr zum „Experimentieren" und Lernen von UNIX geeignet.

UNIX gilt als äußerst zukunftsträchtiges Betriebssystem. Diese Prognose wird nicht zuletzt auf die Vielzahl der für UNIX angebotenen Anwendungssoftware zurückgeführt: Mit rund 3 400 Programmen (Stand 1992) wird

Tabelle 1-1   Wichtige Betriebssystembefehle DOS/UNIX. Die für den Benutzer wichtigsten Befehle eines Betriebssystems beziehen sich auf die Verwaltung von Dateien sowie deren geordnete „Aufbewahrung" in Unterverzeichnissen. Unterverzeichnisname und Dateiname werden bei DOS durch einen Backslash (\) voneinder getrennt (z.B. verzeichnis\dateiname), während dies bei UNIX-Systemen durch einen Schrägstrich (/) erfolgt (verzeichnis/dateiname). UNIX besitzt darüber hinaus als typisches Multiuser/ Multitasking-System zahlreiche Befehle, die sich auf die Verwaltung der einzelnen ablaufenden Prozesse (tasks) und auf die unterschiedlichen Benutzer (user) beziehen. Ist ein UNIX-Rechner mit anderen Rechnern verbunden (vernetzt), können Nachrichten auch an Benutzer anderer Computer (u.U. sogar in anderen Ländern) geschickt werden (s. Kap. 7).

Beschreibung	DOS	UNIX-Befehl
Hilfe zu einem Kommando *comm*	*comm* /?	MAN *comm*
Inhalt des aktuellen Unterverzeichnisses (directory) ausgeben	DIR	LS
Inhalt einer Textdatei *txt* ansehen	TYPE *txt*	CAT *txt*
erste Seite einer Textdatei *txt* ausgeben	–	HEAD *txt*
letzte Seite einer Textdatei *txt* ausgeben	–	TAIL *txt*
seitenweise Ausgabe einer Textdatei *txt*	TYPE *txt* | MORE	MORE *txt*
Datei *f1* mit *f2* vergleichen, und Unterschiede anzeigen	COMP *f1 f2*	DIFF *f1 f2*
Unterverzeichnis *di* auswählen (change directory)	CD *di*	CD *di*
eine Verzeichnisebene höhergehen	CD ..	CD ..
aktuelle Verzeichnisebene anzeigen	CD	PWD
neues Unterverzeichnis *di* erzeugen	MD *di* (oder: MKDIR *di*)	MKDIR *di*
leeres Verzeichnis *di* löschen	RD *di* (oder: RMDIR *di*)	RMDIR *di*
kopiere Datei *f1* nach *f2*	COPY *f1 f2*	CP *f1 f2*
schiebe Datei *f1* nach *dir2*	MOVE *dir1\f1 dir2*	MV *dir1/f1 dir2*
lösche Datei *f1*	DEL *f1* (oder: ERASE *f1*)	RM *f1*
drucke Datei *txt*	PRINT *txt*	LPR *txt* (oder: PR *txt*)
Textdatei *txt* bearbeiten	EDIT *txt*	EX *txt*
	EDITOR *txt*	VI *txt*
		EMACS *txt*
		EE *txt*
im Hintergrund ablaufende Prozesse anzeigen	–	JOBS
im Hintergrund ablaufenden Prozeß in den Vordergrund bringen	–	FG
im Vordergrund ablaufenden Prozeß in den Hintergrund bringen	–	BG
im Hintergrund ablaufenden Prozeß stoppen	–	KILL
Informationen über andere Benutzer abrufen	–	FINGER
Liste aller eingeloggten Benutzer ausgeben	–	WHO
eigenen Benutzernamen ausgeben	–	WHOAMI
e-mail (elektronische Nachricht) an Benutzer *user* schreiben	–	MAIL *user*
mit Benutzer *user* über Tastatur kommunizieren	–	TALK *user*
Paßwort ändern	–	PASSWD
Sitzung beenden	–	LOGOUT (LOGOFF, EXIT)

das Software-Angebot nur noch von DOS-Programmen übertroffen. Dennoch wird sich UNIX auf Intel-Rechnern (IBM-Kompatiblen) kaum gegen OS/2 und Windows NT durchsetzen. Die Gründe hierfür sind vielfältig. Neben den Tatsachen, daß die verschiedenen UNIX-Derivate für DOS-Rechner noch zu uneinheitlich sind und sich dem Käufer ein eher verwirrendes Angebot bietet, spielt sicher auch das bessere Marketing der Firmen Microsoft und IBM eine Rolle. UNIX ist derzeit insbesondere auf Rechnern in einem Computernetz anzutreffen (z.B. auf Workstations), die insbesondere in Rechenzentren und im professionellen Bereich zum Einsatz kommen. Wer wissenschaftliche Computernetze nutzen will (s. Kap. 7), wird nicht umhin kommen, sich einige UNIX-Befehle anzueignen (Tab. 1-1), denn weltweit „vernetzte" Rechner laufen primär unter diesem Betriebssystem.

Windows NT – New technology Windows NT (new technology) heißt das jüngste Kind aus dem Hause Microsoft. 1988 wurde mit der Entwicklung begonnen, für Sommer 1993 war die Markteinführung geplant. Es handelt sich um ein System, das primär für den Ge-

brauch durch mehrere Nutzer gleichzeitig (Multiuser-Betrieb) gedacht ist. Der Struktur nach ist Windows NT an Mach angelehnt, ein UNIX-Derivat (s.o.), das an der Carnegie-Mellon-Universität entwickelt wurde. Anders als das „alte" Windows handelt es sich nicht um einen „Aufsatz" auf das DOS, sondern um ein eigenständiges vollwertiges Betriebssystem. Unter NT laufen aber auch einfache DOS-Programme sowie „alte" Windows-, OS/2- und sogar UNIX-Programme. NT ist, wie oben gesagt, vor allem für Netzwerkumgebungen interessant.

Weitere Betriebssysteme Neben den genannten großen fünf Betriebssystemen gibt es noch einige weniger verbreitete Systeme, z.B. das graphische Betriebssystem NextStep (NS) oder Solaris 2.1 für Intel. Dies sind Betriebssysteme, die ursprünglich für Workstations (Cube, Sun) konzipiert waren und erst nachträglich für Intel-Rechner portiert wor-

Abb. 1-13. Marktanteile der Betriebssysteme in Europa. Nach einer Studie des Marktforschungsinstituts Ovum von 1993 beherrscht Microsoft mit seinen Betriebssystemen MS-DOS und MS Windows den Markt und wird auch in Zukunft seine Marktführerschaft nicht verlieren (Quelle: CHIP 4/93, S. 37).

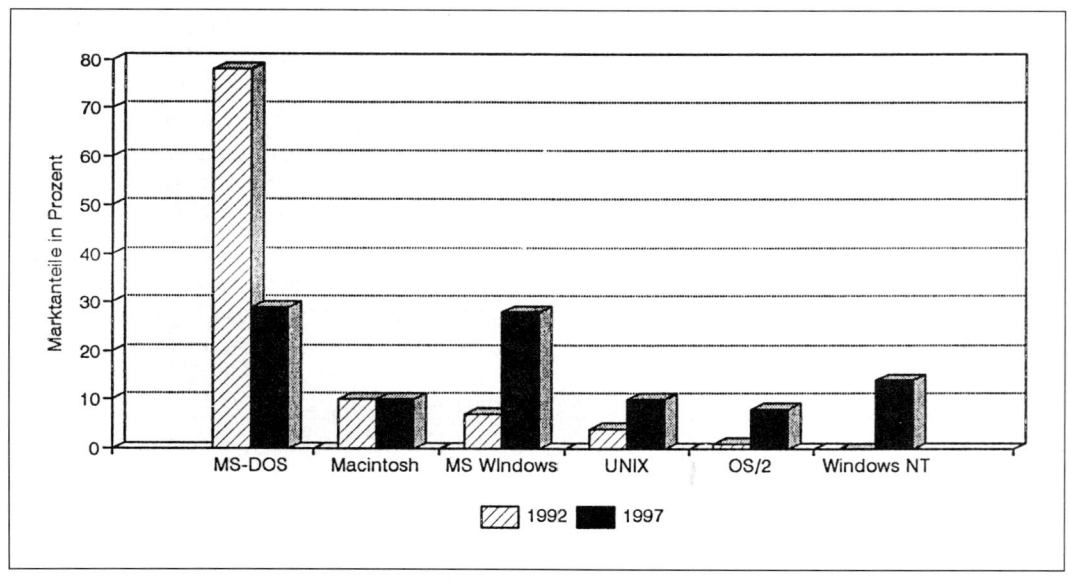

den sind. Obwohl es sich um sehr anwenderfreundliche Oberflächen handelt, dürfte ihr Hauptnachteil in der zu erwartenden geringen Verbreitung liegen.

Eine Übersicht über den Marktanteil der Betriebssysteme in Europa gibt Abbildung 1-13.

1.3.3 Computer-Viren

Es war Mitte der 80er Jahre, als die Computerbenutzer von einer neuen und für den Computer oft „tödlichen" Gefahr aufgeschreckt wurden: Computer-Viren. Als „Entdecker" bzw. Erstbeschreiber der Computer-Viren gilt Fred Cohen, der 1984 seine bekannte Arbeit „Computer Viruses – Theory and Experiments" veröffentlichte.

Bei Computer-Viren handelt es sich um meist sehr kurze Programme (die längsten besitzen einen Code von etwa 4000 Zeichen, schon ein Textverarbeitungsprogramm wie Word für DOS hat ca. eine Million Zeichen), die die Fähigkeit haben, sich selbst zu replizieren.

Zwei Haupttypen von Computer-Viren lassen sich aufgrund des von ihnen verwendeten Infektionsmodus unterscheiden: File-Viren (auch Programm- oder Link-Viren genannt) und Boot-Viren (auch System-Viren genannt):

– *File-Viren* befallen ausführbare Programme (in der MS-DOS-Welt an den Dateinamen-Extensionen .EXE bzw. .COM erkenntlich). Der Viruscode schreibt sich meist an das Ende des Wirtsprogramms, ohne dabei das eigentliche Programm zu zerstören. Wird das Wirtsprogramm vom Anwender aufgerufen, so wird zunächst der Viruscode und dann erst das eigentliche Wirtsprogramm ausgeführt. Die Aktivierung des Viruscodes bewirkt beispielsweise die Infizierung weiterer Programme oder die Aktivierung deletärer Programmsequenzen.

– *Boot-Viren* befallen aus Anwendersicht keine Programme, sondern Disketten oder Festplatten. Sie verstecken sich in einem Boot-Sektor (ein Bereich der Diskette oder der Festplatte, von dem aus automatisch

Betriebssystemteile geladen werden). Sie werden dann jedesmal beim Anschalten des Computers automatisch geladen und ausgeführt.

Zwischenformen, also Viren, die beide Methoden benutzen, kommen vor.

Der Boot-Virus befindet sich also bereits im Speicher, noch bevor irgendein anderes Programm (etwa ein Anti-Virusprogramm) geladen wird. Aus diesem Grunde sollte man immer eine „saubere" Boot-Diskette aufbewahren und zur „Desinfektion" oder beim Einsatz von Virenscannern von dieser Diskette booten.

Ähnlich, wie biologische Viren zytopathische Effekte bewirken können, so können auch Computer-Viren deletäre Effekte auf den Computer ausüben. Das Virus „Swiss Phoenix" überschrieb beispielsweise am Freitag, den 13. November 1992, auf allen infizierten Rechnern die ersten 13 Zylinder der Festplatte (Zylinder = übereinanderliegende Spuren einer Festplatte); das bekannte „Michelangelo-Virus" richtete an Michelangelos Geburtstag am 6.3.1992 einen Datensalat an.

Neben dem Verzicht auf „Software-Promiskuität" bieten sogenannte Viren-Scan-Programme einen gewissen Schutz. Der Benutzer sollte so regelmäßig seinen Datenbestand auf verräterische „Viruscodes" prüfen. Die Zahl der Viren ist aber sehr groß und wächst ständig. So mußte 1992 ein Viren-Scanner bereits in Lage sein, über 1 300 verschiedene Viren zu erkennen. Doch auch Viren-Scanner können versagen, insbesondere wenn „Mutationen" auftreten, und die Viren Teile ihres Programm-Codes selbst verändern. Den besten, aber auch aufwendigsten Schutz vor Viren, bieten Steckkarten (mit Namen wie „Immune System" oder „Immune Card"), die kritisch darüber wachen, daß Programme nur das tun, was sie tun dürfen, und sich nicht selbst replizieren. Die *Grundregeln* für den Umgang mit Viren lassen sich wie folgt zusammenfassen:

– Die Gefahr, die für den Durchschnittsanwender von Viren ausgeht, ist weitaus geringer, als gemeinhin angenommen wird. Es gibt Schätzungen, nach denen etwa 90% aller unerklärlichen Effekte, die vom Benutzer auf Viren zurückgeführt werden, in Wahrheit Bedienungs- oder Programmierfehler sind.

– „Ungeschützter Verkehr mit wechselnden Software-Tauschpartnern erhöht das Infektionsrisiko" (Steffen Wernery).
– Der beste Schutz gegen Viren liegt im regelmäßigen Back-Up (Sicherheitskopie der gesamten Festplatte) und etwa wöchentlichem Scannen der Daten nach Viren.
– Ein Scanprogramm sollte nicht älter als ein halbes Jahr sein, da es ansonsten die aktuellen Viren nicht mehr erkennt. Viele Viren-Scanner sind kostenlos erhältlich und werden regelmäßig auf den neuesten Stand gebracht, z.B. der Virenscanner von McAffee.
– Außerdem sorgen spezielle Computernetze für die verzögerungsfreie Verbreitung der aktuellen Virencodes. Ein solches Netz ist z.B. das VIRNET, welches ähnlich wie das Fido-Netz organisiert ist (s. Kap. 7.5.2). Zur Teilnahme am VIRNET benötigt man lediglich ein Modem.

Neben den Computerviren gibt es noch andere Programme, die schädliche Auswirkungen haben können, etwa „trojanische Pferde" und „Würmer".

Ein *„trojanisches Pferd"* ist ein „schädliches" Programm, das sich in einem für den Anwender anscheinend nützlichen Programm versteckt (man entsinne sich an die entsprechende griechische Sage aus der Odysee). Im Gegensatz zu Viren replizieren (kopieren) sich diese schädlichen Programme nicht und können sich daher nicht unkontrolliert von Anwender zu Anwender weiterverbreiten.

Ein bekanntes „trojanisches Pferd" versteckte sich 1989 ausgerechnet in einer Informationsdiskette über AIDS, die von einer Firma mit Sitz in Panama verschickt wurde. Der Benutzer wurde aufgefordert, eine Lizenzgebühr zu zahlen. Tat man dies nicht, so wurde irgendwann automatisch das „trojanische

Pferd" aktiviert und begann, andere Dateien auf der Festplatte zu verschlüsseln. Glücklicherweise konnte der Geschäftsführer der Firma festgenommen werden, bevor größere Mengen dieser Disketten in Umlauf gerieten.

„*Würmer*" sind selbständige Programme, die sich etwa in Computernetzwerken auf andere Computer kopieren und dort selbst starten. Sie besitzen keinen eigentlichen „Schadensteil", sondern richten ausschließlich dadurch Schaden an, daß sie Systemressourcen (z.B. Festplattenplatz) verbrauchen. 1988 breitete sich im Internet (s. Kap. 7.3) ein Wurm aus, der einen weltweiten Zusammenbruch fast aller am Internet hängenden Systeme nach sich zog.

Diese und andere Beispiele zeigen auch, warum man davor zurückschreckt, sicherheitssensible Computersysteme (etwa Krankenhausinformationssysteme) in weltweite Computernetze einzubinden: Zu verheerend könnten sich eventuelle Sicherheitsmängel auswirken.

Literatur

1. Ackerman, M: New media in medical education. Meth. Inform. Med. 28 (1989) 327-531.
2. Akers, G.: Using your voice: speech recognition technology in medicine and surgery. Clin. Plast. Surg. 13 (1986) 509–511.
3. Bergeron, B., S. Locke: Speech recognition as a user interface. MD Comput. 7 (1990) 329–334.
4. Ikehira, H., T. Matsumoto, T. Iinuma, T. Yamasaki, K. Fukuhisa, H. Tsunemoto et al.: Analysis of bone scintigram data using speech recognition reporting system – data analysis with speech recognition system. Radiat. Med. 8 (1990) 8–12.
5. Landau, J., K. Norwich, S. Evans: Automatic speech recognition – can it improve the man-machine interface in medical expert systems? Int. J. bio-med. Comput. 24 (1989) 111–117.
6. Long, W., K. Shmihluk, P. Gruver, W. McGuire, A. Palombo, E. Emini: A voice-entry data management system: application in monoclonal antibody research. Comput. Meth. Programs. Biomed. 23 (1986) 211–216.
7. Rennels, G., E. Shortliffe: Moderne Computer in der Medizin. Spektrum Wiss. 12 (1987) 128–136.
8. Sünkeler, I., O. Rienhoff: Dezentrale Dokumentation mit Chip-Karten am Beispiel einer Bluterambulanz. In: Rienhoff, O., U. Riccolo, B.

Schneider (eds.): Expert Systems and Decision Support in Medicine. Lecture Notes in Medical Informatics 36., S. 470–475. Springer, Berlin–Heidelberg–New York 1988.

9. Tischler, A., M. Martin: Generation of surgical pathology report using a 5,000-word speech recognizer. Amer. J. clin. Path. 92 (Suppl.1) (1989) 44–47.

Kapitel 2

Wissenschaftliches Arbeiten und Doktorarbeit mit dem Computer

In diesem Kapitel wird eine allgemeine Einführung zum rationellen Arbeiten mit Hilfe des Computers gegeben. Der Schwerpunkt liegt auf der Frage, für welche Aufgaben überhaupt Software-Lösungen zur Verfügung stehen und wie der Ablauf der Aufgabenlösung am Computer grundsätzlich aussieht. Für Programm-spezifische Fragestellungen (z.B. „wie bringe ich mein Textverarbeitungsprogramm dazu, die Seitenzahl beim Ausdruck rechts unten zu plazieren") sei auf das Handbuch zum jeweiligen Software-Paket oder auf die auf dem Büchermarkt zahlreich vertretene Sekundärliteratur verwiesen.

„Compiling a thesis by computer was an enjoyable and challenging task, an excellent way to enhance one's computer literacy."

(Badalus, 1993) [1]

2.1 Software für den Biowissenschaftler

2.1.1 Standardprogramme

Die Standardprogramme und ihre Funktionen sind in Tabelle 2-1 aufgeführt (vgl. Abb. 2-1).

Spezialisten und Universalisten

Zu Beginn der Mikrocomputer-Ära in Labor und Arbeitszimmer stand fast nur hochspezialisierte Software zur Verfügung, die jeweils *eine* bestimmte Aufgabe erledigen konnte (z.B. „nur" einen Text verarbeiten). Die Leistungssteigerung der Hardware erlaubt aber inzwischen den Einsatz von wesentlich vielseitigeren (und damit komplizierteren) Programmen. Beispielsweise lassen sich mit einem modernen Textverarbeitungsprogramm nicht mehr nur Texte verarbeiten, sondern auch Graphiken anfertigen oder einfache Tabellenkalkulationen durchführen. Die in der Abbildung 2-1 dargestellten Programmfunktionen müssen also nicht notwendigerweise immer eigenständige Programme darstellen, sondern können auch Teile eines größeren Software-Pakets sein. Ein Software-Paket besteht aus mehreren zusammengehörigen Programmen, die zusammen einen komplexen Anwendungsbereich abdecken. Zum Beispiel war es zur graphischen Dar-

Tabelle 2-1 Standardprogramme und ihre Funktionen.

Programm	Funktionen
Textverarbeitungsprogramme (s. Kap. 2.2)	– Eingeben von Text – Einbindung von Zahlenmaterial, Graphiken und Diagrammen aus anderen Programmen in den Text – Layouten und Ausdrucken des Manuskripts
Literaturverwaltungsprogramme (s. Kap. 8)	– Verwaltung von eingetippten oder aus einer Literaturdatenbank (z.B. MEDLINE, s. Kap. 4.1.1) stammenden Zitaten – automatische Bearbeitung eines Manuskripts – Erstellen und publikationsreifes Formatieren der Bibliographie
Tabellenkalkulation	– Verarbeitung von Zahlenmaterial (s. Kap. 2.5) – Durchführen einfacher Berechnungen – Darstellung des Zahlenmaterials in Diagrammen (s. Kap. 2.4.2)
Statistikprogramme (s. Kap. 2.4.3)	– Durchführung von statistischen Analysen – Darstellung des Zahlenmaterials in Diagrammen
Datenbankmanagementprogramme	– Eingabe und Verwaltung umfangreicher Datensammlungen (z.B. Patientendaten), die nach beliebigen Kriterien ausgegeben werden können (allgemeine Definition s. Kap. 3.1.1)
Zeichenprogramme (s. Kap. 2.4)	– Erstellung von „freien" Zeichnungen, die nicht auf Zahlenmaterial basieren (für technische Zeichnungen bieten sich *CAD-Programme*, für spezielle biochemische Darstellungen von Molekülmodellen *Molecular-Modelling-Software* an)
Präsentationsprogramme	– Erstellung anspruchsvoller präsentationsreifer Diagramme, die für eine Publikation oder für einen Vortrag (s. Kap. 2.6) verwendet werden können

stellung der durch das Statistikprogramm SPSS errechneten Werte früher notwendig, ein separates Programmteil (Modul) für Graphiken zu erwerben; die aktuelle Basis-Version von „SPSS für MS Windows" hingegen beinhaltet bereits alle Funktionen zur Diagrammerstellung.

Der Preis für diese Allroundfähigkeiten ist der gegenüber der Spezial-Software reduzierte Funktionsumfang. Die Zusammenstellung der geeigneten Software hängt sehr vom Charakter der Arbeit und den daraus resultierenden Anforderungen an die Datenverarbeitung ab:
– Für eine „kleinere" (Doktor-)Arbeit, bei der keine umfangreichen Statistiken verarbei-

tet werden, kann es sinnvoll sein, mit einem „integrierten Software-Paket" zu arbeiten, das z.B. Textverarbeitung, Tabellenkalkulation, Graphikerstellung und Datenbank „aus einer Hand" bietet (s. Tab. 2-2). Dies spart Geld, Einarbeitungszeit und vermeidet Probleme beim Datenexport/-import von einem Programm ins andere (z.B. von der Datenbank zur Tabellenkalkulation, von der Tabellenkalkulation zum Textverarbeitungsprogramm). Zusätzlich zu diesem Programmpaket sollte allerdings noch ein spezielles Literaturverwaltungsprogramm (s. Kap. 8) angeschafft werden. Literaturverwaltungsprogramme enthalten

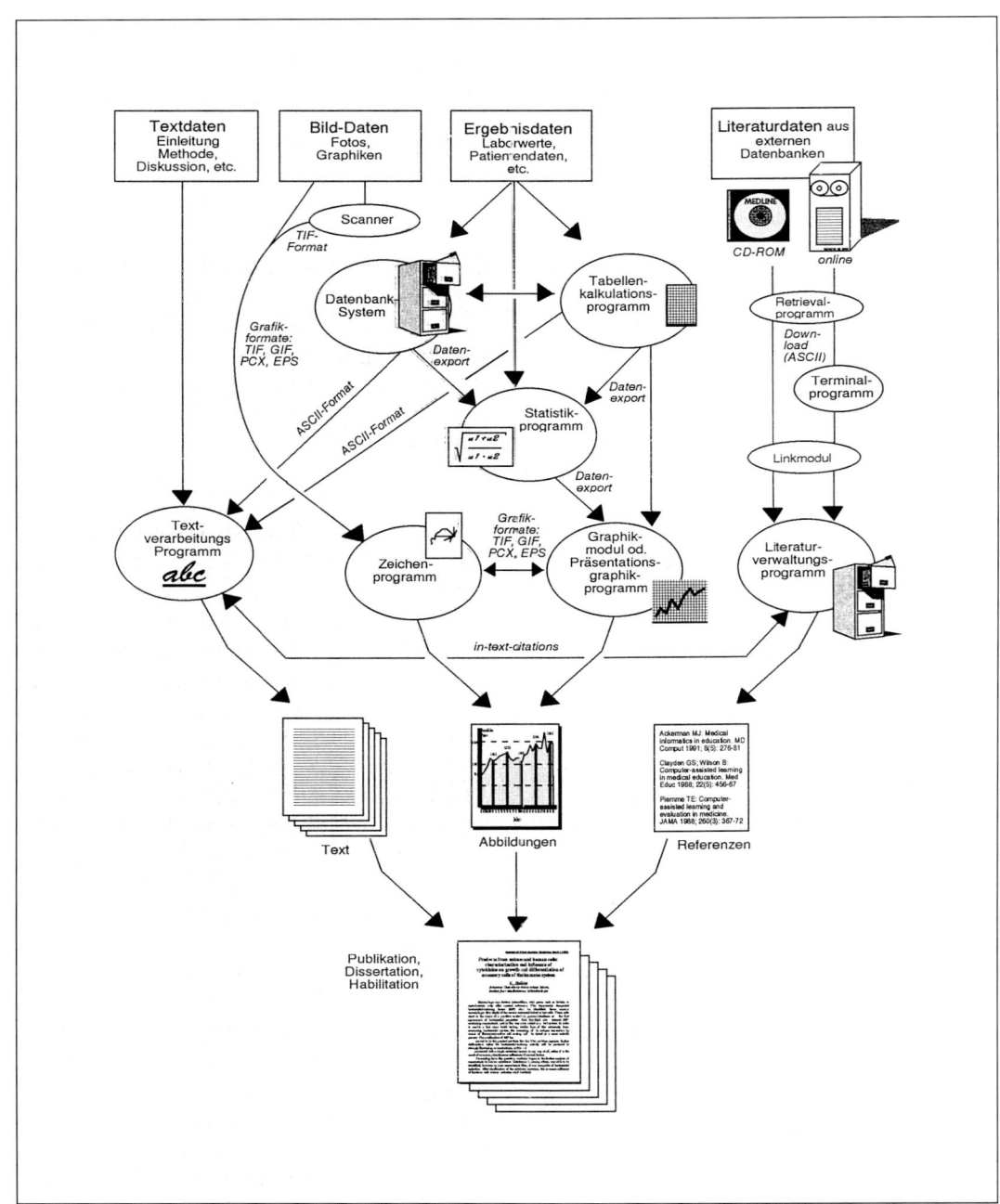

Abb. 2-1   Software für wissenschaftliches Arbeiten. Die Pfeile geben mögliche und sinnvolle Import/ Export-Wege für die Daten wieder. Da Programme verschiedener Hersteller die Daten in unterschiedlichen Formaten abspeichern, ist der Austausch zwischen zwei Programmen nicht immer unproblematisch. „Kleinster gemeinsamer Nenner" jedes Programms ist jedoch das ASCII-Format, mit dem Textdaten ausgetauscht werden können. Hierbei wird allerdings nur „reiner" Text ausgetauscht; Formatierungszeichen (Kursivschrift, Unterstreichung, etc.) gehen verloren. Zum Import von ge-„downloadeten" Literaturdaten mittels „Linkmodul" sowie zum Datenaustausch zwischen Textverarbeitungsprogramm (Manuskript) und Literaturverwaltungsprogramm zur automatischen Bibliographieerstellung s. Kap. 8.

besondere Funktionen, mit denen es beispielsweise möglich ist, Zitate aus wissenschaftlichen Datenbanken wie MEDLINE zu importieren oder Bibliographien für wissenschaftliche Publikationen zu generieren. Diese für den wissenschaftlichen Anwender wichtigen Funktionen finden sich in normalen Programmpaketen (die eher für den Büroalltag konzipiert sind) nicht.

– Für anspruchsvollere Arbeiten reichen oftmals die Funktionen eines integrierten Software-Pakets nicht aus. So kann mit dem Tabellenkalkulationsteil keine vernünftige Statistik durchgeführt werden, die Datenbankfunktionen genügen nicht für die Verwaltung eines größeren Patientenkollektivs, und auch die Textverarbeitung läßt zuweilen nur die Grundfunktionen zu. Man kommt im letzteren Fall meist nicht umhin, mit mehreren verschiedenen Programmen zu arbeiten. Um dies zu erleichtern, ist es ratsam, soweit möglich, einem Software-Hersteller treu zu bleiben (z.B. Lotus 1-2-3 als Tabellenkalkulation, Ami Pro von Lotus als Textverarbeitungsprogramm und Lotus Freelance als Graphikprogramm), statt eine Tabellenkalkulation des Herstellers X mit einem Graphikprogramm des Herstellers Y zu kombinieren. Oft verwendet nämlich jeder Software-Hersteller sein eigenes Datenformat und gibt auch aus Marketing-Erwägungen keine Importfunktion für die Daten von Fremdprodukten mit – schließlich soll der Kunde ja die eigenen Produkte kaufen. Hat man Programme von nur einem Hersteller, ist erstens der problemlose Import/Export der Daten von einem Programm ins andere gewährleistet, zweitens findet man dann in jedem Programm eine ähnliche Benutzeroberfläche sowie eine konsistente Terminologie vor, und drittens sind die Funktionen der einzelnen Programme in der Regel aufeinander abgestimmt.

2.1.2 Datenverarbeitung und -ausgabe

Die Abbildung 2-1 zeigt, daß es prinzipiell vier verschieden zu behandelnde Datentypen gibt:

– Rohdatenmaterial (Zahlen, Patientendaten)
– Text (Manuskript)
– Graphik (Diagramme, Zeichnungen)
– Literaturdaten

Bei ihrer Zusammenführung ist einiges zu beachten:

Rohdaten

Zur Eingabe und Weiterverarbeitung der Rohdaten stehen verschiedene Möglichkeiten zur Verfügung, die sich nach der Art der durchzuführenden Auswertung richten (s. Kap. 2.5); am besten geeignet sind Datenbanksysteme (Näheres zur Datenerfassung s. Kap. 2.4.2 und 2.5).

Text und Graphiken

Die Trennung von Text und Graphik kann bis zum Schluß aufrechterhalten werden, d.h. Graphiken werden auf extra Seiten gedruckt und zwischen die Textseiten eingelegt (*Cave:* Seitenzählung!) oder aber mit Schere und Klebstoff in freigelassene Text„löcher" eingefügt. Günstiger aber ist es, die Diagramme kurz vor dem Ausdruck des Gesamtwerks in ein graphikfähiges Textverarbeitungsprogramm zu *importieren* oder besser noch (bei MS-Windows-Programmen) *dynamisch* mit dem Text zu *verbinden* (OLE/DDE, s. Kap. 1.3.1). Letzteres hat den Vorteil, daß bei nachträglicher Änderung einer Graphik im Graphikprogramm diese Änderung auch beim Ausdruck durch das Textverarbeitungsprogramm berücksichtigt wird.

Ein solcher Import oder ein dynamisches Verbinden geht freilich nur, wenn die Graphik als computerlesbare Datei in einem verbreiteten Graphikformat (TIF, PCX o.ä.) vorliegt. Handelt es sich um Abbildungen, die nicht am Computer erstellt worden sind (z.B. Photos, Abbildungen aus Büchern, Freihandzeichnungen), so müßten diese vorher *eingescannt* werden. Ein Scanner (ähnelt äußerlich einem kleinen Kopiergerät und setzt Bilddaten in digitale Daten um) steht in allen Universitäts-Rechenzentren zur Verfügung. Da aber die Bedienung nicht ganz einfach ist und das Einscannen (insbesondere von Photos) immer mit einem Qualitätsverlust einhergeht, ist es meist einfacher, solche Abbildungen einzukleben oder einzulegen.

Die genannten Probleme (Trennung von Text und Graphik) fallen nur dann nicht an, wenn ein Textverarbeitungsprogramm verwendet wird, das auch die Erstellung von Diagrammen und Graphiken erlaubt.

Literaturdaten

Bei Einsatz eines Literaturverwaltungsprogramms werden die bibliographischen Zitate (Literaturdaten) bis zum Schluß getrennt vom Haupttext verwaltet, erst ganz am Schluß sorgt das Programm für die Erstellung der Bibliographie und für die automatische Nachbearbeitung des Textes zum Einfügen der *in-text*-Zitate (s. Kap. 8).

2.2 Textverarbeitung für wissenschaftliche Arbeiten

Schon 1980 wurde berichtet, daß rund die Hälfte aller Artikel in wissenschaftlichen und technischen Fachzeitschriften in elektronisch lesbarer Form eingereicht wurden. Heute dürfte der Anteil der elektronischen Manuskripte bei weit über 80% liegen [3].

In einer Studie, durchgeführt am Uniklinikum Freiburg im Herbst 1992, gaben knapp 70% der zufällig ausgewählten medizinischen Doktoranden an, ihre Dissertationsschrift am Computer zu erstellen, und nur 16% hatten noch nie eine Textverarbeitungssoftware angewendet.

Früh anfangen!

Der größte Teil der Medizinstudenten bedient sich also bei seiner Doktorarbeit des Computers. Allerdings gibt häufig erst die Niederschrift der Doktorarbeit den Anstoß, sich in den Umgang mit Computern einzuarbeiten: Rund 30% der männlichen und sogar 64% der weiblichen Medizinstudenten beschäftigen sich im Rahmen ihrer Doktorarbeit *erstmals* mit Computern. Damit ist schon der

größte Fehler beschrieben, den man in diesem Zusammenhang machen kann: Nämlich erst dann anzufangen, sich in die Texterfassung mit dem Computer einzuarbeiten, wenn man sie für eine umfangreiche und wichtige Arbeit (z.B. Dissertation) benötigt. Man muß sich nicht nur zusätzlich zur wissenschaftlichen Arbeit auch noch durch Handbücher quälen, sondern schwebt ständig in der Gefahr, durch typische Anfängerfehler auf Knopfdruck die Arbeit der letzten sechs Monate zu vernichten. Wer eine größere Arbeit mit Hilfe eines Textverarbeitungsprogramms beginnt, dessen Möglichkeiten und Grenzen er nicht bereits ausgelotet hat, kann über kurz oder lang eine Datenkatastrophe erleben. Außerdem wird er die Möglichkeiten, die ihm das Programm zur Verfügung stellt, mangels Kenntnis derselben nur unzulänglich ausschöpfen: Oft quälen sich Doktoranden auf traditionelle Weise mit Fußnotenverwaltung, Worttrennungen, Querverweisen, Gliederung und Indexerstellung herum, ohne die entsprechenden automatischen Optionen des Textverarbeitungsprogramms zu nutzen [4]. Auf einige dieser Funktionen hinzuweisen ist die Absicht der folgenden Abschnitte.

2.2.1 Software-Auswahl

Für welches Betriebssystem ...

Besitzer eines modernen IBM-Kompatiblen (d.h. mit einem Intel-Prozessor ab 386er aufwärts) sehen sich bei der Neuanschaffung eines Textverarbeitungsprogramms zunächst vor die Frage gestellt, ob sie ein Textverarbeitungsprogramm unter dem Betriebssystem DOS oder eines unter dem Betriebssystem „aufsatz" MS Windows (s. Kap. 1.3.2) wählen sollen. Fast alle Textverarbeitungsprogramme (Word, WordPerfect, Starwriter) sind nämlich für die IBM-Kompatiblen in beiden Versionen erhältlich. Während DOS-Programme meist deutlich schneller sind und darüber hinaus auch stabiler laufen (d.h. weniger häufig „Abstürze" mit Datenverlust produzieren), erleichtert die graphische Benutzeroberfläche MS Windows die intuitive Bedienung eines Programms: „Die Erfahrung zeigt, daß die Programme unter MS Windows tatsächlich leichter zu bedienen sind und damit Zeit und Ärger sparen können. Dazu kommt, daß der Spieltrieb und die Experimentierfreudigkeit durch die Benutzeroberfläche anscheinend gefördert wird. Diese Art der Annäherung führt häufig am besten zur sicheren Programmbeherrschung." [4] Unter MS Windows ist außerdem die Einbindung von Daten aus anderen Programmen, beispielsweise aus einer Tabellenkalkulation, problemloser möglich.

Wer also einen für MS Windows genügend schnellen Rechner besitzt (ab 386er aufwärts, vgl. Kap. 1.2.1), sollte auch bei der Textverarbeitung zu einem MS-Windows-Programm greifen. Prinzipiell jedoch genügt meist auch ein langsamer Rechner mit einem Textverarbeitungsprogramm unter DOS, da die sogenannte *WYSIWYG*-Darstellung (Anzeige einer Seite auf dem Bildschirm exakt so, wie sie später ausgedruckt wird; vgl. Kap. 1.3.1) für die wissenschaftliche Textverarbeitung eine weniger wichtige Funktionseigenschaft ist als etwa im graphikbetonten Bereich des DTP (Desktop Publishing: Schreiben und Layouten von Druckvorlagen mit dem PC, s.u.). Eine Ausnahme bilden allenfalls wissenschaftliche Arbeiten, in denen viele mathematische, physikalische oder auch komplizierte chemische Formeln Eingang finden: Da die Darstellung einer komplexen Formel auf dem Bildschirm im laufenden Text unter MS Windows besser realisiert werden kann, sollte man bei mathematikbetonten Arbeiten bzw. Arbeiten mit vielen chemischen Formeln bevorzugt ein MS-Windows-Programm wählen. Bei Computern, deren Betriebssystem von Haus aus mit einer graphischen Oberfläche aufwarten kann (Mac, Atari, Amiga), bleiben dem Benutzer diese Überlegungen erspart: Programme für die Betriebssysteme der genannten Rechner bieten grundsätzlich WYSIWYG-Darstellung. Ebensowenig stellt sich die Frage für Besitzer eines älteren IBM-

Kompatiblen (mit 8086/88- oder 80286-Prozessor): Für sie sind DOS-Programme die Software der Wahl, denn Programme unter MS Windows arbeiten auf diesen Rechnern zu langsam.

... welches Programm?

Eine Übersicht über die Textverarbeitungsprogramme mit der größten Verbreitung gibt Tabelle 2-2. Im medizinischen Bereich darf *MS Word* (Hersteller: Microsoft) als „Quasi-Standard" angesehen werden.

Das weltweit meist verkaufte Textverarbeitungsprogramm ist das unter Medizinern fast ebenso weit verbreitete *WordPerfect* (Hersteller: WordPerfect Software). Beide Programme sind sowohl für DOS bzw. MS Windows als auch für den Macintosh erhältlich; WordPerfect wird darüber hinaus für zahlreiche andere Betriebssysteme angeboten, wobei die verschiedenen Versionen für unterschiedliche Plattformen (auch Workstations oder Großrechner) jeweils das gleiche Dateiformat benutzen; WordPerfect-Texte sind also unabhängig vom Betriebssystem portierbar.

Dritter im Bund der „großen Textverarbeitungsprogramme" ist *AMI Pro* (Hersteller: Lotus), das durch Funktionsvielfalt und gelungene Lösungen glänzt.

Nicht übers Ziel hinausschießen

Nicht verwechselt werden mit Textverarbeitungsprogrammen sollte *DTP-Software* (DTP = Desktop Publishing), z.B. PageMaker (Aldus Corp.) oder Ventura Publisher (Ventura Software Inc.). Es handelt sich um hochspezialisierte Software, bei der die Layout-Erstellung im Vordergrund steht. Die Möglichkeiten der Textbearbeitung, also etwa Suchen und Ersetzen von Wörtern, Rechtschreibprüfung etc. sind dafür eingeschränkt bzw. es sind nur die allernotwendigsten Funktionen vorhanden. Da bei einer wissenschaftlichen Arbeit die Gestaltung des Manuskriptes gegenüber den inhaltlichen Aspekten zurücksteht, ist ein reines DTP-Programm etwa für

Tabelle 2-2 Wichtige wissenschaftliche Standardprogramme sowie einige integrierte Programmpakete. Die genannten Preise sind Anhaltswerte. Insbesondere für Hochschulangehörige und Studenten gibt es z.T. erhebliche Preisnachlässe.

Name	Hersteller/Vertrieb	Plattform/Betriebssysteme	Preis (DM)	Integrierte Funktionen
Textverarbeitungsprogramme				
Ami Pro	Lotus, München	Windows	500	
Euroscript	North. American Software, München	DOS	700–900	
Macwrite II	Claris, Unterschleißheim	Mac	300–400	
Starwriter	Stardivision, Hamburg	DOS, Windows, Mac,OS/2, UNIX	300–1000 (UNIX)	
Textmarker	Softmaker, Nürnberg	DOS	300	
Word	Microsoft, Unterschleißheim	DOS, Windows, Mac	800	
WordPerfect	WordPerfect, Eschborn	DOS, Windows, OS/2, Mac, UNIX, Next, Vax	300–800	
WordStar	WordStar, München	DOS, Windows	70–500	
Tabellenkalkulationsprogramme				
Excel	Microsoft, Unterschleißheim	Windows, Mac	700–1000	
Improv	Lotus, München	Windows, Next	350	
Quattro Pro	Borland, Langen	DOS, Windows	200	
1-2-3	Lotus, München	DOS, Windows, Mac, UNIX, Next, Vax	600–1900 (UNIX)	
WingZ	Informix, München	Windows, OS/2, Mac, UNIX	1700	
Präsentationsgraphikprogramme				
Charisma	Micrografx, München	Windows	600–900	
DeltaGraph	ISP*D, Poing	Windows	1100	
Fig. 8	Biosoft, Cambridge (UK)	DOS, Windows	840	
Freelance	Lotus, München	DOS, OS/2, Windows	600–1900	
Harvard Graphics	SPC, München	DOS, Windows	900–1700	
Persuasion	Aldus, Hamburg	Windows	1300	
Powerpoint	Microsoft, Unterschleißheim	Mac, Windows	500–1700	
Presentations	WordPerfect, Eschborn	DOS, Windows	1200	
SlideWrite Plus	Indigo, München	Windows	1200	
Stanford Graphics	Softline, Oberkirch	Windows	1000	
Sunrise	DAT Informationssysteme, Ratingen	Mac, Windows	900	

Name	Hersteller/Vertrieb	Plattform/ Betriebssysteme	Preis (DM)	Integrierte Funktionen
Datenbankenmanagement-Systeme				
Access	Microsoft, Unterschleißheim	Windows	500–900	
Approach	Lotus, München	Windows	350	
Asksam	North American Software, München	DOS, Windows	300–800	
dBase IV	Borland, Langen	DOS, UNIX	1100–1500	
F&A	Symantec, Düsseldorf	DOS	900–1500	
Filemaker Pro	Claris, Unterschleißheim	Mac, Windows	800–1000	
Foxpro	Microsoft, Unterschleißheim	DOS, Mac, Windows	800–1200	
Omnis 7	Connect, München	Mac, Windows	4000	
Paradox	Borland, Langen	DOS, Windows	300–900	
Integrierte Programme				
Geoworks	Heureka Verlag, München	DOS	400	enthält Textverarbeitung, Zeichenprogramm, Datenbank, Tabellenkalkulation, Terminalprogramm
MS Works	Microsoft, Unterschleißheim	DOS, Windows	300	enthält Textverarbeitung, Tabellenkalkulation, Datenbank, Terminalprogramm (DOS), Zeichenprogramm (Windows)
WP Works	WordPerfect, Eschborn	DOS	100	enthält Textverarbeitung, Tabellenkalkulation, Datenbank, Zeichenprogramm

die Anfertigung einer Doktorarbeit ungeeignet.

Gut einsetzen läßt sich ein DTP-Paket jedoch z.B. beim Entwurf einer Patienten-Aufklärungsbroschüre oder bei der Gestaltung eines Jahresberichts.

Immer bessere WYSIWYG-Qualitäten und Layout-Funktionen in Textverarbeitungsprogrammen lassen allerdings in jüngster Zeit die Grenze zwischen „Word processor" und „DTP-Software" verschwimmen.

2.2.2 Das Zusammenschreiben

Während Briefe oder auch kürzere Beiträge für wissenschaftliche Zeitschriften oft in einer einzigen Textdatei verwaltet werden können, ist es bei größeren Textdokumenten (wie Dissertations- oder Habilitationsschriften) sinnvoller, den Text auf *mehrere Dateien* aufzuteilen. Erst ganz zum Schluß, wenn das Dokument endgültig gestaltet und ausgedruckt werden soll, wird es zu einer einzigen Datei zusammengefügt. Dies hat vor allem folgende Vorteile:

– erhöhte Datensicherheit: Sollte aus irgendeinem Grund eine Datei vernichtet werden (vielleicht sogar einschließlich Sicherheitskopie), so ist wenigstens nur ein Textabschnitt verloren und nicht gleich die gesamte Arbeit. Da auch diese Situation ärgerlich genug ist, gilt in jedem Fall die Empfehlung, regelmäßige Sicherheitskopien zu machen.

– einfacheres „Handling": Gerade Textverarbeitungsprogramme für MS Windows werden bei längeren Textdokumenten etwas behäbig; beispielsweise dauert dann die Suche nach Textmarken (elektronische „Lesezeichen") oder nach bestimmten Stichworten zu lange, als daß noch bequemes Arbeiten möglich wäre.

Bei modernen Textverarbeitungsprogrammen können auch mehrere Dateien in verschiedene „Fenster" eingeladen werden und gleichzeitig nebeneinander auf dem Bildschirm dargestellt werden. Daher stellt die Aufsplittung der Arbeit in mehrere Dateien

auch dann kein Problem dar, wenn man einmal mehrere Teile gleichzeitig bearbeiten muß (z.B. will man bei der Erstellung der Diskussion auch Zugriff auf den Resultate-Teil haben).

Erst schreiben, dann gliedern

Ein Vorteil der elektronischen Textverarbeitung ist es, daß man zunächst unbefangen seine Gedanken niederlegen kann, ohne zuerst eine endgültige Gliederung festlegen zu müssen. Beispielsweise kann (und sollte) man schon während des experimentellen Teils mit dem Erfassen des Abschnittes „Material und Methoden" beginnen, da man zu diesem Zeitpunkt die Methoden noch frisch im Gedächtnis hat und sich so nachträgliche Recherchen wegen lückenhafter Protokollführung erspart (habe ich beim Versuch X Reagenzien der Firma A oder der Firma B verwendet?). Auch die ersten Resultate können bereits frühzeitig in einem Textverarbeitungsprogramm erfaßt werden. Nach einer umfassenden Literaturrecherche (s. Kap. 6) schreibt man die Diskussion und überlegt sich dabei eine sinnvolle Gliederung für Methoden- und Resultate-Teil, die dank elektronischer Texterfassung nun beliebig redigiert werden können. Trotzdem bleibt die sinnvolle und stringente Gliederung eine der schwersten Aufgaben. Die Einleitung wird in der Regel erst kurz vor Abschluß der Arbeit verfaßt.

Schriftbild

Die Vielfalt der in einem Textverarbeitungsprogramm angebotenen Schriften verleitet zur Verwendung mehrerer verschiedener Schriftarten in einem Dokument. Das resultierende Schriftbild wirkt aber schnell unruhig und unprofessionell, und das Gesamtwerk ähnelt eher einer Werbebroschüre. Eine wissenschaftliche Arbeit sollte aber eher ein nüchternes und sachliches Erscheinungsbild vermitteln. Besser beraten ist man daher mit der Verwendung *einer einzigen*, gut lesbaren Schriftart; für Programme unter MS Windows bietet sich beispielsweise Times-New Roman an. Wenn man schon nicht die Finger von den Schriftarten lassen kann, sollten *höchstens zwei* verschiedene Schriftarten verwendet werden (eine für Überschriften, eine für den laufenden Text).

Auch Hervorhebungen im Text sollten sparsam erfolgen und selbst Feststellungen von nobelpreisverdächtiger Tragweite dürfen **_nicht zugleich kursiv, fett und auch noch unterstrichen_** gesetzt werden, da dies, wie man sieht, übertrieben wirkt.

Die *Höhe der Buchstaben* wird in Punkten definiert, wobei ein Punkt 0,353 mm entspricht. Üblich ist eine Schrifthöhe von 12 Punkten (4,2 mm) im gesamten Text. Eine übersichtlichere Darstellung erreicht man durch größer gesetzte Überschriften bzw. kleiner gesetzte Fußnoten und wörtliche Zitate.

Im übrigen ist dringend zu empfehlen, vor dem Erstellen einer Doktorarbeit einen Blick in die Promotionsordnung zu werfen, in der oft auch Vorschriften und Hinweise zur äußeren Form einer Dissertationsschrift gegeben werden.

Empfehlenswert ist es, bei der Festlegung des Schriftbildes *Druckformatvorlagen* zu verwenden (s.u.): Neben den unten angesprochenen Vorteilen ermöglicht ihre Verwendung die automatische Erstellung eines Inhaltsverzeichnisses, weil durch sie auch die verschiedenen Überschriftenebenen festgelegt werden.

2.2.3 Wichtige Techniken und Begriffe

Nachfolgend sind einige Techniken und Begriffe der elektronischen Textverarbeitung zusammengestellt, und zwar von „A" wie Absatz über „M" wie Makros bis „Z" wie Zeilenumbruch.

Absatz

Ein Absatz wird in einem Textverarbeitungsprogramm meist durch einen Druck auf die RETURN-Taste beendet (vgl. Zeilenumbruch!). Das *Absatzformat* (oder Absatzlay-

out), das der Benutzer in jeder Textverarbeitung definieren kann, bezieht sich u.a. auf Einstellungen im Absatz wie Zeilenabstand und Zeilenausrichtung (rechts-, linksbündig oder Blocksatz), Zeilenabstand vor und nach dem Absatz und Randeinzüge. Praktisch ist auch die Funktion vieler Textverarbeitungsprogramme, Absätze automatisch durchnumerieren oder gliedern zu können. So lassen sich zum Beispiel sehr leicht die stark strukturierten Protokolle für den Methodenteil einer Doktorarbeit erstellen, ohne daß man die einzelnen Schritte per Hand durchnumerieren muß.

Damit ein Textverarbeitungsprogramm einen Absatz möglichst auf einer Seite zusammenhält und nicht irgendwann einmal die erste Zeile eines neuen Absatzes einsam am unteren Seitenrand klebt (im Setzerjargon „Schusterjunge" genannt), sollte man die *Absatzschutzfunktion* aktivieren.

Back-up

Automatisches Back-up (Zwischenspeicherung) in Intervallen ist eine Funktion, die – wenn sie zur Verfügung steht – unbedingt aktiviert werden sollte. Der Computer sichert dabei nach einer vom Benutzer einstellbaren Zeit (z.B. alle zehn Minuten) automatisch die in Bearbeitung befindliche Datei auf die Festplatte, so daß sich der Datenverlust im Fall eines Systemabsturzes nur maximal auf die Arbeit der letzten zehn Minuten bezieht. Steht eine solche Funktion nicht zur Verfügung, sollte man daran denken, während der Arbeit von Zeit zu Zeit *manuell* die bearbeitete Datei zu sichern.

Vom Intervall-Back-up abgesehen ist es darüber hinaus wichtig, die Dateien der Festplatte von Zeit zu Zeit auf Disketten zu kopieren (s. Kap. 1.2.4), um auch für den Fall eines Verlustes der Festplattendateien gerüstet zu sein.

Durchschuß

Unter Durchschuß (ein Begriff aus der Satztechnik) versteht man den Raum zwischen zwei Textzeilen. Er sollte bei wissenschaftlichen Manuskripten großzügig gewählt werden, z.B. $1\frac{1}{2}$zeilig.

Dokument

Ein Dokument ist in der Terminologie der Textverarbeitungsprogramme meist eine Datei, also ein Text, der zusammenhängend abgespeichert wird. Größere Arbeiten, z.B. eine Dissertation, sollte man in mehreren Dokumenten verwalten (z.B. ein Dokument für die Einleitung, eines für die Methoden etc.).

Dokumentenlayout

Im Dokumentenlayout werden einige „globale" (d.h. für den gesamten Text geltende) Einstellungen festgelegt, z.B. Seitenränder, Kopf- und Fußzeile, u.a.

Druckformate

Zur Formatierung eines längeren Textes (d.h. zum Layouten, Einfügen von Steuercodes für Fett-, Kursivschrift usw.) sollten unbedingt die sogenannten Vorlagen für Druckformate verwendet werden: Je nach Textverarbeitungsprogramm werden diese *Druckformatvorlagen* (Word), *Layoutvorlagen* (AMI Pro) oder *Styles* (WordPerfect) genannt.

Zur Erläuterung: Grundsätzlich gibt es zwei Wege, einen Absatz oder ein ganzes Dokument mit Layout-Attributen wie Schriftart und -größe, kursiv etc. zu versehen, nämlich die „explizite" Formatierung und die erwähnte Verwendung einer Formatvorlage. Bei der *expliziten* Formatierung fügt man überall dort, wo gewünscht, die Codes für die entsprechenden Formate ein. Will man z.B. ein Wort kursiv hervorheben, so markiert man das Wort und drückt die Tastenkombination, die dem Textverarbeitungsprogramm sagt, daß dieses Wort kursiv gedruckt werden soll. In einer größeren Arbeit, z.B. einer Dissertationsschrift, benötigt man zuweilen komplexere Codesequenzen, um Textpassagen, Überschriften, Zitate usw. mit mehreren Layout-Attributen (Schriftarten, Einrücken usw.) zu versehen. In diesem Fall kommen die

Druckformatvorlagen zur Anwendung: Man definiert z.B. zunächst ein Druckformat namens „Zitat" und legt darin fest, wie ein längeres Zitat aussehen soll (z.B. eingerückt, mit kleinerer Schrift usw.). Diese Vorlage speichert man unter einem Namen ab und kann nun immer, wenn man ein Zitat schreibt, auf die Druckformatvorlage zurückgreifen, ohne jedesmal wieder neu manuell Steuercodes einfügen zu müssen. Auch von anderen Dokumenten aus kann man auf die einmal definierte Vorlage zurückgreifen. Ein weiterer Vorteil ist, daß man, will man nachträglich das Layout z.B. aller „Zitate" ändern, nicht erst alle Textpassagen aufsuchen und die Steuercodes per Hand ändern muß, sondern durch einmaliges Ändern einer Druckformatvorlage alle betroffenen Textstellen automatisch neu formatiert.

In einer wissenschaftlichen Arbeit sollte man zumindest die nachfolgend angegebenen Layoutbeschreibungen als Druckformatvorlagen definieren:

– verschiedene Überschriftformate (für verschiedene Überschriftebenen)
– Standardtext
– eventuell Zitattext (für längere, wörtliche Zitate)
– Fußnoten
– Endnoten (Literaturverzeichnis)

Fußnoten und Endnoten

Fuß- und Endnoten geben dem Leser zusätzliche Informationen zu einem im Text behandelten Thema oder zu einem Ausdruck. Während echte *Fuß*noten am unteren Ende jeder Seite aufgelöst werden, stehen *End*noten (in wissenschaftlichen Texten sind dies meist Referenzen) gesammelt am Schluß des Textes oder eines Buchkapitels.

Zu beachten ist, daß bei vielen Textverarbeitungsprogrammen nicht zwischen den Begriffen „Fußnote" und „Endnote" differenziert wird; will der Anwender z.B. bei Word für DOS V5.5 eine Endnote einfügen, so wählt er im Untermenü „Einfügen" den Punkt „Fußnote" (!), und legt in einem anderen

Menüpunkt (nämlich „Format-Abschnitt") fest, daß alle „Fußnoten" gesammelt am Ende ausgedruckt werden sollen, also als Endnoten behandelt werden sollen. Aus dieser Vorgehensweise folgt auch, daß man sich bei Word für DOS zwischen Fuß- und Endnote entscheiden muß – das Programm unterstützt keine simultane Verwendung von Fuß- und Endnoten.

„Echte" Fußnoten sollten in einem wissenschaftlichen Text sparsam verwendet werden. Ihr Einsatz ist nur in wenigen Fällen gerechtfertigt, und man sollte immer sorgfältig prüfen, ob die Anmerkung nicht auch im Haupttext unterzubringen ist bzw. ob die Anmerkung überhaupt notwendig ist. Üblich ist es, z.B. Anmerkungen zu einer ungewöhnlichen Schreibweise eines Wortes oder die Begründung für die Verwendung einer weniger gebräuchlichen Abkürzung in eine Fußnote zu verlagern. Aus Platzgründen oft nicht zu vermeiden sind Fußnoten in *Tabellen*, die z.B. fehlende Werte erläutern.

Im Zeitalter der elektronischen Textverarbeitung braucht sich der Anwender nicht mehr mit der manuellen Durchnumerierung der Fußnoten plagen (fügt man eine Fußnote ein, müssen alle nachfolgenden Fußnoten neu numeriert werden), sondern überläßt dies dem Textverarbeitungsprogramm. Jedes moderne Textverarbeitungsprogramm ermöglicht die Verwaltung von Fußnoten. Als Verweiszeichen werden fortlaufende Ziffern oder beliebige andere Zeichen (+, *) sowie Buchstaben unterstützt. Üblich ist, als Verweiszeichen fortlaufende Zahlen gefolgt von einer Klammer, z.B. „ ...[1]", zu verwenden. Das Verweiszeichen im Text wird dabei übrigens meist *hinter* einem Satzzeichen eingefügt. In *Tabellen* und *Diagrammen* sollte man jedoch aus folgenden Gründen auf hochgestellte Buchstaben oder Zeichen (*, **) ausweichen:
- um Verwechslungen mit dem dargestellten Zahlenmaterial vorzubeugen
- um insbesondere Konflikte und Verwechslungen mit hochgestellten Exponenten einer Potenz zu vermeiden (zum Beispiel

wirkt die Angabe $3*10^2$ [2] irritierend, und Tabelleneinträge wie „10^3" [3] könnten als Potenz mißverstanden werden)
- und auch aus ganz praktischen Gründen: Das Textverarbeitungsprogramm kann Text und Verweizeichen innerhalb von eingebundenen *Graphiken* nicht erkennen und daher auch keine automatische Durchnumerierung der Verweisziffern vornehmen. Die innerhalb von Graphiken und Tabellen verwendeten Fußnoten müssen also „extra gezählt" werden. Man verwendet daher in Graphiken und Tabellen hochgestellte Buchstaben oder Sonderzeichen als Verweizeichen, um Verwechslungen mit den Fußnotenziffern im Haupttext zu vermeiden.

Kerning

Kerning ist ein Begriff aus der Satztechnik. Er bezeichnet das individuelle Anpassen des Abstands zweier Buchstaben voneinander. Mit dieser Funktion kann man den Abstand zwischen einzelnen Buchstaben feineinstellen. Ein manueller Ausgleich ist gelegentlich für Buchstabenkombinationen wie To, Tr, AW usw. notwendig, wenn die Zeichen zu weit auseinandergezogen erscheinen. Alles in allem ist diese Funktion aber eher für Satzprofis wichtig.

Kopf- und Fußzeilen

Kopf- und Fußzeilen sind jeweils auf allen Seiten gleichartige Texte am oberen (Kopf) oder unteren Rand (Fuß) jedes Blattes. Sie werden am häufigsten eingesetzt für die Seitenzahl (Kopf- oder Fußzeile), Kapitelüberschriften (Kopf-, seltener auch Fußzeile) oder (bei losen Manuskripten) für den Autorennamen und -adresse.

Verwendet man in seiner Arbeit *Fußnoten*, die am unteren Rand der entsprechenden Seite erscheinen, sollte man auf eine durchgehende Fußzeile verzichten und die Seitenzahl in die Kopfzeile mitaufnehmen.

Die Seitenzahlen werden vom Benutzer in Form von speziellen Zeichen eingegeben;

diese Steuerzeichen veranlassen das Programm beim Ausdruck automatisch die jeweilige Seitenzahl einzufügen. Ähnliche Steuerzeichen gibt es meist auch für andere Variablen, etwa für Datum, Dateiname usw. Ein Tip hierzu: Ist man über mehrere Wochen oder Monate mit dem Erstellen eines Manuskriptes beschäftigt und druckt den Text zwischendurch immer mal wieder probeweise aus, so ist es sehr ratsam, vom Programm in der Kopfzeile auch Datum, Uhrzeit und Dateiname des Dokumentes vermerken zu lassen, um die spätere Identifizierung der lose umherfliegenden Ausdrucke zu erleichtern und Verwechslungen der verschiedenen Versionen zu vermeiden.

Makros

Makros erlauben die Speicherung bestimmter, immer wiederkehrender Arbeitsabläufe und deren automatisches Ausführen auf Knopfdruck. Manche Programme haben leistungsfähige Makrosprachen integriert, die Programmiersprachen ähneln. Sie erlauben dem (fortgeschrittenen) Anwender, sein Textverarbeitungsprogramm nahezu beliebig zu modifizieren, bis hin zur Anpassung der Menüstruktur an die persönlichen Bedürfnisse.

Schnitte

Als Schnitte bezeichnet man die Varianten einer Schriftart, namentlich Kursiv- (Italic), Fett- (Bold), und Fett-Kursiv-Schrift.

Seitenumbruch

Seitenumbruch bedeutet, daß der Text beim Ausdrucken, ist er am Ende einer Seite angekommen, auf die nächste Seite geschoben (umbrochen) wird. Dies geschieht (im Gegensatz zur mechanischen Schreibmaschine) beim Textverarbeitungsprogramm automatisch. Man kann jedoch auch einen *manuellen* Seitenumbruch einfügen und damit eine neue Seite beginnen, z.B. wenn ein neues Kapitel oder ein neuer Manuskriptabschnitt anfängt.

Zeilenumbruch

Automatischer Zeilenumbruch bedeutet, daß ein Wort am Zeilenende automatisch in die nächste Zeile geschoben wird, wenn es nicht mehr in die aktuelle Zeile paßt („word wrapping"). Anders als bei der mechanischen Schreibmaschine muß der Schreiber bei der elektronischen Textverarbeitung also nicht darauf achten, ob er sich schon dem Zeilenende nähert und die Zeile über das Papier hinausläuft. Er schreibt einfach seinen ganzen Absatz runter und drückt erst dann die RETURN-Taste. Dies ist übrigens der häufigste Anfängerfehler von schreibmaschinengewohnten Umsteigern auf die elektronische Textverarbeitung: Am Zeilenende wird in alter Gewohnheit RETURN gedrückt. Diese Taste am Computer entspricht zwar weitgehend der „carriage return"-Taste der Schreibmaschine, sie hat aber in der Textverarbeitung eine ganz andere Funktion – der Computer interpretiert sie als Absatzende.

2.2.4 Zusätzliche Funktionen (Features) und Hilfsprogramme

Rechtschreibprüfung

Da das „Lexikon" eines Rechtschreib-Prüfprogramms („Spelling Checker") jedesmal einen Fehler meldet, wenn es auf ein unbekanntes Wort stößt, und andererseits nur einen „generischen", nicht-medizinischen Wortschatz beherrscht, ist diese Option meist für wissenschaftliche Texte unbrauchbar. Für Mediziner, die häufig auf englisch publizieren, ist daher die Anschaffung eines elektronischen Zusatzwörterbuches sinnvoll, das an die Textverarbeitungsprogramme Word bzw. WordPerfect angebunden werden kann.

Synonym-Lexikon

Programme wie Word oder WordPerfect bieten ein implementiertes Synonym-Lexikon (*Thesaurus* genannt – nicht zu verwechseln mit dem Thesaurus einer Datenbank, s. Kap. 6.1.2), das hilft, Wortwiederholungen zu vermeiden.

Fremdsprachen-Lexikon

Für Übersetzungstätigkeiten oder für Arbeiten, die auf englisch abgefaßt werden müssen, leistet ein „im Hintergrund" ablaufen des Wörterbuch gute Dienste (z.B. das elektronische Englisch-Wörterbuch von Langenscheidt-Software).

Grammatikcheck und -beurteilung

Für englische Texte gibt es Grammatik-Überprüfungsprogramme, z.B. das Programm „Sensible Grammar" (von Sensible Software), das eine Aufschlüsselung des verwendeten Stils (Häufigkeit und Länge von Wörtern, Sätzen und Absätzen) erlaubt. Eher Unterhaltungswert hat im Zusammenhang mit medizinischen Texten die Beurteilungsfunktion des Programmes, die aufgrund der Wortwahl den Bildungsstand des Autors ermittelt, und auch ausrechnet, wieviel Prozent der amerikanischen Durchschnittsbevölkerung den Text verstehen würden (ein Wert, der bei medizinischen Doktorarbeiten ohnehin fast immer gegen Null strebt): „These latter two functions provide light amusement for the medical writer but cannot be taken to guarantee acceptance in medical journals." [6]

2.3 Tabellen

Viele Ergebnisdaten lassen sich am besten in einer Tabelle zusammenfassen. Um eine „Präsentations"-Tabelle zu erstellen gibt es grundsätzlich zwei Möglichkeiten
- Erstellung im *Textverarbeitungsprogramm* mittels Tabulatoren
- Erstellung mit einem *Tabellenkalkulationsprogramm* (s. Kap. 2.4.2)

Welche der beiden Möglichkeiten im Einzelfall die günstigere ist, hängt von den zur Verfügung stehenden Programmen und von den darzustellenden Daten ab. Man sollte einfach mit beiden Möglichkeiten vertraut sein und sie beide mal ausprobiert haben, um beurteilen zu können, welche die bessere ist. Erstellung im *Textverarbeitungsprogramm* mittels

Tabulatoren: Viele Textverarbeitungsprogramme bieten schon recht komfortable Funktionen zur Erstellung einer Tabelle, einschließlich einfacher Berechnungen innerhalb der Tabelle, Füllzeichen zwischen den Spalten (z.B. „....") usw. Grundsätzlich ist diese Methode vorzuziehen, wenn die Tabelle „Textlastig" ist, Sonderzeichen (α, β) oder Formeln (mathematisch, chemisch) dargestellt werden müssen oder Anmerkungen in Form von Fußnoten notwendig sind.

Erstellung mit einem *Tabellenkalkulationsprogramm*: Insbesondere bei umfangreichen Tabellen ist das Editieren der Tabelle oft in einem Tabellenkalkulationsprogramm einfacher. Beispielsweise können hier meist Spalten nachträglich gelöscht, verbreitert oder verschoben werden, Ausdrücke in Spalten gesucht werden oder das Zahlenformat (Anzahl der Stellen nach dem Komma usw.) variiert werden – Funktionen, die nur von wenigen Textverarbeitungsprogrammen ermöglicht werden. Grundsätzlich ist das Tabellenkalkulationsprogramm vorzuziehen, wenn hauptsächlich numerische Werte dargestellt werden. Wesentlich einfacher ist im Tabellenkalkulationsprogramm auch die Erstellung von Tabellen, die so breit sind, daß sie über mehrere Seiten gehen. Auch in Fällen, in denen die „Rohdaten" bereits in einer Tabellenkalkulationsdatei oder in einem Statistikprogramm vorliegen, ist es meist einfacher, die für die Präsentation nicht benötigten Spalten und Zeilen zu löschen oder zu „verbergen", anstatt die Tabelle in einem Textverarbeitungsprogramm komplett nochmal zu schreiben. Bezüglich der Integration von Tabellen aus einem Kalkulationsprogramm in das Gesamtwerk gibt es, ähnlich wie bei Graphiken, zwei Möglichkeiten:
- die fertige Tabelle in das Textverarbeitungsprogramm importieren
- die Tabelle direkt aus dem Kalkulationsprogramm heraus drucken und diese Seiten dann der Arbeit gesondert beilegen

Neben den beiden erwähnten Möglichkeiten der Tabellenerstellung (Textverarbeitungsprogramm oder Tabellenkalkulationsprogramm) gibt es noch eine dritte Möglichkeit: DTP-Programme, etwa Aldus PageMaker, bieten oftmals einen speziellen Tabelleneditor, der hinsichtlich der Gestaltung von Tabellen kaum Wünsche offenläßt. Falls ein solches Programm zur Verfügung steht, stellt es für umfangreiche, textlastige Tabellen sicherlich die optimale Lösung dar.

Bezüglich des *Tabellenlayouts* sollte erwähnt werden, daß es meist nicht üblich ist, Spalten und Zeilen durch Linien voneinander zu trennen.

2.4 Graphik, Zeichnungen, Diagramme

2.4.1 Definitionen

Diagramme

Mit Diagrammen meinen wir Graphiken, die Zahlenwerte verdeutlichen, z.B. Balkendiagramme, Kreisdiagramme, XY-Linien- oder Punktdiagramme (zu den Diagrammtypen s. Kap. 2.4.2). Sie dienen der optischen Darstellung von Zahlenreihen und helfen, Daten zu interpretieren und zu analysieren.

Diagramme werden mit Tabellenkalkulationsprogrammen (z.B. Excel, 1-2-3, Quattro-Pro) erstellt. Für wissenschaftliche Anwendungen hervorragend geeignet ist auch ein spezialisiertes Diagrammerstellungsprogramm wie Fig.P von Biosoft.

Zeichnungen

Eine Zeichnung ist ein elektronisches „Gemälde" bzw. eine „Skizze". Sie wird mit einem CAD-Programm (s.u.), einem Malprogramm (z.B. Corel Draw) oder einem Spezialprogramm (z.B. Molecular Modelling Software für die Darstellung von Molekülen oder ein Genetik-Software-Paket wie GCG für die Darstellung von Genloci etc.) erstellt. Zeichnungen dienen meist zur Illustration. Sie können „freihandgezeichnet" sein oder aus vorgefertigten Teilen („Clip-Arts") zusammengesetzt werden, die als Dateien vom Software-Hersteller mitgeliefert werden. Anwendungsbeispiele sind die Darstellung eines Genlocus auf einem Chromosom, die Verdeutlichung eines Stoffwechselwegs, die Skizze einer Operationstechnik, technische Zeichnungen.

Präsentationsgraphik

Eine Präsentationsgraphik enthält Diagramme (Darstellung von Zahlenmaterial) *und* auch Zeichnungen (z.B. Piktogramme). Mit entsprechender Software zum Erstellen von Präsentationsgraphiken kann man zum einen besonders aussagekräftige wissenschaftliche Diagramme für eine gedruckte Publikation erzeugen, zum anderen können diese Programme durch Spezialfunktionen auch den mündlichen Vortrag unterstützen; daher gehen wir erst in Abschnitt 2.6 auf entsprechende Begriffe und Techniken ein.

CAD-Programme

Mit einem typischen CAD-Programm (CAD = Computer-Aided Design) wie AutoCAD, dem meistverkauften Programm dieser Klasse, oder AutoSketch für MS Windows, einem besonders anwenderfreundlichen Zeichenprogramm (beide von Autodesk Inc.), können Skizzen, Organigramme, Pläne, Schaubilder und Formulare erstellt werden. Ein solches CAD-Paket wird vornehmlich für technische Illustrationen oder Konstruktionszeichnungen aus den Bereichen Architektur, Maschinenbau und Elektrotechnik angewandt. Ein CAD-Programm wie AutoSketch unterscheidet sich von einem normalen „Malprogramm" wie Paintbrush (mitgeliefert bei MS Windows) u.a. durch

- spezielle metrische Funktionen, mit denen Distanzen exakt ausgemessen werden können, und automatische Bemaßungen an den gezeichneten Linien und Winkeln generiert werden können
- Möglichkeit der maßstabsgerechten Ausgabe (die Zeichnung wird im Maßstab 1:1 erstellt und kann in einem beliebigen Maßstab ausgedruckt werden, z.B. 1:100)

– geometrische Funktionen, die z.B. das „Fangen" von Bezugspunkten (Lotpunkt, Tangentialpunkt etc.) erlauben
– arbeiten in mehreren „Layern" möglich: So kann man zum Beispiel in einem Grundriß die Wände in Layer 1 („Zeichenblatt" auf Ebene 1), die elektrische Installation in Layer 2 und die Rohrleitungen in Layer 3 einzeichnen. Später kann man dann einen einzigen Layer oder jede beliebige Kombination von Layern anzeigen und ausdrucken.

Häufig ist nur eine schwarz-weiß-Darstellung möglich, und auch die Auswahl an Piktogrammen zur Illustration ist meist beschränkt auf technische Symbole.

Im biomedizinischen Bereich ist der Einsatz von CAD-Programmen noch am ehesten denkbar für
– Darstellung einer Meßapparatur, deren Blockschaltbild o.ä.
– Konstruktionszeichnungen aller Art (z.B. aus dem Bereich Medizintechnik)
– Darstellung eines Stoffwechselwegs im Flußdiagramm
– Erstellung eines Methodenflußdiagramms (zur Planung oder Illustration eines Experiments),
– Illustration von klinischen Entscheidungsabläufen in Flußdiagrammen und sogenannten medizinischen *decision trees*

Um Flußdiagramme zu erstellen kann man allerdings auch auf spezielle Programme zurückgreifen, z.B. auf das MS-Windows-Programm ABC Flowcharter (von Micrografx). „Klassische" Malprogramme (Corel Draw u.a.) sind für medizinische Illustrationen besser geeignet als CAD-Programme.

2.4.2 Tabellenkalkulation und Diagrammerstellung

Tabellenkalkulation (Spreadsheets)

Anwendungsbereiche Tabellenkalkulationsprogramme sind äußerst flexible und vielseitige Programme, mit denen Zahlenmaterial jeglicher Art aufbereitet, analysiert und auch graphisch dargestellt werden kann. Auch kleinere statistische Auswertungen lassen sich durchführen, allerdings sind die in den „gewöhnlichen" Tabellenkalkulationsprogrammen implementierten mathematischen und statistischen Funktionen meist für größere Studien nicht ausreichend. Ursprünglich wurde Spreadsheet-Software nämlich vor allem im kaufmännischen Bereich eingesetzt, was sich u.a. darin äußert, daß oftmals zwar Funktionen wie „Zinsberechnung" und „Zinseszinsberechnung" implementiert sind, ein einfacher Studentscher t-Test etwa aber nur mit großem Aufwand und „Eigenprogrammierung" durchführbar ist. Sollen also umfangreiche Datensammlungen analysiert werden, so werden diese gewöhnlich mit den „großen" Statistikprogrammsystemen (SAS, SPSS, BMDP) ausgewertet. Vor einer Eingabe größerer Datenmengen in Tabellenkalkulationsprogramme muß an dieser Stelle eindringlich gewarnt werden.

Tabellenkalkulationsprogramme werden in der medizinischen Forschung hauptsächlich zur schnellen Anfertigung von Diagrammen herangezogen. Wenn man seine experimentell gewonnenen Daten mal eben schnell graphisch aufbereiten will, um sich etwa eine Korrelation oder den Verlauf eines Parameters zu verdeutlichen, oder für die unproblematische Erstellung einer Präsentationsgraphik, die in einem Diavortrag die Zahlen illustrieren soll, sind moderne Tabellenkalkulationsprogramme hervorragend geeignet. Ferner eignen sich Tabellenkalkulationsprogramme für den „Laboralltag", bei dem häufig Mittelwerte aus Mehrfachmessungen gebildet oder etwa Steigungen von Eichgeraden berechnet werden müssen, o.ä.

Dateneingabe Die Dateneingabe in einem Tabellenkalkulationsprogramm erfolgt in ein sogenanntes „Arbeitsblatt" („Spreadsheet"), das man sich als ein kariertes Endlospapier oder auch als Tabelle mit unendlich vielen Spalten und Zeilen vorstellen kann. Der Bildschirm zeigt immer nur einen Ausschnitt des

Arbeitsblattes. In jedes Quadrat (Zelle genannt) kann vom Anwender ein Eintrag gemacht werden. Ein Eintrag kann eine Zahl sein (z.B. ein Meßwert) oder auch ein Formelausdruck mit Verweisen auf andere Zellen (z.B. „bilde den Mittelwert aus den Einträgen der Zelle A1 und A2").

Jede Zelle kann in einem Formelausdruck durch die Angabe ihrer Koordinaten eindeutig *adressiert* werden: Die Koordinaten setzen sich zusammen aus Spalten- (oft als Buchstaben durchgezählt) und Zeilennummer, z.B. „Zelle A2". Neben dieser „absoluten Adressierung" findet aus praktischen Gründen wesentlich häufiger die „relative Adressierung" Verwendung: Es wird auf eine andere Zelle Bezug genommen, indem man in einer Formel angibt: „Nimm die Zelle, die in dieser Zeile drei Spalten weiter links steht".

Das Tabellenkalkulationsprogramm sorgt „im Hintergrund" laufend dafür, daß ständig alle Formelausdrucke ausgewertet und die Ergebnisse in den entsprechenden Zellen angezeigt werden. Ändert man irgendwo einen Wert oder eine Formel, so erscheinen augenblicklich in der geänderten Zelle sowie in allen Zellen, die auf diese Zelle Bezug nehmen, die neuen Werte.

Auf diese Weise lassen sich auch Formblätter erstellen, die Formeln mit immer wiederkehrenden Berechnungen enthalten. Auf diesen werden dann je nach Bedarf einfach die Werte geändert, und in den Zellen mit den Formeln erscheinen sofort die Ergebnisse.

Tabellenkonzeption Auf welche Weise man nun eine „Tabelle" mit seinen Daten erstellt, hängt davon ab, was man mit diesen machen will. Handelt es sich beispielsweise um Patientendaten, so kann man in jede Zeile, also untereinander, eine andere Untersuchung eintragen und nebeneinander in die verschiedenen Spalten die jeweiligen Patienten. In die Sprache einer Patientendatenbank übersetzt, bei dem jeder Patient in einem *Datensatz* gespeichert ist, entspricht jede

Spalte einem *Datensatz* und jede Zeile einem *Datenfeld* (vgl. Kap. 3.2.1).

Prinzipiell kann man jede Information also in einem Datenbankprogramm oder in einem Tabellenkalkulationsprogramm eintragen. Daher kann man meist auch Daten von der einen Programmgattung (z.B. dBase-Daten) in die Tabellenform der anderen bringen (z.B. Excel) und vice versa. Dies kann z.B. dann nützlich sein, wenn man Zahlen aus einer Datenbank graphisch darstellen will. Umgekehrt enthalten moderne Tabellenkalkulationsprogramme wie die unten genannten auch „Datenbankfunktionen", d.h. wie in einer Datenbank können Abfragen nach bestimmten Kriterien vorgenommen werden, z.B. nach der Art: „Zeige mir nur die Patienten (Datensätze = Spalten), die in der zweiten Untersuchung (Zeile) einen Wert größer als 10 haben".

Diagramme

Exkurs: Elemente eines wissenschaftlichen Diagramms

Achse Linien-, Flächen- und Balkendiagramme sowie Portfolio-Darstellungen (s.u.) weisen meist zwei Achsen auf: Die horizontale Achse ist die x-Achse, die vertikale Achse links am Rand ist die y-Achse. Bei Querbalken-Diagrammen, bei denen die Balken horizontal statt vertikal verlaufen, drehen sich die Achsenbezeichnungen um: Hier ist die vertikale Achse die x-, und die horizontale Achse die y-Achse.

Gelegentlich findet sich in einem Diagramm eine *zweite y-Achse* (vertikal am rechten Rand). Sie findet Verwendung, wenn man

– die y-Werte in zwei verschiedenen, aber äquivalenten Einheiten angeben will, um dem Betrachter die Umrechnung in eine andere Einheit zu ersparen. Zum Beispiel könnte man in einem Diagramm zum 24-h-Blutzuckerprofil die eine y-Achse mit der SI-Einheit mmol/l skalieren, die andere Achse mit der klinisch gebräuchlichen Einheit mg/dl.

– in einem einzigen Diagramm zwei verschiedene gemessene Parameter, die verschiedene Einheiten haben, bezogen auf eine gemeinsame unabhängige Variable, darstellen will, z.B. Blut-pH und Blut-pCO_2 bezogen auf Zeit x nach Applikation eines Medikaments.

Wichtig ist noch die Unterscheidung zwischen einer *numerischen* Achse und einer *nicht-numerischen* Achse: Während die y-Achse immer eine numerische Achse ist, kann die x-Achse numerisch oder nicht-numerisch sein. Ist die x-Achse nicht-numerisch, so liegen die einzelnen Datenpunkte in x-Richtung alle gleich weit auseinander, z.B.

– wenn in x-Richtung Zeitpunkte angegeben werden, die alle gleich weit auseinander liegen, z.B. „Januar, Februar, März.." oder „1984, 1985, 1986..." bzw. wenn die Datenpunkte aus Meßwerten stammen, die kontinuierlich erhoben wurden (z.B. jede Minute).

– wenn es sich um ein Balkendiagramm handelt: Die Balken sind zwar auf einer x-Achse nebeneinander angeordnet, ihr „Standort" in x-Richtung hängt aber nicht von einem numerischen Wert ab.

Die Unterscheidung zwischen numerischer und nicht-numerischer x-Achse ist wichtig für die Unterscheidung zwischen einem „einfachen Liniendiagramm" und einem „xy-Diagramm" (s.u.).

Legende Die Legende ist ein erklärender Schlüssel, der meist rechts oder unterhalb des Diagramms angezeigt wird, und Füllmuster (von Balken-, Flächen- oder Kreisdiagrammen) oder Meßpunktsymbole (Kreis, Kästchen, etc.) erläutert.

Label Label bezeichnet ganz allgemein die Beschriftung eines Diagramms. Meistens wird der Begriff für eine Datenbeschriftung gebraucht, also für eine Beschriftung der Meßpunkte mit einem Text oder den numerischen Datenwerten *innerhalb* des Diagramms, z.B. direkt oberhalb eines Balkens („interne" Label). Manchmal werden auch Beschriftungen der Achsenteilstriche außerhalb des Diagramms, z.B. die Beschriftungen „Januar", „Februar" etc. an einer nicht-numerischen x-Achse, „Label" genannt.

Skala Die Skala ist die Einteilung auf einer Achse. Üblich ist eine lineare oder eine logarithmische Skalierung. Ist eine Achse nicht-numerisch (s.o.), so ist die Achse automatisch linear skaliert.

Datenreihe (Wertereihe, Wertebereich) Eine x-Datenreihe (bzw. y-Datenreihe) ist eine Gruppe von Zahlen, die die x-Werte (bzw. y-Werte) einer Reihe von Datenpunkten im Diagramm angibt. Eine x-Datenreihe kann z.B. sein „Körpergröße", die y-Datenreihe „Körpergewicht". In einem Tabellenkalkulationsprogramm wird eine Datenreihe durch einen Block von nebeneinanderliegenden Zellen (eine Zeile oder eine Spalte) definiert. Jeder Wert in einer Zelle gehört zu einem Datenpunkt im Diagramm, und gibt dessen x- bzw. y-Wert an.

Diagrammtypen Folgende Diagrammtypen stehen in einem Tabellenkalkulationsprogramm gewöhnlich zur Verfügung:

– *Kreisdiagramm* („Kuchendiagramm", „Tortendiagramm", pie-chart) und *Säulendiagramm* (nicht zu verwechseln mit dem Balkendiagramm, s.u.!) sind besonders dazu geeignet, die relative Verteilung von Ereignissen (in Prozent) darzustellen. Beispiele: Häufigkeiten der einzelnen Tumorarten bei Männern in Prozent.

Kreis- und Säulendiagramm werden oft kombiniert verwendet: Will man ein Segment eines Kreisdiagramms weiter aufschlüsseln (z.B. das Segment „Bronchialkarzinom" in Plattenepithel-Ca, kleinzelliges Ca etc.), so stellt man ein entsprechendes Säulendiagramm neben das aufzuschlüsselnde Segment. Sowohl beim Kreis- als auch beim Säulendiagramm gibt man nur eine einzige Datenreihe an (y-Werte), da beide Diagrammtypen ohne x-Werte auskommen. Die Datenreihe besteht meist aus den absoluten Werten, die dann vom Tabellenkalkulationsprogramm in Prozentwerte umgerechnet werden und als dem relativen Wert entsprechend große „Tortenstücke" (Segmente) dargestellt werden.

– *Liniendiagramme* verbinden die einzelnen y-Wertepunkte mit einer Linie. Die x-Werte sind dabei, im Gegensatz zum xy-Liniendiagramm, nicht numerisch, z.B. Monatsangaben, bzw. alle x-Werte haben den gleichen Abstand voneinander (z.B. Minutenmessungen). Liniendiagramme lassen sich einsetzen, um Trends darzustellen.

– *xy-Liniendiagramme* illustrieren ebenfalls eine Trendentwicklung, hier werden jedoch zusätzlich numerische x-Werte angegeben, z.B. wenn die Messungen in verschiedenen Zeitabständen voneinander erfolgt sind. Ähnlich sind *Punktwolken-Graphiken* dazu geeignet, xy-Werte darzustellen, wobei hier jedoch die einzelnen Meßpunkte nicht mit Linien verbunden werden.

– *Balkendiagramme* (bar-charts) besitzen wie die Liniendiagramme (s.o.) keine numerische x-Achse. Sie eignen sich besonders zur Gegenüberstellung verschiedener Datenreihen, z.B. Messungen an einem Patientenkollektiv mit Behandlung versus ohne Behandlung.

– Bei *Stapelbalkendiagrammen* werden ebenfalls verschiedene Datenreihen dargestellt. Die Balken der verschiedenen Datenreihen werden hier jedoch nicht nebeneinander gestellt, sondern für jeden x-Wert gestapelt. Dadurch zeigen sie auch den kumulierten Wert an und eignen sich zur Darstellung des Verhältnisses der einzelnen Datenreihen zueinander und zum addierten Gesamtwert.

– *Flächendiagramme* sind das Pendant zum Stapeldiagramm, allerdings wird hier wieder mit Linien gearbeitet: Verschiedene Datenreihen werden „aufeinandergesetzt", und die oberste Linie zeigt die kumulierten Werte an. Man kann mit Hilfe von Flächendiagrammen zeigen, daß eine Datenreihe (die als oberste dargestellt werden sollte) das Gesamtergebnis (den kumulierten Wert) über einen bestimmten Zeitraum hinweg entscheidend beeinflußt, während die anderen Datenreihen (auf denen die oberste Fläche aufsitzt) über den Zeitraum hinweg konstant bleiben. Es kann z.B. verdeutlicht werden, daß an einer Gesamtabnahme der absoluten Lymphozytenzahl nur eine Subpopulation „schuld" ist, während sich die absoluten Zellzahlen der anderen Populationen nicht verändern.

Erstellung von Diagrammen   Die Erstellung von Diagrammen in einem Tabellenkalkulationsprogramm ist simpel. Zunächst wird die Tabelle erstellt, d.h. man füllt einige Zellen mit den darzustellenden Werten:

– Soll z.B. ein Kreisdiagramm erstellt werden, so füllt man nebeneinanderliegende Zellen mit den entsprechenden Wertebereichen.

– In Diagrammen, bei denen neben der Angabe von y-Werten auch x-Werte spezifiziert werden müssen, z.B. Körpergewicht (y) in Abhängigkeit von der Körpergröße (x), darstellbar z.B. als xy-Liniendiagramm, schreibt man in die Spalten der erste Zeile die x-Werte, und in die zweite Zeile die entsprechenden y-Werte, wobei die jeweils zueinandergehörigen Wertepaare direkt untereinander in den jeweils gleichen Spalten stehen.

– Eine dritte Gruppe von Diagrammen erfordert neben den x-Werten die Angabe von zwei oder mehr y-Werten, weil z.B. die Blutwerte nach Tag X beim Gesunden (y1) und beim Kranken (y2) in einer Graphik verglichen werden sollen. Hier schreibt man die zusätzlichen y2-Werte einfach in eine weitere Zeile darunter usw.

Nun teilt man dem Tabellenkalkulations-Programm mit, welchen Diagrammtyp man wünscht und in welchen Zellblöcken (ein Zellblock ist eine zusammenhängende Menge von Zellen) die x- und y-Werte stehen. Daraufhin berechnet das Programm die Graphik und stellt sie dar.

Sollen die Diagramme für eine Präsentation herangezogen werden, so bieten viele Programme einen zusätzlichen *Graphikeditor* an, mit dem man das Diagramm bearbeiten und nachbessern kann (z.B. Erläuterungstexte einfügen, auffällige Daten mit einem Pfeil markieren, Beschriftungstexte verschieben usw.).

Exkurs: Ideal für die Einleitung – das „Tally-Diagramm"

Es ist üblich, an den Anfang einer wissenschaftlichen Abhandlung, z.B. einer Dissertationsschrift, unter anderem einen „historischen" Überblick über bisher auf dem bearbeiteten Gebiet geleistete Vorarbeiten zu stellen. Neben der ausführlichen Besprechung der Schlüsselpublikationen (key-paper) kann man in diesem Zusammenhang auch die allgemeine Dynamik der wissenschaftlichen Entwicklung anhand der Gesamtanzahl der auf dem entsprechenden Gebiet erschienenen Veröffentlichungen verdeutlichen. Aussagen wie „monoklonale Antikörper gewinnen in der xy-Diagnostik zunehmend an Bedeutung" lassen sich auf diese Weise quantitativ belegen und anhand eines Diagramms, das wir *Tally-Graphik* nennen wollen, illustrieren.

Im Zusammenhang mit Datenbankabfragen bezeichnet man als *Tally* die Anzahl der Treffer, die nach der Eingabe einer Suchanfrage gemeldet werden. Sucht man nach seinen gewünschten Schlüsselwörtern in Verbindung mit der Jahreszahl, so kann man anhand des Tally für jedes Jahr die Anzahl der publizierten Artikel feststellen und diese Zahlenwerte graphisch darstellen. Tally-Graphiken finden sich auch in diesem Buch (s. Abb. 9-1 und 10-1). Die genaue Vorgehensweise der Erstellung wird in Kapitel 6.3.3 (im Exkurs) erläutert.

2.4.3 Statistik-Software

Mit einem modernen Statistikprogramm in der Hand kann man die einst in der Biometrie-Vorlesung mit gemischten Gefühlen gehörten Formeln sowie das Nachschlagen in statistischen Tabellen getrost vergessen: Ein Knopfdruck, und der Computer führt einen t-Test aus und liefert vielleicht noch eine Klartext-Erläuterung des Ergebnisses. Grundkenntnisse der Statistik sind natürlich weiterhin vonnöten, um zu entscheiden, welche Tests sinnvoll und erlaubt sind.

Große Statistikprogramme

Die in der biomedizinischen Forschung am häufigsten eingesetzten und an jeder Hochschule verfügbaren großen Statistikprogramme sind SPSS (Statistical Package for the Social Sciences), SAS (Statistical Analysis System) und BMDP (Biomedical Computer Program). Dabei ist SPSS eines der bekanntesten Statistikpakete.

SPSS Die Entwicklung von SPSS (SPSS Software GmbH) begann bereits in den 60er Jahren an der Stanford University. SPSS hat heute weltweit über eine Million Anwender, und das Software-Paket ist an so erlesenen Adressen wie der WHO, an Fraunhofer- und Max-Planck-Instituten zu finden. An zahlreichen Universitätskliniken kommt es zur Auswertung klinischer Studien zum Einsatz. Ursprünglich nur für Großrechner verfügbar, existieren heute Versionen für die verschiedensten Betriebssystem-Plattformen, z.B. für DOS-Rechner (SPSS/PC+), für OS/2, für MS Windows, für Macintosh sowie für UNIX-Workstations und natürlich auch weiterhin für Minicomputer (z.B. VAX/VMS) und Großrechner. Das Programmpaket umfaßt mehrere Module (= Programmteile), die einzeln zu erwerben sind und den Funktionsumfang des Basispakets erweitern. Das Basismodul selbst kostet in der MS-Windows-Version rund 2800,– DM und bietet bereits eine komfortable Eingabeschnittstelle (s.u.), Graphikroutinen (d.h. Möglichkeiten zur Graphikerstellung) sowie die wichtigsten statistischen Analyseverfahren.

Professionelle Statistikpakete wie SPSS verfügen über eine eigene Programmiersprache, mit der der Anwender die statistische Aufbereitung einer Datenbasis definieren kann (in sogenannten *Batch-Jobs*). Während man früher nicht um das Erlernen der entsprechenden Sprache herumkam, bieten die Systeme heute unter Benutzeroberflächen wie MS Windows eine voll menügesteuerte Schnittstelle zum Benutzer. Das bedeutet, daß die wichtigsten statistischen Verfahren hier im Dialog über Menüpunkte abrufbar sind und die Software automatisch ein Programm in der entsprechenden „Sprache" erzeugt. Das Arbeiten mit diesen in der seit 1993 verfügbaren „SPSS for MS Windows"-Version ist somit geradezu sensationell einfach, und selbst Computereinsteiger werden sich schnell zurechtfinden. Die ausführlichen Hilfstexte, die jederzeit am Bildschirm eingeblendet werden können, erläutern sogar einige Grundlagen der Statistik und helfen somit auch beim Interpretieren der Ergebnisse. Da (im Gegensatz zur DOS-Version SPSS/PC+) auch mit dem Grundmodul Graphiken erstellt werden können, bleiben hinsichtlich Benutzerfreundlichkeit und Leistungsspektrum keine Wünsche offen.

Mittlere Statistikprogramme

Allerdings sind die erwähnten großen Statistikprogramme mit ihrer nahezu unerschöpflichen Funktionsvielfalt für viele „einfache" Studien überdimensioniert. Es gibt daher eine ganze Reihe von „mittleren" Statistikpaketen, die speziell für wissenschaftliche Bedürfnisse ausgelegt sind und preislich zum Teil erheblich unter den genannten „Alleskönnern" liegen. Beispiele sind Statgraphics (STSC Inc.) oder SigmaStat mit dem Graphikprogramm SigmaPlot (Jandel Scientific GmbH).

Kleine Statistikprogramme

Der Medizinstudent bevorzugt in der Regel eher einfach aufgebaute Programme, die *ausschließlich* die Funktionen implementiert haben, die er für seine Arbeit benötigt und bei denen man demzufolge auch weniger falsch machen kann. Für diesen Zweck gibt es Software, die auf spezielle Aufgabengebiete, z.B. klinische Studien, zugeschnitten sind. Als Beispiele für diese speziellen, „kleinen" Statistikprogramme seien Biometrix und Time Dependent Studies (TDS) genannt.

Biometrix   Die Software Biometrix (H. Kolles; Preis DM 400,–/Studenten DM 290,–) richtet sich in erster Linie an Doktoranden und an wissenschaftlich tätige Ärzte. Biometrix ist voll menügesteuert, so daß das Erlernen einer eigenen Programmiersprache nicht erforderlich ist.

Die statistischen Prozeduren wurden speziell auf die Bedürfnisse der biomedizinischen Wissenschaften zugeschnitten: Neben deskriptiver Statistik stehen alle Tests auf Nominal-, Rang- und Intervallskalenniveau für den 2- und N-Stichprobenfall, multiple Tests, Korrelations- und Regressionsmaße sowie die in der Medizin wichtige Überlebenszeitanalyse zur Verfügung. Die Schlußfolgerungen aus den statistischen Tests werden sprachlich ausformuliert.

Biometrix verfügt über ein integriertes Graphiksystem, mit dessen Hilfe Kuchen- und Balkendiagramme, Punktwolken-Graphiken sowie Verlaufs- und Absterbekurven dargestellt werden können. Ferner ist ein komplettes dBase-kompatibles relationales Datenbanksystem mit maximal je 128 Variablen pro Fall integriert.

Eine Demo-Version ist über anonymous FTP (s. Kap. 7.3.1) bei ftp.ask.uni-karlsruhe.de (129.13.200.33) erhältlich.

TDS   Time Dependent Studies (TDS) [5], in einer älteren Version kostenlos erhältlich auf o.g. ASK-FTP-Server und in medizinischen Mailboxen, ist ein Programm zur Unterstützung *zeitabhängiger Studien* im biomedizinischen Bereich. In solchen Studien ist die Zeit vom Eintritt in die Studie bis zum Auftreten eines bestimmten Ereignisses (Tod, Transplantatabstoßung, Tumorrezidiv, Reinfarkt) der bestimmende Parameter für die beiden möglichen Studienergebnisse „Therapieerfolg" oder „Mißerfolg". Typische Beispiele sind Tumorstudien, Operationsergebnisse in der Chirurgie, experimentelle oder klinische Therapieprotokolle und Transplantationsprogramme. Die statistische Analyse der Studienergebnisse besteht in der Berechnung der „Überlebenswahrscheinlichkeit" als Funktion der Zeit (Life-Table) und im nicht-parametrischen Vergleich mehrerer Überlebenszeitkurven (Logrank-Test) zur Prüfung z.B. der Abhängigkeit des Überlebens von bestimmten Merkmalen (z.B. Lebensalter, Therapieform).

Die in TDS gespeicherten Merkmale eines Patientenkollektivs können mit Hilfe von relationalen (größer als, kleiner als etc.) und logischen (UND, ODER) Operatoren verknüpft und herangezogen werden, um definierte Untergruppen der Studienpopulation (z.B. „alle Patienten, die Therapie A bekommen haben") zur Life-Table-Berechnung zu bilden. Letztlich werden statistisch valide Aussagen über den Einfluß von Therapiemaßnahmen, Ausgangsbedingungen u.a. mit Hilfe des Logrank-Tests möglich.

2.5 Elektronische Hilfen für Studienplanung, Aufbereitung von Daten und Plausibilitätsprüfung

Studienplanung

Die sorgfältige Planung einer Studie bezüglich notwendiger Stichprobenumfänge etc. kann ebenfalls durch Software-Pakete erleichtert werden. Statistikpakete leisten hier gute Dienste. Es stehen aber auch „Spezialprogramme" zur Verfügung. Beispielsweise kann das Clinical Trials Design Program, entwickelt am John Hopkins Oncology Center (Biosoft, erhältlich für DOS-Rechner, Preis: 199 Britische Pfund) die statistischen Parameter einer klinischen Studie (Überlebenszeitstudien und andere) errechnen.

Datenerhebung

Bei manchen Studien steht am Anfang die Ausarbeitung eines Frage- oder Erhebungsbogens. Von besonderer Bedeutung ist dabei das Festlegen eines (meist numerischen) *Codes* für die einzelnen Antwortmöglichkeiten. Numerische Codes (z.B. 1 für männlich, 2 für weiblich, 0 für unbekannt usw.) erleichtern Dateneingabe, Plausibilitätsprüfungen und Auswertung. Um Codes zu dokumentieren, und zur automatischen Fragebogengestaltung gibt es ebenfalls Programme, z.B. SPSS Codebook (SPSS Software GmbH). Für die Codierung von Diagnosen etc. sollte man auf existierende Diagnoseschlüssel zurückgreifen (SNOMED, SNOP, ICD, KDS etc.).

Datenerfassung

Je nach Art der Daten und der zu erwartenden Komplexität der Analyse erfolgt die Eingabe der Daten in ein Tabellenkalkulationsprogramm, ein Statistikprogramm oder in eine Datenbank.

- *Tabellenkalkulationsprogramme* sind nur empfehlenswert für numerische Daten, die nicht weiter statistisch aufbereitet, sondern lediglich graphisch dargestellt werden sollen. Dies trifft zum Beispiel für Daten zu, die bereits einer Statistik unterzogen wurden (z.B. FACS[fluorescence activated cell sorting]-Daten).
- *Statistikprogramme* wie „SPSS für MS Windows" enthalten bereits komfortable Eingabemodule, in der die Daten z.B. in Tabellenform oder in definierte Eingabemasken eingegeben werden können. Zuweilen müssen auch besondere Module erworben werden, die die Datenerfassung inklusive Plausibilitätsprüfungen übernehmen (z.B. das Data Entry Modul der SPSS/PC+-Version). Die Eingabe in ein Statistikprogramm ist allenfalls bei numerischen Werten ratsam, bei denen von vorneherein schon feststeht, daß eine statistische Auswertung ansteht.
- *Datenbanken* sind hinsichtlich der Weiterverarbeitungsmöglichkeiten der Daten am flexibelsten und daher auch für die primäre Dateneingabe vorzuziehen. Es lassen sich z.B. Patientendaten bequem in eine vorher definierte „Eingabemaske" ein-

tragen und später nach beliebigen Kriterien selektiert und sortiert ausgeben oder in andere Programme (z.B. für eine Statistik) importieren.

Man sollte bei der Auswahl eines Datenbankprogramms ein Produkt nach dem sogenannten *xbase-Standard* wählen (dBase, FOXPRO u.a.), da dieses Datenformat von nahezu jedem Hersteller unterstützt wird und in puncto Kompatibilität am unproblematischsten ist.

Oft werden auch aus bereits bestehenden Datenbasen, die ursprünglich für ganz andere Zwecke angelegt wurden, Daten in ein Statistikpaket importiert und später retrospektiv analysiert (z.B. Therapien verglichen). Hierbei sollte man allerdings beachten, daß diese Studien aufgrund methodischer Probleme (Simpsons Paradoxon) nur geringe Aussagekraft haben [2].

Hat man einmal die Daten in das „falsche" Programm eingegeben (etwa in eine Tabellenkalkulation und stellt fest, daß ein Statistikprogramm notwendig ist), ist dies in der Regel nicht weiter tragisch: Meist können Daten von einer Programmgattung in eine andere *übertragen* werden (z.B. von einer Tabellenkalkulation in ein Statistikprogramm), so daß man sich das für die Dateneingabe „bequemste" (benutzerfreundlichste) Programm aussuchen kann. Wichtig ist nur, *vorher* sicherzustellen, daß alle verwendeten Programme zueinander kompatibel sind. Für die Dateneingabe zu vermeiden sind „selbstgestrickte" Programme oder Billigprodukte, die über keine Exportfunktionen verfügen. Unproblematisch sind hingegen Programme unter MS Windows, bei denen über das sogenannte Clipboard oder via DDE/OLE (s. Kap. 1.3.1) Daten zwischen verschiedenen Programmen ausgetauscht werden können.

Plausibilitätsprüfungen

Um Datenerfassungsfehler zu vermeiden sollten Plausibilitätsprüfungen schon bei der Dateneingabe erfolgen. Fälle, wie die des

1039 Jahre alten Patienten, der im 19. Monat schwanger ist und zum dritten Mal ein Bein amputiert bekommen hat, sollten vom Programm als unsinnig erkannt und zurückgewiesen werden. Die meisten Programme lassen sich dahingehend konfigurieren, daß die Werte in einem bestimmten Feld (Datenbank) bzw. Zelle (Tabellenkalkulation/Statistik) aus einem bestimmten Bereich stammen müssen, z.B. Geburtsjahr größer als 1860, aber kleiner als das aktuelle Datum, damit im Fall eines Tippfehlers das Alter nicht negative Werte annimmt oder tausendjährige Patienten produziert werden.

Da sich auch bestimmte Konstellationen ausschließen lassen (z.B. Geschlecht/Schwangerschaft, Alter/Schwangerschaft), sollten auch diese überprüft werden, was im Tabellenkalkulationsprogramm einfach durch das Definieren einer Formel erreicht werden kann, die aus den Inhalten mehrerer Zellen eine Prüfsumme bildet und Alarm gibt, wenn diese bestimmte Werte annimmt.

2.6 Datenpräsentation und mündlicher Vortrag

Die in einem mündlichen Vortrag benötigten „Medien" (Dias, Overhead-Folien, Handouts und Vortragsnotizen) können in *Präsentationsprogrammen* erstellt werden. Mit Hilfe von Präsentationsprogrammen lassen sich auch komplette Bildschirmshows entwerfen und durchführen, so daß man auch gänzlich auf traditionelle Medien wie Dias oder Folien verzichten kann.

Einige Begriffe und Konzepte, die in Zusammenhang mit Präsentationssoftware auftauchen, sind nachfolgend erklärt.

Outliner

Im Outliner, der im Prinzip ein einfaches Texteingabeprogramm ist, entwirft und gliedert man seinen Vortrag. Hier werden die Kernaussagen des Vortrags, Schlußfolgerungen etc. eingegeben und in verschiedene Gliederungsebenen gebracht, z.B. Titel und Un-

terpunkte. Der im Outliner eingegebene Text erscheint dann auch auf den Folien.

Folie

Unter Folien versteht man die Bildschirmansichten, die später die Präsentationselemente bilden (Dias, Overhead-Folien, Screen-Show-Bilder). Sie beinhalten etwa den im Outliner festgelegten Text, ein Diagramm, eine Zeichnung und einen (farbigen oder sonstwie auffälligen) Hintergrund. Die Diagramme können in einem Präsentationsprogramm meist ähnlich wie in einem Tabellenkalkulationsprogramm aus Zahlenmaterial erstellt werden. Für die Zeichnungen und Hintergrunddarstellungen werden meist *Templates* bzw. *Clip-Arts* als Vorlagen verwendet:
- Templates sind Vorlagen für den Hintergrund, den das Programm dem Anwender zur Auswahl stellt.
- Clip-Arts (Figurenbibliotheken) sind Vorlagen von Zeichnungen und Piktogrammen, die der Anwender in seine Folie integrieren kann.

Handouts und Speaker's Notes

Handouts sind ausgedruckte Unterlagen für das Publikum. Ein Präsentationsprogramm kann für die Erstellung eines Handouts eine Seite mit mehreren Folien bedrucken und die Seite auch mit Linien (für Zuhörer-Notizen) versehen.

Speaker's Notes sind Ausdrucke, die die Folien im Miniformat mit zugehörigen Vortragsnotizen enthalten, und dem Vortragenden als Spickzettel dienen.

Overhead-Folien

Die Erstellung von Overhead-Folien kann auf zwei Wegen erfolgen:
- Entweder man druckt die „Folie" mit einem normalen Computerdrucker zunächst auf Papier aus und kopiert den Ausdruck mit einem Kopiergerät auf eine Overhead-Folie.
- Oder man legt eine hitzefeste Folie in den Laserdrucker ein und bedruckt sie direkt.

Hierfür dürfen nur speziell für diesen Zweck ausgewiesene Folien verwendet werden, ansonsten können sie im Laserdrucker schmelzen.

35-mm-Dias

Für die Erstellung von 35-mm-Dias kann man *Desktop-Filmrecorder* an den Computer anschließen, oder man schickt die Folien-Datei an ein Belichtungsbüro und läßt dort die Dias herstellen. Bei dem Präsentationsprogramm *Charisma* lassen sich die Dateien sogar mit einem zu diesem Zwecke eingebauten Dienstprogramm per Modem (DFÜ, s. Kap. 1.2.4) übermitteln. Steht eine solche Funktion nicht zur Verfügung, kann man eine Diskette mit der Datei in einem gebräuchlichen Dateiformat verschicken. Belichtungsbüros können auch Spezialeffekte realisieren, beispielsweise die Montage eines Fotos (z.B. eine histologische Aufnahme) in das Dia.

Screen-Show

Wird der Computer direkt an großformatige Monitore, Videobeamer oder Overhead-Projektor-LCDs angeschlossen, so lassen sich die am Computer erstellten Folien ohne „Umweg" über andere Medien direkt in einer Screen-Show darstellen. Die Reihenfolge der zu projizierenden Folien wird vorher vom Anwender im „*Slide-Sorter*"-Modul festgelegt, bei dem alle Folien im Miniformat auf dem Bildschirm erscheinen und vom Referenten „sortiert" werden können. Außerdem können *Überblendeffekte* realisiert werden (das Programm Powerpoint bietet nicht weniger als 45 verschiedene Effekte).
Eine Screen-Show besitzt gegenüber einer Dia-Show einige Vorteile:
- Der Redner ist wesentlich flexibler und kann besser auf die Zuhörer eingehen.
- Änderungen in letzter Minute stellen kein Problem dar.
- „Was-wäre-wenn"-Fragestellungen lassen sich anhand von Diagrammen live durchspielen.

- Bei den Programmen Freelance, Persuasion, und Powerpoint lassen sich Folien auch nach und nach aufbauen oder schon abgehandelte Punkte abblenden. Bei Persuasion kann man sogar Diagramme Stück für Stück aufbauen, was die Übersichtlichkeit enorm erhöht: Zum Beispiel kann man erst die Säulen der Kontrollgruppe, dann die Säulen der Patientengruppe A, dann die Säulen der Patientengruppe B zeichnen lassen.
- Harvard Graphics besitzt ein Hypershow-Modul, das wie ein Hypertext/Hypermedia-Programm (s. Kap. 9.2) eine nichtlineare Präsentation erlaubt.
- Die Maus läßt sich während der Präsentation als Zeigeinstrument verwenden. Powerpoint und Freelance erlauben auch, auf den Folien live zu zeichnen („*Madden-Modul*", nach dem amerikanischen Ex-Footballspieler John Madden, der in US-Sportsendungen Footballspiele anhand von Zeichnungen auf dem TV-Bildschirm zu veranschaulichen pflegt). Diese Funktion eignet sich besonders für Pen-Computer (s. Kap. 1.2.4).

Eine Zusammenstellung gebräuchlicher Präsentationssoftware zeigt Tabelle 2-2.

Das bekannteste und anwenderfreundlichste Präsentationsgraphik-Programm ist *Freelance* (Lotus). Bei keinem anderen Programm lassen sich Graphiken so unproblematisch erstellen wie mit dem Präsentationsgraphik-Programm Freelance.

Ein besonders für wissenschaftliche Anwendungen geeignetes Programm ist *SlideWrite Plus* (Indigo), für das eine große Auswahl an Figurenbibliotheken, etwa zu Anatomie, Chemie, Pharmazie oder Zellbiologie, zur Verfügung steht.

Verbreitet im Forschungsbereich ist *Harvard Graphics*. Auch *Stanford Graphics* (wegen seiner überragenden Statistikfunktionen) und *DeltaGraph* (mit dem ebenfalls komplexe Berechnungen durchführbar sind) eignen sich für den wissenschaftlichen Anwender gut [1].

Literatur

1. Badalus, M.: It's Showbiz – Präsentationen gegen die Zahlenlangweile. c't 7 (1993) 74–88.
2. Green, S. B., D. P. Byar: Using observational data from registries to compare treatments: The fallacy of omnimetrics. Stat. Med. 3 (1984) 361–370.
3. Mehringer, A.: The Association of American Publishers' Electronic Manuscript Project: a status report. Bull. med. Libr. Ass. 74 (1986) 27–30.
4. Nitze, M.: Text und Formel – Wissenschaftliche Texte am Computer verfassen. c't 1 (1993) 108–114.
5. Offermann, G.: Microcomputer BASIC program to calculate the probability of the patient and graft survival in renal transplantation. Comp. Meth. Prog. Biomed. 26 (1988) 129–132.
6. Peiris, A., R. A. Mueller, D. Sheridan: Lessons from a doctoral thesis. MD Comput. 7 (1990) 44–51.

Kapitel 3

Einführung in die Datenbanken für Mediziner und Biowissenschaftler

Die folgenden Kapitel sind den Zugriffsmöglichkeiten auf externe Datenbanksysteme sowie den entsprechenden Recherchetechniken gewidmet: In diesem Kapitel geht es zunächst um allgemeine Sachverhalte und um die Klärung einiger Fachbegriffe. Kapitel 4 soll eine Art Nachschlagewerk über die Anwendungen externer Datenbanken sein; schwerpunktmäßig geht es um Literaturdatenbanken. Kapitel 5 wird sich insbesondere mit molekularbiologischen Datenbanken befassen. In Kapitel 6 schließlich wird es um die Theorie und Praxis der Datenbankrecherche gehen.

"The information revolution is changing our lives, and we need to prepare ourselves to cope with its promise and potential. Our challenge is to process data into information, refine information into knowledge, extract from knowledge understanding, and then let understanding ferment into wisdom."

(Al Gore, US-Senator von Tennessee, 1991 heute Vize-Präsident der USA)

„Publish or Perish" – so lautet die bekannte Devise in den wissenschaftlichen Laboratorien dieser Welt. Wenn dieses Motto auch etwas überspitzt erscheinen mag, so pointiert es doch recht treffend die berufliche Zielsetzung eines jeden Wissenschaftlers: auf „Paper-komm-raus" jeweils seine eigenen „Ergüsse" in die bereits bedrohlich anschwellende globale „Informationsflut" einfließen zu lassen.

So wird denn auch weltweit emsig experimentiert, protokolliert, diskutiert, korrespondiert, akzeptiert und (endlich!) publiziert. Folge ist, daß sich das Wissen der Menschheit mittlerweile alle 15 Jahre verdoppelt; auf dem Gebiet der Naturwissenschaften und der Medizin beträgt die Halbwertszeit nur noch fünf Jahre. Allein im Bereich Medizin erscheinen grob geschätzt täglich (!) etwa eintausend wissenschaftliche Artikel (dies entspricht im Durchschnitt knapp einer Publikation pro Minute) – Dissertationen und Diplomarbeiten sind in dieser Zahl noch gar nicht eingeschlossen.

Um beim Metapher des „Informations-Meeres" zu bleiben: Je größer der tägliche Informations-Zustrom und je höher der globale Pegelstand der Wissensflut, desto schwieriger wird es für den individuellen Forscher, aus der hereinbrechenden Woge an Informationen die für ihn relevanten „Meeresfrüchte" herauszufischen. Wer bei dem entsprechenden Versuch nicht scheitern will, dem bleibt heutzutage nur noch eines: Der Wissenschaftler muß sich einer modernen Methode bedienen, nämlich der des Fischens nach Information mit dem Computernetz.

Trotz der heute schon vielfältigen und geradezu phantastisch anmutenden Möglichkeiten, die die Computertechnologie in der Branche der „Informationsfischerei" eröffnet hat, schöpfen die potentiellen Anwender aus Deutschland – im Gegensatz zu ihren Kollegen aus den USA – die vorhandenen Kapazitäten bislang nur sehr unvollständig aus. Die Fangquoten europäischer Informationsfischer bleiben weit hinter denen nordamerikanischer Angler zurück.

Diese Tatsache wird primär auf einen Mangel an „know-how" zurückgeführt. Dabei besteht beim europäischen Anwender meist nicht nur ein Defizit an dem „gewußt wie" (*wie* ein spezielles System genau zu bedienen ist), sondern vor allem ein Mangel an „gewußt was" (*was* alles prinzipiell möglich ist). Zu wenig Leute ahnen auch nur von der Möglichkeit, vom heimischen Personalcomputer aus auf das weltweit geknüpfte Computernetz zuzugreifen und in Sekundenschnelle beliebige Informationen auf den Schreibtisch zaubern zu können – gleichgültig, ob es sich dabei um eine wissenschaftliche Publikation aus Japan, eine Patentschrift aus England, die „state-of-the-art"-Therapie eines Malignoms oder einfach um Neuigkeiten der Nachrichten-Agenturen oder den Wetterbericht handelt.

Europäische Führungskräfte aus Wirtschaft und Politik sind sich dieser defizitären Situation und den daraus entstehenden Wettbewerbsnachteilen sehr wohl bewußt und versuchen gegenzusteuern: beispielsweise durch ein entsprechendes EG-Programm zur Förderung der elektronischen Kommunikation (IMPACT). Geändert hat sich bis jetzt aber wenig: Der Abstand zu den USA vergrößert sich stetig.

Der ehemalige Senator und heutige Vize-Präsident der USA, Al Gore, seit den frühen 80er Jahren vehementer Befürworter eines Ausbaus von Hochgeschwindigkeits-Computerdatennetzen in den USA, prägte eine griffige Bezeichnung für Information, die außerhalb unseres Bewußtseins liegt: Exformation. Die folgenden Kapitel sollen dem „exformierten" europäischen Biowissenschaftler einige Grundlagen des medizinischen Informationsmanagements nahebringen. Der Schwerpunkt der hier gewählten Darstellung liegt auf dem „gewußt-was (...alles möglich ist)" und nicht so sehr auf dem ins Detail gehenden „gewußt-wie". Letzteres würde nicht nur den Rahmen dieses Buches sprengen, sondern auch die Betrachtung des Gesamtbildes erschweren. Ausnahmen wurden nur dort gemacht, wo die Praxisrelevanz eines Themas eine ausführlichere Darstellung sinnvoll erscheinen ließ (z.B. CD-ROM-Recherchen, Zugang zu Computernetzen).

Es lohnt sich für jeden, der auf schnellen und einfachen Zugriff auf Information angewiesen ist, also Forscher wie auch praktische Mediziner, sich mit elektronischen Daten- und Wissensbasen sowie der dafür notwendigen Infrastruktur (globale Computernetze) auseinanderzusetzen. Schließlich bilden Daten und Wissen stets die Grundlage für ärztliches Handeln und sind die wichtigste Ressource des „Wissen"-schaftlers.

Wir wollen uns in diesem Abschnitt vorwiegend mit „externen Datenbanken" beschäftigen. Hierunter sollen im Gegensatz zu „in-house"-Datenbanken solche Datensammlungen verstanden werden, die nicht vom Anwender (= von uns) selber her- oder zusammengestellt werden, sondern die von „externen" Datenbankproduzenten angefertigt und dann auf CD-ROM oder als „online-Datenbank" (zum Abruf via Telefonleitung) zur Verfügung gestellt werden. Die aus diesen externen Datenbanksystemen gewonnenen Daten kann man in seinem Mikrocomputer abspeichern („downloading") und später in eigenen, lokalen Datenbanken weiterverarbeiten („in-house"). Die hierfür benötigte Software wird in Kapitel 8 eingehender betrachtet.

3.1 Was sind Datenbanken?

Nachdem im Jahre 1957 das Piepsen des ersten russischen Satelliten aus dem Weltall Politiker und Wissenschaftler der westlichen Hemisphäre aufschreckte (was später als sogenannter „Sputnikschock" in die Geschichte eingehen sollte), machten sich Forscher und Techniker in den USA sofort daran, die gesendeten Funksignale zu entschlüsseln. Die Dechiffrierung des Radiosignals dauerte mehrere Monate und verschlang rund 20 Millionen Dollar. Erst später stellte sich heraus, daß man es auch einfacher und billiger hätte haben können: Der Code war bereits seit langem in Fachzeitschriften veröffentlicht. Der Alptraum eines jeden Wissenschaftlers war in besonders eindrucksvoller Dimension Wirklichkeit geworden: Wegen unzureichender Vorab-Recherchen Zeit und Geld in eine Arbeit zu investieren, deren Ergebnisse längst publiziert worden waren. Diese peinliche Erfahrung wird häufig als Geburtsstunde der elektronischen Datenbanken bezeichnet [3]. Wissenschaftlern und Politikern wurde klar, daß die herkömmlichen Recherche-Mittel in Form von gedruckten Referatezeitschriften oder kumulierten Indices nicht ausreichten, um der stetig wachsenden Informationsflut Herr zu werden.

3.1.1 Datenbanken, Datenbasis, Retrieval

Datenbanken

Eine *Datenbank* ist allgemein ein „System zur Beschreibung, Speicherung und Wiedergewinnung von umfangreichen Datenmengen [...]. Es besteht aus der *Datenbasis*, in der die Daten abgelegt werden, und den *Verwaltungsprogrammen (Datenbanksoftware, Datenbankmanagementsystem)*, die die Daten entsprechend den vorgegebenen Beschreibungen abspeichern, auffinden oder weitere Operationen mit den Daten durchführen." [2]
Eine Datenbank besteht also genaugenommen aus zwei Komponenten (vgl. Abb. 3-1):

– *Datenspeicher*: Die Datensammlung ist die Datenbasis, bei einigen Autoren auch fälschlich „Datenbase" genannt (entstanden aus einer falschen Singularbildung der „Datenbasen"). Im Fall einer Literaturdatenbank besteht die Datenbasis aus einer Auflistung erschienener Publikationen. Diese Datensammlung kann beispielsweise auf CD vorliegen.

– *Kontrollprogramm (Datenbankmanagementsystem)*: Es handelt sich um ein eigenständiges Computerprogramm, oder um ein Software-*Modul* (= Teil eines Computerprogrammes), das „weiß", wie auf diese Datenbasis zugegriffen werden muß und das den Dialog mit dem/den *Anwenderprogramm(en)* übernimmt. Unter Anwenderprogramm verstehen wir allgemein ein Computerprogramm, das die Datenbank für eine Anwendung nutzbar macht. Ein und dieselbe Datenbank kann durch unterschiedliche Anwenderprogramme unterschiedlich verwertet werden. Während das eine Anwenderprogramm beispielsweise die gezielte Wiederbeschaffung von gespeicherter Information übernimmt, kann ein anderes Anwenderprogramm für die statistische Aufbereitung der Daten zuständig sein usw. Die Anwenderprogramme greifen alle auf dasselbe Kontrollprogramm zu, weil das „Procedere", wie auf die Datenbasis zugegriffen wird, jeweils dieselbe ist.
Der Anwender sollte sich durch die hier getrennte Aufführung von Kontroll- und Anwendungsprogramm nicht verwirren lassen, denn das Kontrollprogramm ist meist *Bestandteil* des Anwendungsprogramms! Deswegen werden manchmal auch Kontroll- und Anwendungsprogramm *zusammmen* als Datenbankmanagementsystem bezeichnet.
Die *Einheit* von Datenbank, Anwenderprogramm und Computer wird Informationssystem, Informationswiederbeschaffungssystem, „information retrieval system" oder auch (speziell im Fall von bibliographischer Information) Dokumentationssystem genannt [2]. Allerdings wird der Begriff „infor-

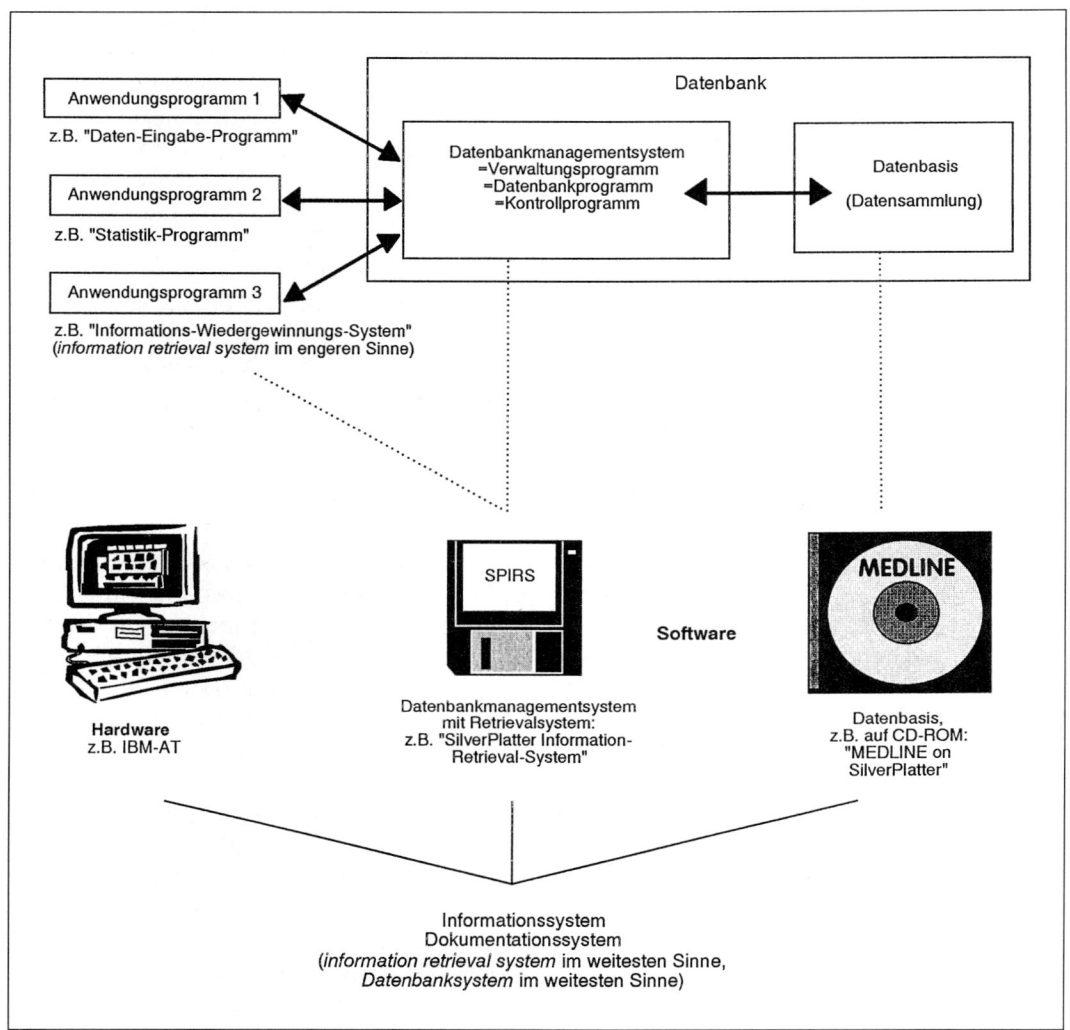

Abb. 3-1   Datenbanken-Terminologie (teilweise nach Duden Informatik [2]). Ein Dokumentationssystem besteht aus Hard- und Software. Die Software umfaßt das Datenbankmanagementprogramm und das Retrievalprogramm (z.B. SPIRS) sowie die Datenbasis (z.B. MEDLINE auf CD-ROM).

mation retrieval system" (kurz IRS) auch in einem anderen, sehr viel engeren Sinne, verwendet: Der Programmteil der Anwendungssoftware, der bestimmte Methoden anwendet, um auf eine gesuchte Textinformation innerhalb einer vorhandenen Datensammlung gezielt zuzugreifen, wird ebenfalls „IRS" genannt (s.u.).

Datenbasis

Aus Anwendersicht interessiert uns zunächst einmal primär der „Inhalt" von Datenbanken.

Eine Betrachtung der Datenbanken ist also für uns oftmals gleichbedeutend mit der Betrachtung der Daten*sammlung* (= Datenbasis). Dies hat zur Folge, daß sich gemeinhin durchgesetzt hat, von einer „Datenbank XY" zu reden, obwohl genaugenommen die „Daten*basis* der Datenbank XY" gemeint ist.

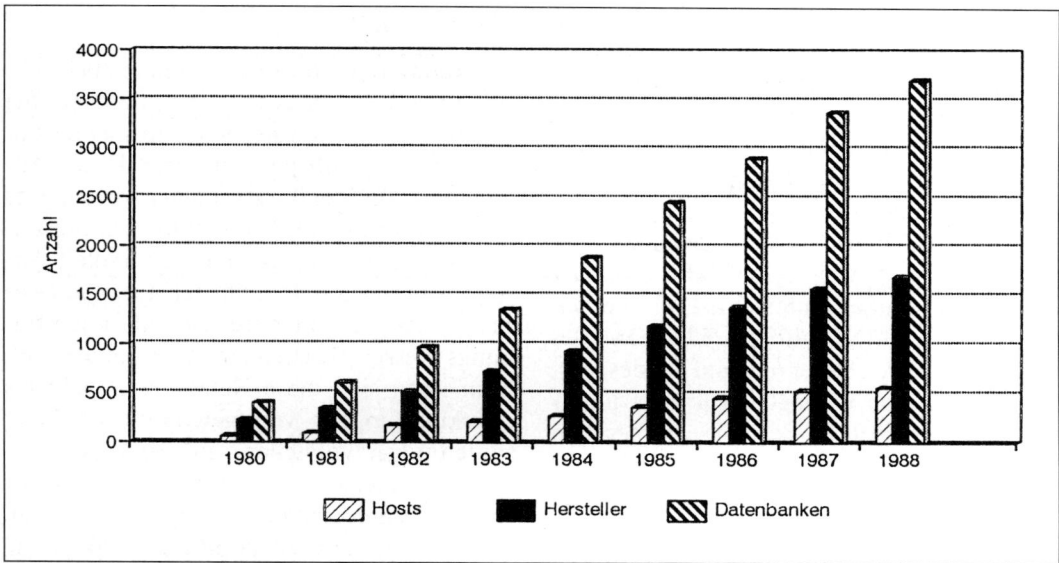

Abb. 3-2 Wachstumsbranche Datenbanken.
Das Diagramm zeigt die rasante Zunahme der Anzahl der Datenbank-Hosts, Datenbankherstellern und verfügbaren Datenbanken zwischen den Jahren 1980 und 1988 (Quelle: Directory of Online Databases 9 [1988] V).

Diese begriffliche Unschärfe gilt es gegebenenfalls zu berücksichtigen.

Seit dem Sputnik-Schock wurde das Datenbankangebot systematisch auf- und ausgebaut. Heute dienen Datenbanken nicht mehr allein zur bibliographischen Verwaltung wissenschaftlicher Artikel, sondern zunehmend auch zur Speicherung von Fakten, Zahlen und Daten aller Art. Datenbanken enthalten also nicht nur Sekundärinformation (= Literaturhinweise), sondern auch „harte" Primärinformation, die unmittelbar verwertet werden kann. Weltweit gibt es heute rund 4500 verschiedene Datenbanken aus allen erdenklichen Wissensbereichen, vorrangig aus Naturwissenschaften, Wirtschaft sowie Politik- und Sozialwissenschaften. Allein in Europa bieten 200 Datenbankbetreiber (Hosts) mehr als 1200 Datenbanken an (Abb. 3-2).

Für den Mediziner potentiell interessant sind heute weltweit etwa 200 Datenbanken, die zusammen den gesamten Bereich der Biowissenschaften abdecken, einschließlich einiger Randgebiete, wie z.B. Sport, Umwelt, Forst- und Agrarwissenschaft, Sozialwissenschaften usw. Beschränkt man sich allerdings auf den „Alltagsgebrauch" des Biowissen-

schaftlers und spart die „Spezialisten"-Datenbanken aus, so bleiben nur noch rund zehn bis 20 Datenbanken über.

Retrieval

Auf die Datensammlung kann der Benutzer jeweils mittels einer speziellen Abfrage-„Sprache" zugreifen. Dieser Vorgang wird *Recherche* oder *Retrieval* genannt (aus dem Englischen to retrieve = wiederfinden, wiedergewinnen).

Die Abfragesprache (je nach Datenbankmanagementsystem beispielsweise bestehend aus etwa zwanzig Kommandowörtern wie FIND, DISPLAY etc.) wird dementsprechend als *Retrieval-Sprache* bezeichnet. Die Retrieval-Sprache wird durch das Datenbank-Anwendungsprogramm (genauer: durch einen Teil davon, nämlich durch das IRS „im engeren Sinn") bereitgestellt. Eine bestimmte Datenbasis kann dabei prinzipiell durch unterschiedliche Anwendungsprogramme verwaltet werden, die ganz unterschiedliche Information-Retrieval-Systeme beinhalten. Mit anderen Worten: Für verschiedene Computersysteme mit *verschiedenen* Anwendungsprogrammen muß der Benutzer gegebenenfalls jeweils eine in Syntax und Semantik abweichende Retrieval-Sprache lernen, obwohl die Datensammlung, auf die er zugreifen will, jeweils dieselbe ist. So ist es zum Beispiel ein großer Unterschied, ob die Datenbasis MEDLINE auf der CD-ROM des Herstellers SilverPlatter oder auf der des Herstellers CD Plus vorliegt, da jeweils unterschiedliche Retrieval-Systeme vorgesehen sind. Diese sind untereinander in der Regel nicht kompatibel. Mit einigen dieser Information-Retrieval-Systeme und deren Abfragesprachen werden wir uns später noch ausführlicher befassen (s. Kap. 3.4.3).

3.1.2 Online-Datenbanken

Online – Offline

Datenbanken enthalten große Mengen an Information, die oft nur mit Großrechnern komfortabel verwaltet werden können. Es handelt sich dann meist um sogenannte Online-Datenbanken: *Online* bedeutet in der Informatik zunächst einmal lediglich, daß ein Gerät *unmittelbar* mit einem anderen Gerät verbunden ist, so daß zwischen beiden Geräten ein *verzögerungsfreier* Kommunikationsverkehr möglich ist. Im Gegensatz dazu sind zwei Geräte *„offline"* verbunden, wenn zwischen ihnen *keine direkte* Verbindung besteht. Ein Beispiel aus dem täglichen Leben: Ein Telefongespräch ist eine typische Online-Verbindung, während die Information beim Versenden eines Telegrammes „offline" fließt [2]. Zwei Computer können „online" miteinander verbunden sein, wenn ein Kabel die Rechner miteinander verbindet. Sie sind „offline" verbunden, wenn der Computerbesitzer zunächst eine Diskette in den einen Rechner steckt, Daten darauf abspeichert, mit dieser Diskette zum anderen Rechner geht und die Daten dort wieder einliest.

Online-Zugang

Der Terminus *Online-Datenbanken* bezeichnet öffentlich zugängliche Datenbanken, die in einem entfernten Rechenzentrum angeboten werden („aufliegen") und mit der der Anwender („Onliner") auf eine ganz bestimmte Art, nämlich „online" kommuniziert: Der Zugriff auf diese „externen Datenbanken" erfolgt vom eigenen Schreibtisch aus, und zwar meist über sogenannte Datenfernübertragungs-Netze (DFÜ-Netze, Computernetze). Man kann sich diese Netze vereinfacht als „Verknüpfungen" von gewöhnlichen Telefonleitungen vorstellen, an deren Knotenpunkten spezielle Computer (Knotenrechner) die Datenfernübertragung koordinieren. Jeder Computerbesitzer hat prinzipiell die Möglichkeit, sich über einen herkömmlichen Telefonanschluß in diese Netze „einzuklinken", das heißt, Daten aus seinem Computer zu senden und von anderen Rechnern zu empfangen. Solche Netze sind z.B. Datex-P oder das WIN (s. Kap. 6.3.1). Bei dieser Zugriffsart kommt also eine „online"-Verbindung des eigenen Computers mit dem Datenbank-Computer zustande, obwohl dieser unter Umständen hunderte von Kilometern entfernt in einem großen Rechenzentrum steht.

Offline-Zugriff

Ein „offline"-Zugriff auf eine Datenbank liegt beispielsweise vor, wenn der Benutzer seinen Informationswunsch schriftlich formuliert, diesen dem Datenbankbetreiber schickt und einen Computerausdruck als Antwort erhält. Dies ist beispielsweise beim Datenbankbetreiber DIMDI möglich („Auftragsrecherche", vgl. auch Kap. 3.3). Diese Möglichkeit ist vorwiegend für denjenigen interessant, der keinen Zugang zu einem Computer hat. Aber auch auf elektronischem Weg kann eine Offline-Verbindung zustande kommen (offline ist also nicht automatisch gleichzusetzen mit „nicht-elektronischer" Kommunikation!): Wenn der Computer des Wissenschaftlers mit dem entfernten Rechenzentrum über ein Datennetz verbunden ist (z.B. über das Internet, s. Kap. 7.3), wie das in der molekularbiologischen Forschung oft der Fall ist, besteht ebenfalls die Möglichkeit, den Rechercheauftrag in Form eines elektronischen Briefes (*e-mail*, vgl. Kap. 3.1.5) zu versenden. Er bereitet dann die Recherche offline vor und adressiert diese e-mail an einen Computer. Dieser Computer, der sogenannte *Mailserver*, wertet den Inhalt des Briefes (also die Rechercheanfrage) automatisch aus. Natürlich muß auch hier, wie bei der Online-Recherche, der Benutzer eine definierte Retrieval-Sprache verwenden, damit der Mailserver das Anliegen des Benutzers versteht. Der Mailserver wertet also den Brief aus, gibt die Suchanfrage an das Datenbankprogramm weiter, empfängt die Antwort von der Datenbank und verpackt das Sucheergebnis wieder in einen elektronischen Antwortbrief. Dieser wird dann nach einigen Sekunden oder Minuten an den Benutzer als elektronische Post zurückgeschickt. Eine Online-Verbindung besteht nur während des Versendens der beiden e-mails – die eigentliche Recherche findet offline statt.

CD-ROM-Datenbanken

Klar abgegrenzt werden von einem „online-Zugriff" auf eine Datenbank soll schließlich noch eine andere Art der Recherche in einer „externen" Datenbank: die Nutzung von *CD-ROM-Datenbanken*. Zu diesen Systemen später mehr (Kap. 3.4.4); hervorgehoben werden soll hier nur die Tatsache, daß CD-ROM-Datenbanken gewöhnlich nicht unter dem Begriff „online-Datenbanken" subsumiert werden. Genaugenommen ist auch eine Recherche in einer CD-ROM-Datenbank eine Online-Recherche, denn während des Zugriffs auf eine Datensammlung, die auf einer CD-ROM gespeichert ist, sind Computer und CD-ROM-Reader „on line", d.h. direkt miteinander verbunden. Da der Zugriff auf eine CD-ROM-Datenbank allerdings (noch) selten am eigenen Schreibtisch stattfindet, sondern meistens in einer Biblio-

thek, werden die recherchierten Daten zunächst auf Diskette zwischengespeichert und zuhause bzw. am Arbeitsplatz in den eigenen Computer geladen. Dies ist eine klassische Offline-Verbindung zwischen dem eigenen Rechner und dem Datenbankcomputer in der Bibliothek.

Was Datenbanken leisten können

Erstmals in der Geschichte der Medizin steht also jedem Arzt das gesamte ärztliche Wissen, einschließlich neuester empirischer Daten und wissenschaftlicher Erkenntnisse, quasi auf Knopfdruck zur Verfügung. Dank der Möglichkeit, auch dezentral auf online-Datenbanken zugreifen zu können, schließt dies auch Mediziner fernab von jeder forschenden Universitätsklinik oder Bibliothek mit ein. Diese Tatsache hat natürlich einen erheblichen (positiven) Einfluß auf die Qualität der Medizin, wie der folgende Fall zeigt (Quelle: Symposium on Computer Applications in Medical Care, Washington/USA; Nov 1991): Bei einer Frau wurde an einem Mittelfußknochen ein Riesenzelltumor reseziert. Ein paar Jahre später wurden erneut Neoplasien in diesem Fuß gefunden. Ein Konsiliarius stellte den behandelnden Arzt vor zwei Alternativen: Amputation oder Osteotomie. Ein Assistent wurde mit der wissenschaftlichen Recherche beauftragt und sollte durch ein Literaturstudium ermitteln, ob eine Amputation tasächlich indiziert sei. Es stellte sich sehr bald heraus, daß die herangezogenen orthopädischen Lehrbücher ebensowenig Auskunft darüber gaben wie einige durchgesehene onkologische Fachzeitschriften. Man entschloß sich zu einer Literaturrecherche in der Datenbank MEDLINE. Innerhalb von Minuten waren Hinweise auf entsprechende Literaturstellen gefunden. Nach deren Auswertung ergab sich, daß eine Amputation nicht indiziert war, wenn sich die Rezidivtumoren einer durchzuführenden Biopsie als benigne erwiesen – was tatsächlich der Fall war, und so der Fuß der Patientin gerettet werden konnte.

Datenbanken helfen also dem Arzt gerade in schwierigen Entscheidungs-Situationen, *lege artis* zu handeln, und auch allerneueste wissenschaftliche Erkenntnisse unmittelbar in die Praxis umzusetzen.

3.1.3 Datenbankhersteller

Wie wir später noch bei der Besprechung der einzelnen Datenbanken sehen werden, ist Deutschland auf dem Gebiet der Datenbanken und Datennetze noch „Entwicklungsland" [7]. Sein Datenbankumsatz 1990 von 351 Millionen Dollar liegt weiter hinter dem der USA mit 5,4 Milliarden Dollar. Die „Unterentwicklung" betrifft sowohl die Nutzung, als auch die Produktion von Datenbanken. Die überwiegende Anzahl der Datenbanken wird in den USA erstellt. Dies wirft für den deutschen Benutzer gewisse Probleme auf:
- Es sind sprachliche Hürden zu überwinden. Englisch ist allerdings ohnehin Wissenschaftssprache und daher ist dieses noch das geringere Problem.
- Viel problematischer ist die Tatsache, daß aus europäischer Sicht die von den US-Amerikanern zusammengestellten Datensammlungen nicht immer vollständig sind; beispielsweise werden kleinere europäische Zeitschriften für eine amerikanische Literaturdatenbank gar nicht erst ausgewertet.

Die Erstellung und die Pflege einer umfangreichen Datenbank verschlingt viel Geld. Für die Erstellung der Literaturdatenbank MEDLINE z.B. gibt die National Library of Medicine pro neu aufzunehmender Veröffentlichung $ 4,17 allein für die Indexierung (= Zuordnen von Schlagwörtern) aus – bei 350 000 Zitaten pro Jahr also 1,4 Millionen Dollar! [5].

Datenbankhersteller (Synonym: Datenbankproduzenten) investieren diese Mittel aus unterschiedlichen *Motiven*:
- Meistens handelt es sich beim Datenbankhersteller um ein Institut oder einen Verlag, der ursprünglich primär die *gedruckte* Version der Datensammlung erstellt oder vertreibt, beispielsweise eine Zeitschrift, ein Referateblatt oder einen Literatur-Index. Moderne Satztechniken haben es mit sich gebracht, daß die Texte der entsprechenden Werke mit EDV-Hilfe eingegeben werden und somit ohnehin computerlesbar vorliegen. Diese Daten können nun auch als Datenbank aufgearbeitet werden, so daß auf eine gesuchte Information gezielt und schnell zugegriffen werden kann – gezielter und schneller, als es für den Anwender bei Benutzung der gedruckten Werke möglich wäre. Datenbanken, die auf diese Art quasi als Nebenprodukt der Printmedien in Verlagen oder Indexierungs-Instituten entstehen, sind oft vom Typ der Referenz- (Beispiel: MEDLINE) oder Volltextdatenbanken (Beispiel: Ärzte-Zeitung-Datenbank). Ein prominenter Vertreter dieser Art von Datenbankenproduzenten und weltweit der wichtigste Hersteller von medizinischen Literaturdatenbanken überhaupt, ist die *National Library of Medicine (NLM)*, ein gigantisches Bibliotheksinstitut, in Bethesda am Stadtrand von Washington D.C. (USA) gelegen. Es sichtet laufend die neuerscheinende medizinische Literatur, katalogisiert und indexiert sie (Index Medicus).
- Gelegentlich handelt es sich beim Datenbankhersteller um Institute oder Organisationen, die auf einem bestimmten (meist hochspezialisiertem) Gebiet tätig sind und die eine ebenso *spezialisierte Literatur*- oder *Faktendatenbank* für den eigenen Forschungsschwerpunkt oder Tätigkeitsbereich benötigen. Wenn eine solche Datenbank noch nicht existiert, so wird oft eine eigene Datensammlung erstellt, um den Mitarbeitern oder Mitgliedern eine wissenschaftliche Recherche zu erleichtern. Oft werden dann diese Datenbanken auch einer breiteren Fachöffentlichkeit zugänglich gemacht. Als Beispiel seien die Datenbanken der WHO genannt.
- Manchmal soll eine der Öffentlichkeit zur Verfügung gestellte Datenbank auch einen „politischen" Auftrag erfüllen, indem sie

als Schrittmacher für eine bestimmte (wissenschaftliche oder gesellschaftliche) Entwicklung dient. Beispielsweise soll mit der PDQ-Datenbank des National Cancer Institute (NCI) die Krebsforschung und -früherkennung gefördert werden, indem Ärzten und Laien entsprechende Informationen angeboten werden. Beispielhaft für „politische" Datenbanken seien auch einige Datenbanken der EG-Kommission XIII genannt. Diese sind Teil des IMPACT-Programms der Europäischen Gemeinschaft (IMPACT = Information Market Policy Actions), das die Förderung der elektronischen Kommunikation zum Ziel hat (eine Beschreibung einiger EG-Datenbanken findet sich im Kap. 3.4.2).

- Nicht selten ist der Datenbankhersteller eine staatliche Institution, zu deren Aufgaben die *Öffentlichkeitsarbeit* bzw. die *Information von Fachkreisen* gehört. Solche Datenbankhersteller sind zum Beispiel das National Cancer Institute/USA oder das Bundesgesundheitsamt.
- Schließlich gibt es natürlich auch rein *kommerzielle Unternehmen*, die eine Marktlücke im aktuellen Datenbankangebot ausmachen und die daraufhin eine entsprechende Datenbank entweder selber produzieren oder herstellen lassen.

3.1.4 Datenbankbetreiber (Hosts)

Der Datenbankhersteller hat grundsätzlich zwei Möglichkeiten, die Daten seiner Datenbank dem „Endverbraucher" in computerlesbarer Form zugänglich zu machen (oft werden beide Möglichkeiten nebeneinander genutzt):

- Er läßt die Datenbank auf CD-ROM vertreiben.
- Er schließt einen Vertrag mit einem Datenbankbetreiber (*host computer service*) ab. Dieser stellt sein Rechenzentrum, auf dessen Großrechnern ein Datenbankmanagementsystem installiert ist, zur Nutzung durch den Endanwender zur Verfügung. Der Host bietet nun die Datenbank zur „on-

line"-Nutzung an, kassiert vom Anwender Gebühren und führt eine Lizenzgebühr an den Datenbankhersteller ab. Die eigentliche Datensammlung befindet sich auf großen Magnetbändern, die vom Datenbankhersteller geliefert bzw. regelmäßig aktualisiert werden. Der Host DIMDI in Köln erhält beispielsweise alle 14 Tage Magnetbänder aus Bethesda, auf denen sich die neuesten Daten der Datenbank MEDLINE des Datenbankherstellers NLM befinden. Der Host installiert diese Bänder in seinem Rechenzentrum, mit dem der Computer des Benutzers via Telefonleitung („on-line") in Verbindung treten kann. Die Bezeichnung „Host" (Gastgeber) rührt daher, daß der Datenbankbetreiber dem Endbenutzer, der in diesen Datenbanken recherchieren darf, „Gastrecht" auf seiner EDV-Anlage gewährt.

Der Großrechner des Datenbankbetreibers kann wesentlich mehr Daten verwalten als der heimische Mikrocomputer mit CD-ROM-Laufwerk eines Anwenders. Der Host kann daher auch mehrere Datenbanken nebeneinander anbieten („auflegen"), während das lokal verfügbare CD-ROM-Sortiment meist beschränkt ist. Zu den Vor- und Nachteilen von CD-ROM-Recherchen gegenüber online-Zugriff später mehr (Kap. 3.4.4). Hosts sind z.B. DIMDI, STN, DATA STAR, ECHO, QUESTEL, ESA-IRS und andere (Einzelheiten zu einigen Hosts s. Kap. 3.4.2). Man sollte immer klar unterscheiden zwischen dem

- Datenbank*hersteller* (= Datenbankproduzenten), also spezialisierte Institute, die beispielsweise Literatur auswerten und als Datensammlung zusammenstellen, wie die National Library of Medicine (NLM), Bethesda/USA, und
- Datenbank*betreiber* (= Hosts), die ihre Computer zur Verfügung stellen, um die Datensammlung verfügbar zu machen.

Der Begriff „Datenbank*anbieter*" ist mehrdeutig und sollte vermieden werden, meistens bezieht er sich jedoch auf den Host oder auf einen Verlag, der eine Datenbank auf CD-

ROM vertreibt. Gelegentlich sind Datenbankhersteller und Datenbankbetreiber identisch, d.h. die vom Host angebotene Datenbank wird auch von diesem produziert. Beispiele für Hosts, die gleichzeitig Datenbankproduzenten sind:

– Datenbank MEDLINE (wird auch vom MEDLARS-System der NLM angeboten)
– einige ECHO-Datenbanken, z.B. IM-GUIDE (werden vom Host ECHO produziert und angeboten)

3.1.5 Datenbank-Gateways, Mailboxen

Datenbank-Gateways

Ein „Gateway-Service-Computer" ist (im Zusammenhang mit Datenbanken) ein Rechner, der zwischen dem Computer des Benutzers und einem anderen Computer (z.B. einem Host) „vermittelt" (Abb. 3-3). Der Benutzer ruft zunächst beim Gateway-Computer an und läßt sich dann von diesem mit dem eigentlichen Kommunikationspartner verbinden. Alle Daten laufen dabei in der Regel weiterhin über den Gateway-Rechner. Im einfachsten Fall beschränkt sich dessen Tätigkeit darauf, die Daten des Benutzers unverändert an den Host weiterzugeben (und vice versa). Die Vermittlungstätigkeit kann aber auch so aussehen, daß das Gateway aktiv quasi als „Übersetzer" zwischen dem Benutzer und dem Host fungiert, d.h. er modifiziert die Eingaben des Benutzers entsprechend den Anforderungen der unterschiedlichen Hosts (verschiedene Retrieval-Sprachen!). Umgekehrt bietet er dem Benutzer ein einheitliches Ausgabeformat der Hostdaten. Der Vorteil eines Gateway-Systems liegt also darin, daß der Benutzer sich nur noch an einen einzigen Kommunikationspartner wenden muß. Dies kommt dem „Onliner" sehr entgegen: Ähnlich, wie er es beim Haushaltseinkauf vorzieht, in einem großen Kaufhaus einzukau-

Abb. 3-3 Hosts und Gateways. Ein Datenbank-Host ist ein Computer, der eine Datenbank online anbietet. Ein Datenbank-Gateway ist ein Computer, der dem Benutzer den Zugang zu einem oder mehreren Hosts ermöglicht. Gateways können auch den Dialog mit dem Host vereinfachen: Sie können durch Einschaltung spezieller Software die Retrievalsprachen unterschiedlicher Hosts vereinheitlichen oder eine Menüoberfläche anbieten.

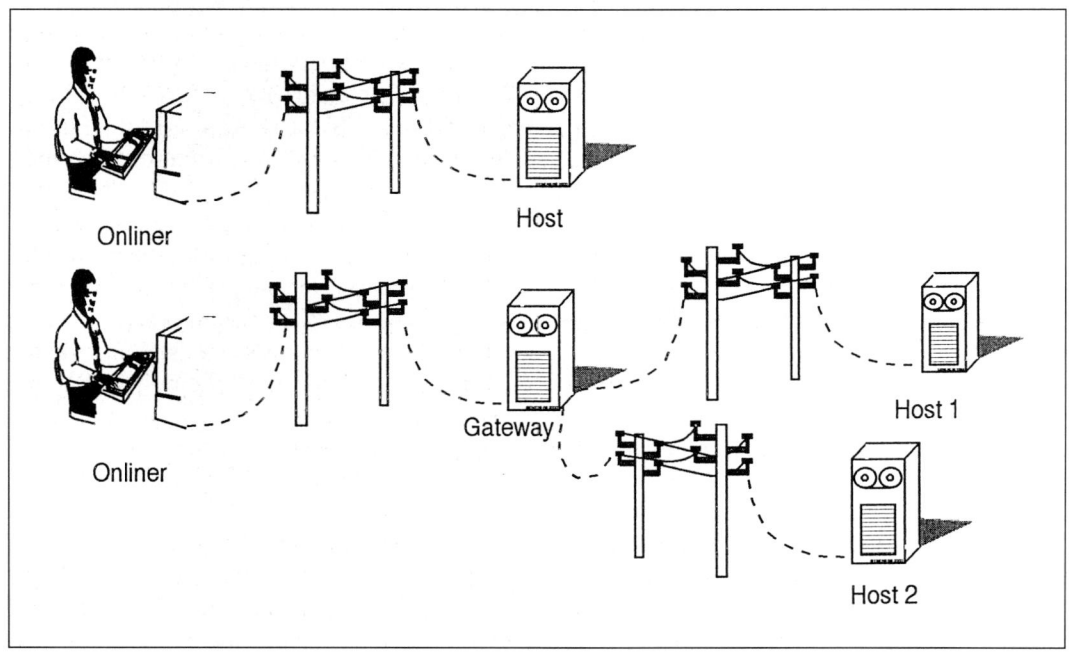

fen, statt in vielen kleinen spezialisierten Geschäften umherirren zu müssen, muß der Computernetz-Reisende beim elektronischen „one-stop-shopping" nur die Ein- und Ausgaberegeln „seines" Gateways kennen, anstatt sämtliche Zugangswege und Dialogsprachen zu unterschiedlichen Hosts zu lernen.

Man kann prinzipiell zwei *Arten* von Gateway-Rechnern unterscheiden:

– Sehr häufig sind *Hosts* auch gleichzeitig Gateway-Rechner oder umgekehrt formuliert: Gateway-Rechner können auch „eigene" Datenbanken anbieten („resident databases") und sind damit gleichzeitig selbst „Gastgeber". Host DIMDI ist z.B. gleichzeitig Datenbankbetreiber *und* auch Gateway-Rechner zum Host ECHO sowie zum Host DBI; der Host DATA STAR bietet neben seinen Hunderten von Datenbanken auch einen Gateway-Service zum Computer der Official Airline Guides, über den sämtliche Flugpläne internationaler Airlines einschließlich Daten zur Sitzverfügbarkeit, Flugpreise, Wetterberichte, Wechselkurse u.v.m. abrufbar sind.

– Ein anderer Typ von Gateways bietet selber keine eigenen Datenbanken an, sondern beschränkt sich auf reine „*Vermittlungs-*" bzw. „*Übersetzungstätigkeit*". Beispielsweise dient der Btx-Rechner der Post oft als Gateway-Rechner zu externen Rechnern; auf diese Weise ist auch die Benutzung von Btx als Gateway zum Host DIMDI möglich (s. Kap. 6.3.1).

Nicht immer merkt der Benutzer, über welche Computer im einzelnen seine Daten laufen: Zuweilen sind Gateway-Rechner eingeschaltet, ohne daß der Onliner sich darüber im klaren ist, oder der augenblickliche Kommunikationspartner schaltet „stillschweigend" zu einem anderen Computer durch.

Mailboxen

Eine Mailbox ist ein öffentlich zugänglicher online-Computer, der als Dienst in erster Linie jedem Teilnehmer die Möglichkeit bietet, anderen Benutzern Nachrichten zu schicken. Es gibt kommerzielle Mailboxen und private Mailboxbetreiber (s. Kap. 7.5). Viele Mailboxen, insbesondere kommerzielle (z.B. CompuServe), gehen dazu über, auch Datenbanken online anzubieten oder den Zugang zu einer Datenbank zu vermitteln; sie sind somit auch Datenbank-Host oder Datenbank-Gateway. Umgekehrt bieten auch manche Datenbank-Hosts (z.B. DATA STAR) einen Mailboxservice an.

Exkurs: Entstehung und Vertrieb einer Literaturdatenbank am Beispiel von MEDLINE (Abb. 3-4)

Kurz nach dem Erscheinungstermin einer gedruckten Publikation liegt diese dem Datenbankhersteller, der National Library of Medicine in Bethesda bei Washington/USA, vor. Dort wird sie einem der zahlreichen „Indexern" vorgelegt, die sich auf ein größeres Fachgebiet spezialisiert haben. Diese „indexieren" die Publikation, d.h. sie vergeben inhaltsbeschreibende Schlüsselbegriffe („*keywords*") aus einer Indexierungssprache, in diesem Fall aus dem MeSH (s. Kap. 4.1.1). Hierzu müssen sie die Hauptaspekte der Publikation herausarbeiten. Bei der Masse der täglich veröffentlichten Beiträge steht für die Auswertung nur ein relativ geringer Zeitraum von durchschnittlich 15 Minuten pro Publikation zur Verfügung [5]. Daher wird meistens nur die Kurzzusammenfassung ausgewertet.

Nach Vergabe der kontrollierten Schlüsselwörter werden diese, zusammen mit den bibliographischen Angaben und meistens auch mit dem Abstract, auf Datenträger (Magnetband) gespeichert. Dieser gesamte Vorgang – von der Veröffentlichung der Publikation bis zum Erscheinen der bibliographischen Daten auf einem computerlesbaren Magnetband – dauert bei MEDLINE rund zwei bis vier Monate, im günstigsten Fall vier Wochen. Sowohl die „Tiefe der Indexierung" (d.h. der Zeitaufwand, den der Indexer in eine Publikation investiert), als auch die Zeitspanne zwischen Erscheinungstermin und Verfügbarkeit auf Magnetband, ist abhängig von der Zeitschriftenpriorität: Je renommierter die Zeitschrift, desto schneller und gründlicher wird sie ausgewertet.

Nun können die Daten in alle Welt verbreitet werden. Die drei Hauptvertriebswege sind online-Datenbanken, CD-ROM-Datenbanken und Buchdruck:

– *online-Datenbank:* Der Datenbankbetreiber DIMDI erhält alle 14 Tage Magnetbänder von der NLM und installiert diese auf seinem Datenbanksystem. Dies dauert nochmals zwei Wochen, und dann endlich ist die Datenbank vom Benutzer online abrufbar.

– Ebenso bekommen auch *CD-ROM-Hersteller* Magnetbänder. Die Daten werden in ein Datenbankformat gebracht, auf CD-ROMs „gepreßt" und sind im günstigsten Fall etwa vier Wochen später beim Endverbraucher.

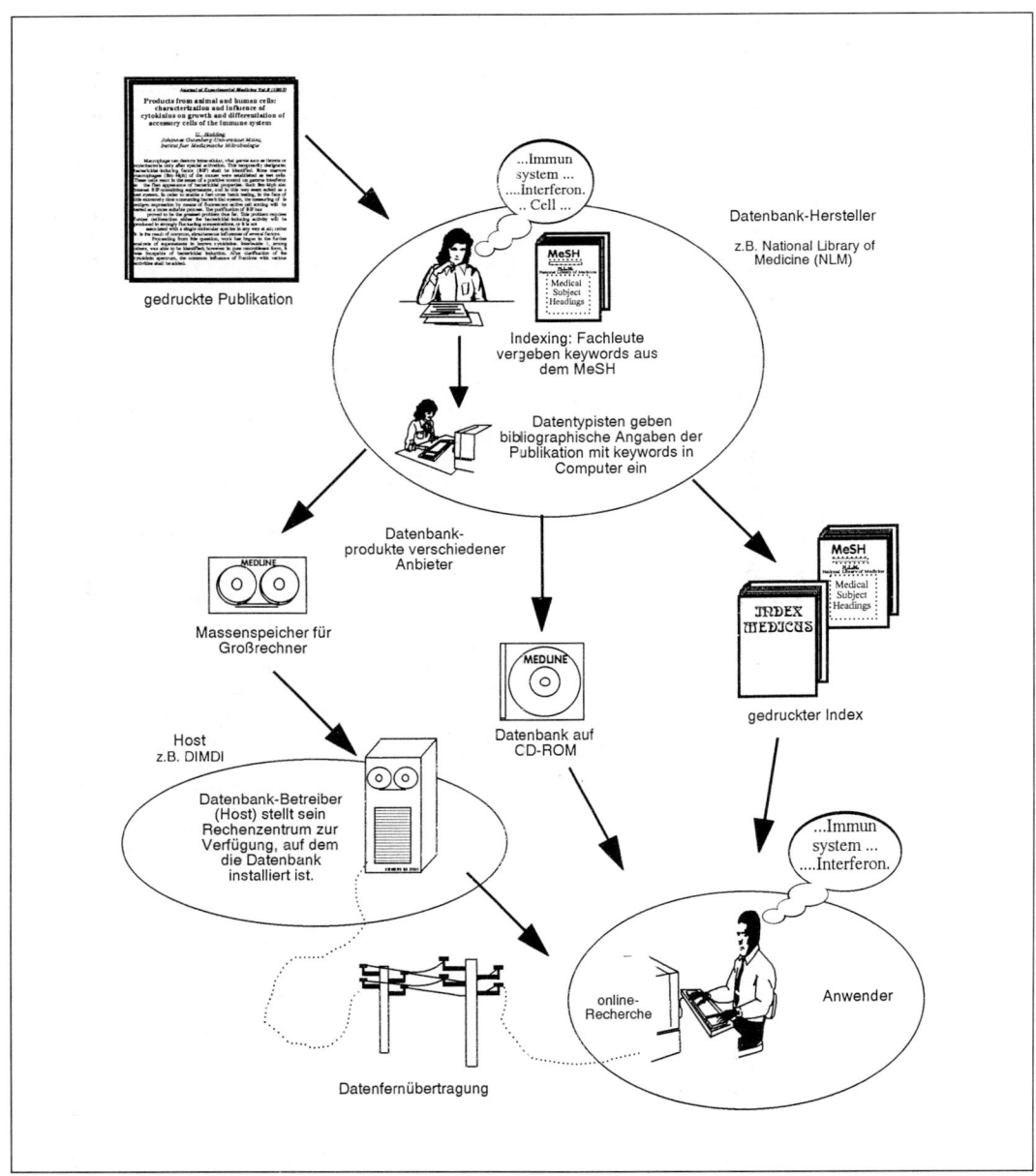

Abb. 3-4   Entstehung einer Literaturdatenbank am Beispiel von MEDLINE.

– Schließlich werden die elektronisch gespeicherten Daten noch an eine *Druckerei* weitergegeben, die die Informationen in Buchform publiziert. Im monatlich erscheinenden gedruckten Index Medicus erscheinen die Zitate allerdings erst sechs bis zwölf Monate nach Veröffentlichung der Originalpublikation.

3.2 Einteilung von Datenbanken

Eine Einteilung der Datenbanken kann nach *inhaltlichen* Gesichtspunkten (z.B. „alle Datenbanken, die Psychologie betreffen"), aber auch nach eher *formalen* Gesichtspunkten

Synopsis: Einteilung der Datenbanken.

Art der Datenbank	Inhalt
Referenzdatenbanken (reference database)	enthalten *Sekundärinformation,* also Verweise auf Primärquellen (Literatur, Organisationen, Spezialisten)
Literaturdatenbanken (bibliographische Datenbanken)	Verweise auf Literatur
– „echte" Literaturdatenbanken, z.B. MEDLINE	für die umfassende Literaturrecherche
– Katalogdatenbanken, z.B. CATLINE	für die Verwaltung von Bibliotheksbeständen
Verweisdatenbank („referral database")	Verweise auf nicht-publizierte Information
– Projektdatenbanken = Forschungsdatenbanken	Verweise auf Institute und Experten
– Adressendatenbanken, z.B. BROKERSGUIDE	Adressen, z.B. Verweise auf Datenbankexperten
– Datenbank-referral-database (= Datenbank-Verweis-Datenbank; z.B. CUADRA, DUNDIS)	Informationen über Datenbanken
Faktendatenbanken (source database, factual database)	enthalten *Primärinformation,* einige jedoch zusätzlich auch Literaturverweise
numerisch	Originaldaten, Statistiken
alpha-numerisch	Textinformationen, evtl. angereichert mit numerischen Daten
– Vokabulardatenbanken (z.B. CHEMLINE: chemische Terminologie)	
– Produktdatenbanken (z.B. ABDA-PHARMA: Arzneimittel)	
– Methodendatenbanken (z.B. PSYTKOM: psychologische Tests)	
– Sequenzdatenbanken (z.B. GenBank, EMBL-Nuc)	
– Volltextdatenbanken (z.B. BGA-PRESSEDIENST, ÄRZTE-ZEITUNG-DATENBANK)	
– andere Faktendatenbanken, wie DIAGNOSIS, INTOX, PDQ	

(„welche Art von Information findet sich in einer Datenbank – nur ein Literaturhinweis, harte Fakten oder ...") geschehen. Um unter den weltweit angebotenen 4500 Datenbanken für eine bestimmte Fragestellung eine geeignete auszuwählen, muß man sich nicht nur klarmachen, in welcher *Wissenschaftsdisziplin* die Antwort zu suchen ist, sondern auch, welche *Art von Informationen* man eigentlich sucht: Genügen Literaturhinweise, oder möchte man doch möglichst alle Fakten im Überblick dargestellt bekommen? Nach diesem rein „formalen" Kriterium kann man zunächst verschiedene Arten von Datenbanken unterscheiden (s. Synopsis). Je nachdem, ob eine Datenbank in erster Linie direkt verwertbare Daten oder „nur" Verweise auf sekundäre Quellen enthält, wird zunächst

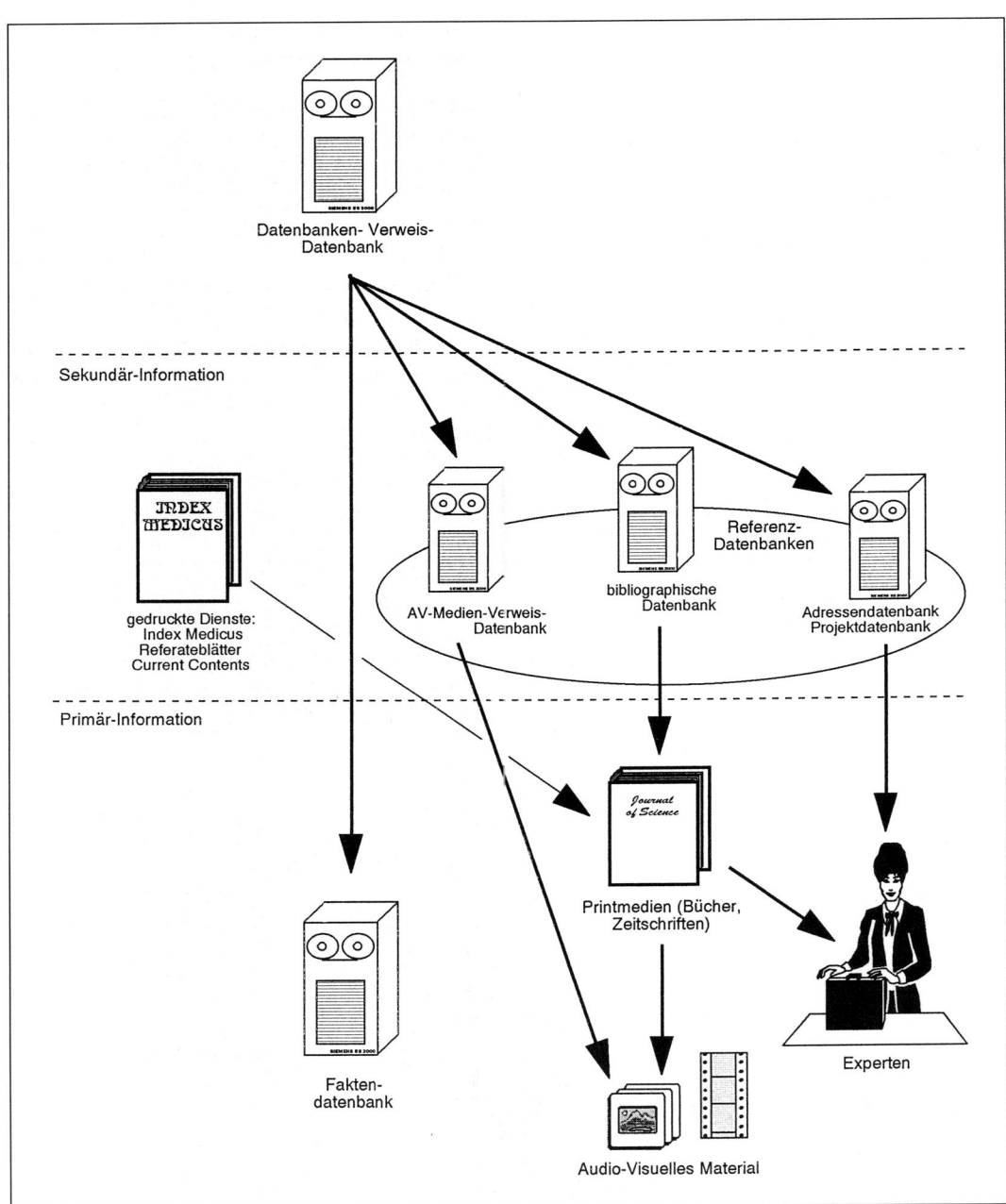

Datenbanken- Verweis-
Datenbank

Sekundär-Information

INDEX
MEDICUS

Referenz-
Datenbanken

gedruckte Dienste:
Index Medicus
Referateblätter
Current Contents

AV-Medien-Verweis-
Datenbank

bibliographische
Datenbank

Adressendatenbank
Projektdatenbank

Primär-Information

Journal
of Science

Printmedien (Bücher,
Zeitschriften)

Fakten-
datenbank

Experten

Audio-Visuelles Material

nach Fakten- und Referenzdatenbanken unterteilt.

3.2.1 Referenzdatenbanken

Referenzdatenbanken enthalten grundsätzlich *Sekundärinformation*, d.h. sie *verweisen* auf Primärquellen wie Literatur, Institute,

Abb. 3-5 Primär- und Sekundärinformation in Datenbanken. Faktendatenbanken enthalten generell Primärinformation. Referenzdatenbanken (z.B. Literatur-, Adressen- und Projektdatenbanken) verweisen dagegen immer auf eine sekundäre Quelle, sie enthalten also „Sekundärinformation". Ein Pfeil heißt „verweist auf".

Organisationen, Datenbanken (Abb. 3-5). Man unterscheidet

- Literaturdatenbanken d.h. (bibliographische Datenbanken)
- Verweisdatenbanken (referral databases)

Literaturdatenbanken

Synonym: bibliographische Datenbanken; Beispiel: MEDLINE

Diese Datenbanken enthalten Verweise auf Primärliteratur (meist wissenschaftliche Veröffentlichungen). Die typische Fragestellung an solche Datenbanken ist (z.B. anläßlich einer Recherche für Dissertation, Habilitation, Diplomarbeit, Vortrag): „Was ist bisher zum Thema XY weltweit publiziert worden?".

Manche Literaturdatenbanken enthalten auch Hinweise auf audio-visuelles Material (Beispiel: BIOETHICSLINE) oder andere Medien, es handelt sich dann allerdings nicht mehr um eine „reine" Literaturdatenbank im engeren Sinn. Indirekt wird – da in den Publi-

kationen meist die Institutsadresse des Autors angegeben ist – auch auf Experten verwiesen.

Struktur der Datenbank Eine klassische, sogenannte „datensatzorientierte" Literaturdatenbank ist folgendermaßen organisiert (Abb. 3-6 und 3-7):

Pro erschienener Veröffentlichung enthält die Datenbank einen *Eintrag* (*entry*), d.h. einen bibliographischen Verweis auf die jeweilige Publikation. Ein solcher Verweis bildet eine „Dokumentationseinheit" (oder einfach ein „Dokument"). In einer Literaturdatenbank entspricht eine solche Dokumentationseinheit einem sogenannten *Datensatz* (*record*).

Abb. 3-6 Allgemeine Struktur einer Datenbank: Jeder Datenbankeintrag (z.B. Literaturhinweise) steht auf einer „Karteikarte" (dem Datensatz, „record"). Bestimmte Einzelinformationen (z.B. Autor, Titel usw.) stehen auf der Karte in speziellen Feldern („fields"). Alle Karten zusammen bilden den „Karteischrank" (die Datenbank), der nochmals in verschiedene „Schubladen" (Teildatenbestände, „subfiles") aufgeteilt sein kann.

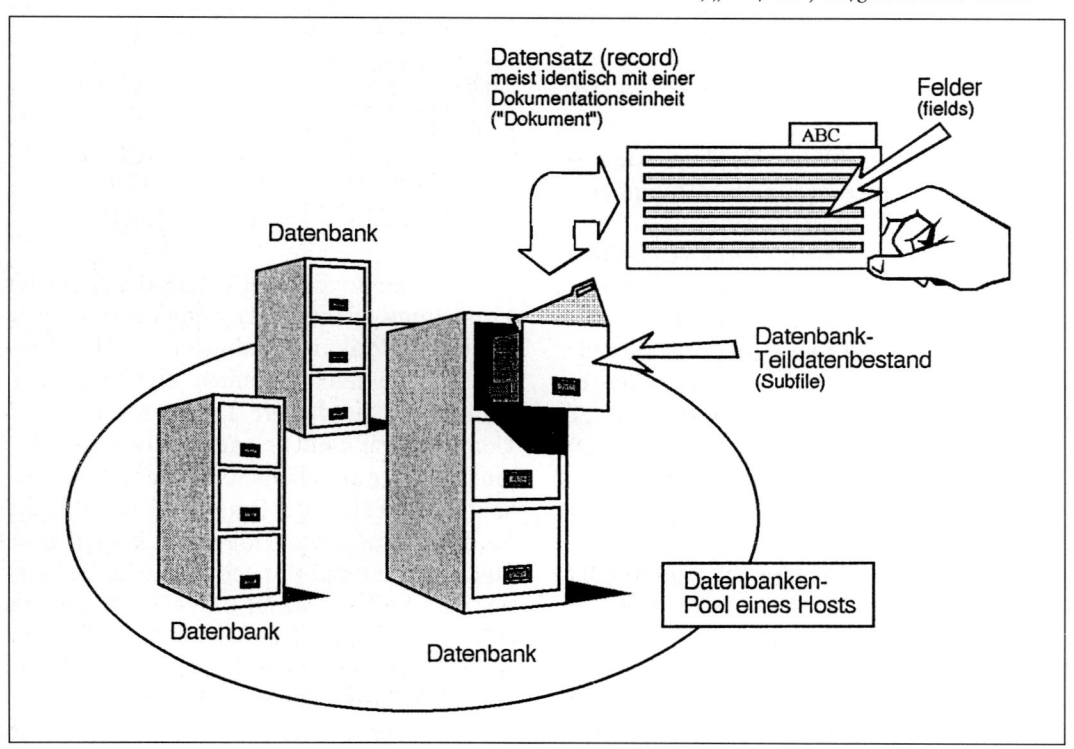

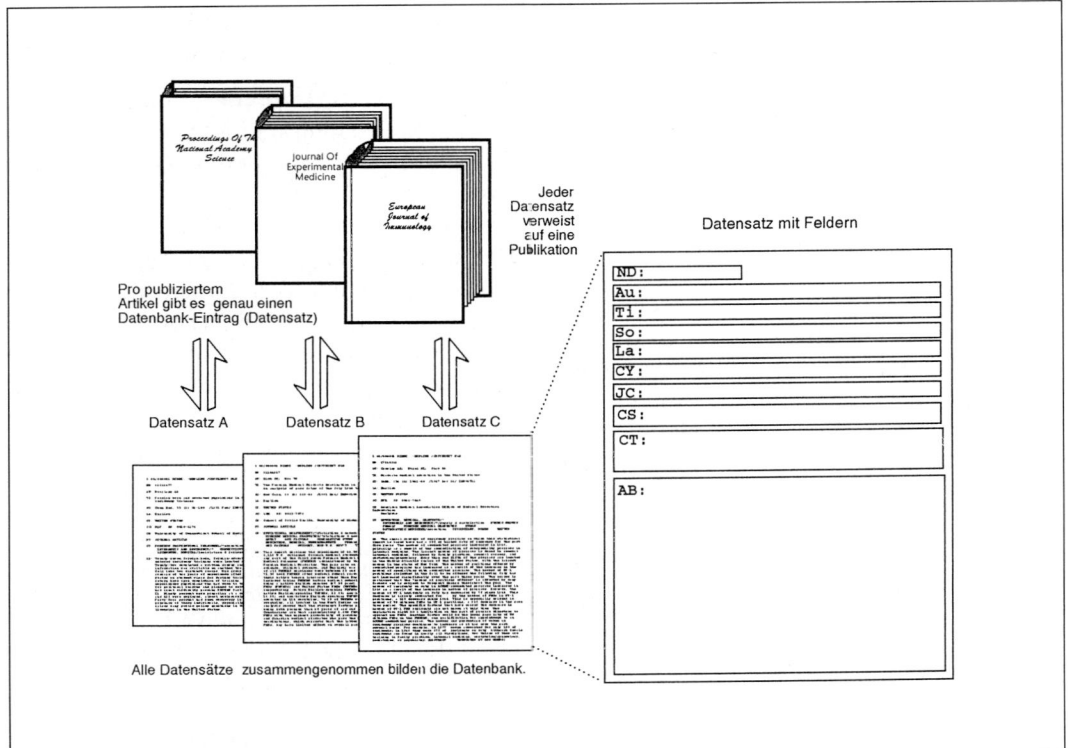

Abb. 3-7 Aufbau einer Literaturdatenbank. Eine bibliographische Datenbank (Literatur-datenbank) enthält Verweise auf Publikationen. Die einzelnen bibliographischen Angaben finden sich in Datensatzfeldern, z.B. der Autor im Feld „Au", der Titel im Feld „Ti", die Kurzzusammenfassung im Feld „Ab" usw.

Die Einzelinformationen, z.B. „Autor", „Titel" oder „Zeitschrift", finden sich jeweils in den dafür vorgesehenen Datenbankfeldern (fields) der entsprechenden Dokumentationseinheit.

Allgemein gesprochen: Jede Datenbank (nicht nur eine Literaturdatenbank) besteht aus vielen gleichstrukturierten Datensätzen. Jeder Datensatz ist wie ein gedrucktes Formular in Felder unterteilt, alle Datensätze der Datenbank haben dieselbe Feldstruktur. Die Inhalte der Felder beschreiben jeweils ein Objekt; innerhalb eines Feldes kommt dabei nur ein Datentyp vor (Zahl, Text usw.).

Struktur der Datensätze Da die Struktur der Datensätze einer Datenbank untereinander gleich ist, wird der Aufbau einer Datenbank (= Sammelsurium von gleichstrukturierten Datensätzen!) schon durch die Angabe eines einzigen Datensatzes hinreichend

beschrieben. In diesem Buch ist daher bei der Vorstellung wichtiger Datenbanken auch je ein Beispieldokument abgebildet. Aber Vorsicht: Es müssen nicht immer alle Felder ausgefüllt sind, und leere Felder werden vom Computer gar nicht erst ausgegeben. Ein Originaldokument stellt daher immer nur die „essentiellen" Felder der Datenbank dar, d.h. die Felder, die in diesem Dokument besetzt sind. Und noch einmal Vorsicht: Eine Datenbank wie zum Beispiel MEDLINE existiert oftmals in verschiedenen „Versionen" (zum Beispiel online-Version, SilverPlatter-Version auf CD-ROM, usw.), die sich teilweise erheblich voneinander unterscheiden: Ein Vergleich der beiden MEDLINE-Dokumente in Abbildung 4-4 und 4-5 zeigt, daß das Feld „CT:" der DIMDI-Version in der SilverPlatter-Version „MeSH:" heißt, das Feld GE für das „Gene-Symbol" entspricht dem Feld GS bei Silver-Platter, ND (Document Number) entspricht AN usw. (vgl. Tab. 4-1). Sogar die Schreibweise der Schlagworte und der Autorennamen (einmal mit Bindestrichen, einmal ohne) differieren.

Struktur der Felder Die Information in den Feldern kann man in zwei große Gruppen einteilen:
- die *formalen bibliographischen Angaben* (z.B. Autor, Titel, Zeitschrift, Seitenzahlen)
- die sogenannten *inhaltserschließenden Felder*: Die Inhaltsbeschreibung erfolgt vor allem in Form von „Schlüsselwörtern" (syn. Schlagwörter, keywords, controlled terms, MeSH = Medical Subject Headings), die vergeben werden, um das im Dokument enthaltene Wissen mit einem sehr begrenzten, kontrollierten Vokabular zu repräsentieren. Schlagwörter sind zum Beispiel „T-cells", „transgenic mice" etc. Als inhaltsbeschreibende Informationen können aber auch der Titel und der (nicht immer vorhandene) Abstract angesehen werden.

In der Regel führt eine Suche in einer Literaturdatenbank ausgehend von inhaltsbeschreibenden Suchbegriffen (die in den entsprechenden Feldern wie keyword-Feld, Titel und Abstract ermittelt werden) zu den bibliographischen Angaben.

Die Aufteilung der verschiedenen Informationskategorien in Felder findet man nicht nur bei Literaturdatenbanken, sondern auch beispielsweise bei Fakten- oder Volltextdatenbanken. Der Eintrag verschiedenartiger Information in verschiedene Datenfelder hat den Vorteil, daß man gezielter und spezifischer suchen kann. Will man zum Beispiel die Publikation eines Autors namens KOHL ermitteln, so würden – wären Autorenname und Schlüsselwörter nicht in Feldern voneinander getrennt – nicht nur sämtliche Artikel mit

dem Verfasser namens Kohl herausgesucht, sondern auch einige deutschsprachige Publikationen, die sich mit der gleichnamigen Kreuzblütlergattung Brassica oleracea (gemeint ist das Gemüse) befassen und daher das inhaltsbeschreibende Stichwort KOHL aufweisen.

Katalogdatenbank Eine besondere Untergruppe von Literaturdatenbanken sind die Katalogdatenbanken (Beispiel: CATLINE). Katalogdatenbanken sind dem Inhalt nach bibliographische Referenzdatenbanken, da auch sie Sekundärinformation (s.o.) enthalten, d.h. neben inhaltsbeschreibenden Schlagwörtern und eventuell Abstracts lediglich die bibliographischen Angaben und keine „harten Fakten". Katalogdatenbanken enthalten aber, im Gegensatz zu einer „echten" Literaturdatenbank wie MEDLINE, nicht die Daten *aller* auf einem bestimmten Gebiet erschienenen Publikationen, sondern lediglich die in einer bestimmten Bibliothek vorhandenen. CATLINE ist beispielsweise die elektronische Version des Gesamtbestand-Katalogs der National Library of Medicine (NLM), Bethesda/USA (Bücher und Serien aus dem Bereich Medizin). Abstracts sind hier nur bei etwa 1% der Dokumente im Computer abrufbar.

Handelt es sich bei einer Katalogdatenbank um einen *online* öffentlich zugänglichen Katalog einer Bibliothek, so spricht man auch von OPACs (vgl. Kap. 7.3.2).

Verweisdatenbanken (referral databases)

Synonyme: nicht-bibliographische Referenzdatenbanken, Hinweisdatenbanken

Verweisdatenbanken sind Datenbanken, die zwar Sekundärinformation (Verweise) enthalten, aber dennoch keine Literaturdatenbanken sind, da sie auf *nicht-bibliographische* Primärinformation verweisen, also entweder auf nicht publizierte oder aber auf zwar publizierte, aber nicht gedruckte Primärinformation (d.h. veröffentlicht in non-Printmedien, z.B. audio-visuelles Material). Unter

```
3.00/000001 ECHO: -DUNDIS /COPYRIGHT ECHO
RT   : D
AC   : MISTR
NA   : Management Information System for the Special Programme for Research
       and Training in Tropical Diseases (Database)
ORG  : WHO
DEP  : UNDP/World Bank/WHO Special Programme for Research and Training in
       Tropical Diseases
DAC  : TDR
CP   : Dr. K. Hata, Management Officer (Information), TDR
AD   : WHO
       20, avenue Appia
       1211  GENEVA  27
CY   : Switzerland
CA   : UNISANTE GENEVA
TX   : 27821 oms
TE   : + 41 22/791 21 11; 791 37 74
TF   : + 41 22/791 07 46
STA  : Operational
SY   : 1978
IT   : In-house (programme classification and region, country tables)
PR   : Management summary report; List of TDR funded projects
AV   : UN system organizations; external users with restrictions
CT   : DISEASES
GC   : Worldwide
BIS  : 10 HEALTH
TY   : Bibliographic; factual; referral
LOC  : ICC
TS   : 1975 - present
TOT  : 8,000 project/proposal records
FR   : Continuously
AY   : 500 - 800
LA   : English
DM   : Diskette; magnetic tape; online; printout
HOST : ICC
OP   : Management Information Service for the Special Programme for Research
       and Training in Tropical Diseases
```

Abb. 3-8 Beispiel einer Datenbankenverweis-Datenbank. Die Datenbank DUNDIS enthält sämtliche Datenbanken der UNO. Der Beispieleintrag zeigt einen Datensatz, der auf eine WHO-Datenbank verweist.
Felder der Datenbank: RT = Record Type, AC = Acronym, NA = Database Name, ORG = Organisation Name, DEP = Department Name, DAC = Department Acronym, CP = Contact Person, AD = Address, CY = Country, CA = Cable, TX = Telex, TE = Telephone, TF = Telefax, STA = Database Status, SY = Start Year, IT = Indexing Tools, PR = Printed Products, AV = Availibility, CT = Controlled Terms, GC = Geographic Coverage, BIS = Subject Code, TY = Database Type, LOC = Location, TS = Time Span, TOT = Records, FR = Update, AY = added documents/year, LA = Language, DM = Distribution Media, HOST = Host Name, OP = Operator of database.

nicht-publizierter Primärinformation kann man beispielsweise Forschungsvorhaben, Verweise auf Organisationen, Individuen (z.B. Experten), Institute u.a. verstehen. Im deutschen Schrifttum ist der Ausdruck „nicht-bibliographische Referenzdatenbank" üblich.

Projektdatenbanken

Synonym: Forschungsdatenbanken; Beispiele: FORKAT, BIOREP
Zwar ist es einerseits oft von Vorteil, wenn mehrere Forschergruppen an denselben Fragestellungen arbeiten, insbesondere wenn drängende Probleme eine schnelle Antwort verlangen (z.B. in der AIDS-Forschung), in vielen Fällen ist es aber sinnvoller, Gelder in noch unbeackerte Felder zu stecken. Um Doppelentwicklungen zu vermeiden oder auch um für bestimmte Fragestellungen Experten zu finden, sind Forschungsdatenbanken ein überaus hilfreiches Mittel. Sie enthalten in der Regel pro Forschungsvorhaben einen Datensatz (record), in dessen Feldern Informationen über die wissenschaftliche Fragestellung, Namen der beteiligten Wissenschaftler, Adresse der Forschungseinrichtung, gegebenenfalls auch Förderungsmittel und -volumen zu finden sind. Als Beispiele seien genannt:

– die FORKAT-Datenbank des BMFT (Bundesministerium für Forschung und Technologie; Host: STN)
– die Datenbank BIOREP, die Forschungsvorhaben der EG enthält (Host: ECHO – s. abgebildetes Beispieldokument, Abb. 3-11)

Adressendatenbanken

Beispiel: BROKERS-GUIDE
Adressendatenbanken können ebenfalls als Verweisdatenbanken bezeichnet werden, da sie auf Institute oder Experten verweisen. Die Datenbank BROKERS-GUIDE beim Host ECHO beispielsweise enthielt alle Informationsvermittler in Europa, zusammengestellt von der European Information Industry Association (diese Datenbank wurde kürzlich aufgelöst und die Datensätze in die Datenbank IM-GUIDE übernommen).

Datenbanken-Verweisdatenbank

Synonym: nicht-bibliographische Referenzdatenbank, die auf Datenbanken verweist (Datenbanken-Verzeichnisdatenbank); Beispiele: CUADRA (Cuadra Directory of Databases), DUNDIS (Directory of United Nations Databases and Information Systems). Das weltweite Datenbankangebot ist mittlerweile so unüberschaubar geworden, daß man dazu übergegangen ist, Informationen über die Datenbanken auch elektronisch zu speichern und online anzubieten. Es gibt also Datenbanken, die nichts anderes enthalten, als Informationen über Datenbanken. Der bekannte Datenbankführer von Cuadra/Elsevier (s. Kap. 3.4.1) liegt beispielsweise auch als online-Datenbank CUADRA vor und ist abfragbar bei den Hosts DATA STAR und QUESTEL. CUADRA enthält Beschreibungen und Informationen zu derzeit 4200 internationalen Datenbanken mit Name und Adresse des jeweiligen Herstellers sowie der Datenbankbetreiber.
Manche „Datenbankenverweis-Datenbanken" beinhalten jedoch nicht *alle* weltweit abrufbaren Datenbanken, sondern nur eine Teilmenge von ihnen; die beschriebenen Datenbanken werden dafür um so ausführlicher dargestellt. DUNDIS ist beispielsweise eine Datenbank, in der alle 547 Datenbanken der Vereinten Nationen gespeichert sind (Abb. 3-8). Sie kann entweder auf Primärinformation (Faktendatenbanken) verweisen (bei diesem Verweis handelt es sich dann also um Sekundärinformation), oder sie verweist auf Sekundärinformation (Literaturdatenbanken): Bei diesem „Verweis auf den Verweis auf die Publikation" handelt es sich sogar um „Tertiärinformation".

3.2.2 Faktendatenbanken

Synonyme: source database, factual database
Faktendatenbanken enthalten immer die Primärinformation selbst (Abb. 3-9). Sie können, je nach „Datentyp" der in einer Faktendatenbank enthaltenen Information, weiter unterteilt werden in *numerische* und *alphanumerische* (= textlich-numerische) Faktendatenbanken. Numerische Faktendatenbanken können beispielsweise statistische Daten oder physikalische Materialdaten enthalten. In der Medizin kommt es dagegen meist auf Textinformation an, daher gehören die uns interessierenden Datenbanken häufiger zur Gruppe der alpha-numerischen Faktendatenbanken.

Alpha-numerische Faktendatenbanken

Beispiele: ABDA PHARMA, INTOX (Pharmakologie, Toxikologie), PDQ (Physician Data Query), DIAGNOSIS (medizinische Fakten), BEILSTEIN (Fakten und Strukturen organischer Substanzen).
Zwar liefert natürlich letztendlich jede Datenbank Informationen und damit Fakten. Ein wichtiger Unterschied zwischen Fakten- und Literaturdatenbank besteht, wie oben ewähnt, darin, daß eine Faktendatenbank *Primärinformation* liefert – anders als eine bibliographische Referenzdatenbank, die in der Regel nur Sekundärinformation (also z.B. Literaturhinweise) ausspuckt. Darin liegt der große Vorteil einer Faktendatenbank: Information ist direkt präsent und braucht nicht

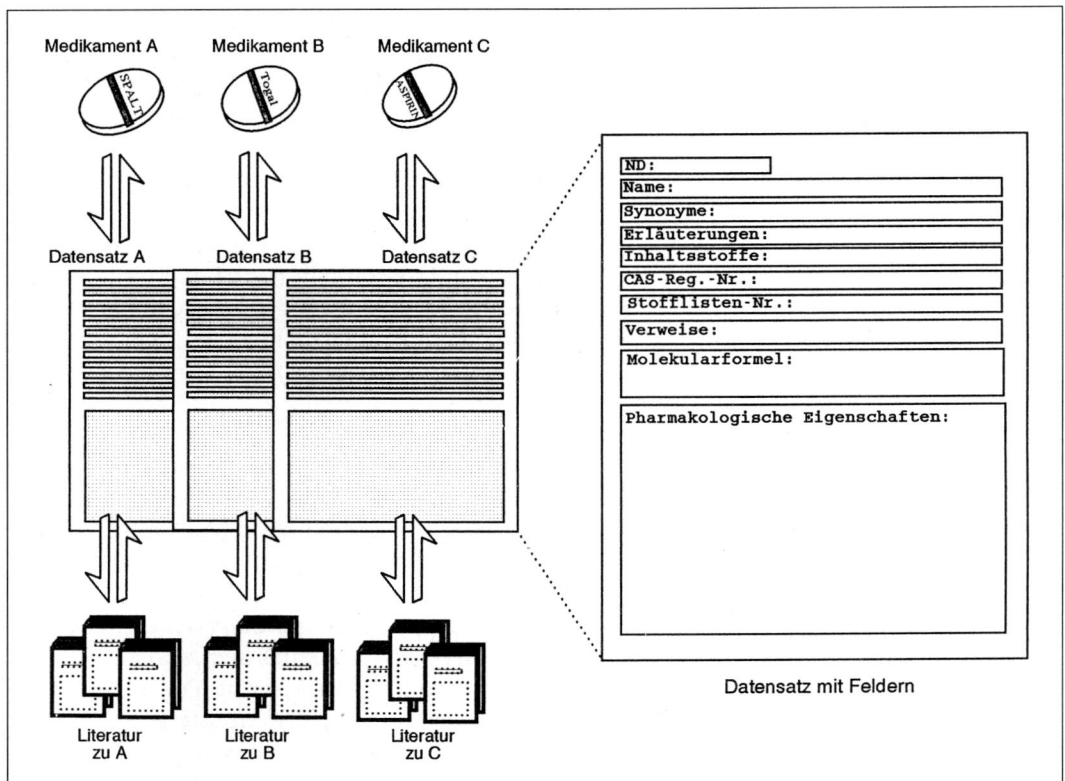

Abb. 3-9 Aufbau einer Faktendatenbank.
Faktendatenbanken enthalten Primärinformation;
sie verweisen also nicht nur auf eine sekundäre
Quelle, sondern enthalten direkt die gesuchte
Information. Eine Medikamentendatenbank ist
beispielsweise nach Arzneimitteln organisiert: Für
jedes Medikament existiert genau ein Datensatz,
jeder Datensatz enthält gleichstrukturierte Einzel-
informationen aufgeteilt in Feldern. Enthält eine
Faktendatenbank auch Literaturhinweise, so
verweist ein Datensatz meist auf mehrere Ver-
öffentlichungen – im Gegensatz zur biblio-
graphischen Datenbank.

erst durch das Nadelöhr der Literaturbestellung beschafft werden.

Das Charakteristikum einer Faktendatenbank ist, daß pro Faktum (z.B. ein Medikament) nur genau *ein* Dokument vorliegt, in dem alle bekannten und relevanten Daten zusammengefaßt werden, während bei einer Literaturdatenbank die Informationsbausteine auf mehrere Dokumente verteilt sind. So findet sich in einer Medikamentendatenbank wie ABDA PHARMA unter dem Schlagwort Aspirin genau *ein* Dokument (auch hier record oder „Datensatz" genannt), in dessen Feldern (fields) alle nur erdenklichen Informationen über dieses Medikament abrufbar sind, wie z.B. Pharmakodynamik und Pharmakokinetik, chemische Zusammensetzung, Applikationsform etc. Sucht man dagegen in einer bibliographischen Datenbank wie MEDLINE nach demselben Faktum (z.B.

„Zeige mir alles, was über Aspirin publiziert wurde"), so bekommt man als Antwort meist einen unübersichtlichen „Wust" an Publikationen, die sich zum Teil auch inhaltlich überschneiden.

Ein weiteres Beispiel für eine Faktendatenbank ist BIFOS (Betäubungsmittelrecht-Informationssystem; Host: DIMDI) mit etwa 100 000 anonymisierten Einträgen über Fälle von Drogenmißbrauch in Deutschland. Hier wird pro Verstoß gegen das BtMG ein Dokument mit allen für die Rechtsprechung und Bewertung des Drogenfalls notwendigen Informationen (Betäubungsmittel, Tatbestand, anonymisierte Täterdaten, Gerichtsdaten, Strafe etc.) gespeichert. Ein solcher Datenbestand wird selten nach einer bestimmten Einzelinformation durchsucht und dann „dokumentweise" ausgegeben, sondern dient als Grundlage einer statistischen Auswertung: Beispielsweise kann die Altersstruktur der Kokainabhängigen in München ermittelt werden o.ä.

Sonderformen von alpha-numerischen Faktendatenbanken

Wichtige Sonderformen einer Faktendatenbank sind:
– Vokabulardatenbanken
– Produktdatenbanken
– Methodendatenbanken
– Sequenzdatenbanken
– Volltextdatenbanken
– Graphikdatenbanken

Vokabulardatenbanken

Synonym: Terminologiedatenbanken; Beispiel: CHEMLINE (Chemical Dictionary Online)
Auf CHEMLINE ist nahezu die gesamte chemische Terminologie abgespeichert, d.h. Vorzugsbezeichnungen, Synonyme, Summenformel, CAS-Reg.-Nummern etc. von über einer Million bekannten Substanzen. Besonders wertvolle Dienste leistet CHEMLINE auch beim Retrieval in anderen Datenbanken wie in der Toxikologie-Datenbank TOXALL, wenn der Rechercheur nach einer bestimmten chemischen Substanz sucht und dazu Synonyme oder z.B. die CAS-Nummer ermitteln muß. Die meisten Vokalbulardatenbanken (sog. companion vocabulary files) enthalten den *Thesaurus* (also eine Zusammenstellung der erlaubten keywords bzw. das „kontrollierte Vokabular"; s. Kap. 6.1.2) einer speziellen Fachdatenbank.

Produktdatenbanken

Synonym: Firmendatenbanken; Beispiele: BIOQUIP, ABDA PHARMA
In der Regel enthalten diese Datenbanken Fachinformationen verschiedener Firmen über ihre Produkte. Die Fragestellung an eine solche Datenbank lautet in der Regel „Wer liefert was?". Für den Mediziner besonders interessant sind die Produkte der Pharma-Hersteller. Diese Produkte sind in speziellen Arzneimittel-Datenbanken abrufbar (z.B. die Apotheker-Datenbank ABDA PHARMA), deren Informationsgehalt weit über vergleichbare Publikationen (wie der „Roten Liste" des Bundesverbandes der Pharmazeutischen Industrie e.V.) hinausgeht.

Methodendatenbanken

Beispiel: PSYTKOM (Kompendium psychologischer und pädagogischer Testverfahren). PSYTKOM enthält Angaben zu mehr als 2300 deutschsprachigen oder ins Deutsche übertragenen psychologischen Testverfahren, z.B. Entwicklungs-, Intelligenz-, Sporttests, neuropsychologische, psychiatrische, und psychometrische Persönlichkeitstests u.v.m. Neben Angaben zu theoretischem Hintergrund, Gütekriterien (Validität, Reliabilität, Objektivität etc.), Durchführung (Zeitaufwand, Altersbereiche, Material, Voraussetzungen u.a.), Auswertung, Anwendungsmöglichkeiten und einer Zusammenfassung, finden sich Quellenangaben und Literaturhinweise zu den jeweiligen Testverfahren.

Molekularbiologische Sequenzdatenbanken

Beispiel: GENBANK
Die biochemische Charakterisierung der Moleküle des Lebens gewinnt in der biomedizinischen Forschung zunehmend an Bedeutung. Für nahezu jede Art von Biopolymeren gibt es mittlerweile Datenbanken, in denen die Sequenzen der einzelnen Bausteine recherchiert und direkt abgerufen werden können. Beispielsweise beinhalten bestimmte molekularbiologische Faktendatenbanken

die Nukleinsäuresequenz von Genen, die Aminosäuresequenz von Proteinen oder die lineare Struktur von Polysacchariden.

Oft sind in diesen Datenbanken die Sequenzen schon abrufbar, bevor überhaupt die Publikation in einer Zeitschrift erschienen ist. Manchmal sogar *muß*, wie im Fall von Nukleotidsequenzen, die in der Zeitschrift Nucleic Acids Research veröffentlicht werden sollen, die Sequenz vom Wissenschaftler erst an den Datenbankhersteller (hier beispielsweise an EMBL) übermittelt werden. Dieser prüft nochmals nach, ob die Struktur wirklich neu ist und vergibt dann eine Accession-Number, die den entsprechenden Genabschnitt in Zukunft identifiziert (s. Kap. 5.2.2). Erst wenn diese Accession-Number vergeben worden ist, kann das Manuskript über die Sequenz zur Publikation eingereicht werden. Das Lesen der entsprechenden Publikation wird natürlich trotz vorhandener molekularbiologischer Faktendatenbanken nicht überflüssig, denn es findet sich in den Datensätzen der Datenbank niemals der Volltext der entsprechenden Publikation. Erläutern jedoch die Autoren in der Publikation die Eigenschaften bestimmter Sequenzabschnitte, z.B. die Funktion einer Proteinuntereinheit oder die Bedeutung einer Genregion (Exon, Intron, Promoter, etc.), so werden diese in einer *feature table* zusammengefaßt und erscheinen auch in der Datenbank (vgl. Kap. 5.2.2). In den allermeisten Fällen erscheinen außerdem in Sequenzdatenbanken zumindest die kompletten bibliographischen Daten der entsprechenden Publikation.

Volltextdatenbanken

Beispiel: BGA-PRESSEDIENST

Der Begriff Volltextdatenbank besagt zunächst einmal nur, daß alle Informationen der zu dokumentierenden Einheit (= des Artikels) in abrufbarer Form im Computer vorliegen (es handelt sich also um Primärinformation) und nicht lediglich mit einem Literaturhinweis auf entsprechende „Print-" oder andere Medien verwiesen wird. Unter diesem Aspekt, näm-

lich daß Volltextdatenbanken „Primärinformation" bieten, kann man sie zu den textlichen Faktendatenbanken (im weitesten Sinn) zählen.

Die ersten in ökonomischer Hinsicht erfolgreichen Volltextdatenbanken stammten aus dem Bereich der Rechtswissenschaften, so z.B. die amerikanische „Mead Data Central (MDC) LEXIS-database". Sie ist nicht nur eine der größten Datenbanken der Welt überhaupt, sondern sie war auch eine der ersten – sie ist seit 1960 im Einsatz. Für Juristen sind Volltextdatenbanken deshalb so wichtig, weil sie im Zusammenhang mit Gesetzestexten auch stets ausführliche und vollständige „Präzedenzfall"-Beschreibungen benötigen, um die Gesetze anwenden zu können.

Heute gewinnen – mit zunehmender Leistungsfähigkeit der Großrechner – Volltextdatenbanken immer mehr an Bedeutung. Es gibt Publikationen, die nicht nur in gedruckter Form vorliegen, sondern auch sofort nach Erscheinen als Datenbank zur Verfügung stehen: beispielsweise Ärzte-Zeitung, VDI-Nachrichten, Wirtschaftswoche oder auch Nachrichten der Deutschen Presseagentur sowie Pressemitteilungen des Bundesgesundheitsamts. Außerdem stehen viele ausländische Zeitungen wie The Guardian, USA Today, New York Times, Wall Street Journal, Newsweek, U.S. News and World Report und Agenturen (Associated Press [AP], United Press International [UPI]) und sogar die ehemalige DDR-Nachrichtenagentur ADN zur Verfügung. Abrufbar sind z.B. vollständige medizinische Fachzeitschriften (z.B. New England Journal of Medicine, Lancet) oder sogar Enzyklopädien (Encyclopaedia Britannica, Academic American Encyclopaedia). Über das Internet (s. Kap. 7.3) kann man auch ganze Bücher, einschließlich Bibel und Koran, online lesen („Gutenberg-Projekt").

Genereller Vorteil von Volltextdatenbanken gegenüber Druckwerken: Nach einer bestimmten Information kann in Sekundenschnelle gesucht werden – wobei selbstverständlich auch eine retrospektive Recherche möglich ist. Dennoch wird auch in absehbarer Zukunft nicht völlig auf Druckerzeugnisse verzichtet werden, denn die elektronische Publikation hat bislang noch einen entscheidenden Nachteil gegenüber bedrucktem Papier: Abbildungen können in einer herkömmlichen online-Datenbank nicht gespeichert bzw. abgerufen werden, da Datenbanken und Terminalprogramme bislang meist nur alpha-numerische Zeichen (ASCII-Zeichen) verarbeiten, die keine Abbildungen zulassen. Ausnahme sind die Graphikdatenbanken für spezielle Einsatzgebiete (s.u.).

Graphikdatenbanken

Beispiel: PATGRAPH
In dieser Datenbank werden die technischen Zeichnungen aus Patentschriften in Form von Zahlenangaben (Vektordaten) gespeichert, die mittels einer speziellen Software am heimischen Rechner wieder zur Graphik „zusammengesetzt" werden können. In ähnlicher Weise kann man beim Host DIALOG Warenzeichen-Graphiken aus der Datenbank TRADEMARKSCAN recherchieren.

Exkurs: ADONIS-Bilder

Eine Datenbank der besonderen Art ist die auf CD-ROM erhältliche, wöchentlich neu erscheinende ADONIS-Disc. Auf dieser finden sich die 450 wichtigsten biomedizinischen Zeitschriften Seite für Seite als „digitalisiertes Bild". Auf eine CD-ROM passen über 10 000 Zeitschriftenseiten, einschließlich Text, Tabellen und Abbildungen. Spätestens drei Wochen nach Erscheinen der gedruckten Publikation liegt sie auch auf CD-ROM vor. Viele kleinere Bibliotheken sind dazu übergegangen nur noch die ADONIS-Discs zu beziehen, anstatt die Orginal-Zeitschriften zu abonnieren. Dies spart nicht nur Platz, sondern erspart dem Benutzer auch das zeitaufwendige Kopieren: Der Anwender kann die gewünschten Zeitschriftenseiten direkt von der ADONIS-Disc ausdrucken und spart sich das Aufsuchen und Kopieren der Orginalzeitschriften. Pro ausgedruckter Seite müssen allerdings Kopiergebühren an den Verlag abgeführt werden; diese liegen bei 4 bis 11 DM pro Seite. Auch die Jahresgebühr von derzeit etwa 22 000 DM im Jahr für das ADONIS-Abonnement machen das System für den Privatanwender noch zu teuer.
Da der Text der eingescannten Zeitschriften als *Bild* vorliegt, kann nicht nach Wörtern im Volltext gesucht werden. Es wird lediglich ein Autoren- und Titelindex geführt, so daß nach Wörten im Titel oder nach Autoren gesucht werden kann. Eine andere Möglichkeit

ist, die Datenbank EMBASE (s. Kap. 4.1.2) heranzuziehen, da dort immerhin auch der Abstract suchbar ist. Da EMBASE auch die ADONIS-Nummer des Artikels angibt, kann jeder in EMBASE gefundene Artikel leicht auf der ADONIS-Disc gefunden werden.
Wünschenswert wäre die Möglichkeit, in Zukunft auch auf die Bilddaten online zurückgreifen zu können, d.h. sich von einer Adonis-Online-Datenbank auch die entsprechenden Pixel-Daten für das Abbild der Publikation übermitteln lassen zu können. Das Problem hierbei besteht in der immensen Datenflut und in der daraus resultierenden langen Übertragungsdauer, die für eine einzige Seite mehrere Minuten in Anspruch nehmen kann.
Weitere Informationen zu ADONIS bei: ADONIS B.V., Postbox 839, NL 1000 AV Amsterdam

3.3 Informationsvermittlungsstellen und Informationsbroker

Informationsvermittlungstellen (IVS)

Eine (meist kostenintensivere) Alternative zur eigenständigen Recherche ist die Möglichkeit, sich an professionelle Informationsvermittler (Informations-„Makler", „Broker", professionelle Searcher) zu wenden, die sich (mehr oder minder) hauptberuflich mit Datenbanken beschäftigen, über entsprechendes Fachwissen verfügen und Recherche-Erfahrung aufweisen. Es gibt verschiedene Arten von Informationsvermittlern. In der Regel muß man jedoch je nach „Ausführung" bei mindestens einer der drei Faktoren „Kostengünstigkeit", „Geschwindigkeit" oder „Effektivität" (d.h. die Wahrscheinlichkeit, möglichst nur relevante Publikationen recherchiert zu bekommen) Abstriche machen:
– *Freiberufliche* (kommerzielle) Broker: Teuer, schnell, effektiv.
– *Öffentliche/staatliche* IVS, meist an Universitätsbibliotheken und/oder Rechenzentren: Zu den Aufgaben der Universitäten gehört die Vermittlung von Information aus Fachdatenbanken. Daher gibt es an jeder Universität eine IVS. Diese arbeiten zwar preiswert, sind aber oft langsam und nicht immer effektiv, weil meist keine medizinisch, sondern nur bibliothekarisch oder für Datenbanken-Nutzung ausgebil-

dete Fachkräfte zur Verfügung stehen.
- Angestellte der *Datenbankbetreiber*, z.B.
  DIMDI: Sehr effektiv, mitttelteuer, relativ
  langsam (Postweg).
- Angestellte einiger *großer Konzerne, Firmen, Institute*: Hier arbeiten oft doppelt
  (Naturwissenschaft/Datenbanken) qualifizierte Fachkräfte; diese IVS sind allerdings
  meist nur für eingeschränkten Benutzerkreis zugänglich.

Oft kann zwar eine lange Erfahrung des Brokers mit online-Recherchen mangelndes medizinisches Fachwissen kompensieren (und umgekehrt), aber einem medizinischen Laien (z.B. einem Bibliotheksangestellten) ist ein wissenschaftliches Problem sehr schwer nahezubringen. Günstig ist es also, wenn der Broker selber eine medizinische Ausbildung genossen hat. Hüten sollte man sich insbesondere vor Brokern, die noch nicht lange im Geschäft sind und zudem nicht einmal „vom Fach" sind.

Ein prinzipielles *Problem* bei der Einschaltung eines Informationsvermittlers besteht darin, daß auch der qualifizierteste Broker immer wesentlich weniger über das gesuchte Spezialthema weiß, als der Forscher selbst. Viele biomedizinische Forschungsgebiete sind so speziell, daß selbst ein Informationsvermittler mit einer allgemeinen naturwissenschaftlichen oder medizinischen Ausbildung die Suchanfrage nicht oder nur ungenügend versteht. Das vermindert zwangsläufig die Qualität des Recherche-Ergebnisses und beeinträchtigt letztlich die Qualität der wissenschaftlichen Arbeit. Jeder Wissenschaftler sollte daher einige Grundkenntnisse der Datenbankrecherche beherrschen. Es gibt daher mittlerweile zunehmend mehr Stimmen, die eine Integration von obligatorischen Kursen zur Einführung in die online-Informationsbeschaffung in die naturwissenschaftlichen Studiengänge fordern.

Ein weiterer Nachteil in der Einschaltung einer IVS liegt darin, daß der Wissenschaftler zeitlich und organisatorisch abhängig ist von einem Dritten (dem Broker). Dagegen ist es

bei eigenständigen Recherchen kein Problem, sich beispielsweise abends von zuhause aus noch einmal schnell mit einem Host verbinden zu lassen und zu recherchieren. Das hat überdies noch den Vorteil, daß der Benutzer auch in den Genuß eines besonders preisgünstigen Mondscheintarifs kommt, den viele Hosts (u.a. DIMDI) für Recherchen außerhalb der Stoßzeiten anbieten.

Empfohlen werden kann in der derzeitigen Situation die Einschaltung eines Informationsvermittlers insbesondere Leuten, die nur alle Jubeljahre einmal eine Recherche durchführen. Dies trifft beispielsweise für Studenten zu, die für eine Dissertation eine einmalige Recherche durchführen möchten, aber ansonsten mit Forschung nicht viel am Hut haben. Die *Auswahlkriterien für einen Informations-Broker*, d.h. die Kriterien, die für einen Vergleich von IVS herangezogen werden sollten, sind insbesondere:
- fachliche Ausbildung des Informationsvermittlers (für medizinische Recherchen möglichst Mediziner oder Biologe)
- Erfahrung des Brokers: hauptberufliche oder nebenberufliche IVS-Tätigkeit? wie lange schon im Geschäft?
- Standort der IVS möglichst am eigenen Wohnort, damit persönliche Gespräche möglich sind und natürlich die
- Gebühren

Eine Liste einiger kommerzieller und öffentlicher IVS ist im Anhang zu finden. Private (kommerzielle) IVS sind meist wesentlich teurer als staatliche oder universitäre IVS, die meist (je nach Bundesland) für Universitätsangehörige auf Kostendeckungsbasis arbeiten, d.h. eine zusätzliche Gebühr für die Vermittlungstätigkeit fällt nicht an – gezahlt werden müssen lediglich die entstandenen Kosten für die Recherche, also Lizenz- und Hostgebühren. In Baden-Württemberg werden seit dem 1.1.1991 auch für Nicht-Universitätsangehörige bibliographische Recherchen grundsätzlich gebührenfrei durchgeführt. Für Recherchen in Faktendatenbanken werden von Nicht-Universitätsangehörigen pauschal 70 DM erhoben; für Universitätsangehörige ist die Recherche in Faktendatenbanken gebührenfrei. Jeder Wissenschaftler, der sich zeitlebens mit der wissenschaftlichen Publikations- und Informationsflut herumschlagen muß/darf, sollte es auf sich nehmen, eine Retrieval-Sprache zu lernen und sich zumindest mit den für ihn relevanten Datenbanken zu befassen – es lohnt sich!

Exkurs: Die Auftragsrecherche

Voraussetzung für die optimale Qualität eines Suchergebnisses (gemessen an den Qualitäts-Parametern „Ausbeute" und „Präzision", s. Kap. 6.1.3) ist zunächst ein korrekter Informationsfluß zwischen dem Wissenschaftler und dem Broker – mit anderen Worten: Der Broker muß vollständig verstehen, welche Informationen der Wissenschaftler sucht.

Der Erfolg einer Auftragsrecherche hängt also zunächst einmal entscheidend davon ab, daß der Suchende seine Anfrage korrekt und präzis formuliert. Hierfür nachfolgend einige Tips.

Suchthema Man sollte sich zunächst einmal klarmachen, wonach genau man eigentlich sucht. Dies klingt trivial, ist aber der häufigste Fehler: Viele Auftraggeber grenzen das Suchthema nicht ausreichend genug ein, sondern wollen z.B. „alle Informationen über Komplikationen bei Lokalanästhesie". In diesen Fällen finden sich in der Regel mehrere hundert oder tausend Zitate, deren Herunterladen (Download) nicht sinnvoll und im Fall von online-Datenbanken viel zu teuer wäre. Genau, wie jeder Experimentator vor der Durchführung eines wissenschaftlichen Versuchs eine genau formulierte Hypothese aufstellt, anstatt einfach nach dem Motto „irgend etwas wird schon dabei rauskommen" drauflosexperimentiert, sollte der Rechercheur eine klare Vorstellung vom Inhalt der gesuchten Publikationen haben. Er sollte nicht versuchen, einen „Schrotschuß" auf die gesamte medizinische Literatur abzugeben.

In der Regel wird eine *umfassende* retrospektive Literatur-Recherche erst gegen Ende einer wissenschaftlichen Arbeit in Auftrag gegeben – wenn das Ergebnis der eigenen Arbeit feststeht und mit der internationalen Literatur verglichen werden soll. Befindet man sich noch am Beginn einer Arbeit und weiß noch gar nicht genau, in welche Richtung die eigenen Ergebnisse laufen, möchte man gewöhnlich zunächst einmal lediglich eine Orientierung haben, was zu dem bearbeiteten Thema bereits publiziert wurde. In diesem Fall sollte man die Recherche zunächst auf einen *sehr kurzen Zeitraum* einschränken (z.B. nur die letzten ein bis zwei Jahre) und nur nach Übersichtsartikeln (Reviews) suchen.

Bekannte Publikationen, Schlagwörter und frühere Recherchen Günstig ist es, wenn der Auftraggeber über eine oder mehrere „Prototyp"-Publikatio-

nen verfügt, deren Inhalt die Informationen wiedergeben, die gesucht werden. Die bibliographischen Angaben dieser „Schlüsselpublikationen" sollten auf dem Auftragsformular notiert und die Publikationen gegebenenfalls zu einem Gesprächstermin mit dem Broker mitgebracht werden.

Kennt man die Schlagwörter (keywords), unter dem die Publikationen „seines" Arbeitsgebietes im Index Medicus aufgelistet (indexiert) werden (Medical Subject Headings, s. Kap. 4.1.1), sollten diese unbedingt notiert und dem Broker ausgehändigt werden, da sie für ihn eine gewaltige Arbeitserleichterung darstellen und somit zur Kostensenkung beitragen. Aber Vorsicht: Die in manchen Publikationen abgedruckten „keywords" sind oft keine MeSH-Schlagwörter, sondern eigene, unkontrollierte Keywords, die von den Autoren vergeben wurden; daher sollte die Quelle der Schlagwörter („Index Medicus" oder „eigene Schlagwörter") angegeben werden.

Wurde bereits zu einem früheren Zeitpunkt eine Recherche zu demselben Thema durchgeführt, so sollte dies ebenfalls angegeben werden und das Protokoll (Download-Ausdruck) dieser Recherche – falls noch vorhanden – mitgebracht werden.

Formale Einschränkungen Die wichtigsten „formalen" Einschränkungen (im Gegensatz zu den inhaltlichen), die der Auftraggeber machen kann, betreffen die Zeit, die Anzahl der Zitate, die Sprache der Artikel und den Dokumententyp.

– *Zeitspanne*: In der Regel reicht es, zehn Jahre zurück zu suchen, nur in Ausnahmefällen ist eine umfassendere Retrospektive sinnvoll. In MEDLINE sind Publikationen ab 1965, in EMBASE ab 1973 enthalten. Will man keine vollständige Bibliographie zusammenstellen, sondern nur einen ersten Einblick in ein Arbeitsgebiet erhalten, so sind Recherchen über die letzten zwei Jahre empfehlenswert; die Recherche kann dann zu einem späteren Zeitpunkt noch „ausgedehnt" werden.

– *Anzahl der Zitate*: Der Auftraggeber sollte eine grobe Vorstellung davon haben, wieviel Zitate er ungefähr erwartet. Es wird eine Angabe darüber erwartet, ob es ihm vor allem um *Vollständigkeit* der Recherche geht (hohe Ausbeute – niedrige Präzision, d.h. es sind auch viele unrelevante Zitate darunter) oder ob er lieber eine *Auswahl* an Zitaten möchte, die alle sehr relevant sind (hohe Präzision), aber dafür eher unvollständig (niedrige Ausbeute). Empfohlen wird für eine Erstrecherche die (billigere) präzisionsorientierte Suche, die zu einem späteren Zeitpunkt der wissenschaftlichen Arbeit (wenn eine umfassende Bibliographie zusammengestellt werden soll) um eine „Vollständigkeits-orientierte" Recherche ergänzt werden kann.

– *Sprache der Artikel*: Meist wird nach deutschen sowie englischen Artikeln gesucht. Ist der Auftraggeber noch einer weiteren Sprache mächtig (z.B. Französisch, Russisch), so muß dies explizit angegeben werden. Wichtig: Die Sprachangabe bezieht sich nur auf die Sprache des Artikeltextes, nicht auf die Sprache der Kurzzusammenfassung (Abstract).

Meist liegt der Abstract in Englisch vor, auch wenn der Rest des Artikels in einer anderen Sprache verfaßt ist. Ist man auch an diesen Artikeln interessiert (Abstract in englisch – Rest in japanisch, koreanisch o.ä.), so muß dies angegeben werden.

– *Dokumententyp*: Die Suche kann eingegrenzt werden auf Journal Articles, Reviews, Conference Proceedings, Bücher und Dissertationen.

– Auch ist es möglich, das Suchergebnis auf Zitate einzuschränken, die *mit Abstract* in der Datenbank gespeichert sind. Dies ist besonders sinnvoll bei oben genannten „Orientierungsrecherchen". Will man dagegen eine vollständige Bibliographie erstellen, ist diese Einschränkung nicht zu empfehlen, da z.B. in der Datenbank MEDLINE nur 60% der Einträge einen Abstract haben.

Suchergebnis, Download Da die Kosten vor allem volumenabhängig entstehen (d.h. DM/Zeichen), kann man bei sehr vielen Zitaten die Kosten minimieren, wenn man auf die Ausgabe der Abstracts verzichtet, was aber nur selten sinnvoll ist.

Das Ergebnis der Suche – eine Liste der bibliographischen Angaben inklusive Abstracts („Download") – wird normalerweise als Computerausdruck mitgegeben.

Eine Sortierung der Artikel nach bestimmten Kriterien (alphabetisch nach Autoren, Titel, Zeitschrift) ist meist ebenfalls möglich. Standard ist oft eine Sortierung nach Publikationsdatum, aber für die Suche in der Bibliothek nach den Originalarbeiten ist eine Sortierung nach Zeitschriftennamen wesentlich günstiger.

Zusammen mit diesem Download-Ausdruck sollte unbedingt die zugehörige ausgedruckte *Suchstrategie* aufgehoben werden, damit bei einer späteren Recherche berücksichtigt werden kann, daß bereits Daten recherchiert wurden.

Meist kann der Download auch auf Diskette geliefert werden, von wo aus er in einem Textverarbeitungs- oder Literaturverwaltungsprogramm weiterverarbeitet werden kann (s. Kap. 8).

3.4 Datenbanken nutzen

Die Standardfragestellung an eine bibliographische Referenzdatenbank lautet: „Suche mir alle Publikationen zum Thema xyz heraus". Die Abfragesprache verfügt aber auch oft über Befehle zur *statistischen Auswertung* dieser Informationen, somit könnte man auch Fragestellungen bearbeiten wie: „Wie viele Publikationen sind 1990 im Institut abc erschienen?", „In welchem Land/Institut wurden die meisten Publikationen zum Thema XY veröffentlicht?", „Wer ist (gemessen an der Zahl der Publikationen) der Fachmann/

das erfahrenste Institut zum Thema XY?" usw. (vgl. Kap. 6.3.3). Datenbanken können aber auch zu anderen Zwecken wie für Computer-Assisted-Instructions (vgl. Kap. 9) oder für Expertensysteme verwendet werden. So kann die Faktendatenbank DIAGNOSIS als „Expertenhilfe" dienen, indem zu einem bestimmten Suchbegriff, beispielsweise einem Symptom, alle Datensätze (= Krankheiten) ausgegeben werden, die diesen Suchbegriff enthalten. Im Unterschied zum „Expertensystem" ist es aber nicht in der Lage, selbständig Schlußfolgerungen zu ziehen. Ein Expertensystem ist im Prinzip ein weiterentwickeltes Datenbankmanagementsystem, das nicht nur auf eine Datenbasis zugreift, sondern darüber hinaus die Regeln kennt, wie die Informationsbausteine der Datensammlung untereinander in Beziehung stehen. Mehr zum Thema Expertensysteme in Kapitel 10.

Utopia: Die „Universal-Datenbank"

Die „*Universal-Datenbank*" gibt es nicht. Dem Laien erscheint die Aufsplittung des menschlichen Wissensbestands in verschiedene Datenbanken zunächst unnötig, vor allem aber unvorteilhaft und umständlich für den Benutzer – der ja zunächst eine Auswahl aus allen Datenbanken treffen und somit (theoretisch) erst einmal über jede der weltweit vorhandenen 4500 Datenbanken Bescheid wissen muß. Natürlich wäre es wesentlich benutzerfreundlicher, wenn man das gesamte Wissen der Menschheit in einer einzigen Datenbank repräsentieren könnte. Der Anwender müßte bei einer interdisziplinären Fragestellung beispielsweise nur noch einfach „Leib-Seele-Problem" eintippen, worauf der Rechner sämtliche publizierten Ergüsse zu diesem Thema ausspuckt – unabhängig davon, ob der Beitrag in einer Zeitschrift für Hirnforschung, Kognitionswissenschaft, Psychologie, Informatik oder Atomphysik erschienen ist. Eine einheitliche Datenbank würde ohne Zweifel eine interdisziplinäre Recherche erleichtern und den Dialog zwischen den vielen Spezialdisziplinen fördern. Allerdings ist eine solche gigantische „Universal-Datenbank" technisch weit von der Realisierbarkeit entfernt. Abgesehen davon sind die Anforderungen der einzelnen Fachrichtungen an eine Datenbank recht verschieden: Während der Physiker z.B. an bestimmten Materialeigenschaften interessiert ist, die letztendlich in Form von Zahlen repräsentiert werden, ist der Mediziner an ganz anderen „Aspekten" eines Materials interessiert (zum Beispiel Karzinogenität eines Stoffes: Information in Form von Text!). Eine medizinische Volltextdatenbank ist daher grundlegend anders aufgebaut als etwa eine physikalische Faktendatenbank.

Obwohl es heute bereits multidisziplinäre Datenbanken gibt (z.B. SCISEARCH oder BIBLIODAT), sind solche Datenbanken immer unvollständig, weil sie die Informationen nach bestimmten Kriterien selektieren (so sind in BIBLIODAT nur deutsche Veröffentlichungen enthalten und auch keine Einzelartikel aus Zeitschriften). Der Fachmann spricht daher auch davon, daß Datenbanken immer nur einen „*Weltausschnitt*" repräsentieren. Eine einheitliche „Universal-Welt-Datenbank" ist zunächst weder technisch machbar, noch sinnvoll.

WAIS (wide area information servers)

Die angesprochene Problematik, daß es eben für den Endbenutzer schwer oder unmöglich ist, den Überblick über das vorhandene Datenbankangebot zu behalten, hat zur „Erfindung" der WAIS geführt (WAIS sollte wie „ways" ausgesprochen werden, um daran zu erinnern, das dieses System Wege zur Informationsbeschaffung aufzeigt). WAIS ist eine Spezifikation, die von den Firmen Apple, dem Supercomputer-Hersteller Thinking Machines und der Firma Dow Jones ursprünglich für Entscheidungsträger aus der Wirtschaft entwickelt wurde. Sie ermöglicht es dem Endbenutzer in einem Computernetzwerk, Fragen zu formulieren, ohne im einzelnen zu wissen, welche Datenbank auf welchem der am Netzwerk beteiligten Computer „zuständig"

ist oder wie die Frage formuliert werden soll. WAIS erlaubt beispielsweise dem Mediziner auf der Suche nach genetischen Fakten zu einer Erbkrankheit einfach den Namen der Krankheit einzugeben, ohne sich darum kümmern zu müssen, welche der zahlreichen genetischen und biologischen Datenbanken auf welchem Computer des globalen Computernetzwerkes abgefragt wird. Weitere Informationen zu WAIS gibt es bei [10] oder (für Internet-Netzwerker) auf dem anonymous-FTP-Server von Thinking Machines (quake.think.com).

3.4.1 Auswahl von Datenbank und Host

Selektion der Datenbanken

Trotz der Möglichkeiten, die WAIS prinzipiell eröffnet, steht heute noch die Auswahl einer Datenbank am Anfang jeder wissenschaftlichen Recherche. Entscheidet man sich für eigenständige Recherchen (ohne Einschaltung eines „Informationsbrokers") sollte man folgendes beachten: Wegen der Vielzahl der weltweit täglich erscheinenden wissenschaftlichen Literatur treffen die Datenbankhersteller natürlich immer nur eine Auswahl – so befindet sich in der in den USA erstellten Datenbank MEDLINE keineswegs *alles* zum Thema Medizin, sondern eben nur die einigermaßen „relevante" Literatur. Und „relevant" bedeutet hier wichtig aus der Sicht der Nordamerikaner! Man sollte daher bei der Selektion einer geeigneten Datenbank immer auch den Standort des Herstellers berücksichtigen. So kann bei spezifisch europäischen Themen ein Griff in die aus den Niederlanden stammende Datenbank EMBASE zu besseren Ergebnissen führen als eine Recherche in MEDLINE.

Die wichtigsten *Kriterien* zur Auswahl einer Datenbank sind:
- *Quellen*: Welche Medien (Zeitschriften, Bücher) werden wie (selektiv oder cover-to-cover, d.h. von der ersten bis zur letzten Seite) ausgewertet?
- *Inhalt*: Welche Datenfelder sind vorhan-

den, d.h. welche Informationen werden ausgewiesen?

– *Suchmöglichkeiten*: Verfügt die Datenbank über ein kontrolliertes Vokabular bzw. einen sogenannten Thesaurus (s. Kap. 6.1.2)?

– *Kosten*

Bei *CD-ROM-Recherchen* (s.u.) ist man meist an *eine* bestimmte Datenbank gebunden; zum einen, da oft nur eine einzige Datenbank auf CD-ROM lokal verfügbar ist (meist ist dies MEDLINE), zum anderen, weil bei Recherchen in mehreren Datenbanken doppelt gefundene Zitate nur mit größerem Aufwand eliminiert werden können. Demgegenüber bietet die *Online-Recherche* bei *datenbankübergreifenden* Suchen klare Vorteile, weil

– mehrere Datenbanken zur Verfügung stehen

– das sogenannte „Suchprofil" – einmal eingegeben – oft (nicht immer!) auf jede dieser Datenbanken angewendet werden kann

– eine Elimination der doppelt gefundenen Zitate schon während der Recherche automatisch vom Host vorgenommen werden kann

Eine datenbankübergreifende Recherche ist beispielsweise bei den Hosts DIALOG (ONE-Search-Funktion), DATASTAR (StarSearch-Funktion) und seit 1993 auch bei DIMDI (SUPERBASE-Kommando) möglich. Hierzu bestimmt der Kunde zunächst eine Gruppe von Datenbanken, die einander inhaltlich ergänzen (einen sog. Datenbanken-Cluster), und sucht dann simultan in all diesen Datenbanken. Das Retrieval-System des Hosts sorgt dabei automatisch dafür, daß Unterschiede im Datenbankaufbau (z.B. ähnliche Informationseinheiten in Feldern mit unterschiedlichen Bezeichnungen) berücksichtigt werden und eventuelle Dubletten nur einmal ausgegeben werden.

Hilfsmittel zur Datenbankauswahl

Es stehen folgende Hilfsmittel zur Verfügung:
– *Gedruckte Datenbankverzeichnisse*: Stan-

dardwerk ist das halbjährlich im Cuadra/Elsevier-Verlag erscheinende „Directory of Online Databases" (ISSN 0193-6840) mit Angaben zu sämtlichen Datenbanken sowie deren Hosts und Hersteller. Ausschließlich Datenbanken aus dem Feld des Gesundheitswesens deckt das jährlich im Verlag Medical Data Exchange, Los Altos/CA, erscheinende „Directory of Online Healthcare Databases" ab (ISSN 0892-2756). Einen brauchbaren Überblick über Datenbanken und Hosts gibt auch das „Jahrbuch der Online-Szene" der B. Breidenstein GmbH, Frankfurt.

– *Datenbankverzeichnisse in elektronisch gespeicherter Form*, sogenannte „online-Datenbank-Verweis-Datenbanken" (database-referral-databases) oder einfach „Datenbankverzeichnis-Datenbanken": Vorteile gegenüber den gedruckten Versionen sind das schnellere Auffinden von geeigneten Datenbanken und Hosts sowie die größere Aktualität (was in diesem Bereich besonders wichtig ist!). Der oben erwähnte gedruckte Datenbankführer liegt beispielsweise auch als Datenbank CUADRA vor.

– *Hilfsprogramme*, z.B. das auf dem Host DIMDI installierte Programm GRIPS INDEX, mit dessen Hilfe für ein bestimmtes Suchproblem eine Art „Schrotschuß" auf alle in Frage kommenden Datenbanken abgegeben und anschließend nachgesehen wird, welche Datenbank die meisten Treffer bietet. Das vom Benutzer erstellte Suchprofil wird zu diesem Zweck von dem GRIPS-INDEX-Programm automatisch in allen Datenbanken, die für eine Wissenschaftsdisziplin in Frage kommen, ausprobiert und anschließend diejenigen Datenbanken ausgewählt, die die beste Trefferquote aufweisen.

Der geeignete Host

Wichtige Datenbanken wie MEDLINE werden von mehreren Hosts angeboten. Umgekehrt bieten die größeren Hosts ein so breites Spektrum an Datenbanken an, daß es meist völlig ausreicht, einen Nutzungsvertrag mit nur *einem* Host abzuschließen. Wichtige Fragen zur Auswahl eines Hosts sind:

– Welches Datenbankspektrum wird angeboten – sind die Datenbanken dabei, die ich für meine Recherchen benötige?

– Welche Retrieval-Sprache wird von dem Host benutzt? Welche Hilfsmittel bietet der Host zum Erlernen der Retrieval-Sprache an (Bücher, Lern- und Trainingssoftware, Kurse)?

– Wie ist die Kostenstruktur des Hosts? Hierbei ist insbesondere darauf zu achten, ob die Gebühren primär zeitabhängig (DM/Std.) berechnet werden (schlecht für Anfänger, gut für schnell-tippende Profis) oder „volumenabhängig" (DM/übermitteltes Zeichen) (was für denjenigen, der noch mit der Abfragesprache kämpft und entsprechend länger braucht, um sein Suchprofil zu formulieren, günstiger ist). Fällt außerdem noch eine monatliche Grundgebühr an?

– Die Entfernung vom Datenbankbetreiber (insbesondere bei ausländischen Hosts) spielt wegen der zusätzlichen Verbindungsgebühren ebenfalls eine Rolle.

3.4.2 Wichtige Hosts für den Bereich Medizin

(Vollständige Adressen s. Anhang A)

DIMDI

DIMDI (Deutsches Institut für Medizinische Dokumentation und Information), Köln, ist eine staatliche Einrichtung im Geschäftsbereich des Bundesministeriums für Gesundheit. Sie ist somit eine „Schwester" anderer BMfG-Institutionen wie dem Bundesgesundheitsamt (BGA). DIMDI stellt medizinische Datenbanken auf Kostendeckungsbasis zur öffentlichen Nutzung zur Verfügung und bietet auch Kurse zur Datenbanknutzung an. Darüber hinaus hat es noch andere Aufgaben in der medizinischen Dokumentation; erwähnt sei nur die Betreuung der ins Deutsche übersetzten ICD-Codes (International Clas-

sification of Disease). Dies kann für den computerbesitzenden Mediziner interessant sein, weil DIMDI diese ICD-Codes auch auf Diskette anbietet.

Für Ärzte und Biologen ist DIMDI ohne Zweifel der wichtigste Host, da er die führenden Datenbanken aus den Bereichen Medizin, Biologie, Biochemie, Gesundheitswesen, Pharmakologie/Toxikologie, Ernährungs-, Agrar-, Sozialwissenschaften und Umweltforschung kostengünstig anbietet.

Übrigens finden sich gelegentlich bei DIMDI auch Kuriositäten, wie die vom Gesundheitsministerium 1986 erstellte Wein-Datenbank „DEG-WEIN-LISTE", über die sich der Gourmet über den individuellen Diethylenglykol(DEG)-Gehalt seines Lieblingstropfens informieren konnte (die Datenbank ist heute nicht mehr abrufbar). Während der olympischen Sommerspiele 1992 in Barcelona wurde für den Sportinteressierten eine Datenbank lizenzfrei zur Verfügung gestellt, in der sämtliche Medaillengewinner und in den vorderen Rängen zu findende Sportler einschließlich Leistung (Zeit, Weite, Höhe, ...) abrufbar waren. Die Datenbank wird zur Zeit u.a. als Demonstrations- und Trainingsdatenbank verwendet.

Über DIMDI kann zur Zeit auf rund 80 Datenbanken zugegriffen werden, eine komplette Liste findet sich im Anhang.

Der Host-Computer ist ein Siemens-Großrechner unter dem Betriebssystem BS 2000. Als Retrieval-Sprache wird die CCL-kompatible Sprache GRIPS verwendet (s.u.). GRIPS kann über Kurse, Handbücher oder ein (mäßig gutes) Lernprogramm erlernt werden. Neben zeit- und volumenabhängigen Lizenzkosten für die Benutzung der Datenbanken wird zusätzlich eine fixe Jahresgebühr fällig.

STN International

STN International (Scientific & Technical Information Network; c/o Fachinformationszentrum Karlsruhe, Karlsruhe) ist der international führende Host auf dem Gebiet wissenschaftlich-technischer Datenbanken. Er

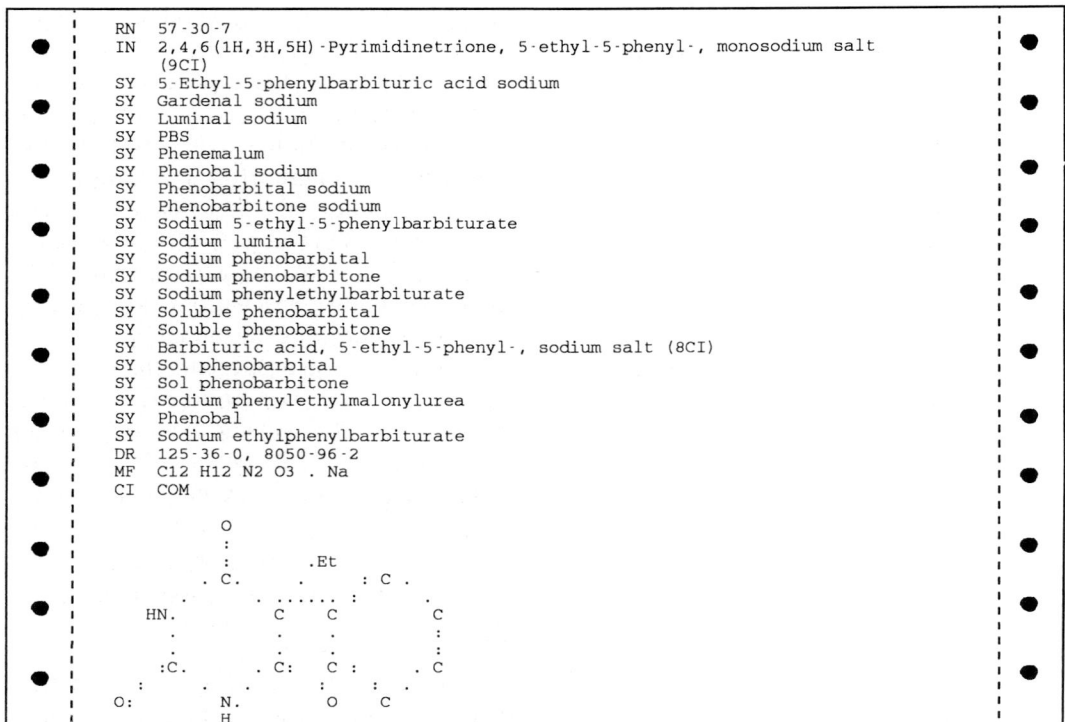

```
RN   57-30-7
IN   2,4,6(1H,3H,5H)-Pyrimidinetrione, 5-ethyl-5-phenyl-, monosodium salt
     (9CI)
SY   5-Ethyl-5-phenylbarbituric acid sodium
SY   Gardenal sodium
SY   Luminal sodium
SY   PBS
SY   Phenemalum
SY   Phenobal sodium
SY   Phenobarbital sodium
SY   Phenobarbitone sodium
SY   Sodium 5-ethyl-5-phenylbarbiturate
SY   Sodium luminal
SY   Sodium phenobarbital
SY   Sodium phenobarbitone
SY   Sodium phenylethylbarbiturate
SY   Soluble phenobarbital
SY   Soluble phenobarbitone
SY   Barbituric acid, 5-ethyl-5-phenyl-, sodium salt (8CI)
SY   Sol phenobarbital
SY   Sol phenobarbitone
SY   Sodium phenylethylmalonylurea
SY   Phenobal
SY   Sodium ethylphenylbarbiturate
DR   125-36-0, 8050-96-2
MF   C12 H12 N2 O3 . Na
CI   COM
```

Abb. 3-10 *Originaldokument aus der chemischen Faktendatenbank Registry bei STN. STN ist der Host der Wahl für Fragestellungen aus den Grundlagenfächern (Chemie, Physik) sowie den angewandten Naturwissenschaften (Elektronik, Kommunikation, Computer Science, Ingenieurwissenschaften). In der Faktendatenbank Registry sind über 10 Millionen anorganische und organische Verbindungen (auch Proteine, Nukleinsäuren und Polymere) nachgewiesen. Jede Substanz, die im CAS-Registry-System des Chemical Abstracts Service aufgenommen wird, findet sich hier in einem eigenen Datensatz wieder. Wöchentlich kommen nicht weniger als 7000 bis 14 000 Substanzen zum Datenbestand hinzu. Abrufbar sind die CAS-Registry-Nummer (Feld RN), der CA-Index-Name (IN), zahlreiche Synonyme (SY), Molekularformel (MF) sowie Protein- und Peptidsequenzen bzw. Strukturformeln.*

besteht aus drei Rechenzentren in Karlsruhe, Columbus/USA und Tokio/Japan, die untereinander per Satellit und Seekabel verbunden sind. Betrieben wird der Host vom Fachinformationszentrum Karlsruhe GmbH, von der American Chemical Society (ACS) und vom Japan Information Center of Science and Technology (JICT).
Inhaltliche Schwerpunkte sind die Grundlagenfächer wie Chemie, Physik, Mathematik sowie anwendungsorientierte Gebiete wie Materialwissenschaften, Energieforschung, Patentwesen etc. (Abb. 3-10). Insgesamt sind bei STN über 100 Datenbanken abrufbar. Die Biowissenschaften sind bisher eher schwach vertreten, dennoch sind auch bei STN wichtige biomedizinische Datenbanken wie MEDLINE, EMBASE und BIOSIS zu finden – diese Dienste des STN sind allerdings geringfügig teurer als bei DIMDI.
Für den Biowissenschaftler ist STN daher derzeit nur dann interessant, wenn physika-

lische oder chemische Grundlagen oder Patentfragen recherchiert werden sollen. Es steht zu erwarten, daß STN in Zukunft für den Mediziner noch attraktiver werden wird, da ein Ausbau des Angebots in bezug auf die Biowissenschaften angekündigt worden ist.

Erwähnenswert ist die Tatsache, daß STN dem Onliner eine breite Software-Unterstützung bietet, so finden sich ein intelligentes Terminalprogramm als front-end-interface (STN Express, s. Kap. 3.4.3) und ein Literaturverwaltungsprogramm (Personal File System, s. Kap. 8.3.2) im Angebot.

Ein weiterer Vorteil von STN: Da es sich um ein internationales Unternehmen handelt, das auch in den USA bekannt ist, implementieren viele Hersteller von Literaturverwaltungsprogrammen eine Funktion, die die Daten von STN einlesen kann (Linkmodule, näheres s. Kap. 8).

DATA STAR

DATA STAR, Frankfurt, ist eine kommerzielle Dienstleistung der Berner Telekommunikations-Gesellschaft Radio-Suisse Ltd. und existiert seit 1981. Mittlerweile leuchtet DATA STAR am europäischen Computerhimmel unter allen Host-Sternchen am hellsten: Er ist der führende Host innerhalb Europas und bietet ein sehr breites Spektrum an Datenbanken aus Medizin, Naturwissenschaft, Technik und Wirtschaft an. Derzeit sind rund 250 Datenbanken „aufgelegt" (d.h. abrufbar).

Für den Mediziner und Biowissenschaftler ist DATA STAR so interessant, weil er auch einige wichtige Datenbanken anbietet, die DIMDI (noch?) nicht in seinem Programm hat. Dazu gehören beispielsweise folgende Datenbanken: Ärzte-Zeitung-Datenbank, British Medical Association Press Cuttings, Current Biotechnology Abstracts, Clinical Notes Online, Health News Daily Online, Idis Drug File, International Pharmaceutical Abstract, Medical Science Research Database, Pharmline, Pharmaprojects, Pharmacontacts, Medical and Psychological Previews, Psychological Abstracts, Sedbase u.v.m. Und wem bei so viel Medizin und Biologie ganz langweilig wird, kann die amerikanische Zeitung USA-Today online lesen.

Der Zugriff auf den Hostrechner (Standort: Schweiz) wird von Deutschland aus in der Regel via DATEX-P erfolgen (NUA 022848411011014) (Einzelheiten zu Datex-P s. Kap. 6.3.1).

Die Retrieval-Sprache nennt sich *Data Star Online* (kurz DSO) und kann – ähnlich wie bei DIMDI – in Schulungskursen erlernt werden. Außerdem steht eine „Teach-Yourself"-Diskette mit einem Lernprogramm zur Verfügung. Alternativ zum Kommando-orientierten Retrieval mit DSO gibt es für „Gelegenheitsrechercheure" ein voll menügesteuertes Abfragesystem (FOCUS). Hierbei sind die wichtigsten Datenbanken eines Themengebiets unter einem Titel zusammengefaßt. Die medizinischen Datenbanken finden sich beispielsweise unter dem FOCUS-Menüpunkt „Biomedical FOCUS". Es fällt keine Jahresgrundgebühr an, bezahlt werden nur die zeit- und volumenabhängigen Kosten für die tatsächlich genutzten Datenbanken.

ECHO

Nicht unerwähnt bleiben sollte der EG-Host ECHO der European Comission Host Organisation mit etwa 20 Datenbanken der EG-Kommissionen (KEG). ECHO hat sich zur Aufgabe gemacht, den europäischen Informationsmarkt zu stimulieren. Sie will den europäischen Bürger dazu animieren, vorhandene Datenbankangebote auszuschöpfen. Neben anderen Aktivitäten (Öffentlichkeitsarbeit etc.) wurde auch der Host ECHO geschaffen. Für den Mediziner dürfte ECHO vor allem für Recherchen nach europäischen Forschungsvorhaben (Datenbank BIOREP, Abb. 3-11) und für Fragestellungen zum Gebiet des Informationsmanagements, d.h. Datenbanken, Broker, Neuigkeiten aus Telekommunikationsindustrie, interessant sein (s. Datenbanken IM GUIDE und ECHO-NEWS). Beim Host ECHO abrufbar ist auch die Datenbank DUNDIS (Directory of United Nations Databases and Information Systems), eine „Datenbank-Verweisdatenbank" der Vereinten Nationen (d.h. eine Datenbank über Datenbanken der UN). Da die WHO bekanntlich eine Organisation der UNO ist, kann man in DUNDIS auch Beschreibungen

```
5.00/000005
TI      : Molecular, Cellular and Immunological Changes and the Defence Mechanism
          in Malignant Diseases (Cancer Research)
AB      : Project Area A: Genome Structure, Genome Damage and Repair,
          Tumor-Specific Gene Expression. 3. Structure and Function of the DNA
          Anchoring in the Cell Nucleus (Werner). Project Area B: Cell Biological
          and Biochemical Characterization of Malignant Cells. 1. Studies in the
          Heterogenetics of Malignant Melanoma and of the Clinical Significance
          of Monoclonal Antibodies against Melanoma-associated Antigenes
          (Tilgen). Localization of Melanoma In Vivo with Help of Marked
          Monoclonal Antibodies (Matzku). 4. Structure Studies on Tumor Cell
          Surfaces (Brossmer; Roelcke). 5. Contribution to the Efficacy Mechanism
          of Tumor Promotors (Kinzel). Project Area C: Tumor-Host Relationship,
          Immunological and Therapeutic Aspects. 3.Tumor Cell Invasion and Its
          Susceptibility through Immunological and non-Immunological Tissue
          Factors in A Quantitative In Vitro System In Situ (Schirrmacher). 4.
          The Role of Stimulator Cells in the Activation of Cytotoxic and
          Protective Immune Reactions against Tumor Cells (Droege). 5. Modified
          Derivatives of 5-Aminoimidazole-4-Carboxamids and Imidazole-substituted
          Triazene with Cytostatic (tumor inhibiting) Activity (Kolar).
CT      : Genome; Structure; Malformation; Repair; Tumour; Gene; Expression; DNA;
          Nucleus; Malignant; Antibody; Monoclonal; Antigen; Marking; Host;
          Therapy; Cytostatic; Derivative; Immune system
IC      : DE.U.RKU.Im
RO      : Ruprecht-Karls-Universitaet Heidelberg, Institut fuer Immunologie und
          Genetik, SFB 136: Molekulare, zellulaere und immunologische
          Veraenderungen, und Abwehrmechanismen bei malignen Erkrankungen
          (Krebsforschung)
PL      : Heidelberg
CY      : DE
RL      : Brossmer, R.; Droege, W.; Kinzel, V.; Roelcke, D.; Schirrmacher, V.; .
          Tilgen, W.; Werner, D.
SD      : 197400
CD      : 999999
```

Abb. 3-11 Originaldokument aus der Projektdatenbank BIOREP (ECHO). Als Beispiel einer Forschungsprojekt-Datenbank ist ein Originaldokument aus BIOREP abgebildet. Diese (kostenlose) Datenbank wird im Auftrag der EG hergestellt und enthält Informationen über Biotechnologie-Projekte, die in den Mitgliedstaaten der Europäischen Gemeinschaft durchgeführt werden. Sie dient der Verbesserung wissenschaftlicher Kontakte unter den Forschern, dem Aufzeigen von Tendenzen in der biotechnologischen Forschung in Europa und der Schaffung einer Grundlage für die Planung und Koordination der biotechnologischen Forschung auf nationaler Ebene. Der Host ECHO bietet im Rahmen des CORDIS-Programms der EG (Community Research and Development Information Service – Informationsdienst der Gemeinschaft für Forschung und Entwicklung) noch eine Fülle weiterer Projekt- und Forschungsdatenbanken an.
Abgebildete Felder der Datenbank: TI = Title, AB = Abstract, CT = Controlled Terms, IC = Institution Code, RO = Research Organisation, PL = City, CY = Country, RL = Project Leader, SD = Starting Date, CD = Completion Date.

und Informationen über die rund 80 Datenbanken der Weltgesundheitsorganisation finden. Die meisten der bei ECHO angebotenen Datenbanken sind lizenzfrei, d.h. es fallen keinerlei Gebühren des Datenbankherstellers an, sondern es entstehen lediglich die Kosten für die Verbindung mit dem Host. Bei ECHO wird – wie bei DIMDI – ebenfalls mittels der Abfragesprache GRIPS recherchiert. Daher eignet sich dieser Host auch hervorragend zum Üben der Retrieval-Sprache. Darüber hinaus kann der Benutzer, ist er mit DIMDI verbunden, mit einem einfachen Befehl (HOST ECHO) den Kontakt mit dem ECHO-Rechner in Luxembourg aufnehmen.

Questel

Ein weiterer bekannter Datenbankbetreiber ist der französische Host QUESTEL in Paris, der als einziger Datenbankbetreiber den Merck Index als Datenbank anbietet.

EMBL

Während die bisher genannten Hosts in erster Linie medizinische Literaturdatenbanken anbieten, sind molekularbiologische Faktendatenbanken (z.B. Nukleotidsequenzen) in der Regel von den Mini- und Großrechnern von biologischen Forschungsein-

Tabelle 3-1 Weitere biomedizinische Online-Datenbanken (zu Volltextdatenbanken s. Tab. 4-3).

Name	Art	Hosts	Gebiete	Bemerkungen
PHTM (Public Health and Medicine)	biblio-graphisch	DIMDI	Infektionskrankheiten, Tropenmedizin, Epidemiologie, Krebsforschung	PHTM entspricht inhaltlich den 3 gedruckten Referatediensten des Bureau of Hygiene and Tropical Diseases (BHTD) Tropical Disease Bulletin, Abstracts on Hygiene and Communicable Diseases sowie Current AIDS Literature (ehemals AIDS and Retroviruses Update); enthält ausgewählte und zusammengestellte Literaturhinweise auf wissenschaftlich anerkannte Primärpublikationen (Zeitschriftenartikel, Bücher, Patente, Dissertationen, Konferenzberichte u.a.). Besonders ausführliche Abstracts finden sich zu Artikeln, die sich mit Tropenkrankheiten beschäftigen, da die Referate für die Arbeit in unterentwickelten Regionen gedacht sind, in denen die Originalveröffentlichungen nicht zu beschaffen sind.
SOMED (SOzial-MEDizin)	biblio-graphisch	DIMDI	Sozialmedizin, Arbeitsmedizin, Öffentliches Gesundheitswesen, Umwelthygiene, Suchtproblematik, Gesundheitserziehung	Hersteller: Institut für Dokumentation und Information, Sozialmedizin und Öffentliche Gesundheit
GENTEC	biblio-graphisch	DIMDI	Gentechnologie	ethische, wissenschaftliche, gesellschaftliche, politische, wirtschaftliche, juristische Aspekte der Gentechnik; wissenschaftliche Fachliteratur, Gesetzestexte, Patente, Gutachten, Nachrichten und Kommentare, „veröffentlichte Meinung" wichtiger Verbände, Parteien, der Kirche etc.; Schwerpunkt deutschsprachige Literatur
HEALTH (Health Planning and Administration Database)	biblio-graphisch	DIMDI, DIALOG	Gesundheitswesen, Gesundheitspolitik, Krankenversicherung, Verwaltung, Krankenhausbau	nur nicht-klinische Aspekte; inhaltlich partielle (80%) Überschneidung mit MEDLINE; außerdem Zitate aus dem Hospital Literature Index (17,5%) und Dokumente des US National Health Planning Information Centre (NHPIC); Hersteller: NLM und American Hospital Association
HECLINET (Health Care Literature Information Network)	biblio-graphisch	DIMDI	Gesundheitswesen Verwaltung, Krankenhausbau	Hersteller: Techn. Uni Berlin/Institut für Krankenhausbau und Deutsches Krankenhausinstitut Düsseldorf; stärker europäisch ausgerichtet als HEALTH

Name	Art	Hosts	Gebiete	Bemerkungen
MEDITEC (MEDIzinische TEChnik)	bibliographisch	DIMDI, DATA STAR, FIZ	Medizintechnik, Biosignalverarbeitung, Biomechanik, Biophysik	Deckt das ganze Feld der biomedizinischen Technik ab, z.B. Erforschung und Entwicklung medizinischer Geräte, psychologische Messungen, Sinnesverarbeitung, bildgebende Verfahren, medizinische Datenverarbeitung, labormedizinische Diagnostik, technische Therapieverfahren, Organersatz, Prothesen, etc.
BMAP (British Medical Association Press Cuttings)	bibliographisch	DATA STAR	Medizin allgemein, populärwissenschaftlich	Auswertung der britischen Laienpresse (täglich 30 Zeitungen, sowie Hörfunk- und Fernsehsendungen)
CCRIS (Chemical Carcinogenesis Research Information System)	Faktendatenbank	DIMDI	Onkologie	Hersteller: U.S. National Cancer Institute (NCI); enthält Daten und Resultate zu Studien von über 2300 chemischen Substanzen bezüglich ihrer Karzinogenität, Tumor-Promoter- und Inhibitionseigenschaften sowie zu Mutagenitäts-Studien
RTECS (Registry of Toxic Effects of Chemical Substances)	Faktendatenbank	DIMDI	Onkologie, Toxikologie, Pharmakologie	Hersteller: US National Institute for Occupational Safety and Health (NIOSH), Cincinnati/Ohio; enthält zu 111000 Substanzen die Ergebnisse von Irritations-, Toxizitäts- und Karzinogenitätsstudien (meist Tierversuche)
HSDB (Hazardous Substances Data Bank)	Faktendatenbank	DIMDI, DATA STAR	Toxikologie, Pharmakologie	Nachfolger der TDB (Toxicology Data Bank) der NLM; enthält Angaben zu über 4000 chemischen Substanzen, u.a. Substanzen, u.a. pharmakologischer Gebrauch, Nebenwirkungen und Warnhinweise, Maximaldosierung, Pharmakokinetik, Analytik, chemisch-physikalische Eigenschaften (Farbe, Geruch, Schmelz-/Siedepunkte, Dichte, Löslichkeit etc.), Herstellung, Sicherheitsbestimmungen (Flamm-, Zünd-, Explosionsdaten, Feuerbekämpfung, gefährliche chemische Reaktionen, Schutzmaßnahmen, Erstmaßnahmen und Erste Hilfe, Entsorgung), Ökotoxizität, gesetzliche US-Regelungen.
IOWA (Idis Drug File)	bibliographisch	DATA STAR	Pharmakologie	240000 Literaturangaben zur Arzneimitteltherapie; entspricht inhaltlich dem IDIS drug literature microfilm file (IDIS = Iowa Drug Information Service)

Name	Art	Hosts	Gebiete	Bemerkungen
BIKE (Biotechnologie-Informationsknoten für Europa)	Fakten-datenbank	DIMDI, DATA STAR	biotechnologische Produkte	enthält rund 2500 Einträge von den verschiedensten Organisationen (Firmen, Verbände, Behörden) aus dem Bereich der Biotechnologie; jedes dieser Dokumente enthält durch Fragebogen ermittelte Angaben zu Firmendaten, Produkten, Forschungsaktivitäten u.v.m.
ICDB-IMMUNO-CLONE DATABASE	Faktendaten-bank	DIMDI, DATA STAR	Immuno-Klone	Eigenschaften immunreaktiver Substanzen, monoklonaler Antikörper, Interleukinen sowie zu deren Herstellungsmethoden und Verfügbarkeit der zur Produktion verwendeten Zellkulturen; Felder sind z.B. Application of Product (z.B. ELISA), Cell Type (z.B. HYBRIDOMA), Institutsadresse des Autors), Distributor (Bezugsquelle der Produkte), Donor (Spenderspezies/-organ der immunreaktiven Zellen, z.B. MOUSE SPLEEN), Antigen zur Immunisierung des Donors, Bezeichnung der immortalisierten Fusionspartner-Krebszellkultur, Type of Product (z.B. IgG1, kappa), Reaktionspartner, Kreuzreaktionen, Bezugsquelle der Zellkultur, Hersteller CERDIC (Centre Europeen de Recherches Documentaires sur les Immunoclones) wertet laufend selektiv entsprechende Primärliteratur und Patente aus
DIOGENES	biblio-graphisch	DATA STAR	Medikamenten-zulassung	enthält 150000 bibliographische Verweise auf Dokumente, die Vorschriften zur Medikamentenzulassung und die Zulassung von medizinischen Geräten betreffen (beginnend 1938!)
HSLI (Health and Safety)	biblio-graphisch	DATA STAR	Arbeitsmedizin, Umweltmedizin	Sicherheit und Gefahren am Arbeitsplatz, Gefahrstoffe u.v.m.

richtungen abrufbar (in der Regel übrigens kostenlos).

Der für Deutschland bzw. Europa wichtigste Host auf diesem Gebiet ist das *European Molecular Biology Laboratory* (EMBL) in Heidelberg. Eine Liste der vom EMBL angebotenen Datenbanken findet sich in Anhang E. Darüber hinaus können vom EMBL via e-mail kostenlose Programme für die molekularbiologische Forschung bezogen werden. EMBL hält außerdem elektronische Dokumente für kristallographisch arbeitende Wissenschaftler, allgemeine Informationen für Molekularbiologen und Informationen zu Diensten des EMBL bereit. Weitere biomedizinische Datenbanken listet Tabelle 3-1 auf.

3.4.3 Retrieval

Retrieval-Sprachen

Leider sind die erwähnten Abfragesprachen (Retrieval-Sprachen) der verschiedenen Hosts zwar untereinander im Aufbau ähnlich, weisen aber im Detail doch erhebliche Unterschiede auf. Der Datenbanknutzer muß also, will er über zwei verschiedene Hosts wie DIMDI und STN recherchieren, zwei verschiedene Sprachen lernen (auch wenn er jeweils auf dieselbe Datenbank wie MEDLINE zurückgreifen wollte!). Abfragesprachen sind beispielsweise *GRIPS* (General Relation based Information Processing System) bei DIMDI (wird u.a. auch verwendet beim Deutschen Bibliotheksinstitut/SpK Berlin, ECHO Luxembourg und der Niedersächsischen Universitäts- und Staatsbibliothek Göttingen) sowie *Messenger* bei STN.

Bei *offline-Recherchen mittels e-mail* (vgl. Kap. 3.1.2), in denen der Benutzer einen elektronischen Brief mit der Rechercheanfrage in einer Recherchesprache formuliert und elektronisch an einen Fileserver schickt, finden einfache Befehle, wie HELP, GET oder SEND, Verwendung. Meistens kann der Befehlssatz des Fileservers mit HELP angefordert werden. Bei Sequenzdatenbanken werden in ähnlicher Weise Biocomputing-Pro-

gramme (etwa zum Sequenzvergleich, s. Kap. 5) aufgerufen und bedient; auch hier werden e-mails an einen sogenannten speziellen Server gesendet.

Doch zurück zur „gewöhnlichen" *online-Recherche* in Literaturdatenbanken: Als in den siebziger Jahren in Europa die ersten Datenbanken aufkamen, setzten sich die europäischen Hostbetreiber an einen Tisch und einigten sich – um einem babylonischen Retrieval-Sprachgewirr vorzubeugen – auf die *European Common Command Language* (*CCL*) als gemeinsame Grundlage für Syntax und Semantik einer Datenbank-Abfragesprache. Die vom deutschen DIMDI entwickelte Sprache GRIPS erfüllt die Anforderungen dieses CCL-Standards. Die CCL-Richtlinien haben allerdings nur innerhalb des europäischen Datennetzes EURONET/DIANE Gültigkeit. Da aber Datenbankunternehmen weltweit operieren, beginnt hier auch schon das Problem: Fremdländische Datenbankbetreiber, wie die (auf dem Datenbanksektor weltweit führenden) US-Amerikaner, haben mit den CCL-Richtlinien nichts am Hut und bringen ihre *„eigenen"* Abfragesprachen nach Europa mit (Beispiel: STN mit Messenger). Diese Abfragesprachen müssen nicht unbedingt schlechter sein als die CCL-Sprachen – sie sind eben nur einfach *anders*. Was in einer CCL-Sprache beispielsweise „SHOW" heißt, heißt bei STN „DISPLAY"; „DISPLAY" hat aber wiederum in CCL eine ganz andere Bedeutung... Kurz: Die Verwirrung für den Benutzer ist groß, und nicht zuletzt sind es diese (im Grunde unnötigen) Hürden, die eine Einarbeitung in die Technik der Datenbankrecherche für „Otto Normalwissenschaftler" erschweren. Der „'im internationalen Vergleich spärliche Zugriff der Deutschen auf Datenbanken wird oft auf mangelndes Anwenderwissen zurückgeführt', erläutert Knut Koschtzky vom Karlsruher Fraunhofer-Institut. Bereits 1985 zählte man in der Bundesrepublik 35 verschiedene Befehlssprachen für das Abfragen der Datenbanken." [7] Die Bestrebungen der Hosts sind groß, zum einen die unnötige Komplexität der heutigen Abfragesprachen zu minimieren, zum anderen auch längerfristig den grundsätzlichen Prozeß des Retrievals zu vereinfachen: Fernziel ist es, dem Onliner die Bewältigung einer Recherche auch ohne Fachkenntnisse aus dem Bereich des Datenbank-Retrievals zu ermöglichen. Dies soll durch die Einschaltung von intelligenten Expertensystemen (z.B. als „front-end-Software", s.u.) realisiert werden.

Es gibt allerdings auch nicht zu überhörende Stimmen aus den Reihen der Datenbank-Fachleute, die darauf hinweisen, eine effiziente Nutzung von Datenbanken sei auch in Zukunft nicht ohne vorherigen Wissenserwerb möglich. Die Entwicklung von „einfachen" Systemen werde aufgrund der Komplexität der Materie nicht gelingen. Ziel sei demnach nicht die „Vereinfachung", sondern eine weitere Professionalisierung der Informationsvermittlungs-Tätigkeit. Die Vielschichtigkeit der Informationsbeschaffung kann mit der Komplexität eines Autos verglichen werden: Es ist bis heute nicht gelungen, den Kraftfahrer vom Wissensballast um Kupplung, Gaspedal und Getriebe zu befreien. „Die immer wieder anzutreffende Vorstellung, Abfrage- und Auswertungssprachen von Online-Datenbanken müßten so beschaffen sein, daß sie ohne Kompetenzerwerb bedient werden könnten, ist daher abwegig (auch wenn sie von vielen Datenbankanbietern genährt wird). Die Nutzung von Online-Datenbanken muß gelehrt und gelernt werden, nur dann können die in diesem Medium schlummernden Möglichkeiten umfassend genutzt werden, nur dann werden online verfügbare Informationen von einem Werkzeug der Informationsversorgung zu einem Mittel der umfassenden informationellen Absicherung des Handelns (nicht nur) der Wirtschaftspartizipanten." [9]

Vielleicht machen aber doch eines Tages hochintelligente Expertensysteme einen Datenbank-„Führerschein" überflüssig, ebenso, wie moderne Verkehrsleitsysteme eventuell

doch irgendwann den Autofahrer vom Wissen um die Bedienung eines Automobils entlasten ...

Hilfsprogramme für Datenbank-Recherchen

Um den Onliner so weit wie möglich von der Last des Spezialwissens um Abfragesprachen, Datenbanken etc. zu befreien, gibt es die Möglichkeit, ein intelligentes Computerprogramm „zwischen" Host und Benutzer einzuschalten. Diese Software kann

- ein *Protokoll* festlegen, mit dem der Benutzer einheitlich mehrere Datenbanken gleichzeitig abfragen kann (z.B. WAIS, s. Kap. 3.4)
- auf einem Drittrechner als *Gateway* installiert sein (s. Kap. 3.1.5)
- als sogenanntes *„front-end-interface"* auf dem Rechner des Benutzers laufen und von dort aus die Kommunikation mit dem Host erleichtern oder gar völlig automatisieren
- als *„intermediary system"* (Vermittlungssystem) auf dem Host- oder dem Mikrocomputer des Benutzers laufen und dort den (etwas fortgeschritteneren) Onliner durch eine Menüführung bei der Recherche unterstützen

front-end-Software Eine in den USA weit verbreitete Methode, in der Datenbank MEDLINE bei der NLM zu recherchieren, ist die Anwendung der front-end-Software *Grateful Med*. Es handelt sich um ein Computerprogramm, das auf dem Mikrocomputer des Benutzers installiert wird (es existieren Versionen für IBM-PC-Kompatible und für den Apple Macintosh) und das die Recherche fast vollständig selbständig durchführt. Das Erlernen einer Abfragesprache ist ebenso unnötig wie das Wissen um die MeSH-keywords. Das Programm präsentiert dem Benutzer lediglich eine Art Formblatt zum Ausfüllen. Danach wird der Datenbankbetreiber automatisch angewählt, die Suche selbständig und blitzschnell durchgeführt und das Ergebnis im Computer des Benutzers abgespeichert [4]. Neuere Umfragen unter amerikanischen MEDLINE-Nutzern zeigen, daß schon 70% der neuen MEDLINE-Benutzer „Grateful Med" statt die Abfragesprache für die Recherche verwenden. Der Anteil der Benutzer, die noch mit der Retrieval-Sprache recherchieren, ist gerade unter den Ärzten auffallend niedrig [11].

Es sollte nicht verschwiegen werden, daß die *Qualität* der Recherche, gemessen an den Qualitätsparametern Ausbeute (recall) und Präzision, bei Verwendung von derartigen Retrieval-Programmen suboptimal bleibt (zu Ausbeute und Präzision s. Kap. 6.1.3). Während der Parameter „Ausbeute" mit zunehmender Erfahrung verbessert werden kann, hapert es auch beim fortgeschrittenen Anwender noch mit der Präzision [6], d.h. unter den gefundenen Dokumenten sind zu viele nicht-relevante Publikationen.

„Grateful Med" ist Host-abhängig, d.h. das Programm kann hierzulande nicht verwendet werden, da deutsche Hosts (z.B. DIMDI) andere Retrieval-Befehle verlangen.

Auf dem deutschen Markt existieren bislang nur sehr wenige Programme, die ähnlich wie „Grateful Med" als intelligentes front-end-interface eine menügesteuerte Abfrage in die Retrieval-Kommandos eines Hosts „übersetzen":

– Das bereits erwähnte intelligente Terminalprogramm *STN Express* wurde speziell für die Kommunikation mit den Datenbanken des Hosts STN zugeschnitten. Das 880,-DM teure Programm läuft unter Windows, erlaubt die offline-Vorbereitung einer Recherche und unterstützt den Rechercheur während einer online-Recherche durch die Einblendung von Menüs und „Suchkarten". Wer in den chemischen Datenbanken recherchieren will, kann mit dem Software-Modul „Stucture Drawing" Moleküle nachzeichnen, und dann automatisch recherchieren lassen.

– Auch der Host DIALOG bietet mit *Dialog-Link* eine speziell auf die DIALOG-Retrievalsprache zugeschnittene front-end-software an.

Während STN Express und DialogLink „hostabhängige" Programme sind, eignen sich die folgenden beiden Programme besonders gut für „hostübergreifende" Recherchen:

– *COMUS*(Communication User Support)-*Metalog*, entwickelt von Siemens/Nixdorf (Vertrieb: AIS GmbH), erlaubt die Recherche unter einer (nahezu) einheitlichen Benutzeroberfläche, unabhängig vom Host und der gerade verwendeten Retrieval-Sprache. Während der online-Verbindung kann ein Menü eingeblendet werden, in dem sich der Benutzer z.B. Funktionen wie „Suchwort eingeben" oder „Dokumente anzeigen" auswählen kann. Dieses Menü (auch als „Metalog" bezeichnet) sieht in der Grundstruktur immer gleich aus, egal, ob der Benutzer mit DIMDI, STN oder DATA STAR verbunden ist. COMUS-Metalog sorgt automatisch für die Umsetzung der per Menü gesteuerten Suchanfrage in die jeweils geforderte Retrieval-Sprache.

Vorteil: Wer öfter bei verschiedenen Hosts recherchiert, braucht sich die unterschiedlichen Retrieval-Sprachen und deren Syntax nicht zu merken, sondern agiert nur noch in einer menügesteuerten „Meta-Umgebung". Auch für Mediziner, die nur bei einem einzigen Host (DIMDI) recherchieren, ist das Programm interessant, da es den Komfort bei der Recherche erhöht und ihn davor bewahrt, sich alle Befehle einschließlich Syntax im einzelnen merken zu müssen. Mittels eines gesondert erhältlichen Programmteils können Recherchen auch offline vorbereitet werden – eine Funktion, die allerdings nur von Nutzen ist, wenn man vorher schon die genauen MeSH-Schlagwörter kennt und weiß, wieviel Dokumente etwa zu erwarten sind.

Nachteil: Das DIMDI-Modul von COMUS-Metalog unterstützt leider kaum die Verwendung des online-MeSH-Thesaurus (s. Kap. 4.1.1), so kann man sich durch Auswahl im Metalog-Menü weder die „Baumstruktur" des MeSH noch die Definitionen der Schlüsselbegriffe (keywords) anzeigen lassen (vgl. Kap. 4.1.1). Alles in allem ist eine Recherche völlig ohne Kenntnisse der Retrieval-Sprache auch mit COMUS nicht durchführbar – der Anwender wird trotz Metalog-Menü immer wieder auf die GRIPS-Befehle zurückgreifen müssen. Als zweites Manko fällt auf, daß COMUS-Metalog ausschließlich den Zugang via Datex-P unterstützt. Ein DIMDI-Zugang via Wissenschaftsnetz WIN (s. Kap. 6.3.1) ist nicht vorgesehen; allerdings läßt sich das Programm mit etwas Übung entsprechend konfigurieren. COMUS-Metalog ist für DOS und UNIX-Rechner erhältlich; die DOS-Version kostet 490,- DM (Grundmodul) zzgl. der entsprechenden Metalog-Module, wie DIMDI-Metalog oder STN-Metalog (je DM 250,-), und dem optionalen Vorbereitungsmodul (DM 290,-).

- *A-COM* (Vertrieb in Deutschland: Heidrun Stubbe GmbH) erleichtert dem Anwender die Recherche durch eine über Funktionstasten einblendbare Benutzerführung. Diese hostspezifische Benutzerführung (unterstützt werden derzeit 13 verschiedene Hosts, darunter DIMDI, ECHO, STN, DIALOG, DATA STAR u.a.) erinnert den Benutzer an die wichtigsten, zur Verfügung stehenden Abfrage-Befehle und sendet diese nach Auswahl durch den Rechercheur gegebenenfalls automatisch zum Host. Als zusätzliches Schmankerl bietet A-COM eine „Übersetzungsfunktion", mit deren Hilfe verschiedene Retrieval-Sprachen ineinander überführt werden können. Wenn also der an DIMDI und die Abfragesprache GRIPS gewöhnte Mediziner mal ausnahmsweise in STN recherchieren will, so kann er – anstatt die STN-eigene Abfragesprache Messenger lernen zu müssen – einfach weiterhin GRIPS-Befehle eingeben. Das polyglotte Kommunikationsprogramm übersetzt diese sofort in die Messenger-Befehle. Auch mit A-COM ist die offline-Vorbereitung einer automatisch durchzuführenden Recherche möglich, allerdings ohne Benut-

zerführung; die Eingabe erfolgt in einer beliebigen Retrieval-Sprache, die dann online entsprechend übersetzt wird. A-COM verfügt auch über eine eigene Programmiersprache, mit der gegebenenfalls komplexere Recherchen geplant werden können.

Intermediärsystem Ein mit Grateful Med vergleichbares front-end-Programm speziell für den deutschen Host DIMDI ist derzeit leider (noch?) nicht erhältlich. Dafür kann der Benutzer bei DIMDI, als Alternative zur befehlsorientierten Retrieval-Sprache GRIPS, ein dialogorientiertes *Menüsystem* verwenden. Auch beim Host DATA STAR kann der ungeübte Onliner statt der Abfragesprache DSO auf ein menügeführtes Retrieval-System zurückgreifen („FOCUS" – näheres s. Kap. 3.4.2 Host-Beschreibung von DATA STAR).

Intelligente Retrieval-Software

Während die oben genannten Programme zwar die technische Realisation einer Recherche vereinfachen, indem sie dem Benutzer das mühselige Eintippen von Befehlen ersparen, so bieten sie dem Benutzer jedoch noch keine Hilfen für die inhaltliche Konzeption einer Suchanfrage. Für die Zukunft sind spezialisierte und intelligente Programme (Expertensysteme) zu erwarten, die auch über Expertenwissen darüber verfügen, was in welcher Datenbank wie zu suchen ist, und die die Kommunikation mit unterschiedlichen Datenbanken unter einer vereinheitlichten Benutzeroberfläche standardisieren.

Hierzu gibt es bereits erste Versuche: Speziell für den Mediziner wurde am Laboratory of Computer Science, Massachusetts General Hospital, Boston /USA, ein intelligentes Programm namens *IQW* (*Interactive Query Workstation*) entwickelt. Es fungiert als Schnittstelle zwischen dem Arzt und verschiedenen Datenbanken. Da dieses Programm genau „Bescheid weiß" über die unterschiedlichen Möglichkeiten, Anforderungen und Kommunikationsprotokolle verschiedenster Datenbanken nimmt es dem Benutzer diesen Wissensballast um die „technischen" Einzelheiten ab. Das Programm vereinfacht die Kommunikation mit so unterschiedlichen Datenbanktypen wie einer Literaturdatenbank (MEDLINE), einer klinischen Datenbank (COSTAR/MQL), Krebsdatenbank (PDQ), Medikamentendatenbank (PDR) und Faktendatenbank (DXplain), indem die Software dem Mediziner eine standardisierte Benutzeroberfläche bietet und eigenständig die Details der Kommunikation mit den Datenbanken übernimmt [1].

Zweites Beispiel: Das International Cancer Information Center, National Cancer Institute (NCI), Bethesda/USA, hat 1988 ein Software-Paket namens *PDQ-Access* entwickelt, das die Literatursuche in den beiden Krebsdatenbanken PDQ und CANCERLIT (beide vom NCI erstellt und gepflegt) verbindet und für den Datenbank-unerfahrenen Arzt erheblich vereinfacht [8].

Da PDQ-Access aber lediglich zwei Datenbanken „kennt", ist es nur für den Bereich Onkologie interessant – und auch das IQW-Programm beherrscht „nur" fünf Datenbanken. Die Idealvorstellung wäre dagegen ein universell einsetzbares Hilfsprogramm, das Expertenwissen über *alle* verfügbaren bibliographischen Datenbanken enthält. Es sollte somit weitgehend selbständig entscheiden können, in welchen Datenbanken gesucht wird, und die Abfrage auch weitgehend automatisch durchführen. Es gibt auch Retrieval-Systeme, die auf einer anderen Ebene „Intelligenz" zeigen, z. B. daß sie „natürlich-sprachliche" Eingabe „übersetzen" können (s. Knowledge-Finder, Kap. 6.1.4).

3.4.4 Datenbanken auf CD-ROM

Wichtige Datenbanken werden zunehmend auch auf CD-ROM publiziert und dem Benutzer beispielsweise in Bibliotheken oder Kliniken zugänglich gemacht. MEDLINE ist seit 1988 in Deutschland auf CD-ROM erhältlich. CD-ROMs werden nicht gekauft,

sondern meist „gemietet"; wie in einem Abonnement bekommt der Benutzer regelmäßig (z.B. alle drei Monate) die CD-ROM mit den neuesten Daten. Auch die alten CDs müssen von Zeit zu Zeit gegen die jeweils aktuellen Versionen ausgetauscht werden, weil in diesen älteren Jahrgängen zumindest der Thesaurus auf den neuesten Stand gebracht werden muß. Ein solches Abonnement kostet pro Jahr 1500 bis 4000 DM (je nachdem, wieviele Jahrgänge bezogen werden) – zu teuer für eine Privatperson, aber für Institute, Gemeinschaftspraxen, Krankenhäuser etc. sicher eine hervorragende Alternative zu online-Recherchen. Bekannte Anbieter für CD-ROM-Datenbanken sind SilverPlatter, CD Plus und Aries/Nova Idea.

Vorteile

Die Vorteile einer CD-ROM-Recherche sind:
– *Preisgünstigkeit* bei größeren Recherchen. Außerdem steht der Benutzer beim Retrieval nicht unter Zeitdruck (online kostet jede Nutzungssekunde bares Geld), was unter Umständen zu besseren Recherche-Ergebnissen führt.
– *Download-Möglichkeit* auch von umfangreichen Suchen: Besonders attraktiv ist die Möglichkeit, mit einigen Disketten ausgestattet zu einer öffentlichen CD-ROM-Station (z.B. in der Bibliothek) zu gehen und dort alle Zitate, die das eigene Forschungsgebiet tangieren, abzufragen und auf die eigene Diskette abzuspeichern. Zu Hause kann dann diese Datensammlung mit einem eigenen Datenbankmanagementsystem („in-house-Datenbank") weiterverarbeitet werden. Prinzipiell besteht zwar die gleiche Möglichkeit bei online-Recherchen, aber ein „download" von mehr als 100 Zitaten wird hier sehr schnell exorbitant teuer. Aus urheberrechtlichen Gründen darf allerdings die Datensammlung (egal ob online recherchiert oder von CD-ROM) nicht dauerhaft gespeichert werden!
– *Benutzerfreundliche Umgebung* (Menüführung, evtl. Fenstertechnik, umfassende

Hilfsfunktionen): Im Gegensatz zur kommandoorientierten Recherche z.B. bei DIMDI ist die CD-ROM-Retrieval-Software wesentlich einfacher zu handhaben.
– Die Retrieval ist *leichter erlernbar*, da Üben und Ausprobieren unbegrenzt ohne zusätzliche Kosten möglich ist.

Nachteile

Allerdings gibt es auch einige gravierende Nachteile gegenüber online-Retrieval:
– Wegen dem *begrenzten Speicherplatz* auf einer CD-ROM wird der Anwender bei umfassenden retrospektiven Recherchen eventuell zum Disc-Jockey, da auf eine einzelne CD-ROM nur ein begrenzter Datenbestand (z.B. ein Jahrgang) paßt. Um also beispielsweise die letzten zehn Jahrgänge des Index Medicus abzudecken, ist zehnmaliger CD-ROM-Wechsel der MEDLINE-Datenbank angesagt.
– Die Suche auf CD-ROM *dauert sehr viel länger* als online. Während bei online-Recherchen meist schon nach wenigen Sekunden das Ergebnis präsentiert wird, dauert das Durchkämmen einer CD-ROM oft sehr viel länger und liegt manchmal sogar im Minutenbereich. Sollen mehrere Jahrgänge (d.h. bei einer umfangreichen Datenbank wie MEDLINE mehrere CD-ROMs) durchforscht werden, wird die Recherche manchmal zur Geduldsprobe.
– Da die CD-ROM noch nicht so billig ist, daß es sich jeder Anwender leisten könnte, in seinem Arbeitszimmer/in seiner Praxis seine private Recherche-Station aufzubauen, muß sich der Benutzer derzeit noch zu einem *externen CD-ROM-Computer* (beispielsweise in seiner Bibliothek) begeben. Im Gegensatz dazu ermöglicht die online-Recherche einen „dezentralen" Zugang, also auch von zu Hause aus per Modem.
– Bezieht der Endanwender die CD-ROMs selbst, so *zahlt* er unabhängig davon, wieviel er tatsächlich recherchiert. Dies kann freilich auch ein Vorteil sein, aber nur, wenn

man wirklich sehr häufig Literaturrecherchen durchführt.
– Online-Datenbanken sind auf leistungsfähigen Großrechnern installiert, die nicht nur einen *Geschwindigkeitsvorteil* bei der Suche bieten, sondern auch *Retrieval-Techniken* erlauben, die auf einem PC mit angeschlossenem CD-ROM-Laufwerk nicht zur Verfügung stehen. Als Beispiel sei der EXTRACT-Befehl aus der GRIPS-Sprache von DIMDI genannt (s. Kap. 6.3.2), mit dem der Computer automatisch für den Benutzer die „richtigen" keywords aus einer Stichprobe von Artikeln extrahiert.
– Online-Datenbanken sind potentiell *aktueller*, da sie theoretisch täglich aktualisiert werden könnten, während eine CD-ROM immer – ähnlich einem gedruckten Werk – hinterherhinkt. Und wie steht es in der Realität mit der Aktualität der CD-ROM-Versionen, beispielsweise von MEDLINE? Die CD-ROM-Hersteller sehen das so: „In Deutschland ist der Unterschied so gut wie gar nicht vorhanden; denn die Zeit, die die CD-ROM-Anbieter benötigen, um aus den Magnetbändern der National Library of Medicine ihre Compact Discs zu produzieren und an den Endverbraucher zu bringen, benötigt auch DIMDI, um die Bänder in Köln zu installieren und dem deutschen Nutzer online zur Verfügung zu stellen." (Dr. P. Ahrens, Distributor des CD-ROM-Retrieval-Systems Knowledge Finder.) Der CD-ROM-Hersteller bekommt die NLM-Bänder „ungefähr am achten eines jeden Monats. Bis zum Ende des Monats, spätestens aber am Anfang des darauffolgenden Monats, sind unsere Compact Discs beim Endverbraucher." (Lyndon Holmes, Präsident der US-amerikanischen Herstellerfirma des CD-ROM-Retrieval-Systems Knowledge Finder). Dieser extra-schnelle Service hat allerdings auch seinen Preis: Für eine monatliche Aktualisierung muß der Anwender erheblich mehr bezahlen als für dreimonatliche oder jährliche Update-Lieferungen.

Literatur

1. Cimino, C., G. Barnett, L. Hassan, D. Blewett, J. Piggins: Interactive Query Workstation: standardizing access to computer-based medical resources. Comput. Meth. Programs Biomed. 35 (1991) 293 bis 299.
2. Claus, V., A. Schwill (Bearb.), Engesser, H. (Hrsg.): Duden Informatik. Duden, Mannheim–Wien–Zürich 1988.
3. Datenbanken online. Informationsbroschüre des Fachinformationszentrums Karlsruhe.
4. Haynes, R. B., K. A. McKibbon: Grateful Med. MD Comput. 4 (1987) 47–49, 57.
5. Hersh, W., R. Greenes: Information retrieval in medicine: state of the art. MD Comput. 7 (1990) 302–311.
6. McKibbon, K. A., R. B. Haynes, C. J. Dilks, M. F. Ramsden, N. C. Ryan, L. Baker et al.: How good are clinical MEDLINE searches? A comparative study of clinical end-user and librarian searches. Comput. biomed. Res. 23 (1990) 583–593.
7. o. Verf.: Mit Datenbanken wird kaum Geld verdient. FAZ Wirtschaft, Frankfurt 1991.
8. Perry, D., E. Sloane, S. Hubbard, D. Tingley, V. DeVita: Keeping up with the cancer literature – PDQ ACCESS. J. clin. Oncol. 6 (1988) 1649–1652.
9. Staudt, J. L.: Online Datenbanken – Aufbau, Struktur, Abfragen. Addison-Wesley, Bonn–München 1991.
10. Stein, R.: Browsing through terabytes: Wide-area information servers open a new frontier in personal and corporate information services. Byte 5 (1991) 157–164.
11. Wallingford, K. T., B. L. Humphreys, N. E. Selinger, E. R. Siegel: Bibliographic retrieval: a survey of individual users of Medline. MD Comput. 7 (1990) 166–171.

Kapitel 4

Wichtige Datenbanken für Mediziner

Während in Kapitel 3 allgemeine Sachverhalte und einige Fachbegriffe zu Datenbanken erklärt worden sind, ist dieses Kapitel als eine Art Nachschlagewerk für den Arzt gedacht. Es informiert über die Anwendungen externer Datenbanken. Schwerpunktmäßig geht es hier um Literaturdatenbanken, mit molekularbiologischen Datenbanken wird sich Kapitel 5 befassen. Die praktische Anwendung folgt in Kapitel 6.

"One of the major intellectual changes in science has been the ability to accumulate, access, and utilize large databases. This challenge has changed to a substantial extent the kinds of problems that we can solve and the ways we have of thinking about them. (...) It is hard to imagine where science would be without computers."

(John I. Brauman, im Editorial zur Science-Ausgabe vom 13. August 1993)

Die folgende Zusammenstellung (Stand 5/1993) beinhaltet viele Datenbanken, die für den Mediziner in irgendeiner Weise einmal interessant werden könnten. Auf die Aufnahme allzu spezialisierter Datenbanken wie z.B. aus dem Bereich Agrarwissenschaften, Ernährung, Sozialwissenschaft etc. wurde verzichtet. Der Schwerpunkt liegt auf den Datenbanken, die entweder über DIMDI, dem wichtigsten deutschen Host für Mediziner, erreichbar sind, auf CD-ROM vorliegen oder die im Internet (s. Kap. 7.3) kostenfrei zur Verfügung stehen.

Ziel dieser Zusammenstellung ist es, dem Leser zunächst einen Überblick zu geben, anhand dessen er prüfen kann, ob für ihn die Nutzung einer Datenbank in Frage kommt und sich die Anforderung weiterer Informationen bzw. die Einarbeitung in die Materie lohnt. Ausführliche Beschreibungen der Datenbanken (einschließlich Anzahl der Datensätze, Erläuterungen der Datenfelder etc.) sind bei den einzelnen Hosts in Form von Broschüren, Benutzerhandbüchern o.ä. erhältlich. Falls nicht anders angegeben, sind sämtliche Datenbanken über DIMDI und DATA STAR erreichbar; ist die Datenbank auch oder ausschließlich bei anderen Hosts abrufbar, so wird dies explizit angegeben. Die in Kapitel 5 dargestellten molekularbiologischen Faktendatenbanken sind in der Regel beim EMBL in Heidelberg abrufbar. Alle Datenbanken sind – wenn nicht anders angegeben – in Englisch, d.h. sie enthalten primär Daten auf englisch.

4.1 Literaturdatenbanken

4.1.1 MEDLINE

MEDLINE (Medical Literature Online) ist zweifellos die international wichtigste medizinische Literaturdatenbank. Diese Tatsache läßt eine etwas ausführlichere Besprechung von MEDLINE sinnvoll erscheinen.

Seit über hundert Jahren wird in den USA von der National Library of Medicine (NLM), Bethesda/USA, die weltweit erscheinende Zeitschriften-Literatur auf dem Gebiet der Medizin ausgewertet und „indexiert": Jedem einzelnen publizierten Zeitschriftenbeitrag werden inhaltsbeschreibende Schlagwörter zugeordnet, und die bibliographischen Angaben der Publikationen im gedruckten *Index Medicus* unter den einzelnen Schlüsselbegriffen aufgeführt.

Mit dem Aufkommen von Computern entschloß sich die NLM Mitte der sechziger Jahre, den Index Medicus mit Computerhilfe anzufertigen. Dies stellte zum einen eine gewaltige Arbeitserleichterung für die Datentypisten dar, zum anderen versetzte es aber auch den Benutzer in die glückliche Lage, schnell und gezielt nach bestimmten (nun elektronisch gespeicherten) Publikationen zu fahnden. Die Datenbank MEDLINE enthält exakt dieselben bibliographischen Informa-

Abb. 4-1 Originaldokument MEDLINE im DIMDI-Format. Felder der Datenbank (im Beispiel wurde nur ein Teil aller Felder ausgegeben): AB = Abstract, AS = Abstract Source, AU = Author(s), CC = MeSH Classification Code, CR = CAS Reg.-No., CS = Corporate Source, CT = MeSH controlled term, CY = Country of Publication, DT = Document Type, ED = Entry Date, EZ = Enzyme Code, GE = Gene Symbol, IMD = Index Medicus Date (Eintragsdatum im I.M.), JC = Journal Title Code, JP = Journal Priority, JT = Journal Title, LA = Language, LR = Last Revision Date, ND = Document Number, NO = Notes, PS = Personal Name as Subject, PY = Publication Year, RN = Number of References, SEC = Secondary Source ID, SS = ISSN, SU = Subunit, TE = Terminology, TI = Title.

```
10.00/000020 DIMDI: -MEDLINE /COPYRIGHT NLM
ND: 90359805
AU: Ringenberg QS;  Johnson ED;  Doll DC;  Anderson SP;  Yarbro JW
TI: Computer-assisted instruction in cancer for third-year medical students
    using the Physician Data Query (PDQ) system.
SO: J Cancer Educ, 4 (1) 11-5  /1989/ IMD=9012
LA: English
CY: UNITED STATES
JC: AVY   SS: 0885-8195
CS: Medical Service, Harry S. Truman Memorial Veterans Hospital, Columbia, Mo.
CT: CLINICAL CLERKSHIP/*methods   COMPUTER-ASSISTED INSTRUCTION/*methods
    EDUCATION, MEDICAL, UNDERGRADUATE/*methods    MEDICAL ONCOLOGY/*education
    MEDLARS/*   COMPUTER USER TRAINING/methods    HUMAN
    NATIONAL INSTITUTES OF HEALTH (U.S.)      UNITED STATES
AB: During the third-year medicine clerkship, students were instructed in
    online computer Physician Data Query (PDQ) searches. Each student completed
    computer searches in at least one of five tumor topics. Students assigned
    to selected tumor topics performed significantly better on test questions
    in their assigned topic as compared to the scores of students who were not
    assigned that topic. Although students were encouraged to use the PDQ ad
    libitum, within three months of completing the clerkship, only 22 students
    (20%) had conducted additional searches. We conclude that PDQ instruction
    may enhance students' knowledge about cancer. Student instruction can be
    effectively completed with minimal computer time. The results from our
    program evaluation and the limited student use following completion of the
    clerkship suggest that we should identify another user group, such as
    senior housestaff, to generate greater interest and more frequent use of
    the PDQ.
```

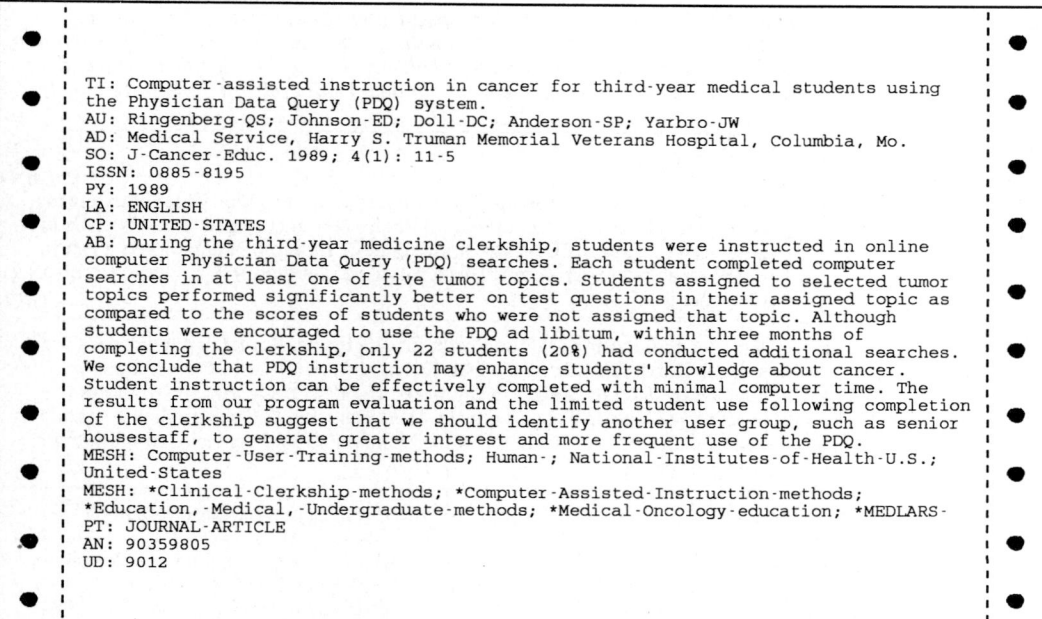

```
TI: Computer-assisted instruction in cancer for third-year medical students using
the Physician Data Query (PDQ) system.
AU: Ringenberg-QS; Johnson-ED; Doll-DC; Anderson-SP; Yarbro-JW
AD: Medical Service, Harry S. Truman Memorial Veterans Hospital, Columbia, Mo.
SO: J-Cancer-Educ. 1989; 4(1): 11-5
ISSN: 0885-8195
PY: 1989
LA: ENGLISH
CP: UNITED-STATES
AB: During the third-year medicine clerkship, students were instructed in online
computer Physician Data Query (PDQ) searches. Each student completed computer
searches in at least one of five tumor topics. Students assigned to selected tumor
topics performed significantly better on test questions in their assigned topic as
compared to the scores of students who were not assigned that topic. Although
students were encouraged to use the PDQ ad libitum, within three months of
completing the clerkship, only 22 students (20%) had conducted additional searches.
We conclude that PDQ instruction may enhance students' knowledge about cancer.
Student instruction can be effectively completed with minimal computer time. The
results from our program evaluation and the limited student use following completion
of the clerkship suggest that we should identify another user group, such as senior
housestaff, to generate greater interest and more frequent use of the PDQ.
MESH: Computer-User-Training-methods; Human-; National-Institutes-of-Health-U.S.;
United-States
MESH: *Clinical-Clerkship-methods; *Computer-Assisted-Instruction-methods;
*Education,-Medical,-Undergraduate-methods; *Medical-Oncology-education; *MEDLARS-
PT: JOURNAL-ARTICLE
AN: 90359805
UD: 9012
```

tionen wie der Index Medicus (i.e. Autor, Titel, Zeitschrift etc.), darüber hinaus sind in der Datenbank zu 60% (seit 1983) der vorhandenen Publikationen auch die Zusammenfassungen *(Abstracts)* der Autoren abrufbar (für eine vollständige Auflistung aller MEDLINE-Felder s. Abb. 4-1, Abb. 4-2 und Tab. 4-1). Zusätzlich zu den Index-Medicus-Einträgen enthält MEDLINE auch die Zitate der gedruckten Index to Dental Literature sowie die des International Nursing Index.

MeSH-Thesaurus

Was ist der MeSH? Die zur Indexierung verwendeten „Schlagwörter" stellen insgesamt ein sogenanntes „kontrolliertes Vokabular" (controlled terms, kurz CT) dar, d.h. es werden nur bestimmte Begriffe zur Inhaltscharakterisierung einer Publikation verwendet. Die NLM hat sich dabei für die Verwendung jeweils genau eines Synonyms (Vorzugsbegriff; preferred term) entschieden. Beispielsweise könnte man für Publikationen, bei denen es um „Krebs" geht, mit folgenden Begriffen indexieren: „tumor", „tumour",

Abb. 4-2 Originaldokument MEDLINE im CD-ROM-(SilverPlatter-)Format. Wird eine Datenbasis von verschiedenen Anbietern aufbereitet, kann sich ihr Gesicht verändern: Ein Vergleich der abgebildeten CD-ROM-Version von MEDLINE mit der DIMDI-Version von MEDLINE (Abb.4-1) zeigt, daß sich zwar prinzipiell am Inhalt nichts verändert, daß sich aber das Ausgabeformat („Download-Format") je nach Anbieter deutlich unterscheidet. Beispielsweise werden beim SilverPlatter-Format prinzipiell Autorennachname und Initialen der Vornamen durch Bindestriche voneinander getrennt (DIMDI setzt hier Leerzeichen). Außerdem ändern sich teilweise die Ausgabereihenfolge der Felder sowie die Feldbezeichner (Field-Tags).
Felder der MEDLINE-Datenbank im SilverPlatter-Format (im Beispiel wurde nur ein Teil aller Felder ausgegeben): TI = Title (auf englisch), TO = Original Title, CM = Comments, AU = Author, AD = Address of Author, SO = Bibliographic Source, ISSN = International Standard Serial No., PY = Publication Year,
LA = Language of Article, CP = Country of Publication, AB = Abstract, MESH = Medical Subject Headings, GS = Gene Symbol, PT = Publication Type, PS = Personal Name as Subject, CN = Contract or Grant Numbers, RM = CAS Reg. or EC-No., NM = Name of Substance, AN = Number of Document, UD = Index Medicus Entry Date.

Tabelle 4-1 Die wichtigsten MEDLINE-Felder bei verschiedenen Datenbankanbietern (DI: online bei DIMDI; SP: SilverPlatter CD-ROM; CD: CD Plus). Man muß differenzieren zwischen Feldbezeichnern, die in der Dokumentenausgabe erscheinen (display tags), und Feldern, die nur für die Suche verwendet werden können (search tags; sind in der Tabelle mit einem „/" vor dem Feldbezeichner gekennzeichnet).

DI	SP	CD	Erklärung
ND	AN	UI	„Unique Identifier": laufende Dokumentennummer. Jeder Datenbankeintrag bekommt eine eindeutige, unveränderliche Nummer zugewiesen. Wichtig für Querverweise auf MEDLINE-Dokumente in anderen Datenbanken, etwa in EMBL-Nuc oder Swiss-Prot: Diese verweisen im Feld RM auf den „Unique Identifier".
TI	TI	TI	Titel der Publikation, ggf. übersetzt ins Englische. Bei DI erscheint der Originaltitel direkt dahinter in eckigen Klammern, bei SP und CD erscheint ein übersetzter Titel in eckigen Klammern, und der Originaltitel wird in den Feldern TO bzw. OT angezeigt. Bei DI finden sich außerdem noch Angaben über die „Rubrik" (z.B. [letter] oder [comment]) und spezielle Anmerkungen (z.B. [retracted])
–	TO	OT	Originaltitel, wenn es sich um eine nicht-englische Publikation handelt.
AU	AU	AU	Autorennamen, also Familienname, sowie max. 2 Buchstaben der Vornamen und Sonderbezeichnungen wie JR/SR (Junior/Senior) oder 3d („der Dritte"); max. die 10 ersten Autoren, bei mehr Autoren die Angabe „et al.". Vor 1984 wurden alle Autoren aufgenommen.
CS	AD	IN	Institutsadresse, zumeist die des ersten Autors; nur für Einträge seit 1988.
SO	SO	SO	Source: Komplette Quellenangabe, z.B. Zeitschriftentitel. Band (Heft): Seiten. Bei manchen MEDLINE-Versionen erscheint hier der Zeitschriftentitel in Kurzform.
CT	MeSH	SH	Kontrolliertes Vokabular; bei MEDLINE also die MeSH-Keywords. In diesem Feld erscheinen sowohl „major" als auch „minor" MeSH-Deskriptoren sowie die Subheadings (Qualifier).
–	/MJME	–	„Major" Subject Headings (central concept mainheadings): gewichtete Hauptschlagwörter.
–	/MIME	–	„Minor" Subject Headings: nicht gewichtete Schlagwörter.
PS	PS	PN	Personal name as subject: Namen der Person, um die es in einer Biographie, Würdigung, Nachruf etc. geht.
/CR	RN	RN	CAS-Reg.Nr.: Code für eine chemische Substanz bzw. EC-Nr. eines Enzyms, das in der Publikation beschrieben wird. Ausgabe bei DIMDI zusammen mit Substanzbezeichnung in einem Feld TE (Terminology).
GE	GS	GS	Gene Symbol: international verwendete Abkürzung für Gene, die in der Publikation beschrieben werden.
PY	PY	YR	Publikationsjahr (wie im Feld Source).
JT	–	JN	Zeitschrift (wie im Feld Source).
SS	ISSN	IS	International Standard Serial Number: Zeitschriften-Identifikationsnummer.
LA	LA	LG	Sprache des Originalartikels.

DI	SP	CD	Erklärung
AB	AB	AB	Autorenkurzreferate (Abstracts); nur in Artikeln seit 1975; nicht immer in der Datenbank verfügbar. Unabhängig von der „elektronischen" Verfügbarkeit wird der MeSH-Begriff „english abstract" vergeben, wenn nicht-englische Artikel in der gedruckten Version einen englischen Abstract aufweisen.
DT	PT	PT	Document type bzw. Publication type: z.B. journal article, review, usw.
NO	CM	CM	Hinweis auf einen Kommentar zu einem Artikel in derselben oder einer späteren Ausgabe derselben Zeitschrift (z.B. „comment in: JAMA ...").
RN	–	–	Anzahl der zitierten Referenzen, nur bei Review-Artikeln.
IMD	UD	EM	Monat und Jahr des Aufnahmedatums in die Datenbank.

„neoplasma", „cancer" etc. In einem kontrollierten Vokabular wird aber nur einer dieser Synonyme als Schlüsselwort zugelassen. Schlägt der Benutzer im Index Medicus (in Unwissenheit des Vorzugsbegriffes) unter einem Synonym nach, so wird er beispielsweise durch „TUMOR see NEOPLASMS" auf den zu verwendenden Vorzugsbegriff verwiesen. Bei einer online-Recherche bei DIMDI wird das verwendete Synonym für die Suche in den CT-Feldern der vorhandenen Dokumente automatisch in das zugelassene Schlagwort „übersetzt".

Für den Begriff „controlled term" wird, neben der deutschen wörtlichen Übersetzung „kontrollierter Begriff", (nahezu) gleichbedeutend eine Fülle von Synonymen verwendet: Schlagwort, Schlüsselwort, keyword und – speziell für Schlagwörter, die im Index Medicus Verwendung finden – *MeSH (Medical Subject Headings)*.

Eine Liste oder Zusammenstellung von diesen keywords bildet den „Wortschatz" der Indexierung. Im Fall des MeSHs stehen die keywords nach gewissen Regeln untereinander in hierarchischer Beziehung (s.u.). Die Liste mit dem kontrollierten Vokabular wird daher *Thesaurus* genannt, und die Schlagwörter heißen dann auch „Deskriptoren" (weitere Eigenschaften eines Thesaurus s. Kap. 6.1.2). Sowohl die Indexierungsfachkraft der NLM, die die Schlagwörter für Pu-

blikationen vergibt, als auch der Benutzer, der nach bestimmten Informationen sucht und dazu ebendiese Schlagwörter verwendet, benötigt eine „Liste von erlaubten Schlagworten, einschließlich deren Beziehungen untereinander" (Thesaurus), denn: Benutzer und Indexer müssen dieselbe Indexierungssprache „sprechen" (dies illustriert auch Abb. 6-2). Der MEDLINE/Index-Medicus Thesaurus MeSH liegt in folgenden Versionen gedruckt vor und kann in jeder Bibliothek eingesehen werden:

– MeSH Tree Structures: Schlagwörter in hierarchischer Anordnung
– permuted MeSH: Schlagwörter alphabetisch, aber zusammengesetzte Schlagwörter (spinal tuberculosis) auch permutiert unter verschiedenen Buchstaben (unter S ebenso wie unter T als „tuberculosis, spinal")
– MeSH – annotated alphabetic list: streng alphabetisch mit Kommentar

Erhältlich sind diese Bücher auch beim American Information Retrieval Service AIRS, 5 Elvaston Mews, GB – London SW7 5HY. DIMDI bietet den MeSH übrigens auch auf Diskette an.

Wie wird der MeSH-Thesaurus benutzt?

Die Liste der Schlagwörter zieht der nach einer bestimmten Information suchende Benutzer heran, um seine Suchkonzepte in der Indexierungssprache formulieren zu kön-

Tally	Code-Nummer	MeSH-Term (teilw. deutsch)
12419	C4.557.386 ...	LYMPHOM
236	C4.557.386.345 ...	HISTIOZYTOSE, MALIGNE
5234	C4.557.386.355 ...	HODGKIN-KRANKHEIT
59	C4.557.386.390 ...	IMMUNPROLIFERATIVE DUENNDARMKRANKHEIT
5116	C4.557.386.480 ...	LYMPHOM, NON-HODGKIN-
447	C4.557.386.480.150 ...	Lymphoma, B-Cell
1845	C4.557.386.480.150.165 ...	BURKITT-TUMOR
23	C4.557.386.480.150.450 ...	Lymphoma, AIDS-Related
336	C4.557.386.480.150.700 ...	LYMFHOM, LYMPHOZYTISCHES
0	C4.557.386.480.175 ...	Lymphoma by Grade (Non MeSH)
56	C4.557.386.480.175.425 ...	Lymphoma, High-Grade
29	C4.557.386.480.175.425.450 ...	Lymphoma, Large-Cell, Immunoblastic
98	C4.557.386.480.175.425.475 ...	Lymphoma, Lymphoblastic
18	C4.557.386.480.175.425.775 ...	Lymphoma, Small Noncleaved-Cell
1845	C4.557.386.480.175.425.775.165 ...	BURKITT-TUMOR
35	C4.557.386.480.175.450 ...	Lymphoma, Intermediate-Grade
113	C4.557.386.480.175.450.300 ...	Lymphoma, Large-Cell, Diffuse
10	C4.557.386.480.175.450.350 ...	Lymphoma, Large-Cell, Follicular
21	C4.557.386.480.175.450.500 ...	Lymphoma, Mixed-Cell, Diffuse
26	C4.557.386.480.175.450.725 ...	Lymphoma, Small Cleaved-Cell, Diffuse
42	C4.557.386.480.175.500 ...	Lymphoma, Low-Grade
8	C4.557.386.480.175.500.525 ...	Lymphoma, Mixed-Cell, Follicular
18	C4.557.386.480.175.500.750 ...	Lymphoma, Small Cleaved-Cell,Follicular
41	C4.557.386.480.175.500.770 ...	Lymphoma, Small Lymphocytic
99	C4.557.386.480.300 ...	Lymphoma, Diffuse
113	C4.557.386.480.300.300 ...	Lymphoma, Large-Cell, Diffuse
29	C4.557.386.480.300.450 ...	Lymphoma, Large-Cell, Immunoblastic
98	C4.557.386.480.300.475 ...	Lymphoma, Lymphoblastic
21	C4.557.386.480.300.500 ...	Lymphoma, Mixed-Cell, Diffuse
26	C4.557.386.480.300.725 ...	Lymphoma, Small Cleaved-Cell, Diffuse
41	C4.557.386.480.300.750 ...	Lymphoma, Small Lymphocytic
18	C4.557.386.480.300.775 ...	Lymphoma, Small Noncleaved-Cell
306	C4.557.386.480.350 ...	LYMPHOBLASTOM, GROSSFOLLIKULAERES
10	C4.557.386.480.350.350 ...	Lymphoma, Large-Cell, Follicular
8	C4.557.386.480.350.525 ...	Lymphoma, Mixed-Cell, Follicular
18	C4.557.386.480.350.750 ...	Lymphoma, Small Cleaved-Cell,Follicular
948	C4.557.386.480.475 ...	LYMPHOM, HISTIOZYTAERES
113	C4.557.386.480.475.300 ...	Lymphoma, Large-Cell, Diffuse
10	C4.557.386.480.475.350 ...	Lymphoma, Large-Cell, Follicular
29	C4.557.386.480.475.450 ...	Lymphoma, Large-Cell, Immunoblastic
98	C4.557.386.480.475.475 ...	Lymphoma, Lymphoblastic
52	C4.557.386.480.550 ...	LYMPHOM, GEMISCHTES
21	C4.557.386.480.550.500 ...	Lymphoma, Mixed-Cell, Diffuse
8	C4.557.386.480.550.525 ...	Lymphoma, Mixed-Cell, Follicular
336	C4.557.386.480.700 ...	LYMPHOM, LYMPHOZYTISCHES
26	C4.557.386.480.700.725 ...	Lymphoma, Small Cleaved-Cell, Diffuse
18	C4.557.386.480.700.730 ...	Lymphoma, Small Cleaved-Cell, Follicular
41	C4.557.386.480.700.750 ...	Lymphoma, Small Lymphocytic
18	C4.557.386.480.700.775 ...	Lymphoma, Small Noncleaved-Cell
283	C4.557.386.480.750 ...	Lymphoma, T-Cell
98	C4.557.386.480.750.475 ...	Lymphoma, Lymphoblastic
138	C4.557.386.480.750.800 ...	Lymphoma, T-Cell, Cutaneous
776	C4.557.386.480.750.800.550 ...	MYKOSIS FUNGOIDES
338	C4.557.386.480.750.800.775 ...	SEZARY-SYNDROM
33	C4.557.386.480.750.825 ...	Lymphoma, T-Cell, Peripheral
22	C4.557.386.480.875 ...	LYMPHOM, UNDIFFERENZIERTES
113	C4.557.386.480.875.300 ...	Lymphoma, Large-Cell, Diffuse

Abb. 4-3 Online-Ausgabe der „tree-structure". Während der Recherche in einer Datenbank („online") ist es sinnvoll, sich das entsprechende Segment des Thesaurus-Baums anzeigen zu lassen, um kontrollieren zu können, welche nachgeordneten Begriffe bei einer „down-Suche" (= „explode"-Funktion) automatisch in die Suche miteinbezogen werden würden. Die in Abbildung 4-4 illustrierte Baumstruktur wird online bei DIMDI in oben gezeigter tabellarischer Form ausgegeben. Der entsprechende Befehl lautet DISPLAY CT DOWN. Ähnlich sieht auch eine Ausgabe bei den CD-ROM-Versionen (CD Plus, SilverPlatter usw.) von MEDLINE aus. In der Spalte „Tally" wird außerdem angegeben, wieviele Artikel unter dem entsprechenden Schlagwort indexiert sind. Der „Classification Code" dient der numerischen Verschlüsselung des MeSH-Begriffs. Die in Großschrift geschriebenen MeSH-Begriffe wurden von DIMDI ins Deutsche übersetzt.

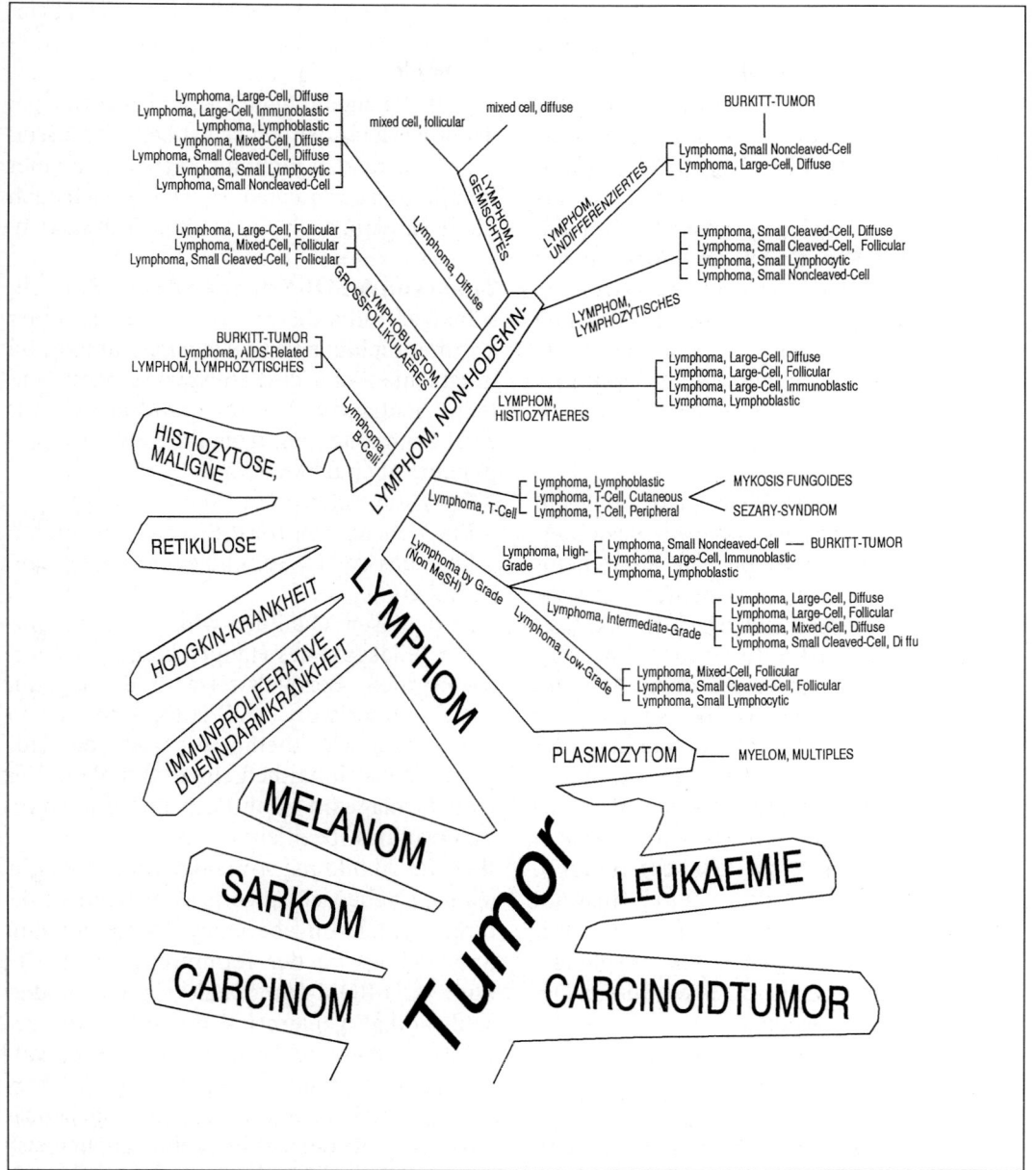

Abb. 4-4   Baumstruktur eines polyhierarchischen Thesaurus. Das kontrollierte Vokabular der Datenbank MEDLINE kann man sich als einen riesigen Baum vorstellen: Übergeordnete Begriffe bilden die dicken Äste, während die spezielleren Begriffe die dünnen Zweige darstellen. Durch diese Baumstruktur ist es möglich, durch Angabe eines übergeordneten Begriffs „nachgeordnete" Begriffe automatisch in die Suche miteinzubeziehen, ohne diese explizit angeben zu müssen.
Die Abbildung zeigt einen Ausschnitt aus dem MeSH-Baum, nämlich den „Lymphom-Ast" (vgl. a. Abb. 4-3). Der Benutzer kann hier beispielsweise nach „undifferenziertem Lymphom" suchen und findet auch Artikel, die mit dem Schlagwort „Burkitt-Tumor" indexiert sind. Ebenso kann eine Suche nach B-Zell-Lymphom oder „High-Grade Lymphoma" zum Burkitt-Lymphom führen.

nen. Bei einer DIMDI-Recherche (sowie bei den meisten CD-ROM-Versionen) ist der Thesaurus während der Recherche abrufbar. Wie eine Ausgabe des Thesaurus bei DIMDI aussieht, zeigt die Abbildung 4-3. Während es bei DIMDI möglich ist, das MeSH-Vokabular jederzeit anzusehen, und Begriffe daraus unmittelbar auszuwählen, erfolgt bei anderen Hosts (z.B. DATA STAR) das Abrufen des kontrollierten Vokabulars oftmals etwas weniger elegant durch Anwählen einer eigenen Datenbank (allgemeiner Fachbegriff für eine solche Datenbank: *companion vocabulary file*). Diese enthält nichts anderes als das verwendete kontrollierte Vokabular der „Hauptdatenbank".

Oben war bereits die Rede davon, daß ein Thesaurus auch die gegenseitigen „Beziehungen" der kontrollierten Begriffe untereinander regelt. Ein Thesaurus ist zu diesem Zweck häufig (poly-)hierarchisch organisiert, d.h. er weist eine „Baumstruktur" auf (Abb. 4-4). In diesem Baum verzweigen dicke Äste mit übergeordneten Begriffen (z.B. „Neoplasms") über weiter eingrenzende Schlüsselwörter (von „Lymphom" zu „Non-Hodgkin-Lymphom") schließlich zu sehr dünnen Verzweigungen mit „engen" Schlagwörtern (von „B-cell Lymphoma" zu „Burkitt-Tumor"). Vorteil dieser Baumstruktur: Durch Auswahl eines übergeordneten Begriffs kann der Benutzer bei der sogenannten „explode-" oder „down-"Suche alle nachgeordneten Deskriptoren miteinbeziehen.

Ein Schlüsselwort kann auch an mehreren Stellen des MeSH-Baums vorkommen (also unter verschiedenen übergeordneten Begriffen); so „hängt" der Deskriptor „Burkitt-Tumor" nicht nur am Zweig „B-cell lymphoma", sondern auch an den Ästchen „undifferenziertes Lymphom" sowie „Highgrade-lymphoma". Will der Benutzer also wissen, wo ein bestimmter Begriff innerhalb des Thesaurus eingeordnet ist, kann es passieren, daß ihm *mehrere* „Teilbäume" des gesamten MeSH-Trees präsentiert werden, in denen das Schlüsselwort auftaucht.

Die Angabe „non-MeSH" beim Ast „Lymphoma by Grade" bedeutet übrigens, daß dieser Begriff eher als „kommentierender" Überbegriff der nachfolgenden Schlagwörter gedacht ist. Er ist jedoch selbst kein Schlüsselbegriff, wird also nicht als keyword zu einer Publikation auftauchen. Es ist demnach auch nicht sinnvoll, nach diesem Begriff zu suchen.

Typen von MeSH-Schlagwörtern Zur vollständigen inhaltlichen Beschreibung einer Veröffentlichung werden je nach Publikation unterschiedlich viele Schlagwörter vergeben. Jedes Schlagwort besteht grundsätzlich aus zwei Komponenten, wobei die zweite Komponente auch fehlen kann:

– Ein Hauptschlagwort (Mainheading).
– Ein Nebenschlagwort (Subheading, Qualifier), das das Hauptschlagwort weiter spezifiziert.

Durch diesen Qualifier wird ein medizinischer Teilaspekt des Hauptschlagwortes herausgegriffen: Beispielsweise ist es möglich, das Schlüsselwort „ASPIRIN" durch ein Subheading wie „therapeutic use" oder „adverse effects" inhaltlich einzuschränken. Ein Hauptschlagwort kann auch durch mehrere Subheadings spezifiziert werden.

Wie die Abbildung 4-5 zeigt, existieren für manche Nebenschlagworte Mini-Baumstrukturen: Durch Angabe eines übergeordneten Subheadings (in der Terminologie vom CD Plus CD-ROM-Handbuch „pre-exploded subheading" genannt) kann man (falls gewünscht) mehrere nachgeordnete Subheadings („member subheadings") in die Recherche einbeziehen, ohne sie explizit angeben zu müssen. Mit dem subheading „diagnosis" kann man beispielsweise die member subheadings „radiography", „ultrasonography", „radionuclide imaging" usw. subsumieren.

Eine besondere Gruppe von Mainheadings stellen die *„check tags"* dar (s. Synopsis): Es sind meist sehr allgemeine Deskriptoren, die mit besonders großer Zuverlässigkeit vergeben werden, da der Indexer anhand einer Checkliste für jeden check tag entscheiden

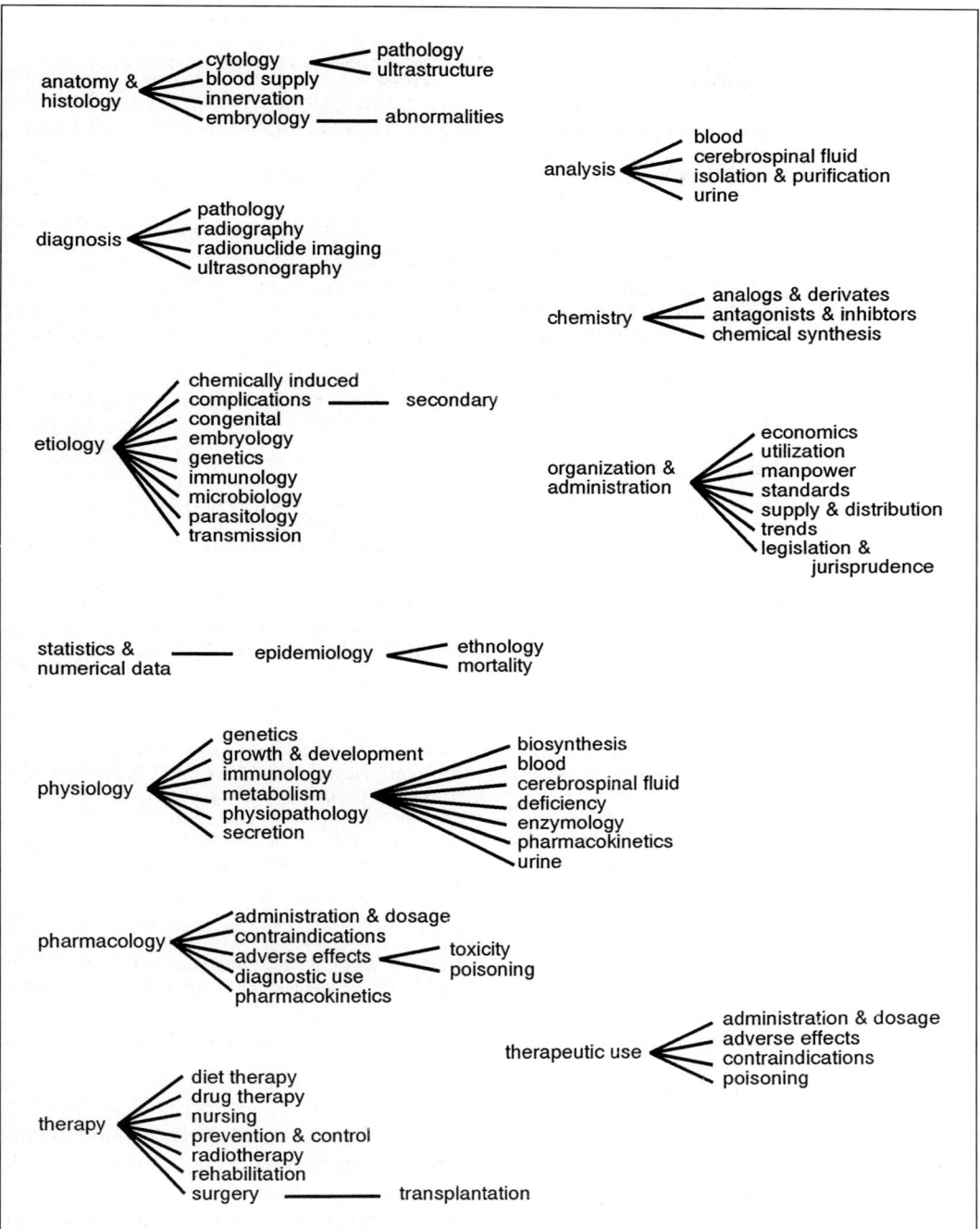

Abb. 4-5 Gruppen der MeSH-Subheadings. Mit diesen „Unterschlagwörtern" (subheadings) der Datenbank MEDLINE können die Hauptschlagwörter (mainheadings) weiter eingeschränkt werden. Bei einigen Retrievalsystemen (CD Plus, GRIPS) lassen sich auch bei den Subheadings „übergeordnete" und „nachgeordnete" Schlagwörter unterscheiden.

Synopsis   Medical Subject Headings (MeSH)

Die „Medical Subject Headings" (kurz: der „MeSH") sind inhaltsbeschreibende Schlagwörter (= Deskriptoren = keywords = Stichwörter = controlled terms), die
- teilweise im Index Medicus als Indexierungsbegriffe verwendet werden und
- gleichzeitig das kontrollierte Vokabular der Datenbank MEDLINE (sowie MEDLINE-kompatibler Datenbanken) darstellen.

Da die Deskriptoren in einer Baumstruktur organisiert sind, spricht man von einem polyhierarchischen Thesaurus.

Typen von MeSH-Deskriptoren

Mainheadings – preferred terms (Hauptschlagwörter – Vorzugsbegriffe)

Dies sind die 16 000 „Hauptschlagwörter" des MeSHs. Aus diesem Fundus werden beim Indexierungsprozeß einer neuen Veröffentlichung passende Schlagwörter von einer Fachkraft zugewiesen; dabei kann das Schlagwort gewichtet werden (major/minor mainheading). Die Bedeutung der Mainheadings liegt darin, daß sie die Begriffe darstellen,
- unter denen eine Publikation im Index Medicus zu finden sein wird
- die in MEDLINE im Feld CT (DIMDI) bzw. MeSH (SilverPlatter) bzw. SH (CD Plus) stehen (zusammen mit den Check Tags und den Qualifiern)

Entry terms (Hauptschlagwörter-Synonyme)

Dies sind 30 000 Synonyme zu den Major Descriptors, die zwar nie in den CT-Feldern auftauchen, die aber dennoch zur Suche in der Datenbank verwendet werden können. Auch im gedruckten Index Medicus ist eine Suche über die Entry-Terms möglich, da hier auf die entsprechende Vorzugsbezeichnung verwiesen wird.

Bei der MEDLINE-Recherche in DIMDI kann mit dem Befehl DEFINE LA=GERM die Thesaurussprache von „englisch" nach „deutsch" gewechselt werden. Die englischen Mainheadings wurden zu diesem Zweck vom DIMDI ins Deutsche übersetzt. Bei den Übersetzungen handelt es sich also ebenfalls um Synonyme der „preferred terms", die allerdings im Gegensatz zu den „offiziellen" Entry-Terms im Index Medicus nicht auftauchen.

Check Tags

Dies sind 40 Deskriptoren, die dem Wesen nach Mainheadings sind. Es handelt sich jedoch um Schlagwörter, die sehr breite Konzepte abdecken und daher häufig vergeben werden müssen (HUMAN, CHILD, PREGNANCY, RATS etc.). Daher sind die Indexierungsfachleute verpflichtet, eine Art Checkliste durchzugehen und für jedes einzelne der 40 Check Tags zu prüfen, ob dieses zutrifft. Seit Einführung der Datenbanken werden zusätzlich noch computergestützte Plausibilitätsprüfungen durchgeführt (und z.B. beim Erscheinen des Begriffes PREGNANCY ggf. automatisch FEMALE ergänzt). Dies alles hat zur Folge, daß Check Tags (im Gegensatz zu einfachen Mainheadings) mit hoher Reliabilität vergeben werden.

Qualifier (subheadings)

Dies sind 80 Begriffe, die einen Mainheading-Begriff auf einen (in der Medizin häufig vorkommenden, sehr allgemeinen) Aspekt einschränken („diagnosis", „adverse effects", ...). Sie werden immer gemeinsam mit einem Mainheading vergeben.

---

muß, ob er zutrifft oder nicht. Sie dürfen teilweise nicht durch Qualifier eingeschränkt werden.

Major und minor subjectheadings   Ein Schlagwort kann zusätzlich *gewichtet* werden, wenn es ganz besonders relevante Aspekte des zu indexierenden Artikels wiedergibt. Man nennt diese besonders gewich-

teten Schlagwörter dann „central-concept-mainheadings" oder auch „major subject headings".

Bei DIMDI und den CD-ROM-Versionen von SilverPlatter und CD Plus werden alle „major-mainheadings" bei der Ausgabe mit einem Sternchen (*) gekennzeichnet.

In den abgebildeten MEDLINE-Beispieldokumenten (Abb. 4-1 und 4-2) geht es um den

Einsatz der Onkologie-Datenbank PDQ als Ausbildungsinstrument für Medizinstudenten. Wie aus dem Abstract hervorgeht, wollten die Autoren der Studie den Test-Studenten in erster Linie etwas über Krebs beibringen – es ging ihnen also nicht primär darum, die Studenten in die Nutzung eines Computers einzuführen (dies war lediglich als „Methode" notwendig). Daher ist hier das Schlagwort „COMPUTER-ASSISTED INSTRUCTION/*" ein für die zu indexierende Publikation sehr wichtiges und charakteristisches Schlüsselwort, während das Schlagwort „COMPUTER USER TRAINING" weniger gut „paßt" und deswegen vom Indexer nicht gewichtet wurde.

Der Vorteil einer „Gewichtung" von Schlagwörtern ist offensichtlich: Bei der Recherche kann der Anwender die Relevanz der gefundenen Publikationen erhöhen, indem er die Suche auf als „central-concept" gekennzeichnete „mainheadings" einschränkt. Aber Vorsicht: Die Suche nach einer „major mainheading" geschieht bei DIMDI nicht durch die Angabe eines Sternchens, sondern durch das Anhängen von „W1" an den Suchbegriff, z.B. FIND COMPUTER-ASSISTED INSTRUCTION/W1.

MeSH-Felder in der Datenbank Alle Schlagwörter (bestehend aus Mainheadings einschließlich Check Tags sowie eventuell Subheadings) stehen bei MEDLINE-Datensätzen in einem speziellen „Schlagwort-Feld". Die Abkürzung dieses Feldes lautet bei der SilverPlatter-CD-ROM-Version „MESH", bei der CD-ROM des Anbieters CD Plus „SH" und in der online-Datenbank bei DIMDI „CT" (controlled terms). Trotz der unterschiedlichen Feldbezeichnungen ist der Feldinhalt jeweils prinzipiell der gleiche (vgl. Abb. 4-1 und 4-2).

In manchen CD-ROM-Versionen gibt es außerdem zwei Felder (MJME und MIME bei SilverPlatter bzw. MJ und MN bei CD Plus), die gewichtete MeSH-Begriffe (Synonyme: major-MeSH-terms oder central-concept-

mainheadings, s.u.) bzw. ungewichtete (minor) MeSH-Deskriptoren enthalten. Zur Verwendung dieser beiden Felder, die nicht bei der Ausgabe erscheinen, sondern lediglich Suchfelder sind, s. Kap. 6.2.3.

Main- und Subheading werden bei DIMDI durch einen Schrägstrich voneinander getrennt. Zum Beispiel stellt bei der Angabe „COMPUTER USER TRAINING/methods" der Teil vor dem Querstrich „COMPUTER USER TRAINING" das Hauptschlagwort dar, während „methods" das Nebenschlagwort ist. Hingegen wird bei der SilverPlatter-Version zur Trennung ein Bindestrich verwendet: COMPUTER-USER-TRAINING-methods. „Methods" ist hier nur durch die Kleinschreibung bei der Dokumentenausgabe als Subheading erkennbar.

Volltextsuche in MEDLINE

Die „Inhaltserschließung" (d.h. die Suche nach einer relevanten Publikation zu einem bestimmten Thema) muß bei einer Datenbank wie MEDLINE nicht ausschließlich über die MeSH-Deskriptoren erfolgen, sondern kann auch durch *„Freitextsuche"* (= „Volltextsuche"), d.h. nach Wörtern in den Zusammenfassungen (Abstracts) oder den Titeln der Dokumente erreicht werden. Allerdings ist diese Methode etwas unsicherer, da die in diesen Feldern vom Autor verwendete Terminologie „unkontrolliert" ist. Dies kann zur Folge haben, daß bestimmte relevante Publikationen nicht gefunden werden, weil der Autor in seiner Zusammenfassung ein ungebräuchliches Synonym verwendet hat. Umgekehrt können durch Volltextsuche auch sehr leicht irrelevante Dokumente gefunden werden; wenn der Autor in seinem Abstract beispielsweise schreibt: „Es wurden 98 Kinder mit diversen malignen Knochenneubildungen außer Osteosarkom untersucht..." würde dieses Dokument bei einer „Freitext"-Suche nach dem Begriff „Osteosarkom" ein falsch-positives Ergebnis liefern. Wann immer also eine Datenbank ein kontrolliertes Vokabular anbietet, sollte mit

Tabelle 4-2   Die MEDLINE-Derivate auf CD-ROM. Die Datenbank MEDLINE wird in verschiedenen Variationen von zahlreichen CD-ROM-Herstellern angeboten. Die Tabelle zeigt das MEDLINE-Angebot einiger Hersteller: CD Plus (C), DIALOG (D), SilverPlatter (S), Maxwell Electronic Publishing (M) und Aries (A; Vertrieb in Deutschland: Nova Idea). Da für den gesamten Datenbestand seit 1966 mindestens sieben CD-ROM-Discs erforderlich sind, kann sich der spezialisierte Mediziner Recherchezeit und Geld sparen, indem er auf eine der „speciality subsets" zurückgreift, bei denen auf einer einzigen CD-ROM nur Zitate aus den für das jeweilige Gebiet wichtigsten Fachzeitschriften erfaßt sind.

Name	Hersteller	Inhalt
Cardiology MEDLINE	M	Kardiologie und Kreislauferkrankungen (5 Jahrgänge, 3600 Zeitschriften)
CardLine Knowledge Finder	A	Kardiologie und Kreislauferkrankungen (10 Jahrgänge, 150 Zeitschriften)
Critical Care MEDLINE	M	Intensivmedizin (5 Jahrgänge)
DIALOG on Disc MEDLINE	D	gesamter Datenbestand
DIALOG on Disc Clinical Collection	D	Zitate aus 150 klinisch orientierten Fachzeitschriften
Emergency MEDLINE	M	Notfallmedizin (5 Jahrgänge)
Family Practice MEDLINE	M	Zitate für den niedergelassenen Praktiker (5 Jahrgänge)
Gastroenterology & Hepatology MEDLINE	M	Gastroenterologie und Randgebiete (5 Jahrgänge)
Infectious Diseases MEDLINE	M	Infektionskrankheiten (5 Jahrgänge, 3600 Zeitschriften)
MEDLINE CD PLUS	C	MEDLINE komplett ab 1966 auf 8 CDs
MEDfive CD PLUS	C	fünf komplette MEDLINE-Jahrgänge auf 3 CDs
MEDfour CD PLUS	C	vier komplette MEDLINE-Jahrgänge auf 2 CDs
MEDtwo CD PLUS	C	die letzten zwei MEDLINE-Jahrgänge auf einer CD
MEDLINE Express	S	MEDLINE komplett, komprimierte Daten; für 4 CD-ROM-Laufwerke
MEDLINE Professional	S	Zitate der letzten 4 Jahre aus 320 wichtigen klinischen Zeitschriften
MEDLINE Standard	S	MEDLINE komplett
MEDLINE-Core Journal Select	A	Auswahl des Datenbestands; 250 bedeutende Zeitschriften
MEDLINE-Knowledge Finder	A	gesamter Datenbestand auf 7 CDs oder Segmente über 3, 5, 11 oder 15 Jahre
NeuroLine-Knowledge Finder	A	Zitate der letzten 10 Jahre aus Neurologie, Neurochirurgie, Psychiatrie (180 Zeitschriften)

Name	Hersteller	Inhalt
OBGLine-Knowledge Finder	A	Zitate der letzten 10 Jahre aus Gynäkologie und Geburtshilfe (75 Zeitschriften)
Obstetrics & Gynecology MEDLINE	M	Gynäkologie und Geburtshilfe
OphtaLine-Knowledge Finder	A	Zitate der letzten 10 Jahre aus der Augenheilkunde (80 Zeitschriften)
OrthoLine-Knowledge Finder	A	Zitate der letzten 10 Jahre aus der Orthopädie
PathLine-Knowledge Finder	A	Zitate der letzten 10 Jahre aus der Pathologie (300 Zeitschriften)
Pediatrics MEDLINE	M	Zitate der letzten 5 Jahre aus der Kinderheilkunde
PediLine-Knowledge Finder	A	Zitate der letzten 10 Jahre aus der Kinderheilkunde (170 Zeitschriften)
Physician's MEDLINE	M	Zitate der letzten 4 Jahre aus 150 wichtigen klinischen Zeitschriften
RadLine-Knowledge Finder	A	Zitate der letzten 10 Jahre aus 120 wichtigen radiologischen Fachzeitschriften
SurgAnLine-Knowledge Finder	A	Zitate der letzten 10 Jahre aus Chirurgie und Anästhesie (175 Zeitschriften)

diesem gearbeitet werden (eine genauere Betrachtung des Problems „Volltextsuche" versus „Suche im kontrollierten Vokabular" s. Kap. 6.1.3 und 6.2.

MEDLINE-Inhalt

Die Datenbank MEDLINE enthält fast sieben Millionen Literaturhinweise auf medizinisch relevante Artikel, die seit 1966 erschienen sind. Für MEDLINE werden von der NLM 3700 verschiedene Zeitschriften ausgewertet, 90% davon *cover-to-cover*, d.h. alle Artikel eines Journals werden aufgenommen. Der Datenbestand wächst rapide – wöchentlich erscheinen im Durchschnitt 7500 neue Publikationen, die zur Datensammlung hinzukommen.

Sogenannte „MEDLINE-kompatible" Datenbanken entstammen ebenfalls dem Hause NLM und enthalten dieselben Felder wie MEDLINE. Kompatibel sind beispielsweise AIDSLINE, BIOETHICSLINE, CANCERLIT und HEALTH. Oft stammen die Dokumente der kompatiblen Datenbanken ursprünglich aus MEDLINE. So werden alle MEDLINE-Dokumente, die AIDS betreffen, automatisch in AIDSLINE übernommen. Man bezeichnet in diesen Fällen MEDLINE als die entsprechende „Primärdatenbank".

CD-ROM-Versionen

MEDLINE ist bei nahezu allen großen Hosts online abrufbar und wird darüber hinaus in verschiedenen Varianten auf CD-ROM angeboten (Tab. 4-2)

4.1.2 EMBASE

EMBASE (Excerpta Medica Database) ist ebenfalls eine Datenbank aus dem gesamten Bereich der Medizin (aber anders als bei MEDLINE *ohne* Psychologie, Zahn- und Veterinärmedizin) und entspricht inhaltlich

```
3.00/000001 DIMDI: -EMBASE /COPYRIGHT ESP B.V.
ND: 89071955
AU: Ringenberg QS; Johnson ED; Doll DC; Anderson SP; Yarbro JW
TI: Computer-assisted instruction in cancer for third-year medical students
    using the physician data query (PDQ) system
SO: Journal of Cancer Education / 4/1 (11-15) /1989/
CO: JCEDE  SS: 0885-8195  CY: United Kingdom
LA: English
CS: Medical Service, Harry S. Truman Memorial Veterans Hospital, Columbia, MO;
    USA
CT: MEDICAL EDUCATION*  ; CANCER*/ diagnosis/ therapy; COMPUTER*  ;
    RETRIEVAL SYSTEM*  ; STAGING*
IT: education (0143); malignant neoplastic disease (0306); diagnosis (0140);
    therapy (0160); automation, computers and data processing (0530);
    short survey (0002); human (0888); normal human (0800); methodology (0130)
AB: During the third-year medicine clerkship, students were instructed in online
    computer Physician Data Query (PDQ) searches. Each student completed
    computer searches in at least one of five tumor topics. Students assigned to
    selected tumor topics performed significantly better on test questions in
    their assigned topic as compared to the scores of students who were not
    assigned that topic. Although students were encouraged to use the PDQ ad
    libitum, within three months of completing the clerkship, only 22 students
    (20%) had conducted additional searches. We conclude that PDQ instruction
    may enhance students' knowledge about cancer. Student instruction can be
    effectively completed with minimal computer time. The results from our
    program evaluation and the limited student use following completion of the
    clerkship suggest that we should identify another user group, such as senior
    housestaff, to generate greater interest and more frequent use of the PDQ.
```

Abb. 4-6 Originaldokument EMBASE im DIMDI-Format. Felder der Datenbank (im Beispiel wurde nur ein Teil aller Felder ausgegeben): AB = Abstract, AL = Abstract Language, ANR = Adonis Number (zu Adonis s. Kap. 3.2.2), AU = Author(s), CC = Entree Code, CF = Conference, CO = Journal Code, CR = CAS Reg.-No., CS = Corporate Source, CT = MALIMET controlled term, CY = Country of Publication, DN = Drug Trade Name, DT = Document Type, EC = EMCLAS-Code, ED = Entry Date, EDR = Editor, ET = EMCLAS-Term, IC = EMTAGS-Code, IT = EMTAGS-Term, JC = Journal Title/Country, JP = Journal Priority, JT = Journal Title, LA = Language, MN = Manufacturers Name, ND = Document Number, PU = Publisher, PY = Publication Year, SB = ISBN, SO = Source, TI = Title.

der gedruckten *Excerpta Medica Sections* der niederländischen Elsevier Science Publishers (Beispieldokument s. Abb. 4-6). Zwischen EMBASE und MEDLINE besteht eine inhaltliche Überschneidung von etwa 60 bis 80%.

EMBASE oder MEDLINE

EMBASE ist die Datenbank der Wahl insbesondere für
- spezifisch deutsche oder europäische Themen, da im Gegensatz zu MEDLINE wesentlich mehr europäische Zeitschriften ausgewertet werden
- pharmakologische/toxikologische Fragestellungen, da der Thesaurus EMCLAS eine spezifischere Suche nach Pharmaka zuläßt

Für Recherchen, bei denen Wert auf Vollständigkeit gelegt wird, sollte man sich nicht alleine auf MEDLINE verlassen, sondern zusätzlich eine Recherche in EMBASE durchführen (die dabei anfallenden Duplikate können bei DIMDI automatisch eliminiert werden). Dies ist nicht nur wegen der Artikel, die nur in EMBASE, aber nicht in MEDLINE zu finden sind, empfehlenswert, sondern weil in beiden Datenbanken vorkommende Artikel auch immer wieder mal von einem der beiden Hersteller inkorrekt indexiert werden. Diese Fehler bei der Schlagwortzuweisung können dazu führen, daß wichtige Artikel bei der Recherche übersehen werden – es sei denn, man sucht in mehreren Datenbanken, denn es ist sehr unwahrscheinlich, daß eine Publikation gleich von zwei Datenbankherstellern fehlerhaft indexiert wird.

EMBASE: Inhalt und Indexierung

Für EMBASE werden – wie für MEDLINE – vor allem *medizinische Zeitschriften* (3500) ausgewertet, zusätzlich aber auch *Kongreßberichte* (Conference Proceedings, seit 1989). Die Inhaltserschließung kann zum einen durch die Freitextsuche in den Abstracts erfolgen; diese sind in EMBASE – anders als bei MEDLINE – ohne Längenbegrenzung gespeichert. Bei ca. 61 % aller Datensätze findet sich eine solche Kurzzusammenfassung. Bis 1987 wurden die Orginal-Abstracts von Experten redigiert, d.h. gegebenenfalls gekürzt oder umgeschrieben. Heute werden die Orginal-Kurzreferate der Autoren unbearbeitet übernommen (wie bei MEDLINE).

Zum zweiten verwendet auch EMBASE inhaltscharakterisierende Schlagwörter (syn. keywords, Schlüsselwörter, Deskriptoren, Indexierungswörter etc.), die für jede Publikation von je einem Mediziner und einem Pharmakologen aus vier verschiedenen Vokabularien vergeben werden (oder wurden):

– *MALIMET* (Master List of Medical Indexing Terms), verwendet bis 1990, ist ein semikontrolliertes Vokabular, d.h. die Indexierungsfachkräfte hatten bei der Auswahl der Schlüsselwörter völlig freie Hand. Lediglich bestimmte Konventionen über Schreibweise, Wortstellung etc. sollten eingehalten werden und wurden mittels Computerprogrammen überprüft.

– *EMCLAS*, ein Klassifikationssystem, das die Publikationen jeweils ihren Fachgebieten (Anatomy, Cancer, Surgery etc.) oder anderen sehr breiten Konzepten („The Lymphocyte", „Congenital Defects" etc.) zuordnet.

– *EMTAGS* (Item Index Terms) sind Deskriptoren aus einem 270 Wörter umfassenden Vokabular für relativ breite Konzepte (die aber schon wesentlich spezifischer sind als EMCLAS-Sektionen), z.B. „bladder", „pregnancy", „human experiment", „drug blood level", „infection", „respiratory system", „europe" etc.

– Derzeit das wichtigste Vokabular ist der *EMTREE*, ein polyhierarchisch aufgebauter Thesaurus, der sich im Detail, aber nicht prinzipiell von der MEDLINE-MeSH-Nomenklatur der NLM (s.o.) unterscheidet: Bei der Suche nach Lungenkrebs muß man beispielsweise in der MeSH-Terminologie „LUNG NEOPLASMS" eingeben, während das EMTREE-Vokabular den Suchbegriff „LUNG CANCER" fordert. Während im allgemeinen der MeSH Plural-Begriffe vorzieht, finden sich im EMTREE meist keywords im Singular. EMTREE ist eine Teilmenge von MALIMET. Er umfaßt die 35 000 Begriffe, die im MALIMET am häufigsten verwendet wurden.

Es hat also in der jüngsten Vergangenheit (1988 und 1990) einige gravierende Änderungen in der Indexierungspolitik von EMBASE gegeben. So wurde die Verwendung von MALIMET schrittweise abgeschafft und dafür EMTREE der Vorzug gegeben. EMCLAS soll ebenfalls vollkommen abgeschafft werden.

Alles in allem ist die Inhaltserschließung bei retrospektiver Suche vermittels Indexierungs-Deskriptoren bei EMBASE bedauerlicherweise eine Wissenschaft für sich geworden. Dies macht die Benutzung dieser Datenbank nicht gerade zum Kinderspiel. Dies gilt insbesondere bei Recherchen, die den Zeitraum vor 1988 einschließen sollen und Anspruch auf Vollständigkeit erheben: Der Benutzer muß sich mit nicht weniger als vier Vokabularien herumschlagen. Für die *Zukunft* genügen allerdings alleinige Kenntnisse des *EMTREE-Thesaurus*. Diese reichen auch für eine orientierende rückwirkende Suche aus, da EMTREE eine Teilmenge des MALIMET ist und daher 85 % der relevanten Publikationen vor 1988 auch mit EMTREE-Begriffen gefunden werden können.

Das *EMTAGS*-Vokabular wird zwar weiterhin verwendet. Kenntnisse desselben sind aber für den Benutzer nicht unbedingt notwendig, da der EMTREE alle dort verwendeten Konzepte in ähnlicher Form ebenfalls enthält.

Ähnlich wie bei MEDLINE werden auch in EMBASE seit 1988 *Qualifier* (subheadings) zur Eingrenzung auf einen Teilaspekt des indexierten Deskriptors vergeben, beispielsweise ASPIRIN/adverse drug reaction.

CD-ROM-Version

SilverPlatter (u.a. Hersteller) bieten EMBASE komplett oder nach Fachgebieten geordnet auf CD-ROM an. Die SilverPlatter Excerpta Medica Specialty Subsets existieren für Anästhesie, Kardiologie, Pharmakologie, Gastroenterologie, Immunologie & AIDS, Neurowissenschaften, Gynäkologie, Pathologie, Psychiatrie, Radiologie und Nephrologie. Jedes Fachgebiet paßt in der Regel auf ein bis zwei CD-ROMs.

4.1.3 Weitere Literaturdatenbanken

BIOSIS Previews

BIOSIS Previews ist die wichtigste Datenbank auf dem gesamten Gebiet der Biologie, aber rund die Hälfte der Dokumente stammt aus anderen Bereichen: Human- und Tiermedizin, Pharmakologie, Umweltforschung, Biochemie und -physik oder aus der Land- und Forstwirtschaft. Für den Mediziner ist sie besonders interessant für Recherchen zu Mikrobiologie und Hygiene, aber auch für molekularbiologische Fragestellungen (z.B. Suche nach einer bestimmten Methode).

Die Datenbank wird in den USA hergestellt. Ausgewertet werden 9300 Zeitschriften (davon 80% selektiv) sowie teilweise auch Konferenzberichte und US-Patente bis 1989. Die Hälfte der Zitate enthalten Abstracts. Täglich wächst der Datenbestand im Durchschnitt um rund 1.500 Dokumente.

Zur Suche stehen zwei kontrollierte Vokabularien zur Verfügung.

Die Datenbank wird von SilverPlatter unter dem Titel Biological Abstracts bzw. Biological Abstracts/RRM (Reports, Reviews, Meetings) auf CD-ROM angeboten.

BIOLIS

Eine deutschsprachige Biologie-Datenbank ist BIOLIS (Biologische Literatur-Information Senckenberg).

CANCERLIT

CANCERLIT ist eine Krebs-Literaturdatenbank des International Cancer Information Center am National Cancer Institute (NCI), Bethesda/USA. Sie ist die Datenbank der ersten Wahl für onkologische Fragestellungen. Selektiv ausgewertet werden 3700 Zeitschriften, außerdem auch Kongreß-, Forschungs-, Regierungs- und andere Berichte (12%). Bücher und Dissertationen machen nur 1% des Datenbestandes aus. Die Datenbank enthält die üblichen bibliographischen Felder, wie sie auch MEDLINE verwendet („MEDLINE-kompatibel"). Aus MEDLINE werden seit 1983 alle onkologisch relevanten Zitate übernommen. Abstracts sind in einem hohen Anteil der Dokumente vorhanden, vor 1979 100%, ab 1980 83%.

Seit 1980 verwendet das NCI zur Indexierung den MeSH-Thesaurus, während die älteren Publikationen in CANCERLIT nur über Freitextsuche in den Abstract/Titel-Feldern angesprochen werden können.

CANCERLIT ist online bei DIMDI und vielen anderen Hosts abrufbar und wird von verschiedenen Herstellern (SilverPlatter, CD Plus, Aries) auch auf CD-ROM angeboten. Zum Teil wird sie auch in Kombination mit anderen Krebsdatenbanken vertrieben, z.B. in Kombination mit PDQ oder auf der Onkodisc von Lippincott mit PDQ und drei Krebslehrbüchern.

AIDS-Literaturdatenbanken

Auf einem hochaktuellen und wichtigen Forschungsgebiet wie der AIDS-Forschung, auf dem international monatlich weit über 1000 Publikationen erscheinen, ist die rasche Verfügbarkeit von wissenschaftlichen Ergebnissen sowie die Möglichkeit der Selektion der für den einzelnen Wissenschaftler relevanten Information besonders wichtig. Es gibt daher einige spezielle AIDS-Literaturdatenbanken, die sich ausschließlich mit dieser Krankheit beschäftigen.

AIDSLINE Für die Datenbank AIDSLINE der National Library of Medicine (NLM), die die wichtigste der in diesem Zusammenhang zu nennenden Datenbanken ist, werden alle AIDS-relevanten Artikel aus den NLM-Datenbanken MEDLINE, HEALTH, CANCER-LIT, CATLINE und AVLINE übernommen – über 70% der Zitate stammen aus diesen sogenannten *Primärdatenbanken*. Der restliche Datenbestand rekrutiert sich vor allem aus Konferenzberichten und Dissertationen. Insgesamt enthält AIDSLINE rund 57000 Dokumente. Dies entspricht etwa dem doppelten Datenbestand von MEDLINE, in der 1992 „nur" rund 30000 Artikel über AIDS zu finden waren. Wer also in der AIDS-Forschung tätig ist oder auch mit einer speziellen klinischen Fragestellung im Zusammenhang mit AIDS konfrontiert wird, der sollte besser gleich in AIDSLINE suchen. Die Datenbank deckt auch sämtliche Randgebiete des Themenkomplexes AIDS ab, d.h. der Kliniker, der ein Behandlungsschema für eine seltenere opportunistische Infektion sucht, wird in AIDSLINE ebenso fündig werden wie der Wissenschaftler, der Statistiken zu Methadon-Programmen sucht oder für seine Studie eine zuverlässige Methode sucht, die Häufigkeit der Kondombenutzung bei Prostituierten zu ermitteln.

AIDSLINE ist „MEDLINE-kompatibel", entspricht also im Datensatzaufbau den anderen NLM-Datenbanken und verwendet den MeSH-Thesaurus. Sie ist bei DIMDI und anderen Hosts abrufbar und auch auf CD-ROM erschienen (SilverPlatter, CD Plus).

AIDS-NEWSLETTER-BHTD Eine weitere, mit ca. 8000 Dokumenten weitaus kleinere AIDS-Datenbank, ist AIDS-NEWSLETTER-BHTD des Bureau of Hygiene and Tropical Diseases (BHTD). Dieses unabhängige staatliche Institut in London gibt u.a. einen ge-

druckten AIDS-Newsletter heraus, in dem sich Beiträge über medizinische und soziale Entwicklungen, Hinweise auf Kongresse und Veröffentlichungen sowie Statistiken finden. Dieser Newsletter wird seit 1987 auch elektronisch als Datenbank gespeichert, von CAB International auf Magnetband vertrieben und ist u.a. bei DIMDI aufgelegt.

Jeder Datensatz verweist auf einen Artikel im (gedruckten) Newsletter, und dieser Artikel wiederum verweist meistens auf eine vom BHTD ausgewertete Primärquelle. Als Primärquellen sichten die Experten des BHTD medizinische Fachzeitschriften, aber auch die sogenannte Laienpresse (vor allem die britische). Zeitungen und Zeitschriften wie The Guardian, Times, Sunday Times, Sunday Telegraph, Daily Telegraph, Independent u.a. werden ebenso beobachtet und ausgewertet wie audio-visuelles Material, beispielsweise Beiträge in den (britischen) TV-Nachrichten zum Thema AIDS. Die Datenbank enthält also meist „Tertiärinformation": Jeder Datensatz ist ein Hinweis auf einen Verweis zur Primärliteratur. Dementsprechend finden sich in den meisten Datensätzen *zwei* Quellenfelder: Das Feld SSO (secondary source) enthält den Literaturhinweis auf die entsprechende Ausgabe und Seitenzahl des BHTD-Newsletters, in dem der Bericht erschienen ist, und das Feld SO (primary source) enthält Angaben über die Quelle(n), die vom BHTD für den Bericht im Newsletter ausgewertet wurden.

Eine zur Recherche in AIDSLINE ergänzende Recherche in der BHTD-AIDS-Datenbank kann vor allem in zwei Fällen empfohlen werden:

– Für Arbeiten, die sich primär mit den historischen, ethischen, gesellschaftlichen und sozialen Aspekten der Immunschwächekrankheit befassen oder auch für die Suche nach einer Einleitung für eine biomedizinisch-wissenschaftliche Arbeit, die das Phänomen AIDS in einen gesellschaftspolitischen Kontext stellen soll, ist das Datenmaterial sehr geeignet. Durch die Auswertung der Laienpresse ergeben sich interessante Einblicke in die öffentliche Meinung. Es finden sich wertvolle Hinweise auf Veröffentlichungen, die nur noch sehr peripher mit der Medizin zu tun haben und daher auch nicht in einer Datenbank wie MEDLINE oder AIDSLINE zu finden sind (z.B. ein Bericht über die Entwicklung der Bordell-Mieten auf der Patpong-Road in Bangkoks berüchtigter Prostitutionsszene, Aspekte des öffentlichen Gesundheitswesens wie Gesetzesvorschläge, Maßnahmen zur Verbreitung von Kondomen etc.). Für Recherchen, die auf ethische Probleme abzielen, sollte neben einer Recherche in AIDSLINE und AIDS-NEWSLETTER-BHTD zusätzlich noch eine Recherche in BIOETHICSLINE (s.u.) durchgeführt werden, die etwa 700 weitere Verweise auf Beiträge zu AIDS enthält.

– Das BHTD wertet aber, wie bereits erwähnt, auch wissenschaftliche Literatur sorgfältig aus. Die Datenbank ist daher sehr gut geeignet für Wissenschaftler, die einen schnellen Einstieg in ein bestimmtes Thema der AIDS-Forschung suchen und sich einen Literaturüberblick verschaffen wollen. Die wichtigsten publizierten Arbeiten werden kommentiert und mit Querverweisen ausgestattet (z.B. Verweise zu früheren Arbeiten, die konträre oder vergleichbare Ergebnisse aufweisen).

AIDS-NEWSLETTER-BHTD ist eine Teilmenge (ein sog. Subfile) der Datenbank PHTM (Tab. 3-1).

SCISEARCH

Die SCISEARCH-Datenbanken enthalten alle Zitate des gedruckten Science Citation Index (SCI). Es handelt sich um die weltweit größte interdisziplinäre Literaturdatenbank, die neben allen medizinischen Fachrichtungen auch allgemein-naturwissenschaftliche und technische Bereiche abdeckt. Dazu werden vom Hersteller (Institute for Scientific Information – ISI, Philadelphia/USA) etwa 4500 Journals vollständig ausgewertet und

alle Artikel mit ihren bibliographischen Daten sowie den keywords der Autoren gespeichert. Abstracts werden erst seit Januar 1991 erfaßt.

Wie aus dem gedruckten SCI bekannt, ist es eine Besonderheit dieser Datensammlung, daß auch die in einer Arbeit *von den Autoren angegebenen Referenzen* abrufbar sind. Da diese „Zitatensammlung" am Schluß jeder wissenschaftlichen Arbeit in ihrer Gesamtheit zumindest teilweise den Inhalt einer Publikation wiederspiegelt, kann diese Referenzenliste auch zur Inhaltserschließung verwendet werden. Wird beispielsweise in einer Studie mit einer speziellen Methode gearbeitet, so taucht gewöhnlich der Hinweis auf den Erstbeschreiber dieser Methode auch in der Referenzenliste auf. Sucht man also nach allen Beiträgen, die die Methode „monoklonale Antikörper" verwenden, so kann man dies in einer herkömmlichen Literaturdatenbank durch die Eingabe des Schlagwort-Deskriptors „MONOCLONAL ANTIBODY" tun. In SCISEARCH kann man alternativ nach allen Publikationen suchen, die den entsprechenden Artikel der Methoden-Erstbeschreiber Köhler & Milstein zitieren. Dieses Vorgehen wird *Citation Indexing* genannt.

Nach diesem Prinzip eröffnen sich nun auch neuartige Möglichkeiten, die täglich erscheinende Artikelflut automatisch inhaltlich zu „sortieren" und bestimmten, eng umschriebenen Fachgebieten zuzuordnen. Die Schlagwort-Indexierung ist üblicherweise eine subjektive Entscheidung einer Indexierungsfachkraft. Durch die statistische Auswertung der von den Autoren eines Artikels zitierten Referenzen lassen sich hingegen diese Entscheidungen standardisieren und objektivieren, außerdem ist die Zuordnung zu weitaus enger umschriebenen Forschungsrichtungen möglich. Dazu werden mit Computerhilfe wissenschaftliche Arbeiten in „Gruppen" (Cluster) eingeteilt, indem ein spezielles Computerprogramm nach einem komplizierten Algorithmus die Referenzenlisten analysiert. Innerhalb eines Clusters zitieren alle

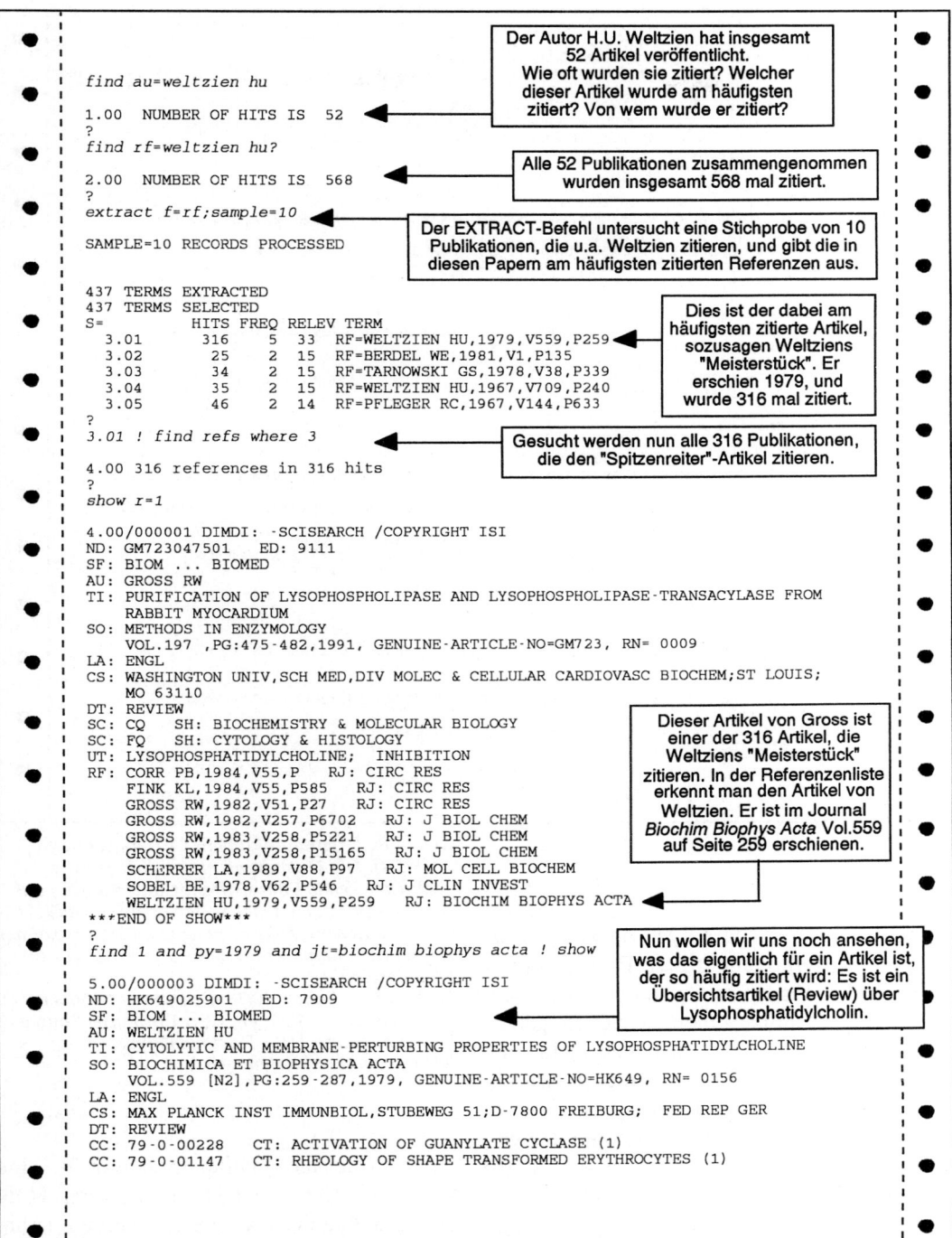

```
find au=weltzien hu

1.00  NUMBER OF HITS IS  52
?
find rf=weltzien hu?

2.00  NUMBER OF HITS IS  568
?
extract f=rf;sample=10

SAMPLE=10 RECORDS PROCESSED


437 TERMS EXTRACTED
437 TERMS SELECTED
S=        HITS FREQ RELEV TERM
   3.01    316    5   33  RF=WELTZIEN HU,1979,V559,P259
   3.02     25    2   15  RF=BERDEL WE,1981,V1,P135
   3.03     34    2   15  RF=TARNOWSKI GS,1978,V38,P339
   3.04     35    2   15  RF=WELTZIEN HU,1967,V709,P240
   3.05     46    2   14  RF=PFLEGER RC,1967,V144,P633
?
3.01 ! find refs where 3

4.00 316 references in 316 hits
?
show r=1

4.00/000001 DIMDI: -SCISEARCH /COPYRIGHT ISI
ND: GM723047501    ED: 9111
SF: BIOM ... BIOMED
AU: GROSS RW
TI: PURIFICATION OF LYSOPHOSPHOLIPASE AND LYSOPHOSPHOLIPASE-TRANSACYLASE FROM
    RABBIT MYOCARDIUM
SO: METHODS IN ENZYMOLOGY
    VOL.197 ,PG:475-482,1991, GENUINE-ARTICLE-NO=GM723, RN= 0009
LA: ENGL
CS: WASHINGTON UNIV,SCH MED,DIV MOLEC & CELLULAR CARDIOVASC BIOCHEM;ST LOUIS;
    MO 63110
DT: REVIEW
SC: CQ    SH: BIOCHEMISTRY & MOLECULAR BIOLOGY
SC: FQ    SH: CYTOLOGY & HISTOLOGY
UT: LYSOPHOSPHATIDYLCHOLINE;   INHIBITION
RF: CORR PB,1984,V55,P    RJ: CIRC RES
    FINK KL,1984,V55,P585   RJ: CIRC RES
    GROSS RW,1982,V51,P27   RJ: CIRC RES
    GROSS RW,1982,V257,P6702    RJ: J BIOL CHEM
    GROSS RW,1983,V258,P5221    RJ: J BIOL CHEM
    GROSS RW,1983,V258,P15165   RJ: J BIOL CHEM
    SCHERRER LA,1989,V88,P97    RJ: MOL CELL BIOCHEM
    SOBEL BE,1978,V62,P546  RJ: J CLIN INVEST
    WELTZIEN HU,1979,V559,P259   RJ: BIOCHIM BIOPHYS ACTA
***END OF SHOW***
?
find 1 and py=1979 and jt=biochim biophys acta ! show

5.00/000003 DIMDI: -SCISEARCH /COPYRIGHT ISI
ND: HK649025901    ED: 7909
SF: BIOM ... BIOMED
AU: WELTZIEN HU
TI: CYTOLYTIC AND MEMBRANE-PERTURBING PROPERTIES OF LYSOPHOSPHATIDYLCHOLINE
SO: BIOCHIMICA ET BIOPHYSICA ACTA
    VOL.559 [N2],PG:259-287,1979, GENUINE-ARTICLE-NO=HK649, RN= 0156
LA: ENGL
CS: MAX PLANCK INST IMMUNBIOL,STUBEWEG 51;D-7800 FREIBURG;  FED REP GER
DT: REVIEW
CC: 79-0-00228    CT: ACTIVATION OF GUANYLATE CYCLASE (1)
CC: 79-0-01147    CT: RHEOLOGY OF SHAPE TRANSFORMED ERYTHROCYTES (1)
```

Boxed annotations:

Der Autor H.U. Weltzien hat insgesamt 52 Artikel veröffentlicht. Wie oft wurden sie zitiert? Welcher dieser Artikel wurde am häufigsten zitiert? Von wem wurde er zitiert?

Alle 52 Publikationen zusammengenommen wurden insgesamt 568 mal zitiert.

Der EXTRACT-Befehl untersucht eine Stichprobe von 10 Publikationen, die u.a. Weltzien zitieren, und gibt die in diesen Papern am häufigsten zitierten Referenzen aus.

Dies ist der dabei am häufigsten zitierte Artikel, sozusagen Weltziens "Meisterstück". Er erschien 1979, und wurde 316 mal zitiert.

Gesucht werden nun alle 316 Publikationen, die den "Spitzenreiter"-Artikel zitieren.

Dieser Artikel von Gross ist einer der 316 Artikel, die Weltziens "Meisterstück" zitieren. In der Referenzliste erkennt man den Artikel von Weltzien. Er ist im Journal *Biochim Biophys Acta* Vol.559 auf Seite 259 erschienen.

Nun wollen wir uns noch ansehen, was das eigentlich für ein Artikel ist, der so häufig zitiert wird: Es ist ein Übersichtsartikel (Review) über Lysophosphatidylcholin.

Abb. 4-7   Datenbank SCISEARCH: Beispielrecherche im Science Citation Index bei DIMDI (Eingaben des Benutzers kursiv). In der Datenbank SCISEARCH finden sich neben den „gewöhnlichen" bibliographischen Angaben auch alle Referenzen, die der Autor eines Artikels zitiert (Feld RF). Somit können Informationen zur Zitierhäufigkeit einzelner Publikationen recherchiert werden (wer zitiert wen, welches Paper, wie oft und wo?).

```
DIMDI: -CURRENT CONTENTS/SCISEARCH /COPYRIGHT ISI
Journal Title (JT)  : COMPUTER METHODS AND PROGRAMS IN BIOMEDICINE, VOL.37 [N1],1992
FEB
Curr. Cont. Ed. (SF): BIOMED; LIFE SCIENCES
Journal Subject (SH): COMPUTER APPLICATIONS & CYBERNETICS; ENGINEERING,
    BIOMEDICAL; MATHEMATICAL METHODS, BIOLOGY & MEDICINE
Genuine Article No  : HH772


PG: 1-30          ND: HH772000101
    TI: CONTROL STRATEGIES FOR NONLINEAR DYNAMICS OF MUSCLE-RELAXANT ANESTHESIA
    AU: LINKENS DA; KHELFA M
    CS: UNIV SHEFFIELD,PORTOBELLO ST; SHEFFIELD S1 4DR; ENGLAND
    LA: ENGL.   DT: ARTICLE.   RN: 42 References.
        Abstract available

PG: 31-39         ND: HH772003101
    TI: RTIME - A PROGRAM FOR TIME-SERIES MEASUREMENTS AND EVALUATION IN
        ELECTROPHYSIOLOGY WITH THE AT-PC
    AU: GRAS H; HACKENBERG K
    CS: UNIV GOTTINGEN,INST ZOOL 1,ZELLBIOL ABT,BERLINER STR 28; W-3400
        GOTTINGEN; GERMANY
    LA: ENGL.   DT: ARTICLE.   RN: 9 References.
        Abstract available

PG: 41-49         ND: HH772004101
    TI: PATIENT-NUMBER-BASED COMPUTERIZED MEDICAL RECORDS IN CRETE - A TOOL FOR
PLANNING AND ASSESSMENT OF PRIMARY HEALTH-CARE
    AU: ISACSSON A; KOUTIS AD; CEDERVALL M; LINDHOLM LH; LIONIS CD; SVENNINGER K;
FIORETOS M
    CS: UNIV LUND,HLTH SCI CTR; S-24010 DALBY; SWEDEN
        CRETE UNIV,DEPT FAMILY & SOCIAL MED; GR-71409 IRAKLION; GREECE
        UNIV LUND,DEPT INFORMAT THEORY; S-22100 LUND; SWEDEN
    LA: ENGL.   DT: ARTICLE.   RN: 13 References.
        Abstract available

PG: 51-54         ND: HH772005101
    TI: A TURBO PASCAL PROGRAM FOR TESTING EYE-HAND COORDINATION BY MEANS OF
TRACING
    AU: INDRA M
    CS: CZECHOSLOVAK ACAD SCI,INST PHYSIOL,VIDENSKA 1083; CS-14220 PRAGUE 4;
CZECHOSLOVAKIA
    LA: ENGL.   DT: ARTICLE.   RN: 11 References.
        Abstract available
```

Abb. 4-8 Originaldokument Current Contents (DIMDI). Die Datenbank ist ähnlich wie die gedruckte Version des Current Contents (CC) aufgebaut und zeichnet sich durch große Aktualität aus. Das Beispieldokument zeigt einige Artikel der Zeitschrift Computer Methods and Programs in Biomedicine.
Felder: PG = Seiten, ND = Document Number, TI = Title, AU = Autoren, CS = Corporate Source, LA = Language, DT = Document Type, RN = Number of References.

zugehörigen Publikationen eine gemeinsame Menge von Referenzarbeiten, beispielsweise bestimmte Methoden-Artikel. Da sich sämtliche Artikel aus einem Cluster auf dieselben „Grundlagenpublikationen" beziehen, gehören sie auch einem gemeinsamen (sehr eng umschriebenen) Forschungsgebiet (Research Front Specialty) an. Jeder Cluster wird zunächst durch eine vom Computer vergebene Nummer identifiziert. Durch eine statistische Auswertung der einem Cluster (Research Front Specialty) angehörigen Schlagwörter der Publikationen können die Gruppen auch Texttitel erhalten (Cluster term). Auch die immer wieder interessante Frage „Wie oft wurde die Publikation des Autors x zitiert", die als Qualitätsindikator für eine wissenschaftliche Arbeit gilt, kann mit Hilfe der Datenbank beantwortet werden (Abb. 4-7). Die zu ermittelnde „rohe" Zitierrate sollte allerdings immer dahingehend modifiziert werden, daß Selbstzitate und Mehrfachzitierende nicht mitgezählt werden.

Entsprechend den gedruckten „Current Contents"-Ausgaben gibt es ferner die hochaktuelle *„Current Contents/SCISEARCH weekly"*-Datenbank, die wöchentlich ergänzt wird und die alle SCI-Dokumente der jeweils letzten zwölf Monate enthält. In dieser Datenbank finden sich die Einzelpublikationen, genau wie in der gedruckten Current-Contents-Ausgabe, geordnet nach Zeitschriftentitel und -nummer (Abb. 4-8).

BIOETHICSLINE

BIOETHICSLINE ist eine bibliographische Referenzdatenbank des Kennedy Institute of Ethics (KEI), Georgetown University, Washington D.C., erstellt in Kooperation mit der National Library of Medicine (NLM). Sie enthält ca. 45 000 Literaturhinweise auf Publikationen, die sich mit medizinischer Ethik beschäftigen, z.B. Sterbehilfe, kommerzielle Samenbanken mit Nobelpreisträger-Sperma, Organspende, Tier- und Menschenexperimente, Gentechnik, Geburtenkontrolle, ärztliches Berufsethos etc.

Ausgewertet werden nicht nur Tausende von Zeitschriften und Bücher, sondern auch Gerichtsentscheidungen und Gesetze sowie audio-visuelles Material. Etwa die Hälfte des Datenbestandes findet sich auch in MEDLINE.

Zur Indexierung und für die Recherche steht das MeSH-Vokabular (Feld CT) und ein spezieller BIOETHICS Thesaurus (600 Deskriptoren, Feld IT) zur Verfügung, außerdem 13 Section Codes für eine grobe Klassifikation. Abstracts (erstellt vom KEI) enthalten lediglich rund 10% der Datensätze.

Psycinfo, Psyndex, PsycALERT

PSYCINFO (gedruckte Version: Psychological Abstracts, Hersteller: American Psychological Association) sowie *PSYNDEX* (gedruckt vorliegend als Psychologischer Index und Bibliographie deutschsprachiger psychologischer Dissertationen) sind Literaturdatenbanken für die Gebiete Psychologie, Psychiatrie und Psychosomatik, wobei PSYC-

INFO internationale, PSYNDEX vor allem deutschsprachige Veröffentlichungen enthält.

PsycINFO entspricht der SilverPlatter-CD-ROM-Datenbank *PsycLit*.

Bei den amerikanischen Hosts DIALOG und BRS ist außerdem die hochaktuelle Datenbank *PsycALERT* abrufbar, die wöchentlich ergänzt wird und die die „Lücke" zwischen dem Erscheinen der Publikation und deren Auftauchen in PsycINFO schließen soll.

Datenbanken für Bücher und Konferenzberichte

Die bisher beschriebenen Literaturdatenbanken werten vor allem Artikel der Fachzeitschriften aus. Ist man mehr an Büchern, Konferenzberichten, oder anderer Literatur interessiert, so bieten sich die nachfolgenden Datenbanken an.

ISTBP Die bibliographische Datenbank ISTPB (Index to Scientific and Technical Proceedings and Books) beinhaltet publizierte *Konferenzliteratur* („Proceedings") und entspricht der gedruckten Version des „Index to Scientific and Technical Proceedings". Jährlich werden 3100 Konferenzen ausgewertet, hinzu kommen noch über 1650 Fachbücher. Die Konferenzberichte werden inklusive aller veröffentlichten Einzelbeiträge (Editorials, Reviews etc.) aufgenommen. Das Spektrum umfaßt 35% Biowissenschaften einschließlich klinischer Medizin, 20% Naturwissenschaften (Physik/Chemie), 35% angewandte Wissenschaften & Technik und 20% Agrarwissenschaften mit Biologie. Hersteller ist das Institute for Scientific Information (ISI), Philadelphia/USA.

CATLINE CATLINE, die „CATalog-onLINE Database", gibt den Gesamtbestand der NLM wieder und ist besonders interessant für die Suche nach Monographien und Büchern. Darüber hinaus enthält die Datenbank auch alle Zeitschriften, die im NLM vorhanden sind. CATLINE umfaßt etwa 600 000 bibliographische Einträge (records).

MEDIKAT MEDIKAT ist das deutsche Pendant zu CATLINE: Seit dem Sommer 1992 ist auch der Gesamtkatalog der deutschen Zentralbibliothek für Medizin in Köln (ZBM) online bei DIMDI abrufbar. Dieser enthält nahezu alle seit 1977 erschienenen Monographien, Konferenzberichte, Dissertationen und Habilitationen aus dem gesamten Bereich der Biomedizin, mit Schwerpunkt auf deutsch- und englischsprachigen Titeln. Die Datenbank ist eine wahre Fundgrube, wenn man beispielsweise deutschsprachige Dissertationen zu einem bestimmten Titel sucht. Abstracts sind nicht abrufbar, jedoch wird jede Publikation mit MeSH-Begriffen indexiert. Ab 1993 sollen auch Periodica in die Datenbank aufgenommen werden.

4.2 Literatur- und Faktendatenbanken zu Arzneimitteltherapie, Pharmakologie, Pharmazie, Toxikologie

4.2.1 Arzneimitteltherapie, Pharmakologie, Pharmazie

Die ABDA-Datenbank

Die wichtigste pharmazeutische Datenbasis der Apotheken wird zusammengetragen vom Arzneibüro der Bundesvereinigung deutscher Apothekenverbände (ABDA). Sie wird von verschiedenen Software-Häusern aufbereitet und als Datenbank ABDA auf Disketten oder CD-ROM zusammen mit einem Retrieval-Programm vertrieben. Die Rohdaten der ABDA-Datenbank fließen auch in das Arzneimittelinformationssystem AMIS des Zentralinstituts der Kassenärztlichen Bundesvereinigung (ZI der KBV) ein, die wiederum von der KBV den Herstellern von Praxisabrechnungsprogrammen zur Verfügung gestellt wird. Abrechnungssoftware für niedergelassene Ärzte beinhaltet also oft schon die ABDA-Daten.

Die ABDA-Datenbasis ist aber auch online bei DIMDI abrufbar. Dort ist die ABDA-Datenbasis in drei Datenbanken aufgeteilt: ABDA-Pharma, ABDA-Stoffe und ABDA-Inter.

ABDA-Pharma ABDA-Pharma ist eine deutschsprachige Fakten- bzw. Produktdatenbank, die Informationen über rund 100 000 in- und ausländische Fertigarzneimittel enthält (Beispieldokument Abb. 4-9). Pro Medikament existiert ein Datensatz, in dessen Feldern alle erdenklichen Informationen abrufbar sind wie Darreichungsform, Abgabebestimmungen, Indikationen, Herstelleradresse, chemische Zusammensetzung, chemische Eigenschaften (pK usw.), Warnhinweise, Kontraindikationen, Nebenwirkungen, Dosierung, Haltbarkeit, Interaktionen etc. Der Informationsgehalt eines Dokuments ist jedoch je nach Medikament unterschiedlich: Wichtige deutsche Arzneimittel (etwa 9000) enthalten ausführliche Informationen (so z.B. auch Textinformation zu Eigenschaften, Wirkmechanismus etc.), weitere 21 000 enthalten lediglich die Basisinformationen (Hersteller, Indikation, Zusammensetzung, Stoffinformation und Hinweise). An eine solche Datenbank können so komplexe Anfragen gestellt werden wie „Suche alle Arzneimittel gegen Kopfschmerzen, die nicht Blutungsneigung als Kontraindikation haben und die außerdem genau einen Wirkstoff besitzen (Monopräparate)".

ABDA-Stoffe ABDA-Stoffe ist substanzbezogen organisiert, d.h. nicht wie ABDA-Pharma nach Fertigpräparaten aufgebaut (ein Datensatz pro Handelsname), sondern nach Wirkstoffen (ein Datensatz pro Wirkstoff). ABDA-Stoffe entspricht inhaltlich der gedruckten „Pharmazeutischen Stoffliste" und bietet Informationen über die chemisch-physikalischen sowie medizinischen Eigenschaften von etwa 20000 Arzneimittelwirkstoffen (Beispieldokument Abb. 4-10, oben). Ein solcher Stoff im Sinne des Arzneimittelgesetzes ist beispielsweise
– eine chemische Verbindung
– ein chemisches Element

```
2.00/000001 DIMDI: -ABDA-PHARMA-FERTIGARZNEIMITTEL /COPYRIGHT ABDA
ND: FAM3330376111   EIN: 9001   AEN: 9202   MD: 920408
HAN HANDELSNAME        : Dexa-Effekton
DAR DARREICHUNGSFORM   : AMP  -  Ampullen
BT BASIS/TEXT          : T  -  Text- und Basisinformationen vorhanden
HERK HERKUNFT          : I  -  Inlaendisches Fertigarzneimittel
AUS AUSBIETUNGSDATUM   : 9002
ABG ABGABEBESTIMMUNG   : 1  -  Verschreibungspflicht
IND INDIKATION         :
    31  -  Hormone (natuerliche und synthetische) und ihre Hemmstoffe
    31F  -  Nebennierenrinden-Hormone
    31F01  -  Glukokortikoide
    *** ZUSAMMENSETZUNG/EN ***:
ASTO ANZAHL STOFFE     : 1
EINH BEZUGSEINHEIT     : 1 Amp.
**Dexamethason 21-dihydrogenphosphat, Dinatrium-salz
  5.264 mg
**entspr. Dexamethason
  4 mg
**Hilfsstoff Dinatrium edetat
  +
**Hilfsstoff Macrogol 400
  +
PRO PRODUKTKENNZEICHEN   : 2  -  Monostoffpraeparat
VERK VERKEHRSKENNZEICHEN : 1  -  i.H.
    *** HERSTELLER ADRESSE ***:
HE HERSTELLERNAME        : Brenner/Efeka
POST HERSTELLER-POSTFACH : 11 40
PLZ HERSTELLER-PLZ       : 7297
ORT HERSTELLERORT        : Alpirsbach
TEL HERSTELLER-TELEFON   : 0251/2143201

TDAT TEXTDATUM           : 8606
EIG EIGENSCHAFTEN        : Dexamethason ist ein 9alpha-fluoriertes
    Glukokortikoid. Es besitzt eine ca. 30fach staerkere Wirksamkeit als das
    physiologische Nebennierenrindenhormon Cortisol. Eine mineralokortikoide
    Wirkung fehlt. Die staerkere Wirksamkeit der Cortisolderivate ist jedoch
    gleichzeitig mit einer Zunahme der unerwuenschten Wirkungen verbunden. Bei
    laengerdauernder Therapie mit Glukokortikoiden oberhalb der Cushing-Schwelle
    muss mit den Symptomen eines Cushing-Syndroms gerechnet werden. Fuer die
    laengerfristige Therapie mit Kortikosteroiden sollte in der Regel die
    Anwendung von nicht-fluorierten Glukokortikoiden (z.B. Prednisolon)
    vorgezogen werden, da die endokrinen Effekte hierbei weniger auspraegt
    sind. Da Glukokortikoide zirkadian verabreicht werden sollen, sind - von
    wenigen Ausnahmen abgesehen (z.B. Heuschnupfen, Narbenkeloide) -
    Depot-Praeparate abzulehnen. Aus dem gleichen Grund sind auch fixe
    Kombinationen mit anderen Arzneistoffen nicht gerechtfertigt (ASP, 1.
    Erg.-Lfg. 1982). - Kinetik: Resorption: rasch; - Plasmaproteinbindung: bis
    zu 80%; - Plasmahalbwertszeit: zwischen 166-500 min, im Mittel 4,7 h (bei
    Leberfunktionsstoerungen, in der Schwangerschaft und nach Etrogengaben
    verlaengert); biologische Halbwertszeit: 36-72 h; - Metabolisierung: zum
    kleinen Teil Hydrierung bzw. Hydroxylierung; Hauptmetaboliten:
    6-Hydroxydexamethason und 20-Dihydrodexamethason; - Elimination:
    hauptsaechlich als Dexamethason (30-40% der im Urin ausgeschiedenen Substanz
    sind an Glukuron- oder Schwefelsaeure gebunden).
NEB NEBENWIRKUNGEN       : Zentralnervoese Stoerungen; Appetitsteigerung;
    Appetitlosigkeit (L); Gewichtszunahme (L); Depressionen; Euphorie;
    Dysphorie; Nervositaet; Reizbarkeit (L); Mattigkeit; Sehstoerungen (L);
    Schwitzen (verstaerkt); Schwindel; Hirndrucksteigerung (L); Kopfschmerzen;
    Exophthalmus; Krampfbereitschaft (erhoehte); psychische Stoerungen (L);
    Schlafstoerungen (L); Pseudotumor cerebri (nur nach langdauernder Therapie)
    (L); Glaukom; Katarakt; Muskelschwaeche; Myopathie; gastrointestinale Stoeru
    ngen; Meteorismus; Uebelkeit; gastrointestinale Blutungen; Ulzerationen
    (Entstehung, Reaktivierung; auch oesophagal); Blutbildschaedigung (L);
    Eosinopenie (L); Leukozytose (L); Lymphopenie (L); Polyglobulie (L);
    Thrombozytose (L); Ueberempfindlichkeitsreaktionen (Einzelfaelle);
    Angiooedem; Hautreaktionen; Exanthem (L); Purpura; Erythem; Ulcus cruris
    (L); Pannikulitis (sehr selten: i.m.-Gabe) (L); Vaskulitis (L);
    Hautpigmentierung; Steroidakne; Striae rubrae distensae; Urtikaria;
    Dermatitis (allergische); Pruritus (besonders an der Injektionsstelle);
```

Abb. 4-9a–c ABDA Pharma (DIMDI). Diese Produkt-/Faktendatenbank enthält 30000 deutsche und 80000 ausländische Präparate. Damit ist es u.a. möglich, in Sekundenschnelle das deutsche Äquivalent zu einem ausländischen Produkt zu finden. Alle Einträge zu deutschen Medikamenten enthalten außerdem ausführliche Standardhinweise zu Anwendung und Dosierung, Warnhinweise, Hinweise zu Hilfsstoffen sowie zur Anwendung in der Schwangerschaft. Dadurch wird auch die gezielte Suche nach Präparaten unter Ausschluß bestehender Kontraindikationen möglich.

Hirsutismus; kardiovaskulaere Stoerungen; Arrhythmie (L); Hypertonie;
Herzinsuffizienz (bei empfindlichen Patienten); Elektrolytstoerungen;
Natrium- und Wasserretention; Hypokaliaemie; Oedeme (L); Alkalose
(metabolische); Cushing-Syndrom; Vollmondgesicht (L); Stammfettsucht (L);
Stiernacken (L); Potenzstoerungen (L); Zyklusstoerungen (Amenorrhoe,
Ovulationsstoerungen); Wachstumsstoerungen (bei Kindern); Pankreatitis;
Leberschaedigung (Fettleber) (L); Nebennierenrindeninsuffizienz
(sekundaere; Atrophie bei Dauerbehandlung); Hyperglykaemie (verminderte
Glucosetoleranz); Diabetes mellitus (Manifestation eines latenten);
Hyperlipidaemie (L); Thrombosen (erhoehtes Risiko); Osteoporose;
Knochennekrose (aseptische); Gelenkdestruktion (L); Gewebsatrophie;
Knochennekrose (L); Bindegewebseinschmelzung (L); Muskelatrophie; negative
Stickstoffbilanz; Immunsuppression (L); Wundheilungsstoerungen; Tuberkulose
(Reaktivierung) (L); Beeintraechtigung der Tuberkulinreaktion (L);
Infektionsgefahr (erhoeht); Exazerbation von Infekten (Viren, Pilze).

INDT INDIKATIONSTEXT   : Rheumatischer Formenkreis (akuter Schub oder
Exazerbation: kurzfristige Anwendung oder Zusatztherapie); Polyarthritis
(chronische); Gelenkerkrankungen (entzuendliche und degenerative);
Weichteilrheumatismus; Periarthritis humeroscapularis; Epikondylitis;
Styloiditis; Osteochondrose; Schleimbeutelentzuendung;
Sehnenscheidenentzuendung; Neuralgie; Arthritis (rheumatische); Arthrose
(entzuendliche Begleitreaktionen); Kollagenose.

KON KONTRAINDIKATIONEN   : Bei vitaler Indikation: keine; bei nicht vitaler
Indikation: Magen-Darm-Ulzera; Osteoporose; Psychosen; Myasthenia gravis;
Glaukom; Anwendung bei Kindern (unter 6 Jahren: parenterale
Depot-Praeparate) (L); Mykosen (systemische) (L); Infektionen im
Anwendungsbereich (L). -- Relative Kontraindikationen: Varizellen; Herpes
simplex; Herpes zoster (viraemische Phase); Amoebeninfektion; Schutzimpfung
(ca. 8 Wochen davor und 2 Wochen danach); Poliomyelitis (Ausnahme:
bulbaerencephalitische Form); Lymphome (nach BCG-Impfungen);
Viruserkrankungen (L); Tuberkulose; Infektionen (schwere: ausser in
Verbindung mit kausaler Therapie); Herzinsuffizienz (unbehandelt) (L);
Hypertonie (L); Diabetes mellitus (L); Schwangerschaft; Stillzeit;
haemorrhagische Diathese (L); Thrombosen (bei Praedisposition);
Niereninsuffizienz (chronische).

HINT HINWEISTEXT   : Hinweise fuer den Patienten: Waehrend einer
systemischen Kortikoid-Therapie sollte eine eiweiss- und vitaminreiche
Nahrung bevorzugt werden. - Therapie-/Patientenkontrolle: Bei schweren
Infektionen duerfen Kortikoide nur in Kombination mit kausaler Therapie
angewendet werden. Aufgrund herabgesetzter Glucosetoleranz und der Gefahr
einer Hyperglykaemie muessen Diabetiker sorgfaeltig ueberwacht werden. Ein
latenter Diabetes kann manifest werden, ein bestehender Diabetes kann sich
verschlechtern. Tuberkuloese Erkrankungen koennen wieder aufflackern. Bei
Langzeittherapie sollten regelmaessig Kontrollen der Blutgerinnung,
roentgenologische Kontrollen der Wirbelsaeule (Osteoporosegefahr) sowie
augenaerztliche Kontrollen (Glaukomgefahr) durchgefuehrt werden. Kommt es
bei Frauen zur Verschiebung oder Verstaerkung der Regelblutungen oder zu
einem erneuten Auftreten von Blutungen im Klimakterium, so ist eine
eingehende gynaekologische Untersuchung erforderlich. Zusaetzlich sollte auf
eine orale Kortikoid-Therapie umgestellt werden.
Schwangerschaft und Stillzeit: Eine Anwendung von Glukokortikoiden waehrend
Schwangerschaft und Stillzeit ist nur in der Notfallbehandlung gerechtfertigt.
Aufgrund von teratogenen Wirkungen in Tierstudien sollten hohe
Kortikoiddosen insbesondere im 1. Trimenon der Schwangerschaft vermieden
werden. Da Glukokortikoide in der Muttermilch erscheinen, muss mit einer
Beeintraechtigung der kindlichen Nebennierenrindenfunktion und des Wachstums
beim Saeugling gerechnet werden; es sollte nicht gestillt werden.

DOSIS DOSIERUNG   : Glukokortikoide muessen individuell nach Art,
Schwere und Verlauf der Erkrankung und Reaktion des Patienten dosiert
werden. Dabei ist die niedrigste therapeutisch wirksame Dosis anzustreben.
Bei laengerer Behandlung sollte eine kurzfristig hochdosierte
Glukokortikoidgabe innerhalb kurzer Zeit auf eine unter der Cushing-Schwelle
liegende Erhaltungsdosis abgebaut werden. - Taeglich oder jeden 2. Tag 4 mg
tief i.m. injizieren.
Besondere Dosierungshinweise: Glukokortikoide sollten moeglichst unter
Beachtung der zirkadianen Rhythmik (Verabreichung morgens vor 8 Uhr und/oder
alternierende Gabe der fuer 48 h benoetigten Dosis jeden 2. Tag) gegeben
werden. Nach spaetestens 6 Injektionen sollte auf kortikoidfreie
Antiphlogistika uebergewechselt werden. Nach (ausnahmsweise) laengerer
Behandlungsdauer nicht abrupt absetzen sondern ausschleichend dosieren.

Abb. 4-9b ABDA Pharma (Fortsetzung).

```
HINSW HINWEIS ALLGEMEIN        :
    W08   -   Cave Engwinkelglaukom - besonders im akuten Anfall
HINSS HINWEIS SCHWANGERSCHAFT :
    S02   -   Hinweise auf erhoehtes embryotox./teratogenes Risiko beim Tier.
              Beim Menschen wahrscheinlich ohne Bedeutung (1. Trimenon)
    S07   -   Erhoehtes fetotoxisches Risiko (2. und 3. Trimenon).
HINSL HINWEIS STILLZEIT        :
    L03   -   Uebergang in Muttermilch. Bisher keine Hinweise auf unerwuenschte
              Wirkung beim Saeugling.
DOSS DOSIERUNG STANDARD        :
    A03   -   Laengere Therapie ausschleichend beenden.
INTAN ANZAHL INTERAKTIONEN     : 10

** INTND INTERAKTIONSND         : INT6000008300
    INTGA INT GRUPPE A          : Glukokortikoide
    INTGB INT GRUPPE B          : Barbiturate
INTSTO INTERAG. STOFF A/SICHER: Dexamethason
BED BEDEUTUNG                   : 2   -   mittelschwere Interaktion
INTYP INTERAKTIONSTYP           : Pharmakokinetische Interaktion
       - Verminderte Wirkung der Glukokortikoide
** INTND INTERAKTIONSND         : INT6000008400
    INTGA INT GRUPPE A          : Glukokortikoide
    INTGB INT GRUPPE B          : Hydantoine
INTSTO INTERAG. STOFF A/SICHER: Dexamethason
BED BEDEUTUNG                   : 2   -   mittelschwere Interaktion
INTYP INTERAKTIONSTYP           : Pharmakokinetische Interaktion
       - Verminderte Wirkung der Glukokortikoide
** INTND INTERAKTIONSND         : INT6000008500
    INTGA INT GRUPPE A          : Glukokortikoide
    INTGB INT GRUPPE B          : Rifampicin
INTSTO INTERAG. STOFF A/ERW.   : Dexamethason
BED BEDEUTUNG                   : 2   -   mittelschwere Interaktion
INTYP INTERAKTIONSTYP           : Pharmakokinetische Interaktion
       - Verminderte Wirkung der Glukokortikoide
** INTND INTERAKTIONSND         : INT6000017700
    INTGA INT GRUPPE A          : Antikoagulantien, orale
    INTGB INT GRUPPE B          : Glukokortikoide
INTSTO INTERAG. STOFF B/ERW.   : Dexamethason
BED BEDEUTUNG                   : 2   -   mittelschwere Interaktion
INTYP INTERAKTIONSTYP           : Pharmakodynamische Interaktion
       - Verstaerkte oder verminderte Wirkung der Antikoagulantien
** INTND INTERAKTIONSND         : INT6000018300
    INTGA INT GRUPPE A          : Sulfonylharnstoffe
    INTGB INT GRUPPE B          : Glukokortikoide
INTSTO INTERAG. STOFF B/ERW.   : Dexamethason
BED BEDEUTUNG                   : 2   -   mittelschwere Interaktion
INTYP INTERAKTIONSTYP           : Pharmakodynamische Interaktion
       - Verminderte blutzuckersenkende Wirkung - Gefahr einer Hyperglykaemie
** INTND INTERAKTIONSND         : INT6000018900
    INTGA INT GRUPPE A          : Antiphlogistika, nicht-steroidale
    INTGB INT GRUPPE B          : Glukokortikoide
INTSTO INTERAG. STOFF B/ERW.   : Dexamethason
BED BEDEUTUNG                   : 2   -   mittelschwere Interaktion
INTYP INTERAKTIONSTYP           : Pharmakodynamische Interaktion
       - Verstaerkte ulzerogene Wirkung - Intestinale Blutungen
** INTND INTERAKTIONSND         : INT6000020300
    INTGA INT GRUPPE A          : Impfstoffe, aktive
    INTGB INT GRUPPE B          : Immunsuppressiva
INTSTO INTERAG. STOFF B/ERW.   : Dexamethason
BED BEDEUTUNG                   : 1   -   schwerwiegende Interaktion
INTYP INTERAKTIONSTYP           : Pharmakodynamische Interaktion
       - Generalisation des Impfkeimes (Lebend-Impfstoffe); mangelhafter
         Impferfolg (Toxoid- u. Tot-Impfstoffe)
** INTND INTERAKTIONSND         : INT6000023100
    INTGA INT GRUPPE A          : Diuretika, kaliuretische
    INTGB INT GRUPPE B          : Glukokortikoide
INTSTO INTERAG. STOFF B/ERW.   : Dexamethason
BED BEDEUTUNG                   : 2   -   mittelschwere Interaktion
INTYP INTERAKTIONSTYP           : Pharmakodynamische Interaktion
       - Verstaerkter Kaliumverlust - Gefahr der Hypokaliaemie
** INTND INTERAKTIONSND         : INT6000027000
```

(usw. - Darstellung gekürzt)

Abb. 4-9c   ABDA Pharma (Fortsetzung).

```
2.01/000001 DIMDI: -ABDA-PHARMA-ARZNEISTOFFE /COPYRIGHT DIMDI
ND: STO2000269601    MD: 920520
NAME                   : Dexamethason       INN.L4.D;DAB10;OeAB;ASK
SY SYNONYME            :
      9alpha-Fluoro-16alpha-methyl-11beta,17,21-trihydroxypregna-1,4-diene-3,20-di
      one     WHO
      9-Fluor-11beta,17,21-trihydroxy-16alpha-methyl-1,4-pregnadien-3,20-dion
             IUPAC
      1-Dehydro-9-fluor-16alpha-methyl-17-hydroxy-corticosteron
      Dexamethasone      INN.L4.E;DCF;BP;P.Cx.;USP22;BAN;INN.L4.F;FP
      Dexamethasonum     INN.L4.L;AB-DDR;IP3;PH7
      Fluormethylprednisolonum
      Dexametasona      INN.L4.S
      Desametasone      DCIT;FU
CR CAS REGISTRY NUMMER    : 50-02-2
ASK                      : 00000993
SL STOFFLISTEN-NUMMER    : 039450000
MF MOLEKULARFORMEL       : C22-H29-F-O5
RELT VERWEISE            : Dexamethason 21-(3-sulfobenzoat)natrium;
      Dexamethason 21-pivalat; Dexamethason 21-isonicotinat;
      Dexamethason 21-tert-butylacetat; Dexamethason 21-dihydrogenphosphat;
      Dexamethason 21-dihydrogenphosphat, Dinatriumsalz; Dexamethason acetat;
      Dexamethason acet at-1-Wasser;
      Dexamethason dihydrogenphosphat Mononatriumsalz; Dexamethason acefurat;
      Dexamethason 21-hydrogensulfat, Natriumsalz; Dexamethason 21-valerat;
      Dexamethason dipropionat; Dexamethason 21-(3,6,9-trioxa-undecanoat);
      Dexamethason 21-palmitat
KLA KLASSIFIKATION       : W1  -  Wirkstoff
MW MOLEKULARGEWICHT      :    392,450
MWN MOLEKULARGEWICHTTEXT : 392,45
SOL LOESLICHKEIT         : loeslich in Wasser bei 25 Grad C: 10 mg/100 ml,
      Aceton, Ethanol, Chloroform (Merck Index 11). Schwer loeslich in Chloroform
      - wenig loeslich in Ethanol, Dioxan, Methanol
      - sehr schwer loeslich in Ether (Martindale 29)
MP SCHMELZPUNKT          : 262-264 Grad C aus Ether
      - 268-271 Grad C (Merck Index 11)
SON SONSTIGES            : lichtgeschuetzt (Martindale 29)
SROT SPEZIFISCHE DREHUNG : (alpha)25/D +77,5Grad  (Dioxan) (Merck Index 10)
DOST DOSIERUNG STOFF     : Oral: 0,5 mg/d in geteilten Gaben (Martindale 29)
SABG STOFF ABGABEBESTIMMUNG : SR
```

```
3.00/000001 DIMDI: -ABDA-PHARMA-INTERAKTIONEN /COPYRIGHT ABDA
ND: INT6000018900    AEN: 920723   MD: 920731
INTGA INT GRUPPE A : Antiphlogistika, nicht-steroidale
INTGB INT GRUPPE B : Glukokortikoide
BED BEDEUTUNG            : 2  -  mittelschwere Interaktion
INTYP INTERAKTIONSTYP: Pharmakodynamische Interaktion
      - Verstaerkte ulzerogene Wirkung - Intestinale Blutungen
EFF EFFEKT               : Die ulzerogenen Wirkungen beider Stoffgruppen
      koennen sich addieren. Magen-Darm-Blutungen sind moeglich.
MEC MECHANISMUS          : Die Hemmung der Prostaglandinsynthese durch
      Antiphlogistika kann durch Glukokortikoide verstaerkt werden. Dadurch wird
      die Production von magenschleimhautprotektiven Faktoren (Mucin) weiter
      eingeschraenkt. Ausserdem koennen Glukokortikoide die Symptome einer
      Magenschleimhautirritation maskieren und die Heilung von Erosionen
      verzoegern.
MAS MASSNAHMEN           : Die ulzerogene Potenz der nicht-steroidalen
      Antiphlogistika scheint etwa gleich gross zu sein. Etwas staerker ulzerogen
      wirkt offenbar Piroxicam. Bei gleichzeitiger Anwendung mit Glukokortikoiden
      sollte regelmaessig auf okkultes Blut im Stuhl untersucht werden.
KOM KOMMENTAR            : Die ulzerogene Wirkung der Glukokortikoide ist
      noch immer nicht sicher nachgewiesen. Wahrscheinlich koennen sehr hohe
      Dosen, ueber laengere Zeit gegeben, ein Ulkus ausloesen. Allerdings steht
      fest, dass Glukokortikoide die Symptome eines Ulkus verschleiern koennen.
LIT LITERATUR            : Emmanuel J. H. et al., Postgrad. Med. J.  47
      227- 232 (1971). Rossi, A. C. Br. Med. J.  294 , 147-150 (1987).

                                           (usw. - Darstellung gekürzt)
```

Abb. 4-10 ABDA-Stoffe (oben) und ABDA-Inter (unten) bei DIMDI. ABDA-Stoffe enthält Informationen zu pharmazeutischen Wirkstoffen. ABDA-Inter enthält Informationen zu klinisch relevanten Medikamenteninteraktionen.

– eine Pflanze oder ein Pflanzenbestandteil (jeweils bearbeitet oder unbearbeitet)
– ein Tierkörper (auch lebende Tiere!) sowie Körperteile
– ein Stoffwechselprodukt von Mensch, Tier oder Mikroorganismus
– ein Mikroorganismus, einschließlich Viren

ABDA-Inter ABDA-Inter ist eine Datenbank, die insbesondere für Recherchen zu Arzneimittel-Wechselwirkungen geeignet ist. Sie entspricht inhaltlich der gedruckten Version „Mikropharm 1 Arzneimittel-Interaktionen", hergestellt von der ABDA und der wissenschaftlichen Abteilung des „Schweizerischen Apothekervereins" (Beispieldokument Abb. 4-10 unten).
ABDA-Inter enthält ausführliche Beschreibungen zu den Interaktionen einzelner Stoffgruppen miteinander (Schweregrad der Interaktion, Interaktionstyp, Effekt, Mechanismus, Maßnahmen, Kommentar, Literatur). Ferner wird jedes einzelne Fertigmedikament, das einen Vertreter der kritischen Stoffgruppe enthält, in eine der Kategorien „Wechselwirkung erwiesen", „Interaktion erwartet", „Interaktion ausgeschlossen" oder „Keine Interaktionsaussage möglich" eingeordnet.
Erlaubte Ausgangspunkte für Recherchen sind
– *Handelsnamen* zweier Arzneimittel („Aspirin" mit „Urbason")
– zwei *Stoffnamen* („Acetylsalicylsäure" mit „Methylprednisolon")
– zwei *Stoffgruppenbezeichnungen* („nichtsteroidale Antiphlogistika" mit „Glucocorticoiden")
Es darf jeweils auch gemischt werden („Aspirin" mit „Glucocorticoiden").

Scholz-MEDIS-Arzneimittelinformationssystem (SMA)

Das Scholz-MEDIS-Arzneimittelinformationssystem (SMA) ist eine Datenbank, die vom Institut für Medizinische Informatik und Systemforschung der GSF in München in Zu-

sammenarbeit mit dem Scholz-Institut für Arzneimittelinformation entwickelt wurde. Sie enthält 13000 deutsche, 8500 schweizerische, und 5500 österreichische Fertigarzneimittel; außerdem 4500 chemische Substanzen, 200 Substanzengruppen (relevant für Informationen über Wechselwirkungen) und 1600 Wechselwirkungsbeschreibungen mit Angaben über Relevanz und Häufigkeit einer Wechselwirkung, Mechanismus und Pharmakologie, Vorschlag zur Vermeidung (Substitution). Die Daten basieren auf
– der gedruckten „Scholz-Liste" (Thieme-Verlag), einem Verzeichnis von Medikamenteninteraktionen
– der „Roten Liste"
– wissenschaftlichen Publikationen
Die SMA ist über Btx zugänglich und zwar im Rechner der Apothekergenossenschaft EGWA (Seite *51958#). Außerdem ist sie in vielen Praxiscomputer-Programmen integriert.

Rote Liste und Gelbe Liste

Die Rote Liste ist ebenfalls als Datenbank erhältlich, allerdings nicht online, sondern ausschließlich als „in-house"-Datenbank auf Disketten (erschienen im Editio Cantor Verlag; Preis 1993: DM 270,–). Wesentlich billiger ist die Gelbe Liste auf Diskette (G.L.A.D.; zu beziehen bei HHSIM, München).

4.2.2 Toxikologie

TOXALL

TOXALL (Toxicology Information on Line) [5] hieß früher TOXLINE (nicht zu verwechseln mit dem heutigen „Subfile" TOXLINE, s.u.!). Sie ist die wichtigste Literatur- und Forschungsprojektdatenbank auf dem Gebiet der Toxikologie, einschließlich Fragen zur chemischen Kanzerogenese, Mutagenese, Teratogenese, Arzneimittelprüfung, Arzneimitteltoxizität, zu Medikamentennebenwirkungen, Umweltverschmutzung, Abfallbeseitigung, Strahlenschäden, Arbeitsunfällen, Berufskrankheiten, Lebensmittelverunreinigungen,

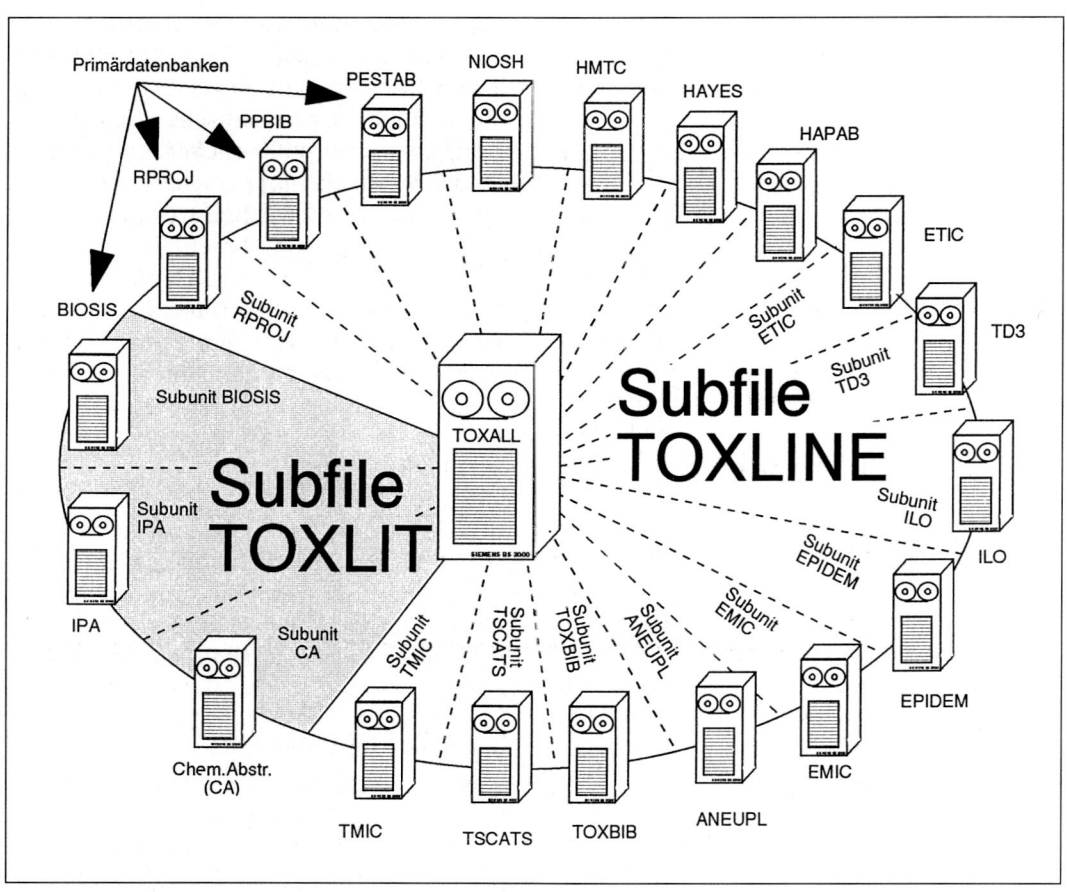

Abb. 4-11 TOXALL ist eine Literatur- und Forschungsprojektdatenbank, deren Datenbestand aus 20 verschiedenen „Primärdatenbanken" stammt. Die einzelnen Teildatenbestände werden als „Subunits" bezeichnet. Die Subunits, die mit geringen Lizenzgebühren belastet sind, sind bei DIMDI im „Subfile" TOXLINE zusammengefaßt. Die teuren Subunits bilden zusammen das Subfile TOXLIT.

Pestiziden/Herbiziden, toxikologischer Analytik u.v.m. (Abb. 4-11).

Hersteller ist die National Library of Medicine (NLM), Bethesda/USA, die die Datenbank aus toxikologisch relevanten Datenbeständen anderer Datenbanken zusammenstellt. TOXALL ist also eigentlich ein Sammelsurium von Dokumenten aus insgesamt 20 verschiedenen Datenbanken (sog. Primärdatenbanken). Entsprechend der Herkunft der verschiedenen Dokumente kann TOXALL in insgesamt 20 „*Subunits*" (Teildatenbestände) unterteilt werden: Innerhalb eines Subunits stammen alle Dokumente aus einer bestimmten Primärdatenbank. Wegen der Heterogenität der Quellen (verschiedene Datenbankhersteller!) gestaltet sich die Suche innerhalb

von TOXALL nicht einheitlich, sondern richtet sich nach den jeweiligen Anforderungen der einzelnen Subunits (i.e. Primärdatenbanken). Beispielsweise wird je nach Subunit ein unterschiedliches kontrolliertes Vokabular (CT) verwendet. Auch sind die Lizenzgebühren innerhalb von TOXALL nicht einheitlich, sondern richten sich danach, auf welches Subunit zugegriffen wird.

Die Datenbank TOXALL liegt bei DIMDI in zwei *Subfiles* vor:

– Subfile *TOXLINE* enthält die Subunits der teuren Primärdatenbanken (BIOSIS, Chemical Abstracts, IPA = International Pharmaceutical Abstracts).

– Subfile *TOXLIT* enthält die Subunits, die mit geringeren Lizenzgebühren belastet sind.

Noch ein paar Worte zu *IPA* (International Pharmaceutical Abstracts): Diese Literaturdatenbank – gleichzeitig Subunit von TOXLINE – gilt als eine der umfassendsten Datenbanken auf dem Gebiet der Pharmazie. Hersteller ist die American Society of Hospital Pharmacists. Die Datenbank IPA ist auch bei DATA STAR und beim Host ESA IRS im Angebot.

Chemical Abstracts (CA)

Chemical Abstracts (CA) ist die weltweit wichtigste Literaturdatenbank für Chemie. Sie ist bei DIMDI in TOXLINE integriert und auch beispielsweise bei STN und DATA STAR abrufbar.

INTOX

INTOX ist eine deutsche Faktendatenbank über Vergiftungsfälle, deren Epidemiologie sowie entsprechender toxikologischer Analytik. Sie enthält über 250 000 anonymisierte Intoxikationskasuistiken, jeweils mit Angaben zur Person des Opfers (Altersgruppe etc.), Symptomen, Therapie, Verlauf, Giftmenge, Applikationsform und -typ (akut/chronisch), Gewichtung der Wirkung des Einzelgifts, Ätiologie, Eintrittspforte, Sicherheitsgrad der Diagnose, Asservat, Methode der Giftanalyse, Konzentration u.v.m. Die Datenbasis wird aus dem Archivmaterial von Giftinformationszentren und rechtsmedizinischen Instituten zusammengestellt. Hersteller ist das DIMDI und die Toxikologische Abteilung der II. Medizinischen Klinik rechts der Isar der Technischen Universität München (Leiter: Prof. Dr. Max von Clarmann). Die Datenbank dient insbesondere der wissenschaftlich-statistischen Aufarbeitung von Vergiftungsfällen, denn: „...aus ethischen Gründen können viele Daten der Humantoxikologie experimentell nicht ermittelt werden. Es bleibt nur der Weg, vorkommende Vergiftungen genau zu beobachten und aus den dabei gewonnenen analytischen und klinischen Daten zu lernen – damit kommt der Dokumentation große Bedeutung zu." [7]

Weitere Datenbanken

Für die Toxikologie interessante Datenbanken sind ferner CCRIS (Karzinogene), RTECS und HSDB (Gefahrenstoffe); s. Tab. 3-1.

4.3 Diagnosedatenbanken und andere Faktendatenbanken für den praktischen Arzt

4.3.1 PDQ (Physician Data Query)

Nur wenig andere Gebiete innerhalb der Medizin sind einer so raschen Weiterentwicklung unterworfen wie die Onkologie. Allerdings vergehen zwischen der Entdeckung neuer, erfolgversprechender Therapiekonzepte gegen Krebs und deren weitverbreiteter Anwendung im Schnitt fünf bis zehn Jahre [4] – kostbare Zeit, in der viele Patienten inadäquat therapiert werden und unnötigerweise leiden oder sterben müssen. Im Zeitalter der elektronischen Kommunikation, in dem Information in Sekundenschnelle über die ganze Welt verbreitet werden kann, ist dies ein unbefriedigender Zustand. Aus diesem Grund entschloß sich das National Cancer Institute (NCI), Bethesda/USA, im Jahre 1984 eine umfangreiche Krebs-Datenbank namens PDQ (Physician Data Query) einzurichten.

Es sind die monatlich aktualisierten „state-of-the-art"-Therapiepläne und weitere Krebsbezogene Informationenen abrufbar (Abb. 4-12d und e) [4]. Ferner bietet PDQ Protokolle über momentan laufende klinische Versuche („active/ongoing clinical trials", meist in den USA), bei denen noch Patienten aufgenommen werden können (Abb. 4-12a–c). Außerdem sind 7700 Therapieprotokolle von

```
PROTOCOL NAME:
Pilot Study of L-Leucyl-L-Leucine Methyl Ester for Ex Vivo Treatment of
Allogeneic Bone Marrow (Summary Last Modified 3/92)
IDENTIFICATION NUMBER  : WPCI-9027; NCI-V91-0202
TYPE                   : clinical trial
STATUS OF PROTOCOL     : Active
DATE ACTIVATED         : 12/10/91
CANCER ENTITY          :
  childhood acute lymphocytic leukemia; cancer;
  relapsed childhood acute lymphocytic leukemia; leukemia;
  acute lymphocytic leukemia; acute myeloid leukemia; body system/site cancer;
  childhood cancer; adult acute lymphocytic leukemia;
  adult acute myeloid leukemia; chronic myelogenous leukemia;
  childhood acute myeloid leukemia; relapsed childhood acute myeloid leukemia;
  relapsed adult acute myeloid leukemia;
  relapsed adult acute lymphocytic leukemia; histologic tissue/type cancer;
  acute leukemia; chronic leukemia;
  accelerated phase chronic myelogenous leukemia;
  blastic phase chronic myelogenous leukemia;
  adult acute lymphocytic leukemia in remission;
  childhood acute lymphocytic leukemia in remission;
  myeloproliferative disorders; stage, myeloproliferative disorders;
  hematopoietic/lymphoid cancer; myelodysplastic syndromes;
  Philadelphia chromosome positive chronic myelogenous leukemia;
  cellular diagnosis, chronic myelogenous leukemia;
  refractory anemia with excessive blasts;
  refractory anemia with excessive blasts in transformation;
  stage, adult acute lymphocytic leukemia; stage, adult acute myeloid leukemia;
  stage, childhood acute lymphocytic leukemia;
  stage, childhood acute myeloid leukemia; stage, chronic myelogenous leukemia;
  stage, myelodysplastic syndromes; de novo myelodysplastic syndrome;
  cellular diagnosis, myelodysplastic syndromes
DRUG/DRUG FAMILY       : L-leucyl-L-leucine methyl ester
THERAPY MODALITY       : biological response modifier therapy;
  graft versus host disease prophylaxis/therapy; inhibition therapy
OBJECTIVES:
I.   Determine the effects of L-leucyl-L-leucine methyl ester (LLME) on marrow
progenitor cells and lymphocyte subsets in the marrow.
II.  Determine the rate of engraftment and the incidence of graft rejection
after infusion of LLME-treated marrow in HLA-identical and HLA-mismatched
allogeneic transplants.
III. Determine the incidence of acute graft-versus-host disease after infusion
of LLME-treated marrow in HLA-identical and haploidentical bone marrow
transplants.
IV.  Determine the degree of chimerism after transplantation with LLME-treated
marrow.
V.   Determine immunologic reconstitution after infusion of LLME-treated marrow
for allogeneic transplantation.
PROTOCOL ENTRY CRITERIA:
--Disease Characteristics--
Any of the following diagnoses in patients who have a
genotypically HLA-identical donor or haploidentical donor
available:
  Acute myelocytic leukemia in early relapse (5-10% blasts on
  bone marrow aspiration and biopsy) or partial response
  (reduced cellularity or 50% reduction of blasts)
  Acute lymphoblastic leukemia in second or subsequent complete
  remission (less than 5% blasts on bone marrow aspiration) or
  early relapse (5-10% blasts on aspiration) or with partial
  response (reduced cellularity or 50% reduction in blasts)
  Transfusion-dependent MDS (FAB types RAEB or RAEB-t)
  Chronic myelogenous leukemia (documented by Philadelphia
  chromosome or bcr rearrangement) in accelerated phase or
  blast crisis
No active meningeal or CNS leukemia
--Prior/Concurrent Therapy--
Biologic therapy:
  Not specified
Chemotherapy:
  Not specified
Endocrine therapy:
  Not specified
```

Abb. 4-12 Physician's Data Query (PDQ) ist eine Forschungsprojekt- und Volltextdatenbank zu Krebserkrankungen. a) bis c) zeigen Protokolle von aktiven Therapiestudien. Abgebildet ist ein Protokoll zur Ex-vivo-Behandlung von allogenem Knochenmark durch LLME zur Prophylaxe der Graft-versus-Host-Reaktion bei verschiedenen Leukämieerkrankungen.

```
          Radiotherapy:
            Not specified
          Surgery:
            Not specified
          Other:
            Undergoing allogeneic bone marrow transplant from identical
            or haploidentical donor
          --Patient Characteristics--
          Age:
            30-55 (if genotypically HLA-identical donor available)
            10-55 (if haploidentical donor available)
          Performance status:
            Karnofsky 60-100%
          Life expectancy:
            No severe limits on life expectancy by diseases other than
            leukemia
          Hematopoietic:
            Not specified
          Hepatic:
            Bilirubin no greater than 2.0 mg/dl
            SGOT no greater than 2 x ULN
          Renal:
            Creatinine no greater than 2.0 mg/dl
          Cardiovascular:
            LVEF at least 45%
            No symptomatic cardiac disease
          Pulmonary:
            No severe pulmonary disease
            pO2 at least 70 mm Hg and pCO2 no greater than 40 mm Hg if
              there is clinical evidence of respiratory insufficiency
          Other:
            No moribund or preterminal status
            No severe personality disorder or severe mental illness
          Donor characteristics:
            Karnofsky performance status 70-100%
            Operative mortality risk less than 1%
            Renal, hepatic, cardiac, and pulmonary requirements as above
            No moribund or preterminal status
            No severe personality disorder or severe mental illness
          LOWER AGE               : 10
          UPPER AGE               : 55
          AGE RANGE               : 10 to 55
          PROTOCOL OUTLINE:
          Nonrandomized study.
          Ex Vivo Purging of Allogeneic Bone Marrow.  L-Leucyl-L-Leucine Methyl Ester,
          LLME.
          STRATIFICATION BY:
          Marrow genotype (identical vs. haploidentical).
          SPECIAL STUDY PARAMETERS:
          Hemogram (including reticulocytes), liver and kidney function tests (including
          creatinine clearance), PT, PTT, total protein, albumin, SPEP, electrolytes
          (including calcium, phosphate, and magnesium), uric acid, cholesterol,
          triglycerides, glucose, donor cross-match and typing, serologic studies (CMV,
          HSV, HVZ, EBV, HIV, Toxoplasma, HBsAg, HbsAb, HBcAb, HAV IgM, HC Ab),
          peripheral blood for RFLP, lymphocytotoxic antibody screen, bone marrow
          aspiration and biopsy (for histopathology, cytogenetics, chimerism), chest
          x-ray, ABGs, PFTs with DLCO, EKG, echocardiogram, quantitative Igs, beta-2
          microglobulin, ANA, CSF (cytology, glucose, protein, cell count, differential),
          dental consult, peripheral blood cell LLME sensitivity studies, cyclosporine
          levels, flow cytometry, NK, LAK.  In CML patients:  leukocyte alkaline
          phosphatase and bcr gene rearrangement.
          END POINTS: Rate of engraftment, incidence of graft rejection, incidence of
          acute GVHD, survival, time to relapse, LLME effects on lymphocyte subsets and
          chimerism, immunologic reconstitution.
          PROJECTED ACCRUAL:
          A maximum of 24 patients will be studied.  A study duration of approximately 2
          years is anticipated.

          DOSAGE SCHEDULE:
          Bone marrow (6 x 10 to the eighth nucleated cells/kg ideal recipient weight) is
          harvested from the donor of which 2 x 10 to the eighth nucleated cells/kg is
          cryopreserved as backup; the remaining cells are processed, resuspended at 2 x
          10 to the seventh cells/ml, and incubated for 5 minutes with sufficient LLME
          (approximately 0.05 g) to bring the final concentration to 0.25 mM .  Cells are
```

Abb. 4-12b PDQ-Therapiestudienprotokoll (Fortsetzung).

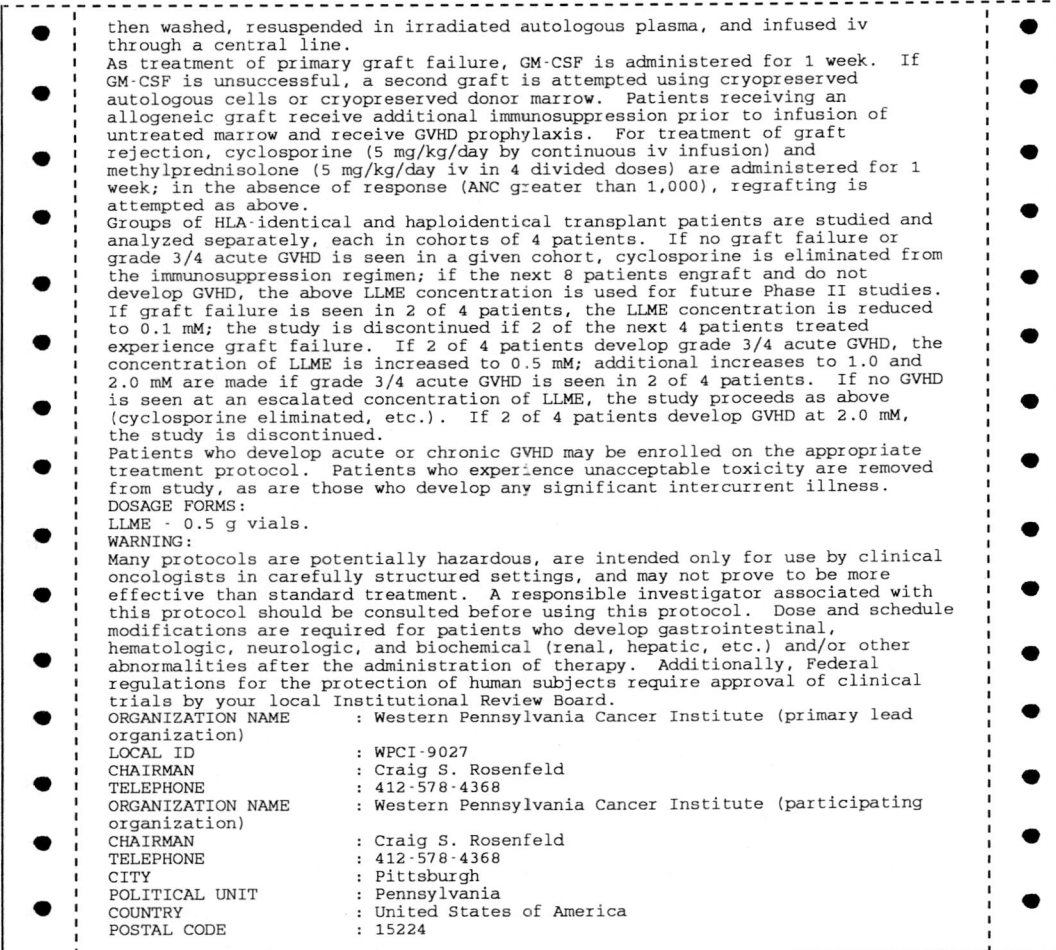

```
then washed, resuspended in irradiated autologous plasma, and infused iv
through a central line.
As treatment of primary graft failure, GM-CSF is administered for 1 week.  If
GM-CSF is unsuccessful, a second graft is attempted using cryopreserved
autologous cells or cryopreserved donor marrow.  Patients receiving an
allogeneic graft receive additional immunosuppression prior to infusion of
untreated marrow and receive GVHD prophylaxis.  For treatment of graft
rejection, cyclosporine (5 mg/kg/day by continuous iv infusion) and
methylprednisolone (5 mg/kg/day iv in 4 divided doses) are administered for 1
week; in the absence of response (ANC greater than 1,000), regrafting is
attempted as above.
Groups of HLA-identical and haploidentical transplant patients are studied and
analyzed separately, each in cohorts of 4 patients.  If no graft failure or
grade 3/4 acute GVHD is seen in a given cohort, cyclosporine is eliminated from
the immunosuppression regimen; if the next 8 patients engraft and do not
develop GVHD, the above LLME concentration is used for future Phase II studies.
If graft failure is seen in 2 of 4 patients, the LLME concentration is reduced
to 0.1 mM; the study is discontinued if 2 of the next 4 patients treated
experience graft failure.  If 2 of 4 patients develop grade 3/4 acute GVHD, the
concentration of LLME is increased to 0.5 mM; additional increases to 1.0 and
2.0 mM are made if grade 3/4 acute GVHD is seen in 2 of 4 patients.  If no GVHD
is seen at an escalated concentration of LLME, the study proceeds as above
(cyclosporine eliminated, etc.).  If 2 of 4 patients develop GVHD at 2.0 mM,
the study is discontinued.
Patients who develop acute or chronic GVHD may be enrolled on the appropriate
treatment protocol.  Patients who experience unacceptable toxicity are removed
from study, as are those who develop any significant intercurrent illness.
DOSAGE FORMS:
LLME - 0.5 g vials.
WARNING:
Many protocols are potentially hazardous, are intended only for use by clinical
oncologists in carefully structured settings, and may not prove to be more
effective than standard treatment.  A responsible investigator associated with
this protocol should be consulted before using this protocol.  Dose and schedule
modifications are required for patients who develop gastrointestinal,
hematologic, neurologic, and biochemical (renal, hepatic, etc.) and/or other
abnormalities after the administration of therapy.  Additionally, Federal
regulations for the protection of human subjects require approval of clinical
trials by your local Institutional Review Board.
ORGANIZATION NAME          : Western Pennsylvania Cancer Institute (primary lead
organization)
LOCAL ID                   : WPCI-9027
CHAIRMAN                    : Craig S. Rosenfeld
TELEPHONE                   : 412-578-4368
ORGANIZATION NAME          : Western Pennsylvania Cancer Institute (participating
organization)
CHAIRMAN                    : Craig S. Rosenfeld
TELEPHONE                   : 412-578-4368
CITY                        : Pittsburgh
POLITICAL UNIT              : Pennsylvania
COUNTRY                     : United States of America
POSTAL CODE                 : 15224
```

Abb. 4-12c PDQ-Therapiestudienprotokoll (Fortsetzung).

abgeschlossenen Studien einsehbar (allerdings beinhalten diese nur die Studien*bedingungen*, jedoch nicht die Ergebnisse!). Diese Daten aus klinisch-onkologischen Therapiestudien stammen aus der ehemaligen NCI-Datenbank CLINPROT, die bis 2/91 aktualisiert und dann eingestellt wurde. Darüber hinaus sind bei PDQ die Adressen von über 17 000 US-amerikanischen Krebsspezialisten sowie die Anschriften von mehr als 2000 Organisationen, Krankenhäusern und sonstigen Institutionen aus dem Bereich der Onkologie abrufbar. PDQ enthält zur Zeit Volltexte über rund achtzig Tumorerkrankungen. Geboten wird nicht nur Primär-

information, sondern die Dokumente beinhalten auch wichtige Literaturhinweise.

Die PDQ-Informationen über verschiedene Tumoren richten sich sowohl an die Fachöffentlichkeit, als auch an den *Laien*: Es finden sich neben den medizinischen Texten auch allgemeinverständliche Abhandlungen über die verschiedenen Krebstypen, die sich an Patienten sowie Pflegepersonal richten (Abb. 4-12f und g).

Alle Informationen sind so aktuell, daß das NCI sogar offiziell vor dem Aufbewahren von Ausdrucken warnt: „Die Verwendung von

```
Malignant thymoma
208/01248

*** PROGNOSIS ***
Two factors are associated with better survival in thymomas: noninvasion
(encapsulation) at surgery, and absence of myasthenia gravis.

Most malignant thymomas are slow-growing tumors with a tendency to recur
locally, seldom metastasize, and generally cause death from cardiorespiratory
problems, not uncommonly from pericardial metastasis.  Primary treatment is
usually surgical removal with en bloc resection for invasive tumors.  Local
recurrence following surgery is < 2% for encapsulated lesions and 40% for
invasive disease.  Preoperative radiation appears to offer no major advantage.
Recurrences may be surgically resected in some situations.  Postoperative
adjuvant radiation therapy is recommended for those patients with the invasive
form of thymoma.[1]   Individual patients whose disease is considered
unresectable can still achieve long-term survival with radiation therapy alone
in some instances, but high doses of carefully planned radiotherapy are
necessary.[2]  Concomitant hypogammaglobulinemia or red cell aplasia may occur
in a few patients.[2]
References:
    1. Curran WJ, Kornstein MJ, Brooks JJ, et al.: Invasive thymoma: the role of
       mediastinal irradiation following complete or incomplete surgical
       resection.  Journal of Clinical Oncology 6(11):1722-1727, 1988.
    2. Ariaratnam LS, Kalnicki S, Mincer F, et al.: The management of malignant
       thymoma with radiation therapy.  International Journal of Radiation
       Oncology, Biology, Physics 5(1): 77-80, 1979.

*** CELLULAR CLASSIFICATION ***
Thymomas are epithelial tumors which may or may not be extensively infiltrated
by lymphocytes.  They may be classified as (1) round-oval, (2) spindle or
mixed, and further described by the extent of lymphocytic infiltration.
Histologic classification is not important prognostically.  Other tumors
arising in or involving the thymus may be seminomas from intrathymic germ
cells, carcinoid from neuroendocrine (Kultschitsky's) cells, lymphomas
(Hodgkin's, non-Hodgkin's) and T-cell leukemias.[1,2]
References:
    1. Rosai J, Levine GD:  Tumors of the Thymus. Washington: Armed Forces
       Institute of Pathology, 1976.
    2. Bergh NP, Gatzinsky P, Larsson S, et al.: Tumors of the thymus and thymic
       region: I. clinicopathological studies on thymomas.  Annals of Thoracic
       Surgery 25(2): 91-98, 1978.

*** STAGE INFORMATION ***

-- Noninvasive --
    5-year survival following surgery: 83%
       with myasthenia gravis: 70%
       without myasthenia gravis: 90%
    10-year survival following surgery: 65%
       with myasthenia gravis: 60%
       without myasthenia gravis: 75% [1]

Noninvasive malignant thymoma is tumor limited to the thymus gland and has not
involved other tissues.  All of the tumor cells remain within a fibrous capsule
that surrounds the tumor.

-- Invasive --
    5-year survival following surgery: 54%
    10-year survival following surgery: 30% [1]

Local invasive malignant thymoma is tumor that has broken through the capsule
and invaded the fat, vessels, and/or surrounding the lymph nodes.

Extensive invasive malignant thymoma is tumor that has spread contiguously from
the thymus gland to involve other organs in the chest.  Spread to organs in the
abdomen can occur but is unusual.  Metastatic embolic spread is unusual but can
occur.
References:
    1. Bernatz PE, Khonsari S, Harrison EG , et al.: Thymoma: factors
       influencing prognosis.  Surgical Clinics of North America 53(4):
       885-892, 1973.
```

Abb. 4-12d–e zeigen den wichtigsten Bestandteil der PDQ-Datenbank: ausführliche Informationen zur Standardtherapie, Prognose, Staging und Grading verschiedener Krebsarten. Die Abbildung zeigt den PDQ-Eintrag zum Thymuskarzinom. Da dies ein relativ seltener Tumor ist, ist der Eintrag verhältnismäßig kurz. Andere PDQ-Texte gehen mitunter über 10 oder mehr Seiten.

```
*** TREATMENT OVERVIEW ***
The designations in PDQ that treatments are "standard" or "under clinical
evaluation" are not to be used as a basis for reimbursement determinations.

Treatment: Noninvasive malignant thymoma
Treatment options:

Standard:
    1. Surgical resection:  In patients with myasthenia gravis, experienced
       anesthesiologists may reduce operative mortality from respiratory
       complications from a maximum of 27% to a minimum of 0%.  Attention to the
       myasthenia gravis and respiratory support in planning surgical treatment
       is imperative.

    2. Radiation therapy following surgery in highly selected situations.[1]

    3. If the mass is not considered resectable, radiation therapy alone may be
       used.
References:
    1. Urgesi A, Monetti U, Rossi G, et al.: Aggressive treatment of
       intrathoracic recurrences of thymoma.  Radiotherapy and Oncology 24(4):
       221-225, 1992.

Treatment: Invasive malignant thymoma
Treatment options:

Standard:
Operable:
    1. En bloc surgical resection if possible:  In patients with myasthenia
       gravis, experienced anesthesiologists may reduce operative mortality
       from respiratory complications from a maximum of 27% to a minimum of 0%.
       Attention to the myasthenia gravis and respiratory support in planning
       surgical treatment is imperative.

    2. Following surgical resection, radiation therapy is recommended whether
       or not the surgical resection has been complete.[1-3]

Inoperable (for example, vena caval obstruction):
    Radiation therapy.

Under clinical evaluation:
    Chemotherapy.[4]
References:
    1. Ariaratnam LS, Kalnicki S, Mincer F, et al.: The management of malignant
       thymoma with radiation therapy.  International Journal of Radiation
       Oncology, Biology, Physics 5(1): 77-80, 1979.
    2. Penn CR, Hope-Stone HF: The role of radiation therapy in the management
       of malignant thymoma.  British Journal of Surgery 59(7): 533-539, 1972.
    3. Curran WJ, Kornstein MJ, Brooks JJ, et al.: Invasive thymoma: the role of
       mediastinal irradiation following complete or incomplete surgical
       resection.  Journal of Clinical Oncology 6(11):1722-1727, 1988.
    4. Loehrer PJ, Perez CA, Roth LM, et al.: Chemotherapy for advanced thymoma:
       preliminary results of an intergroup study.  Annals of Internal Medicine
       113(7): 520-524, 1990.

Treatment: Recurrent malignant thymoma
Treatment options (in order of decreasing effectiveness):

Standard:
    1. Repeat surgical resection, particularly for local recurrences and, in some
       cases, pleural and pericardial implants.  Postoperative radiation therapy
       has a role for patients with incomplete resections and has been employed
       in selected patients following complete resection of recurrent thymoma.[1]

    2. Radiation therapy (when possible, based on previous treatment).

    3. Corticosteroids in unresectable tumors that have not responded to
       radiation therapy.

Under clinical evaluation:
    1. Chemotherapy.[2]

    2. Other clinical trials.
```

Abb. 4-12e PDQ-Informationen zu verschiedenen Krebsarten (Fortsetzung).

```
-- What is PDQ? --
PDQ is a computer system that gives up-to-date information on cancer treatment.
It is a service of the National Cancer Institute (NCI) for people with cancer
and their families, and for doctors, nurses, and other health care
professionals.

PDQ tells about the current treatments for most cancers.  The information in
PDQ is reviewed each month by cancer experts.  It is updated when there is new
information.  The patient information in PDQ also tells about warning signs and
how the cancer is found.  PDQ also lists information about research on new
treatments (clinical trials), doctors who treat cancer, and hospitals with
cancer programs.

-- How to use PDQ --
You can use PDQ to learn more about current treatment for your kind of cancer.
Bring this material from PDQ with you when you see your doctor.  You can talk
with your doctor, who knows you and has the facts about your disease, about
which treatment would be best for you.  Before you start your treatment, you
might also want to seek a second opinion from a doctor who treats cancer.

Before you start treatment, you also may want to think about taking part in a
clinical trial.  A clinical trial is a study that uses new treatments to care
for patients.  Each study is based on past studies and what has been learned in
the laboratory.  Each trial answers certain scientific questions in order to
find new and better ways to help cancer patients.  During clinical trials, more
and more information is collected about new treatments, their risks, and how
well they do or do not work.  If clinical trials show that the new treatment is
better than the treatment currently being used, the new treatment may become
the "standard" treatment.  Listings of clinical trials are a part of PDQ.  Many
cancer doctors who take part in clinical trials are listed in PDQ.

If you want to know more about cancer and how it is treated, or if you wish
to learn about clinical trials for your kind of cancer, you can call the
National Cancer Institute's Cancer Information Service. The number is
1-800-4-CANCER (1-800-422-6237).  The call is free and a trained counselor will
talk with you and answer your questions.

PDQ may change when there is new information.  Check with the Cancer
Information Service to be sure that you have the most up-to-date information.

*** DESCRIPTION ***

-- What is malignant thymoma? --

Malignant thymoma is a disease in which cancer (malignant) cells are found in
the tissues of the thymus.  The thymus is a small organ that lies under the
breastbone.  It makes white blood cells called lymphocytes, which travel
through your body and fight infection.  People with malignant thymoma often
have other diseases of their immune system.  The most common disease in people
with thymoma is one in which the muscles are weak, called myasthenia gravis.

Like most cancers, malignant thymoma is best treated when it is found
(diagnosed) early.  You should see your doctor if you have a cough that won't
go away, weakness in your muscles, or pain in your chest.

If you have symptoms, your doctor may take an x-ray of your chest.  Your doctor
may also do a CT scan, a special x-ray that uses a computer to make a picture
of part of the body.

Your chance of recovery (prognosis) and choice of treatment depend on the stage
of your cancer (whether it is just in the thymus or has spread to other places)
and your general state of health.

*** STAGE EXPLANATION ***

-- Stages of malignant thymoma --

Once malignant thymoma is found, more tests will be done to find out if cancer
cells have spread to other parts of the body.  This is called staging.  Your
doctor needs to know the stage of your disease to plan treatment.  The
following stages are used for malignant thymoma:

-- Noninvasive --
The cancer is found only in the thymus gland and all of the cancer is inside
the sac that surrounds the tumor.
```

Abb. 4-12f–g zeigen Texte für den Patienten in für den Laien verständlicher Sprache. Gezeigt ist der entsprechende Eintrag zum Thymuskarzinom.

```
-- Invasive --
The cancer has broken through the sac that surrounds the tumor to nearby
tissues and/or lymph nodes. (Lymph nodes are small, bean-shaped structures
that are found throughout the body. They produce and store infection-fighting
cells.) The tumor may also spread to other organs in the chest.

-- Recurrent --
Recurrent disease means that the cancer has come back (recurred) after it has
been treated. It may come back in the thymus or in another part of the body.

*** TREATMENT OPTIONS OVERVIEW ***
-- How malignant thymoma is treated --
There are treatments for all patients with malignant thymoma. Three kinds of
treatment are used:
   surgery (taking out the cancer in an operation)
   radiation therapy (using high-dose x-rays or other high-energy rays to kill
      cancer cells)
   hormone therapy (using hormones to stop cancer cells from growing).
Chemotherapy (using drugs to kill cancer cells) is being studied in clinical
trials.

Surgery to remove the tumor is the most common treatment for malignant thymoma.
Your doctor also may take out lymph nodes or tissue around the cancer.

Radiation therapy uses x-rays or other high-energy rays to kill cancer cells
and shrink tumors. Radiation for thymoma usually comes from a machine outside
the body (external beam radiation therapy). Radiation therapy can be used
alone or in addition to surgery.

If your doctor removes all the cancer that can be seen at the time of the
operation, you may be given radiation therapy after surgery to kill any cancer
cells that are left. Radiation therapy given after an operation when no cancer
cells can be seen is called adjuvant radiation therapy.

Hormone therapy uses hormones to stop cancer cells from growing. Hormones
called steroids may be given to stop the tumor from growing.

Chemotherapy uses drugs to kill cancer cells. Chemotherapy may be taken by
pill, or it may be put into the body by a needle in the vein or muscle.
Chemotherapy is called a systemic treatment because the drug enters the
bloodstream, travels through the body, and can kill cancer cells outside the
thymus.

-- Treatment by stage --
Treatments for malignant thymoma depend on the stage of your disease, your age,
and your overall condition.

You may receive treatment that is considered standard based on its
effectiveness in a number of patients in past studies, or you may choose to go
into a clinical trial. Not all patients are cured with standard therapy and
some standard treatments may have more side effects than are desired. For
these reasons, clinical trials are designed to find better ways to treat cancer
patients and are based on the most up-to-date information. Clinical trials are
going on in many parts of the country for patients with malignant thymoma. If
you want more information, call the Cancer Information Service at
1-800-4-CANCER (1-800-422-6237).

Treatment options: Noninvasive malignant thymoma
Your treatment may be one of the following:
   1. Surgery to remove the cancer.
   2. Surgery to remove the cancer followed by adjuvant radiation therapy.
   3. Radiation therapy alone, if the cancer cannot be removed by surgery.

Treatment options: Invasive malignant thymoma
Your treatment may be one of the following:
   1. Surgery to remove the cancer followed by adjuvant radiation therapy.
   2. Radiation therapy alone, if the cancer cannot be removed by surgery.
   3. A clinical trial of chemotherapy.

Treatment options: Recurrent malignant thymoma
Your treatment may be one of the following:
   1. Surgery to remove the cancer with or without radiation therapy.
   2. Radiation therapy.
   3. Hormone therapy with steroids.
   4. A clinical trial of chemotherapy.
```

Abb. 4-12g PDQ-Texte für Laien (Fortsetzung).

Printouts nicht mehr aktueller Versionen ist irreführend oder potentiell gefährlich".

PDQ ist in den USA mittlerweile flächendeckend in über 2000 medizinischen Bibliotheken und Zentren direkt zugänglich und kann von jedem Praxisschreibtisch aus online bei verschiedenen Hosts abgerufen werden. PDQ-Einträge werden außerdem weltweit über das Internet verbreitet („Cancernet", s. Kap. 7.4.1) und können in den USA sogar per Fax abgerufen werden („Cancerfax"). In der BRD ist PDQ seit Oktober 1991 über DIMDI mit einer deutsch- oder (wahlweise) englischsprachigen Benutzerführung erreichbar. Außerdem sind die Texte auch in Mailboxen abrufbar, z.B. in der E.M.I.L. BBS der European Medical Students Association (s. Kap. 7.5.2).

PDQ wurde in den USA und in Großbritannien von der Fachwelt begeistert aufgenommen, nicht zuletzt auch deshalb, weil zur Benutzung des Systems keinerlei spezielle Kenntnisse (wie das Erlernen einer Dialogsprache) verlangt wird. Der Zugriff erfolgt stets „benutzergeführt", d.h. durch die Auswahl eines Punktes aus einem jeweils angebotenen Menü. Weiter vereinfacht wird der Zugriff durch *PDQ-Access* (s. Kap. 3.4.3 Hilfsprogramme für Datenbankrecherchen), ein vom NCI für datenbankübergreifende Literaturrecherchen in PDQ und CANCERLIT entwickeltes, intelligentes Hilfsprogramm.

Die Datenbank PDQ dient in den USA teilweise auch zur Ausbildung von Medizinstudenten [6], Fortbildung von Pflegepersonal auf onkologischen Stationen [2] und eignet sich gut für den täglichen Einsatz in der Klinik als Nachschlagewerk [1].

Alles in allem also eine überaus vielseitig nutzbare Datenbank, die für den an Krebsforschung interessierten Wissenschaftler/ Arzt, für den Praktiker und sogar für den Patienten eine Fundgrube ist. Leider ist PDQ stark auf nordamerikanische Verhältnisse zugeschnitten: So sind europäische Institutionen in der Adressendatei nur enthalten, wenn sie an Projekten der EORTC (European Organization for Research and Treatment of Cancer) teilnehmen, und Ärzte nur, wenn sie Mitglieder relevanter US-amerikanischer Ärztegesellschaften sind. Auch wird die Möglichkeit, die Texte, die sich an den Laien wenden, auszudrucken und dem Patienten als Informationsschrift an die Hand zu geben, sehr stark dadurch eingeschränkt, daß sie nur auf englisch und spanisch vorhanden sind.

4.3.2 DIAGNOSIS

DIAGNOSIS ist hingegen eine deutschsprachige Fakten/Volltextdatenbank, die von der Frankfurter Gesellschaft für medizinische Datenbanken mbH MEDISOFT (Frankfurt) im Auftrag des Georg-Thieme-Verlags hergestellt und gepflegt wird. DIAGNOSIS stellt rund 2000 Texte zu verschiedenen Krankheitsbildern zur Verfügung, hauptsächlich aus dem Bereich Innere Medizin, aber auch aus anderen, für den Praktiker relevanten Gebieten, wie Gynäkologie, Urologie, Rheumatologie etc. Die Dokumente enthalten Kasuistiken und andere Primärinformation in Feldern wie Ätiologie, Befund, Diagnose, Differentialdiagnose, Pathologischer Befund, Symptome, Therapie, Verlauf, Referenzen etc. (Beispieldokument Abb. 4-13). Die wichtigsten Schlagwörter zu jedem Krankheitsbild werden bei DIMDI als kontrolliertes Vokabular in einem CT-Feld zusammengefaßt (CT = Controlled Terms, s.o.). MEDISOFT wertet für die Erstellung der Datensätze hauptsächlich medizinische Publikationen des Thieme-Verlages sowie des Elsevier-Verlages (Clinical Notes Online) aus.

Die Datenbank kann vom Arzt beispielsweise als Diagnosehilfe, aber auch als rasch abrufbares Nachschlagewerk verwendet werden. Beispiel: Man hat einen Patienten mit Fieber und Gerinnungsstörungen und will sich eine Übersicht über die in Frage kommenden Krankheitsursachen machen. Um alle Datensätze ausgeben zu lassen, die relevant sein könnten, muß lediglich nach den entsprechenden Schlagwörtern im CT-Feld gesucht werden. Der entsprechende Befehl lautet in

```
1.06/000010 DIMDI: ·DIAGNOSIS /COPYRIGHT THIEME
ND: 02148
TI: HIV ASSOZIIERTE PSORIASIFORME DERMATITIS
SYMPTOME:
Bei einem 32jaehrigen, seit 3 Jahren HIV positiven Mann kam es im Verlauf einer
Behandlung mit rekombinantem alfa-2a-Interferon zu einer Exazerbation einer
Psoriasis bis hin zur Erythrodermie.
BEFUNDE:
Anamnese: Rezidivierend Herpes simplex genitalis. Seit 2 Jahren ausgepraegte
Onychodystrophie der Fingernaegel und Fussnaegel.
Inspektion: Lymphknotenschwellung beidseits axillaer. Zwei nummulaere
erythrosquamoese scharf begrenzte Psoriasis-Herde am rechten Unterschenkel. Ein
vergleichbarer Herd an der behaarten Kopfhaut. Jeweils eine nodulaere, livide
Kaposi Sarkom Laesion am rechten Grosszeh, am rechten Oberschenkel sowie an der
Nasenspitze (Entfernung mit Laser).
Histologie: Unterschenkel rechts: typisches Bild einer Psoriasis vulgaris.
Oberschenkel rechts: typisches Bild eines Kaposi-Sarkoms.
Labor: Leukopenie 3,0 G/l, Gesamt Lymphozyten 1,378 G/l (46 %), T4-Lymphozyten
0,19 G/l (13,5 %), T8-Lymphozyten 0,72 G/l (52 %), T4-/T8-Ratio 0,26, Neopterin
4,3 ng/ml, IgE 395 IU/ml, Toxoplasmose Serologie: IgA positiv, IgM negativ, IIF
200 IE/ml.
Krankheitsverlauf nach der Erstvorstellung:
1. Phase: Geringradiger Befall mit Kaposi-Sarkom Gleichzeitig bestand eine wenig
ausgepraegte Psoriasis vulgaris. Unter Zidovudin-Therapie ueber sechs Monate
keine Progredienz.
2. Phase: Im Verlauf einer akuten zerebralen Toxoplasmose kam es zu einer
Progredienz beider Erkrankungen. Behandlung mit Sulfadiazin (nach 8 Tagen Ersatz
durch Spiramycin), Pyrimethamin und Folsaeure, weiterhin Zidovudin.
3. Phase: Waehrend sich die Toxoplasmose zurueckbildete, traten zunehmend
dermatologische Probleme in den Vordergrund. Wegen der ausgepraegten Progression
des Kaposi-Sarkom-Befundes wurde eine Therapie mit rekombinantem
alfa-2a-Interferon begonnen (bis zu 18 Mio IE/d s. c.). Die Psoriasis wurde mit
Cignolin-haltigen Externa behandelt.
4. Phase: Die Kaposi-Sarkome zeigten unter der Interferon-Therapie eine
partielle Remission. Die Psoriasis besserte sich zunaechst unter der
Lokalbehandlung, exazerbierte jedoch nach 4woechiger Interferon-Behandlung bis
zur Erythrodermie.
5. Phase: Nach Absetzen des Interferons bildete sich die Erythrodermie langsam
zurueck. Das Kaposi-Sarkom zeigte keine erneute Progredienz.
DIAGNOSE: HIV ASSOZIIERTE PSORIASIFORME DERMATITIS
Im Verlauf der HIV Infektion wird eine Vielzahl ueberwiegend infektioeser
Hauterkrankungen beobachtet.
Interferon ist das derzeit beim HIV-assoziierten Kaposi-Sarkom am haeufigsten
eingesetzte Therapeutikum.
* Auch die Psoriasis vulgaris tritt vermehrt bei HIV-Infizierten auf, entweder
als Neuerkrankung oder als Exazerbation einer vorbestehenden Psoriasis.
Ein Neuauftreten oder eine Exazerbation einer Psoriasis unter
Interferon-Behandlung wurde bereits fuer das metastasierte maligne Melanom und
das metastasierte Nierenzellkarzinom beschrieben.
RESUEMEE UND VERLAUF:
Nach vier Monaten verstarb der Patient an einem fulminanten Rezidiv der
Toxoplasmose.
Die Behandlung mit Interferon fuehrt bei vielen Patienten mit Kaposi-Sarkomen zu
einer nicht unerheblichen Lebensverlaengerung und Verbesserung der
Lebensqualitaet. Deshalb sollte die Gefahr einer Psoriasis-Exazerbation bei
zeitgleichem Auftreten beider Krankheitsbilder nicht grundsaetzlich eine
Interferon-Gabe verhindern.
REFERENZEN:
Plettenberg A, Fuezesi S, Meigel W, Akt. Dermatol. 16 (1990): 112-5, Thieme
Verlag Stuttgart - New York
CT: Dermatologie; Onkologie; Infektion; Haut; Medikamenteninduktion; HIV Test;
    Helferzellen; T Lymphozyten; Dermatitis; Psoriasis; Erythrodermie;
    Herpes simplex; Fingernagel; Fussnagel; Lymphom; Unterschenkel; Kopfhaut;
    Kaposisarkom; Histologie; Labor; Leukopenie; Lymphozyten; IgE; Toxoplasmose;
    Serologie; IgA; Aids
```

Abb. 4-13   Ein Beispieleintrag aus der
klinischen Volltextdatenbank DIAGNOSIS
im DIMDI-Format.

der GRIPS-Sprache „FIND CT=Febris AND CT = Gerinnungsstoerung" („FIND" sucht nach den nachfolgenden Begriffen, „CT=" bedeutet die Suche in den Feldern des kontrollierten Vokabulars, AND ist die logische Verknüpfung der beiden Schlagwörter, so daß sowohl „Febris" als auch „Gerinnungsstoerung" im CT-Feld eines Dokumentes vorkommen soll. Ob ein Begriff zum kontrollierten Vokabular gehört, kann man mit dem DISPLAY-Befehl feststellen). Alternativ zur kommandoorientierten Recherche steht auch eine Benutzerführung zur Verfügung, die im Dialog die Informationen abfragt, ohne daß der Anwender einen GRIPS-Befehl eingeben muß. Die Datenbank wird nicht nur bei DIMDI angeboten, sondern kann auch über die Btx-Leitseite des Thieme-Verlags erreicht werden (hierzu ist allerdings ein Btx-Decoder und eine Btx-Zugangsberechtigung notwendig). Alles in allem stellt DIAGNOSIS eine sehr schöne Arbeitshilfe dar – wenn auch einer routinemäßigen, täglichen Benutzung die relativ hohen Lizenzkosten entgegenstehen dürften. Wer die Datenbank öfter als nur gelegentlich verwenden will, sollte daher den Erwerb einer CD-ROM-Version von DIAGNOSIS oder den Kauf der DIAGNOSIS-Datei auf Disketten (zur Installation auf die Festplatte, Umfang 12 Megabyte) in Erwägung ziehen; beides kostet um DM 730,– und ist bei MEDISOFT erhältlich. Das Datenbankmanagementsystem MEDIDOC, das bei der CD-ROM-/Diskettenversion als Retrieval-System dient, bietet weniger Recherchemöglichkeiten als etwa mit GRIPS, für den „Hausgebrauch" reicht es jedoch aus. In der Schweiz steht DIAGNOSIS auch auf der MEDIROM, einem integrierten medizinisch-pharmazeutischen Auskunftssystem auf CD-ROM, zur Verfügung.

4.3.3 CLINICAL NOTES ONLINE

CLINICAL NOTES ONLINE (Host: DATA STAR) enthält 350 klinische Fallberichte (auf englisch), die von Praktikern eingereicht wur-

Abb. 4-14 Die Datenbank BGA-Pressedienst (DIMDI) ist ein Vertreter der Volltextdatenbanken: Neben den Feldern ENR (DIMDI-Nummer), MD (Machine Date: Eingabedatum), ND (Number of Document), TI (Title) und SO (Source) findet sich im Feld TEXT der volle Text der Pressemitteilungen des Bundesgesundheitsamts.

```
4.00/000006 DIMDI:  BGA PRESSEDIENST /COPYRIGHT BGA
ENR   : 370      ND : 9102      MD : 910910
TI    : BGA: Missempfindungen nach Anwendung von bestimmten Antiallergika aus
        der Gruppe der Antihistaminika
SO    : bga pressedienst   4. Januar 1991
TEXT  : In seiner neuesten Arzneimittel-Schnellinformation weist das
        Bundesgesundheitsamt darauf hin, dass im Zusammenhang mit der Anwendung
        von bestimmten Arzneimitteln zur Behandlung von Beschwerden, die infolge
        von mit allergischen Reaktionen auftreten, in seltenen Faellen ueber
        Missempfindungen wie Taubheit und Kribbeln in den Armen und Beinen
        (Paraesthesien) berichtet worden ist. Im Einzelfall kann die Abgrenzung
        der Beschwerden der allergischen Reaktion von arzneimittelbedingten
        Nebenwirkungen schwierig sein. Einige der Arzneimittel, die zum Beispiel
        bei Heuschnupfen oder Juckreiz angewendet werden, sind nicht
        verschreibungspflichtig und koennen ohne Rezept in Apotheken erstanden
        werden.
        Dem Bundesgesundheitsamt liegen Mitteilungen vor, dass nach Anwendung
        von Arzneimitteln mit den Wirkstoffen Astemizol und Terfenadin bei
        einzelnen Patienten derartige Missempfindungen aufgetreten sind, die in
        den bisher bekannten Faellen nach Absetzen der Arzneimittel wieder
        vollstaendig zurueckgingen. Die wenigen vorliegenden Erkenntnisse ueber
        das Auftreten von Paraesthesien im Zusammenhang mit der Anwendung der
        genannten Antihistaminika lassen bisher keine Aussage darueber zu, ob
        diese unerwuenschten Wirkungen ursaechlich durch die Arzneimittel
        ausgeloest werden.
        Das Bundesgesundheitsamt bittet Aerzte und Apotheker um Mitteilung auf
        den ueblichen Berichtsboegen, wenn im Zusammenhang mit der Anwendung von
        Astemizol- und Terfenadin-haltigen Fertigarzneimitteln die genannten
        Beschwerden beobachtet wurden. Die Bezeichnungen der Arzneimittel
        lauten:
        Hismanal Tabletten, Suspension, Tropfen (inkl. Parallelimporte)
        Teldane, Teldane F/forte, Zeladin, Poliantin, Vamergin,
```

Tabelle 4–3   *Weitere medizinische Volltextdatenbanken.*

Datenbank	Betreiber	Inhalt
online-Volltextdatenbanken		
Ärzte Zeitung Datenbank	DATA STAR	Volltext der *Ärzte Zeitung* (Trends in medizinischer Forschung und aktueller Therapie sowie Abhandlungen über sozial- und gesundheitspolitische Entwicklungen)
ADIS DRUG NEWS	DATA STAR	täglich aktualisierter Pharma-Nachrichtendienst; Volltext von *Inpharma* (klinische Pharmakologie), *Reactions* (Arzneimittelreaktionen) und *Biolpharma* (Biotechnologische Fortschritte auf dem Gebiet der Pharmakologie)
The Medical Science Research database	DATA STAR	57000 vollständige Publikationen aus *Medical Science Research*-Zeitschriften
Auf CD-ROM (Auswahl, s.a. Anhang D)		
American Family Physician	CMC ReSearch Inc.	fünf Jahrgänge der Zeitschrift *American Family Physician* (AFP) inkl. Tabellen und Abbildungen
The American Journal of Public Health	Maxwell	fünf Jahrgänge der Zeitschrift *The American Journal of Public Health*
Annals of Internal Medicine	Maxwell	Volltext der jeweils letzten fünf Jahre sowie Abstracts aller Artikel seit 1966 der Zeitschrift *Annals of Internal Medicine*
British Medical Journal	Maxwell	Volltext der jeweils letzten fünf Jahre sowie Abstracts aller Artikel seit 1966 der Zeitschrift *British Medical Journal*
Canadian Medical Association Journal	Maxwell	Volltext der jeweils letzten fünf Jahre sowie Abstracts aller Artikel seit 1966 der Zeitschrift *Canadian Medical Association Journal*
Consult Scientific American Medicine	Scientific American Medicine, Medisoft, Microinfo, Faxon Europe; auch online beim Host Infopro Technologies	Umsetzung der gedruckten Version des *Consult Scientific American Medicine* (2300 Seiten umfassende Loseblattsammlung, die das gesamte Gebiet der Medizin abdeckt) mit sämtlichen Abbildungen und Tabellen sowie DISCOTEST, ein interaktives Lernprogramm zum Patientenmanagement

Datenbank	Betreiber	Inhalt
Family Practice Library	CMC ReSearch Inc.	Volltext aus den Zeitschriften *American Family Physician* (6 Jg.), *New England Journal of Medicine* (2 Jg.), *Year Book* (3 Jg.) und *Pediatrics* (8 Jg.)
Journal of the American Medical Association	Maxwell	Volltext der jeweils letzten fünf Jahre sowie Abstracts aller Artikel seit 1966 der Zeitschrift *Journal of the American Medical Association*
New England Journal of Medicine	CMC, Maxwell, CD Plus	Zeitschrift *New England Journal of Medicine* (CMC 3 Jg., Maxwell 5 Jg. + Subset aus MEDLINE mit NEJM-Zitaten, CD Plus 5 Jg.)
Oxford Textbook of Medicine	Oxford University Press	Umsetzung des gedruckten Lehrbuchs *Oxford Textbook of Medicine*
Pediatric Library	CMC	die jeweils letzten Jahrgänge aus den Zeitschriften *Pediatrics* (8 Jg.), *Pediatrics in Review/Red Book* (6 Jg.), *Pediatrics Infectious Disease Journal*, (6 Jg.), *Year Book* (3 Jg.)
Pediatrics Infectious Disease Journal inkl. Abbildungen und Tabellen	CMC	sechs Jahrgänge der Zeitschrift *Pediatrics Infectious Disease Journal*
Pediatrics on Disc	CMC	achteinhalb Jahrgänge der Zeitschrift *Pediatrics*

den und die typisch für ein Krankheitsbild oder aber in irgendeiner Weise bemerkenswert sind. Wie oben erwähnt, wurden diese Kasuistiken teilweise in die deutsche Thieme-Datenbank DIAGNOSIS eingebracht.

4.4 Medizinische Volltextdatenbanken

Im Schnitt einmal pro Woche gibt das Bundesgesundheitsamt (BGA) eine Presseinformation für die Medien sowie für die Fachöffentlichkeit heraus. Seit 1980 sind diese Pressemitteilungen bei DIMDI in der Volltextdatenbank *BGA-Pressedienst* in deutscher Sprache abrufbar (Beispieldokument Abb. 4-14). Besondere Relevanz hat dies für den Mediziner, weil so auch auf die ASI (Arz-

neimittel-Schnellinformationen zu unerwarteten oder schweren Nebenwirkungen) zurückgegriffen werden kann (vgl. abgebildetes Beispieldokument). Tritt beispielsweise bei einer Behandlung mit einem neuen Medikament eine schwere Nebenwirkung auf, so kann der behandelnde Arzt hier recherchieren, ob diese Nebenwirkung bereits beobachtet und dem BGA gemeldet wurde.

Weitere medizinische Volltextdatenbanken sind in Tabelle 4-3 aufgeführt.

Literatur

1. Angier, J., S. Beck, H. Eyre: Use of the PDQ system in a clinical setting. Bull. med. Libr. Ass. 78 (1990) 15–22.
2. Deininger, H., J. L. Collins, S. M. Hubbard: Nurses and PDQ: what's in for you? Oncol. Nurs. Forum 16 (1989) 547–552, 1989.

3. Hubbard, S. M.: When cancer information is needed PDQ. Hosp. Pract. 22 (1987) 84–90.
4. Hubbard, S., J. Henney, V. J. DeVita: A computer data base for information on cancer treatment. New Engl. J. Med. 316 (1987) 315–318.
5. McHale, C., S. Hawk, D. Wagstaff: TOXLINE – an information resource. Vet. hum. Toxicol. 28 (1986) 237–239.

6. Ringenberg, Q., E. Johnson, D. Doll, S. Anderson, J. Yarbro: Computer-assisted instruction in cancer for third-year medical students using the Physician Data Query (PDQ) system. J. Cancer Educ. 4 (1989) 11–15.
7. Senatskommission Klinisch-Toxikologische Analytik der Deutschen Forschungsgemeinschaft DFG: Denkschrift. 1983.

Kapitel 5

Molekularbiologische Datenbanken und Biocomputing

In diesem Kapitel geht es um molekularbiologische Datenbanken, die hinsichtlich des Zugangs und der Weiterverarbeitungsmöglichkeiten der Daten (Biocomputing) einige Besonderheiten aufweisen. Die für molekularbiologisch arbeitende Wissenschaftler ebenfalls wichtigen Literaturdatenbanken sind in Kapitel 4 erläutert. Die meisten der hier erwähnten Datenbanken sind kostenfrei über wissenschaftliche Computernetze zugänglich. Einzelheiten hierzu finden sich in Kapitel 7.

"We believe that a community which has learned enough chemistry to describe the basis of inheritance in molecular detail can easily learn something as simple as how to use a modern computer."

(aus dem Handbuch der GCG-Biocomputing-Software)

5.1 Elektronisches Publizieren von Sequenzdaten

Mit Voranschreiten des Human Genome Projects (Zielsetzung: das menschliche Genom vollständig zu sequenzieren) wächst die Datenflut in der Molekularbiologie exponentiell (Abb. 5-1). Auch von der DNA anderer Lebewesen (Maus, Ratte, Drosophila, Katze etc.) werden täglich mehrere tausend Basenpaare identifiziert und sequenziert. Im Zeitraum von 9/91 bis 9/92, innerhalb nur eines Jahres, wurden insgesamt nicht weniger als 31 Millionen Basenpaare sequenziert. Das sind 2,6 Millionen Nukleotide pro Monat oder 86 000 Nukleotide täglich.

Die Existenz von elektronischen Datenbanken und der entsprechenden Kommunikationsinfrastruktur (Computernetze, s. Kap. 7) hat zu einem bemerkenswerten Wandel in der Wissenschaftsszene geführt: Während traditionell gedruckte Zeitschriften für die Verbreitung von wissenschaftlichen Primärdaten (wie zum Beispiel Nukleotidsequenzen) zuständig waren, sind viele Zeitschriften inzwischen dazu übergegangen, nicht mehr die kompletten Sequenzdaten abzudrucken, sondern nur noch die für die Diskussion der Ergebnisse essentiellen Daten in der Darstellung zuzulassen [3]. Mit anderen Worten: Elektronische Sequenzdatenbanken sind

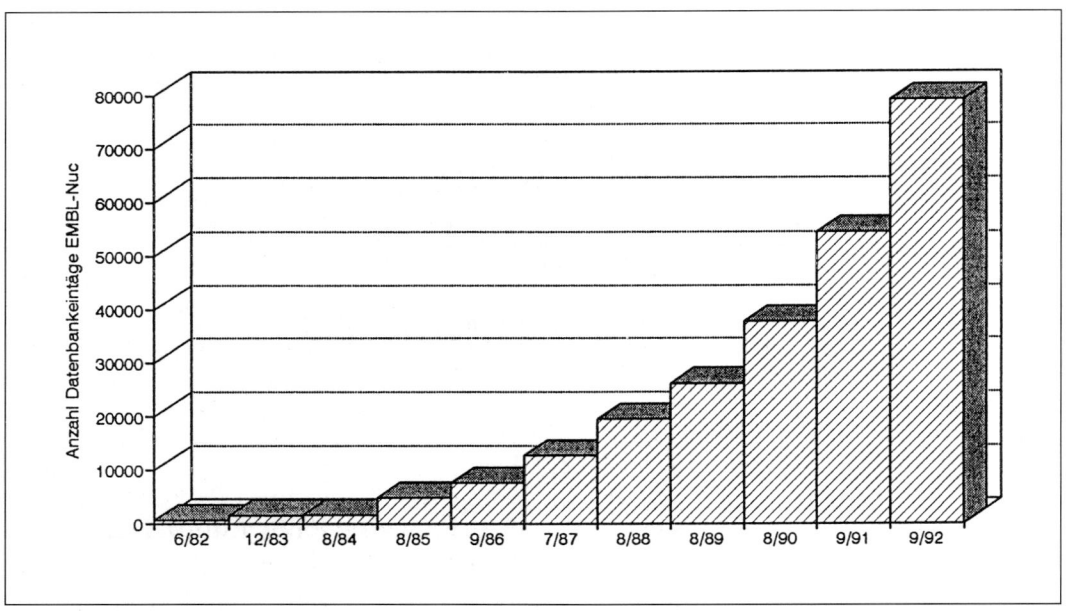

Abb. 5-1   Exponentieller Zuwachs an Datenbankeinträgen in die EMBL Nucleotide Sequence Database (Quelle: EMBL).

heute zu einem *primären Medium für die Verbreitung wissenschaftlicher Erkenntnisse* geworden, denen ein ähnlicher Stellenwert zukommt wie wissenschaftlichen Zeitschriften. Diese Tatsache bereitet vielen Wissenschaftlern ein gewisses Unbehagen, scheint doch eine elektronische Datenbank ein weitaus flüchtigeres Medium zu sein als ein gedrucktes Journal, das mit einer größeren Zuverlässigkeit auch in 30 Jahren noch von den wissenschaftlichen Leistungen des Autors Zeugnis ablegt.

Kommunikationsinfrastruktur

Die beiden wichtigsten Nukleotid-Datenbanken sind *EMBL Nucleotide Sequence Database* und *GenBank*. Sie werden vierteljährlich auf Magnetband und CD-ROM in der jeweils neuesten „Release" veröffentlicht. Innerhalb eines Vierteljahres vergrößert sich der Datenbestand allerdings bereits um 10%, d.h. ein Teil der bereits erschlossenen Sequenzdaten ist während dieses Zeitraums nicht verfügbar, zumindest dann, wenn man sich ausschließlich auf seine CD-ROM-Version verläßt.

Die oben angesprochenen Zahlen machen deutlich, wie wichtig eine funktionierende Informations- und Kommunikationsinfrastruktur für den Molekularbiologen bzw. den molekularbiologisch arbeitenden Mediziner ist. Idealerweise sollte jeder Wissenschaftler jederzeit von jedem Ort aus auf denselben aktuellen Datenbestand zugreifen können. Diese Infrastruktur wurde u.a. 1988 durch das *EMBnet* (European Molecular Biology Network) geschaffen. Dieses Computernetzwerk sorgt dafür, daß die im EMBL eingehenden Sequenzdaten täglich in ganz Europa verbreitet werden (näheres zum EMBnet s. Kap. 7.4.2). Obwohl viele Wissenschaftler auch Sequenzdatenbanken auf CD-ROM oder Magnetplatten/bändern für Recherchen verwenden, ist eine Recherche bei einem Knotenrechner des EMBnet aus Aktualitätsgründen vorzuziehen. Für deutsche Wissenschaftler bietet sich das EMBL in Heidelberg, das auch der internationale EMBnet-Koordinator ist, als Host an oder das Deutsche

Krebsforschungszentrum (DKFZ) als deutscher EMBnet-Knoten. Eine Recherche kann hier mittels e-mail über einen Fileserver oder mittels *telnet* interaktiv abgewickelt werden.

Einreichung der elektronischen Daten

Rund 80% der eingereichten Daten kommen *direkt von den Autoren*, meist via e-mail (s. Kap. 7.3.1) und müssen nicht von den Mitarbeitern des Datenbankherstellers aus Zeitschriften abgetippt werden. Kostenlose Software-Pakete, mit denen der Wissenschaftler seine Sequenz bequem editieren und im vorgeschriebenen Format einreichen kann, sind oft bei den Datenbankproduzenten erhältlich (z.B. das GenBank-Programm für Autoren AUTHORIN).

Das wirkt sich natürlich auf die *Geschwindigkeit* aus, mit der die Daten auch elektronisch abrufbar sind: Während 1985 noch zwischen Erscheinen von Sequenzdaten in einer Zeitschrift und dem Erscheinen in der Datenbank 13 Monate vergingen, lagen 1990 nur noch durchschnittlich zwei Wochen dazwischen (und das, obwohl sich seither die Anzahl der jährlich sequenzierten Daten verzehnfacht hat). Meistens liegen die Sequenzdaten in Wirklichkeit noch viel früher in der Datenbank vor als beim Herausgeber einer Zeitschrift, aber die Autoren verbinden eine frühzeitige elektronische Einreichung oft mit der Auflage, die Sequenzdaten erst nach der „papierenen" Veröffentlichung zugänglich zu machen.

Auch die *Korrektheit* der Daten wird verbessert: Man schätzt, daß etwa 30% aller in Printmedien veröffentlichten Nukleotiddaten fehlerhaft sind – meist durch Druckfehler oder durch Fehler der Autors beim Übertragen der Daten in eine Abbildung. In Datenbanken kommen solche Fehler weitaus weniger häufig vor und können durch intelligente Computerprogramme, die z.B. in einem Exon nach einem Stoppcodon suchen, aufgespürt werden. Ein weiterer Aspekt ist, daß die Beschreibung der Sequenzeigenschaften in datenbankgerechter Form (d.h. in den sog. fea-

ture tables, s.u.) weitaus präziser ist, wenn sie vom Autor selbst, anstatt von Nicht-Fachleuten, beim Datenbankhersteller vorgenommen wird.

5.2 Wichtige Datenbanken für molekularbiologische Arbeiten

Obwohl *Gen-* und *Proteinsequenzdatenbanken* sicherlich die wichtigsten Informationsquellen für die Molekularbiologie darstellen, gibt es noch eine ganze Reihe von anderen Faktendatenbanken, die für die biowissenschaftliche Forschung bedeutsam sind. Diese enthalten beispielsweise Daten zu Strukturen von biologischen Makromolekülen, humane Genomkarten, Fakten über genetische Krankheiten, Hybridome, Klonierungsvektoren, Enzyme, mikrobiologische Stämme, taxonomische Klassifikationen usw.

5.2.1 LiMB

Um den Dschungel der molekularbiologisch relevanten Datenbanken etwas zu lichten und dem Wissenschaftler das Auffinden einer geeigneten Datenbank zu erleichtern, wird seit 1986 von der Theoretical Biological and Biophysics Group am Los Alamos National Laboratory eine Datenbank-Verzeichnisdatenbank erstellt und gepflegt: LiMB (Listing of Molecular Biology databases) [7, 8]. Die gleiche Institution betreut auch die GenBank. LiMB enthält eine genaue Beschreibung jeder Datenbank. Die Gruppe wertet dazu vor allem Zeitschriften und selbstverschickte Fragebögen aus. Die Datenbank ist via e-mail über den Fileserver des EMBL oder auch direkt von der Arbeitsgruppe (limb@life.lan1. gov) als Computerausdruck oder auf Diskette erhältlich.

5.2.2 EMBL Nucleotide Sequence Database

Die EMBL Nucleotide Sequence Database [6], im folgenden auch EMBL-Nuc genannt, wird hergestellt im European Molecular Biology Laboratory in Heidelberg. Sie enthält

```
ID   HS7SLP       standard; RNA; PRI; 377 BP.
XX
AC   X02067;
XX
DT   07-NOV-1985 (Rel. 07, Created)
DT   20-FEB-1990 (Rel. 23, Last updated, Version 1)
XX
DE   Human mRNA for 7SL RNA pseudogene
XX
KW   7SL RNA; signal recognition particle.
XX
OS   Homo sapiens (human)
OC   Eukaryota; Animalia; Metazoa; Chordata; Vertebrata; Mammalia;
OC   Theria; Eutheria; Primates; Haplorhini; Catarrhini; Hominidae.
XX
RN   [1]
RP   1-377
RA   Ullu E., Weiner A.M.;
RT   "Human genes and pseudogenes for the 7SL RNA component of signal
RT   recognition particle";
RL   EMBO J. 3:3303-3310(1984).
XX
FH   Key             Location/Qualifiers
FH
FT   misc_feature    1..60
FT                   /note="5' flanking region'
FT   misc_feature    61..359
FT                   /note="7SL RNA-like sequence"
FT   misc_feature    360..377
FT                   /note="3' flanking region"
XX
SQ   Sequence 377 BP; 68 A; 116 C; 118 G; 75 T; 0 other;
     cgctccccaa tgacgtaact gccctgcagc ctctagtagc ttttcgcagc gtctccgacc
     gccgggcgcg gtggcgcgtg cctgtagtcc cagctactcg ggaggctgag gtgggaggat
     cgcttgagcc caggagttct gggctgtagt gcgctatgcc gatcgggtgt ccgcactaag
     ttcggcatca atatggtgac ctcccgggag cggggggacca ccaggttgcc taaggagggg
     tgaaccggcc caggtcggaa acggagcagg ccaaaactcc cgtgctgatc agtagtggga
     tcgcgcctgt gaatagccac tgcactccag cctgagcaac atagcgagac cccgtctctt
     ttgcccccct ccctact
//
```

sämtliche publizierten DNA- und RNA-Sequenzen von verschiedenen Organismen und Spezies, einschließlich Viren, Pflanzen, Prokaryonten, Organellen, Pilzen und auch synthetischen Nukleotidsequenzen. Jeder Datensatz (Entry, Eintrag) entspricht einer zusammenhängenden Nukleotidsequenz. Diese zusammenhängende Sequenz kann aus mehreren Publikationen stammen. Umgekehrt werden in einer einzelnen Veröffentlichung oft mehrere Genabschnitte publiziert, so daß in diesem Fall mehrere Neueinträge in der Datenbank zustande kommen. Einen Beispieleintrag zeigt Abbildung 5-2. Hierbei stehen die beiden Buchstaben am Anfang jeder Zeile als Abkürzungen der Feldnamen.

Abb. 5-2 Originaldokument aus der EMBL Nucleotide Sequence Database. Abgebildet ist der Datenbankeintrag zur Nukleotidsequenz eines der 7SL-RNA-ähnlichen Pseudogens (Die 7SL-RNA ist Bestandteil des „signal recognition particles", ein Ribonucleoprotein, das bei der Translation eine wichtige Rolle spielt).
Datenbankfelder: ID = Identification, AC = Accession Number, DT = Date, DE = Description, KW = Keyword, OS = Organism Species, OC = Organism Classification, OG = Organelle, RN = Reference Number, RC = Reference Comment, RP = Reference Positions, RA = Reference Author(s), RT = Reference Title, RL = Reference Location, DR = Database Cross-Reference (im Beispieldokument nicht ausgefüllt und deshalb nicht vorhanden), FH = Feature Table Header (leitet FT ein und enthält keine Daten), FT = Feature Table Data, CC = Comments or Notes, XX = Spacer Line, SQ = Sequence Header, bb = (Blanks) Sequence Data, // = Termination Line (zeigt Ende des Datensatzes an).

Felder

ID (identification) In der ersten Zeile des Datensatzes (ID) erkennt man den *Identifikationscode* des Datensatzes (*entry name*, im Beispiel: HS7SLP). Jeder Datensatz hat genau *einen* Namen. In der Regel wird ein sinnvolles „Mnemonic" verwendet, d.h. die Abkürzung soll möglichst an die Herkunft und die Bedeutung des Gens erinnern. Die ersten zwei Buchstaben stehen für den Genus und die Spezies des Genträgers (hier *H*omo *S*apiens), die restlichen Zeichen werden rein deskriptiv gewählt (vergleiche den entry name mit der Genbeschreibung in der Zeile DE!).

Innerhalb einer Datenbankversion ist also jedem Datensatz ein eindeutiger Name zugeordnet. Dieser entry name wird auch dazu verwendet, um einen alphabetischen Index der Datenbank zu erstellen (eine Liste aller Datenbankeinträge), in dem alle verwandten Gene untereinander stehen sollten. Da sich die Verwandtschaftsbeziehungen mit der Entdeckung neuer Gene ändern können, folgt daraus, daß die entry names keine fixen Bezeichnungen sind, sondern sich von Release zu Release ändern können (Release = die vierteljährliche Veröffentlichung der Gesamtdatenbank).

Wenn beispielsweise drei verwandten Immunglobulin-Gensequenzen der Maus die entry names MMIG01, MMIG02 und MMIG03 zugeordnet werden und ein Wissenschaftler reicht eine Sequenz ein, die mit dem MMIG02 verwandter ist als mit den anderen beiden Immunglobulingenen, so kann in der nächsten Release der Datenbank die Systematik der Datensatznamen völlig verändert werden. Zur eindeutigen Identifizierung einer bestimmten Gensequenz dient deshalb eine zusätzliche accession number, die nur einmal vergeben wird und danach für alle Zeiten unverändert bleibt (s.u.).

In der ID-Zeile stehen neben dem entry name noch weitere Informationen, die den Datenbankeintrag betreffen:

– *data class* gibt Auskunft zur Zuverlässigkeit des Eintrags: standard, unreviewed, preliminary oder unannotated.
– *molecule* bezeichnet die Art des Genmaterials: DNA oder RNA (cDNA wird als RNA angegeben).
– *division*: Die gesamte EMBL-Datenbank ist in mehrere Teildatenbestände (divisions) aufgeteilt. Die Aufteilung erfolgt nach taxonomischen Gesichtspunkten. PRI steht in unserem Beispiel für Primates (Primaten); weitere divisions sind u.a. viruses (VRL), bacteriophage (PHG), rodents (ROD), other mammals (MAM) (Säugetiere, jedoch ohne Primaten, Nager, etc.), other vertebrates (VRT) (Wirbeltiere ohne Säugetiere).
– Länge der Sequenz in Basenpaaren (*BP*), einschließlich solcher Nukleotide, die zwar als vorhanden erkannt wurden, aber bisher nicht identifiziert werden konnten (in der Sequenz wird eine solche unbekannte Base als N gekennzeichnet). Die Beispielsequenz ist 377 Basen lang.

AC (accession number) Zur eindeutigen, versionsunabhängigen Identifizierung einer bestimmten Gensequenz wird, wie oben bereits erwähnt, bei jedem Neueintrag in die Datenbank zusätzlich eine accession number vergeben (Zeile AC, im Beispiel: X02067). Diese erscheint meist auch in der gedruckten Orginalpublikation sowie in speziellen Feldern von Literaturdatenbanken (bei der DIMDI-Version von MEDLINE z.B. im Feld SEC = secondary source) als Querverweis.

Diese Nummer ermöglicht künftig und für alle Zeiten das Auffinden der entsprechenden Gensequenz, gleichgültig, ob beispielsweise in späteren Datenbankreleases der entry name (s.o.) geändert wird oder beispielsweise der ursprüngliche Datensatz mit einem anderen Datensatz vereinigt wird. Es kann also auch durchaus vorkommen, das in einem Datensatz mehrere accession numbers im Feld AC erscheinen, z.B. nachdem zwei Einträge in einem neuen Datenbankrelease zu einem einzigen Datensatz vereinigt wurden. In diesem Fall wird eine neue zusätzliche *primary accession number*" vergeben, die an erster Stelle steht. Sie wird gefolgt von den beiden oder mehreren ursprünglichen AC-Codes, die jetzt als *secondary accession numbers*" bezeichnet werden. Soll ein Datenbank-Eintrag in einer Publikation zitiert werden, so wird im Fall mehrerer Einträge im Feld AC immer die an erster Stelle stehende primary accession number zitiert.

Übrigens gibt es auch den umgekehrten Fall (allerdings wesentlich seltener): Eine ursprünglich in *einem* Datensatz stehende Sequenz wird bei einer Datenbankrevision in *zwei* Datensätze gesplittet.

DT (date)   Die Angaben in der DT-Zeile weisen darauf hin, wann der Eintrag in die Datenbank aufgenommen wurde und ob er seitdem bereits verändert wurde. Man beachte den Unterschied zwischen einem Datenbank*release* (= die vierteljährliche Veröffentlichung der Gesamtdatenbank) und Datenbank*version* (= Veränderungen der Datenbank innerhalb einer Release). Da die Datenbank täglich erweitert und geändert wird und der Benutzer auch zwischen den Release-Veröffentlichungen online- bzw. e-mail-Zugriff auf die jeweils aktuelle Datenbankversion hat, ist auch die Versionsangabe wichtig.

DE (description), KW (keyword), OS (organism species), OC (organism classification), OG (organelle)   Des weiteren erkennt man in dem obigen Beispiel die Beschreibung des Gens (DE), zugeordnete Schlagwörter (KW), die Speziesangabe des Genträgers (OS) zusammen mit einer taxonomischen Klassifikation (OC) und die Angabe der Lokation des Gens (Zellkompartiment) bei Nukleotidsequenzen, die nicht aus dem Zellkern stammen (OG).

RN (reference number), RC (reference comment), RP (reference positions), RA (reference author/s), RT (reference title), RL (reference location)   Es finden sich eine oder mehrere Literaturhinweise (biblio-

graphische Angaben in den Feldern RA, RT und RL, mit laufender Nummer im Feld RN und evtl. ein Kommentar im Feld RC), die sich jeweils auf Orginalarbeiten zu der gesamten Sequenz oder aber auch nur auf Publikationen zu einem Teil davon beziehen. Die Positionsangabe im Feld RP spezifiziert gegebenenfalls das Teilsegment des Gens, auf das sich das Zitat bezieht.

DR (database cross-reference)   Im Feld DR stehen Querverweise zu anderen Datenbanken, z.B. würde der Eintrag „DR SWISS-PROT; P03593; V90K\$AMV." auf den entsprechenden Eintrag in der Proteindatenbank SWISS-PROT verweisen (accession number: P=3593; entry name: V90K\$AMV). Datenbanken, auf die gegenwärtig querverwiesen wird, sind neben SWISS-PROT noch TFD (Transkriptionsfaktoren), EPD (Promoter-Regionen) und FLYBASE (für Drosophila-Gene).

FH (feature table header), FT (feature table data)

Der feature table header (FH) leitet die feature table nur ein und enthält selbst keine Daten.

In der feature table (FT) werden Genregionen kommentiert oder erläutert, die von besonderem Interesse sind. Im allgemeinen handelt es sich dabei um Signalsequenzen oder um andere Charakteristika der Genregion, die die Autoren in der Publikation ansprechen. Darüber hinaus wird in der feature table auch auf die protein-codierenden Sequenzregionen (CDS) hingewiesen sowie eventuell auf geeignete PCR-Primer. Selbstverständlich wird die feature table im Laufe der Zeit erweitert, wenn sich neue Eigenschaften bestimmter Genloci herausstellen.

SQ (sequence header)   Schließlich wird die eigentliche Nukleotidsequenz durch das Feld SQ, in dem statistische Angaben über die Häufigkeit bestimmter Basen erscheinen, eingeleitet. Die eigentliche Basensequenz wird schließlich in 10er-Blöcken dargestellt:

– Jede Base ist durch einen Buchstaben codiert, gemäß den Empfehlungen der IUPAC-IUB-Kommission (zum Beispiel g, a, t oder c für die Basen Guanin, Adenin, Thymin und Cytosin, r für eines der Purine, y für ein Pyrimidin, h für nicht-Guanin usw.)
– Die Leserichtung ist 5' -> 3'.
– Angegeben ist der nicht-codierende Strang (denn dieser ist homolog zur mRNA und läßt sich leichter in die Aminosäuresequenz übersetzen).

Zugangs- und Bezugsmöglichkeiten

Die gesamte EMBL-Datenbank, die 1992 einen Gesamtdatenbestand von über 75 Megabyte aufwies, wird zum einen gegen eine Jahresgebühr auf Magnetband oder CD-ROM von der EMBL data library vertrieben. Außerdem ist die jeweils neueste Version online oder per e-mail abrufbar (EMBnet, s. Kap. 7.4.2). Weitere Auskünfte erteilt das EMBL (Adresse s.u.).

Kooperation mit GenBank und DDBJ

Vom Inhalt und Aufbau her der EMBL-Datenbank sehr ähnlich sind GenBank [2] und DDBJ (Data Bank of Japan). Diese Datenbanken werden lediglich an einem anderen Ort hergestellt (nämlich in den USA bzw. in Japan). Tatsächlich arbeiten alle drei Datenbankhersteller so eng zusammen, daß es kaum Unterschiede im Datenbestand geben sollte.

Veröffentlichung von Nukleotidsequenzen bei EMBL, DDBJ und GenBank

Bis vor kurzem war es zur Veröffentlichung einer Nukleotidsequenz notwendig, daß sich der Wissenschaftler je nach den Richtlinien des Journal-Herausgebers an eine bestimmte Datenbank wendet. Seit 1993 arbeiten alle drei Datenbankhersteller so eng zusammen, daß die Sequenz bei einem (aber wirklich auch nur genau einem, also nicht bei allen dreien versuchen!) beliebigen Datenbankhersteller eingereicht werden kann.

EMBL datasubs@EMBL-Heidelberg.DE (data submissions)
datalib@EMBL-Heidelberg.DE (other enquiries)
update@EMBL-Heidelberg.DE (for updates and notification of publication)
EMBL Data Library, Postfach 102209
69012 Heidelberg, Germany
Telephon: +49-6221-387-258
Telefax: +49-6221-387-519

DDBJ ddbjsub@ddbj.nig.ac.jp (data submissions)
ddbj@ddbj.nig.ac.jp (other enquiries)
ddbjupdt@ddbj.nig.ac.jp (for updates and notification of publication)
DNA Data Bank of Japan, DNA Research Center, National Institute of Genetics, Mishima, Shizuoka 411, Japan
Telephon: +81-559-75-0771
Telefax: +81-559-75-6040

GenBank gb-sub@genome.lanl.gov (for data submissions)
info@ncbi.nlm.nih.gov (for other enquiries)
update@ncbi.nlm.nih.gov (for updates and notification of publication)
Submissions:
GenBank Submissions, Mail Stop K710, Los Alamos National Laboratory, Los Alamos, NM 87545, USA
Telephone: +1-505-665-2177
Telefax: +1-505-665-3493
Other enquiries:
GenBank/NCBI (National Center for Biotechnology Information), 8N-803, Bldg. 38A, Bethesda, MD 20894, USA
Telephon: +1-301-496-2475
Telefax: +1-301-480-9241

5.2.3 Spezielle Gendatenbanken

Von dem Datenbestand der drei „großen" Datenbanken (EMBL-Nuc, GenBank, DDBJ) leiten sich eine Fülle spezieller Datenbanken ab. Sie übernehmen meist die primäre Sequenzinformation aus den genannten Datenbanken und bieten zusätzlich spezielle Informationen an, z.B. eine ausführliche Kommentierung, Literaturhinweise, Kartierungs-(„gene-mapping")Informationen oder Querverweise zu anderen Datenbanken. Beispiele für solche Datenbanken sind *ECD* (E.-coli-map-database, mit zusätzlichen Informationen zur Lokalisation der Gene auf der zirkulären E.-coli-DNA), *RRNA* (srRNA-Sequenzen verschiedener Spezies [srRNA = small ribosomal subunit RNA]), *TRNA, SMALL-RNA, BERLIN* (5S-RNA), *HIV Sequence Database* usw.

Andere Datenbanken enthalten ausschließlich Variationen eines einzigen Gens: *HaemB* ist beispielsweise eine Datenbank, die sich mit den verschiedenen Möglichkeiten der Mutation des für den Faktor IX der Blutgerinnung kodierenden Gens beschäftigt. Sie enthält derzeit über 500 Einträge, wobei jeder einzelne Datensatz genau einem Patienten mit einer bestimmten publizierten Mutation entspricht (Haemophilie B ist eine Krankheit, mit einer relativ hohen De-novo-Mutationsrate). Da nicht nur einzigartige Mutationen eingetragen werden, sondern auch wiederholte Beobachtungen einer bestimmten Mutation, erlaubt eine solche Datenbank u.a. die Analyse des Mutationsmusters, also z.B. die Identifizierung sogenannter Hotspots mit überdurchschnittlich großer Mutationsrate.

Zwei Datenbanken sollen hier noch hervorgehoben werden, die sich mit den an der Regulation der Genexpression beteiligten Elementen (Transkriptionsfaktoren und Promotor-Sequenzen) beschäftigen (für Bezugsmöglichkeiten s. Anhang E).

EPD

EPD (Eurokaryotic Promotor Database), ursprünglich am Weizmann Institute in Israel entstanden, und derzeit gepflegt am ISREC in Lausanne/Schweiz, ist eine Begleitdatenbank zur EMBL-Nuc. Sie kommentiert ausführlich die Promotorsequenzen höherer Eukaryonten. Eine Promotorsequenz ist definiert als die Stelle in einem Gen, an dem die Transkription initiiert wird. Die Sequenzen selbst finden sich in EPD nicht, sondern

lediglich der Querverweis auf den EMBL-Eintrag des Gens und eine Positionsangabe der Base, an die die RNA-Polymerase II bindet und so die Transkription initiiert. Während diese Informationen prinzipiell meist auch in der feature-table der EMBL-Nuc zu finden sind, bietet EPD zusätzliche Informationen im Volltext, z.B. zur angewandten experimentellen Technik, der Expression und Regulation während der Entwicklung beziehungsweise in verschiedenen Geweben sowie Literaturhinweise.

TFD

TFD (Transcription Factor Database) [5] bietet sehr verschiedene Kategorien von Information und ist daher eine Mischung aus Gen- und Proteindatenbank: Zum einen enthält sie die Sequenzinformation der Gene, die für Transkriptionsfaktoren kodieren (Datenbankteil CLONES), darüber hinaus aber auch zusätzliche Informationen über den von dieser Sequenz kodierten Faktor, z.B. dessen Gewebeverteilung, Molekulargewicht, posttranslationale Modifikationen (Datenbankteil FACTORS). Zusätzlich sind spezielle Hinweise zu finden auf dessen Proteindomänen wie „Zinkfinger" oder „Leucinzipper" (DOMAINS) sowie über die Nukleotidsequenzen, an die der Faktor spezifisch bindet (SITES).

5.2.4 Genkartierungs-Datenbanken („Human Genome Mapping")

Für den an Humangenetik und am humanen Genom interessierten Mediziner oder Biologen sind die Datenbanken *GDB* und *OMIM* interessant.

GDB

Während sich humane Gen*sequenzen*, wie bereits erwähnt, in den Datenbanken EMBL-Nuc/GenBank/DDBJ finden, enthält GDB (genome data base) [9] als Faktendatenbank vor allem Kartierungs(mapping)-Informationen, also Angaben über die Lokalisation menschlicher Gene auf den Chromosomen.

Die Zahl der kartierten Gene steigt fast ebenso exponentiell, wie die der sequenzierten Gene: 1968 wurde von V.A. McKusick das erste Gen überhaupt auf einem Autosom lokalisiert, heute liegt die Zahl der ge„mappten" Gene bei rund 2000.

Die Genkartierungs-Informationen des menschlichen Genoms sind aufgeteilt in vier Datenkategorien:

– *Locus-Objekte* (Objekte können z.B. Gene sein, aber auch sog. „anonyme" DNA-Segmente, die nicht für ein Protein codieren oder fragile sites; letzteres sind Genorte, an denen Chromosomen unter bestimmten zellphysiologischen Bedingungen aus meist ungeklärter Ursache zerbrechen)
– Angaben zur *Chromosomenlokalisation*, beschrieben anhand des Chromosomen-Banden-Musters (z.B. „11p15.5")
– Angaben über *Polymorphismen* und *Allele*
– bekannte Gensonden *(probes):* klonierte DNA, PCR-Primer oder ASOs

Zusätzlich liefert GDB die dazugehörigen

– Quellenangaben (in Form von MEDLINE-Zitaten, mit Abstracts und MeSH-keywords)
– Kontaktadressen für die Gensonden

OMIM

Die zweite hier zu erwähnende Datenbank, OMIM (online Mendelian Inheritance in Man), ist eine Volltextdatenbank mit allgemeinen Informationen zu genetischen Defekten. Sie entspricht weitgehend dem alle zwei Jahre erscheinendem Standardwerk „Mendelian Inheritance in Man" von Victor A. McKusick.

Die Datenbank wird täglich aktualisiert und enthält Informationen über genetische Anomalien, Merkmale und Krankheiten. Es finden sich für jeden Eintrag (= Merkmal oder Krankheit) ausführliche klinische Angaben, Vererbungsmuster, Angaben über die Korrelation mit anderen Genen oder Krankheiten, bekannte allele Varianten, Lokalisation auf dem Chromosom (falls bekannt) und Referenzen.

Jedem Datensatz (= entspricht i.d.R. einer Krankheit) wird eine eindeutige Nummer (MIM number) zugewiesen. Auf diese Nummer wird in anderen Datenbanken querverwiesen, z.B. in GDB (s.o.), SWISS-PROT oder ENZYME (für Krankheiten, die durch ein defektes Protein oder Enzym hervorgerufen werden, vgl. Kap. 5.2.5). Die OMIM-Texte sind so ausführlich, daß sie auch als Diagnosehilfe verwendet werden können [10].

Datenbankzugang GDB und OMIM

Beide Datenbanken sind kostenlos zugänglich und zwar entweder via Computerdatennetz direkt an der John Hopkins University (JHU) in Baltimore (Internet-Adresse: welch.jhu.edu bzw. 128.220.59.10) oder über das Genetische Interaktive UNIX-System (GENIUS) des Deutschen Krebsforschungszentrums (DKFZ), das in diesem Fall als Gateway zur JHU dient. Das DKFZ übernimmt u.a. als nationaler EMBnet-Knoten (s. Kap. 7.4.2) und europäischer Host für Human-Genome-Research-Daten die Betreuung von deutschen Benutzern. Das DKFZ ist ebenfalls über das Internet (192.54.49.66) erreichbar (s. Kap. 7.3).

5.2.5 Proteindatenbanken

Proteinstrukturen werden heute zumeist indirekt über die Sequenzierung des entsprechenden Gens und nachfolgende „Übersetzung" der Nukleotidtrimere in die entsprechende Aminosäure bestimmt, sehr viel seltener durch direkte Sequenzierung des Peptids.

SWISS-PROT

SWISS-PROT, hergestellt am Medical Biochemistry Department in Genf in Zusammenarbeit mit EMBL, ist eine Proteindatenbank, deren Sequenzdaten aus folgenden Quellen stammen:

– Alle Einträge aus der Proteindatenbank PIR (s.u.) werden übernommen.
– Teilweise handelt es sich zusätzlich um per Computer übersetzte EMBL-Nuc-Daten.

```
ID   TNFA_HUMAN      STANDARD;       PRT;    233 AA.
AC   P01375;
DT   21-JUL-1986 (REL. 01, CREATED)
DT   21-JUL-1986 (REL. 01, LAST SEQUENCE UPDATE)
DT   01-AUG-1992 (REL. 23, LAST ANNOTATION UPDATE)
DE   TUMOR NECROSIS FACTOR PRECURSOR (TNF-ALPHA) (CACHECTIN).
GN   TNFA.
OS   HOMO SAPIENS (HUMAN).
OC   EUKARYOTA; METAZOA; CHORDATA; VERTEBRATA; TETRAPODA; MAMMALIA;
OC   EUTHERIA; PRIMATES.
RN   [1]
RP   SEQUENCE FROM N.A.
RM   87217060
RA   NEDOSPASOV S.A., SHAKHOV A.N., TURETSKAYA R.L., METT V.A.,
RA   AZIZOV M.M., GEORGIEV G.P., KOROBKO V.G., DOBRYNIN V.N.,
RA   FILIPPOV S.A., BYSTROV N.S., BOLDYREVA E.F., CHUVPILO S.A.,
RA   CHUMAKOV A.M., SHINGAROVA L.N., OVCHINNIKOV Y.A.;
RL   COLD SPRING HARB. SYMP. QUANT. BIOL. 51:611-624(1986).
RN   [2]
RP   SEQUENCE FROM N.A.
RM   85086244
RA   PENNICA D., NEDWIN G.E., HAYFLICK J.S., SEEBURG P.H., DERYNCK R.,
RA   PALLADINO M.A., KOHR W.J., AGGARWAL B.B., GOEDDEL D.V.;
RL   NATURE 312:724-729(1984).
RN   [3]
RP   SEQUENCE FROM N.A.
RM   85137898
RA   SHIRAI T., YAMAGUCHI H., ITO H., TODD C.W., WALLACE R.B.;
RL   NATURE 313:803-806(1985).
RN   [4]
RP   SEQUENCE FROM N.A.
RM   86016093
RA   NEDWIN G.E., NAYLOR S.L., SAKAGUCHI A.Y., SMITH D.H.,
RA   JARRETT-NEDWIN J., PENNICA D., GOEDDEL D.V., GRAY P.W.;
RL   NUCLEIC ACIDS RES. 13:6361-6373(1985).
RN   [5]
RP   SEQUENCE FROM N.A.
RM   85142190
RA   WANG A.M., CREASEY A.A., LADNER M.B., LIN L.S., STRICKLER J.,
RA   VAN ARSDELL J.N., YAMAMOTO R., MARK D.F.;
RL   SCIENCE 228:149-154(1985).
RN   [6]
RP   X-RAY CRYSTALLOGRAPHY, 2.6 ANGSTROMS.
RM   90008932
RA   ECK M.J., SPRANG S.R.;
RL   J. BIOL. CHEM. 264:17595-17605(1989).
RN   [7]
RP   MUTAGENESIS.
RM   91184128
RA   OSTADE X.V., TAVERNIER J., PRANGE T., FIERS W.;
RL   EMBO J. 10:827-836(1991).
CC   -!- FUNCTION: CYTOKINE WITH A WIDE VARIETY OF FUNCTIONS: IT CAN
CC       CAUSE CYTOLYSIS OF CERTAIN TUMOR CELL LINES, IT IS IMPLICATED
CC       IN THE INDUCTION OF CACHEXIA, IT IS A POTENT PYROGEN CAUSING
CC       FEVER BY DIRECT ACTION OR BY STIMULATION OF IL-1 SECRETION, IT
CC       CAN STIMULATE CELL PROLIFERATION & INDUCE CELL DIFFERENTIATION
CC       UNDER CERTAIN CONDITIONS.
CC   -!- SUBUNIT: HOMOTRIMER.
CC   -!- SUBCELLULAR LOCATION: SYNTHESIZED AS A TYPE II MEMBRANE
CC       PROTEIN, THEN UNDERGOES POST-TRANSLATIONAL CLEAVAGE LIBERATING
CC       THE EXTRACELLULAR DOMAIN.
CC   -!- SIMILARITY: BELONGS TO THE TUMOR NECROSIS FACTOR FAMILY.
DR   EMBL; X02910; HSTNFA.
DR   EMBL; M16441; HSTNFAB.
DR   EMBL; X01394; HSTNFR.
DR   EMBL; M10988; HSTNFAA.
DR   PIR; B23784; QWHUN.
DR   PDB; 1TNF; 15-JAN-91.
DR   MIM; 191160; NINTH EDITION.
DR   PROSITE; PS00251; TNF.
KW   CYTOKINE; CYTOTOXIN; 3D-STRUCTURE.
FT   PROPEP        1     76
FT   CHAIN        77    233       TUMOR NECROSIS FACTOR.
FT   TRANSMEM     36     56       SIGNAL-ANCHOR (TYPE-II PROTEIN).
FT   DISULFID    145    177
FT   MUTAGEN     108    108       R->W: BIOLOGICALLY INACTIVE.
FT   MUTAGEN     112    112       L->F: BIOLOGICALLY INACTIVE.
FT   MUTAGEN     162    162       S->F: BIOLOGICALLY INACTIVE.
FT   MUTAGEN     167    167       V->A,D: BIOLOGICALLY INACTIVE.
FT   MUTAGEN     222    222       E->K: BIOLOGICALLY INACTIVE.
SQ   SEQUENCE   233 AA;     25644 MW;    279986 CN;
     MSTESMIRDV ELAEEALPKK TGGPQGSRRC LFLSLFSFLI VAGATTLFCL LHFGVIGPQR
     EEFPRDLSLI SPLAQAVRSS SRTPSDKPVA HVVANPQAEG QLQWLNRRAN ALLANGVELR
     DNQLVVPSEG LYLIYSQVLF KGQGCPSTHV LLTHTISRIA VSYQTKVNLL SAIKSPCQRE
     TPEGAEAKPW YEPIYLGGVF QLEKGDRLSA EINRPDYLDF AESGQVYFGI IAL
//
```

Abb. 5-3 Originaldokument aus der SWISS-PROT-Datenbank. Abgebildet ist der Datenbankeintrag zu TNF-alpha. Datenbankfelder: ID = Identification, AC = Accession Number(s), DT = Date, DE = Description, GN = Gene Name(s), OS = Organism Species, OG = Organelle, OC = Organism Classification, RN = Reference Number, RP = Reference Position, RC = Reference Comments, RM = Reference Medline, RA = Reference Authors, RL = Reference Location, CC = Comments or Notes, DR = Database Cross-References, KW = Keywords, FT = Feature Table Data, SQ = Sequence Header, (Blanks) Sequence Data, // = Termination line (zeigt Ende des Datensatzes an).

– Schließlich werden noch einige Daten manuell aus Publikationen ergänzt.

Wie aus dem Beispieldokument (Abb. 5-3) ersichtlich, ähnelt SWISS-PROT dem Aufbau nach stark der EMBL-Nuc-Datenbank. Auch die Feldbezeichnungen sind nahezu identisch.

Jeder Eintrag (entry, Datensatz) entspricht einer zusammenhängenden Peptidsequenz, deren Daten auch aus verschiedenen Quellen stammen können. Die eigentliche Sequenz (im Feld SQ) wird durch eine Liste von Aminosäuren angegeben, die nach dem international standardisierten IUPAC Ein-Buchstaben-Code abgekürzt sind (z.B. A für Alanin, R für Arginin usw.). Das N-terminale Ende des Proteins befindet sich immer an der Position 1. Das Peptid wird so abgebildet, wie es sich in der Zelle als Precursor befindet, also ohne Berücksichtigung evtl. post-translationaler Modifikationen.

Felder Genau wie bei der EMBL-Nuc wird jeder Datensatz durch einen entry name im Feld *ID* identifiziert. Dieser setzt sich immer zusammen aus einem meist vierstelligen Mnemonic für das Protein (hier: TNFA) und einem Spezies-Identifikationscode (hier: HUMAN). Beide sind voneinander getrennt durch ein underscore (_). Gelegentlich kann sich der entry name ändern, daher findet sich auch in SWISS-PROT (wie bei der EMBL-Nuc, vgl. Kap. 5.2.2) eine accession number (*AC*), die einer Sequenz eindeutig und dauerhaft zugeordnet wird.

In der feature table (*FT*) finden sich Hinweise auf

– Domänen (PROPEP_tid, TRANSMEM. brass-Domäne usw.)
– Effekte von Aminosäurenaustauschen infolge von Mutationen (MUTAGEN)
– post-translationale Veränderungen (MOD_RES)
– kovalente Lipidbindungen (LIPID), Bisulfid-Brücken (DISULFID), Glykosylierungen (CARBOHYD) und andere Aminosäuren-Modifikationen

– bindende Regionen (z.B. CA_BIND für Kalzium-bindend)
– Angaben über Ähnlichkeiten mit anderen Proteinen (SIMILAR)
– Sekundärstrukturen wie Helices (HELIX) und beta-Faltblätter (STRAND), soweit aus der PDB-Datenbank bekannt
– Hinweise auf widersprüchliche Angaben in der Literatur (CONFLICT) bzw. bekannte Varianten des Proteins (VARIANT) und alternatives Spleißen (VARSPLIC)

Host SWISS-PROT ist unter anderem bei EMBL erhältlich (vgl. Anhang E) und kann über verschiedene Fileserver im Internet abgefragt werden.

PIR

PIR (Protein Identification Resource) [1] wurde bereits Anfang der 60er Jahre von der National Biomedical Research Foundation (NBRF) ins Leben gerufen. Sie ist heute ein internationales Projekt, an dem das NBRF, das Martinsrieder Institut für Protein-Sequenzen (MIPS) und das JIPID (International Protein Information Database in Japan) beteiligt sind. Die Proteindaten aus dieser Datenbank stammen entweder aus gedruckten Publikationen oder wurden direkt eingereicht. In die Datenbank aufgenommen werden Angaben zur Nomenklatur eines Proteins, dessen Eigenschaften (Domänen, funktionell bedeutende Sequenzabschnitte, Tertiär- und Quartärstruktur, genetische Informationen, physiochemische Moleküleigenschaften), die experimentelle Methode(n) der Datenerhebung, Referenzen usw.

PIR wurde ursprünglich für die Erforschung der phylogenetischen Verwandtschaft zwischen Proteinen geschaffen, was sich in der Organisation der Daten widerspiegelt: Die Datenorganisation basiert auf dem Konzept der Protein-Superfamilien. Eine Superfamilie wird definiert als eine Gruppe von Proteinen, deren Aminosäuresequenzen Homologien aufweisen und die somit in der Evolution einen gemeinsamen Ursprung besitzen.

Jedem Sequenzeintrag in PIR werden Nummern zugeordnet, die die Superfamilie, die Familie und die Subfamilie codieren.

PDB

Die PDB (Protein Data Bank) wurde bereits 1971 ins Leben gerufen und wird am Brookhaven National Laboratory gepflegt. Sie beinhaltet kristallographisch ermittelte Daten (Atomkoordinaten u.a.) von Makromolekülen.

Die PDB heißt zwar aus historischen Gründen „Proteindatenbank", in Wirklichkeit finden sich hier aber auch Daten von anderen Molekülen, wie Nukleinsäuren. Die Moleküldaten können u.a. von einem Molecular-Modelling-Software-Paket (wie HyperChem von Autodesk Inc.) eingelesen und so graphisch aufbereitet werden.

Enzymdatenbanken

Enzymdatenbanken enthalten in der Regel keine Sequenzdaten, sondern verweisen bzgl. der Sequenz auf Sekundärdatenbanken, z.B. SWISS-PROT. In der Datenbank *ENZYME*, die an der Universität Genf hergestellt und von EMBL angeboten wird, finden sich neben Enzymnamen und deren EC(Enzyme Commission)-Number auch Angaben über katalytische Aktivität und assoziierte Krankheiten.

Eine Datenbank mit Restriktionsenzymen ist *REBASE*, entwickelt am Cold Spring Harbor Laboratory.

ProSite

Aminosäure-Motive Die Analyse eines neu gefundenen Proteins, dessen Funktion noch unbekannt ist, dessen Primärstruktur oder Gensequenz aber aufgeklärt ist, basiert in zunehmendem Maße auf einem Vergleich der unbekannten Aminosäuresequenz mit den in einer Proteindatenbank wie SWISS-PROT bereits vorhandenen Sequenzdaten.

Zunächst wird versucht, mittels bestimmter „*Alignment*"-Algorithmen in der Datenbank Sequenzen zu finden, die zum unbekannten

Protein homolog sind, also über weite Strecken Ähnlichkeit aufweisen (s. Kap. 5.3 Biocomputing). Finden sich homologe Sequenzen, so kann auf phylogenetische Verwandschaft zwischen den Proteinen geschlossen und Rückschlüsse auf die Funktion des unbekannten Proteins gezogen werden. In einigen Fällen hat sich das gesuchte Protein aber so weit von seinen „Verwandten" entfernt, daß die Alignment-Methode versagt. Es können dann keine längeren Homologien mehr festgestellt werden. Manchmal kann das Protein aufgrund des Vorkommens eines für eine Proteinfamilie charakteristischen kurzen *Sequenzmotivs* (motif, template, fingerprint) identifiziert werden. Dieses Motiv ist oft nur wenige (4 oder 5) Aminosäuren lang und meist funktionell bedeutsam; daher hat es die Evolution überdauert und wurde konserviert. Eine biologisch signifikante Region oder Rest ist z.B.

- das aktive Zentrum eines Enzyms
- Bindungsregionen für prosthetische Gruppen (Haem, Biotin etc.)
- Aminosäuren, die an der Bindung eines Metallions beteiligt sind
- Cysteine, die für die Bildung von Disulfidbrücken verantwortlich sind
- Regionen, die andere Moleküle binden (ADP/ATP, Kalzium, DNA, Proteine)

ProSite ist eine Datenbank, in der solche Motive zusammengetragen wurden.

Woher kommen die Daten in ProSite? Die Motive stammen entweder aus der Literatur oder werden von den ProSite-Autoren selbst gefunden.

Zur Ermittlung eines *neuen Motivs* wird eine Proteindatenbank wie SWISS-PROT herangezogen: Ein Computerprogramm analysiert die in dieser Datenbank gespeicherten Sequenzen einer Gruppe von verwandten Proteinen, deren charakteristische(s) Motiv(e) ermittelt werden soll, auf übereinstimmende Konsensus-Sequenzen (multiples Alignment). Eine solche Gruppe von verwandten Proteinen ist z.B. die Immunglobulin-Super-

```
*******************************************************************
* Immunoglobulins and major histocompatibility complex proteins signature *
*******************************************************************

The basic structure  of immunoglobulin (Ig) [1] molecules is a tetramer of two
light chains  and two heavy chains linked  by disulfide bonds.  There are two
types of  light chains:  kappa and lambda   each composed of a constant domain
(CL) and a variable domain (VL).   There are five types of heavy chains: alpha,
delta, epsilon, gamma and mu.   They all consist of a variable domain (VH) and
three (in alpha,  delta  and  gamma) or  four (in  epsilon and  mu) constant
domains (CH1 to CH4).

The major histocompatibility complex  (MHC) molecules  are made of two chains.
In class I [2] the alpha  chain is composed of three  extracellular domains, a
transmembrane  region  and a  cytoplasmic tail.  The  beta  chain (beta-2-
microglobulin) is  composed of a  single extracellular domain.  In class II [3]
both  the  alpha and the beta chains are composed of two extracellular domains,
a transmembrane region and a cytoplasmic tail.

It is  known  [4,5]   that  the  Ig  constant  chain  domains  and  a single
extracellular  domain  in each  type  of  MHC  chains are related.   These
homologous domains are approximately  one hundred amino  acids long, and they
include a conserved intradomain disulfide bond.  We developed  a small pattern
around the C-terminal cysteine involved in  this  disulfide bond which can be
used to detect these category of Ig related proteins.

-Consensus pattern: [FY]-x-C-x-[VA]-x-H
-Sequences known to belong to this class detected by the pattern:
 Ig heavy chains type Alpha C region  : All, in CH2 and CH3.
 Ig heavy chains type Delta C region  : All, in CH3.
 Ig heavy chains type Epsilon C region: All, in CH1, CH3 and CH4.
 Ig heavy chains type Gamma C region  : All, in CH3 and also CH1 in some cases
 Ig heavy chains type Mu C region     : All, in CH2, CH3 and CH4.
 Ig light chains type Kappa C region  : In all CL except rabbits and frog.
 Ig light chains type Lambda C region : In all CL except rabbits.
 MHC class I alpha chains : All,  in  alpha-3  domains,  including   in the
 cytomegalovirus MHC-1 homologous protein [6].
 Beta-2-microglobulin      : All.
 MHC class II alpha chains: All, in alpha-2 domains.
 MHC class II beta  chains: All, in beta-2 domains.
-Other sequence(s) detected in SWISS-PROT: 25 other proteins.
-Last update: May 1991 / Text revised.

[ 1] Gough N.
     Trends Biochem. Sci. 6:203-205(1981).
[ 2] Klein J., Figueroa F.
     Immunol. Today 7:41-44(1986).
[ 3] Figueroa F., Klein J.
     Immunol. Today 7:78-81(1986).
[ 4] Orr H.T., Lancet D., Robb R.J., Lopez de Castro J.A., Strominger J.L.
     Nature 282:266-270(1979).
[ 5] Cushley W., Owen M.J.
     Immunol. Today 4:88-92(1983).
[ 6] Beck S., Barrel B.G.
     Nature 331:269-272(1988).
```

Abb. 5-4 Originaldokument aus der ProSite-Datenbank. Abgebildet ist ein Eintrag aus der ProSite.Doc-Datei, die Erläuterungen zu den Proteinmustern enthält. Der gezeigte Eintrag erläutert die Konsensus-Sequenz für Immunglobuline und MHC-Moleküle: Das Muster („consensus pattern") lautet [FY]-x-C-x-[VA]-x-H (Näheres s. Text); unter „sequences known to belong to this class detected by the pattern" werden alle Proteine, die diese Sequenz aufweisen und zur Ig/MHC-Familie gehören, aufgeführt („richtig positive"). Durchsucht man die gesamte Datenbank SWISS-PROT nach dem Consensus Pattern, finden sich allerdings auch 25 „falsch positive" („other sequence[s] detected in SWISS-PROT"), also Proteine, die das für Ig/MHC-Moleküle typische Muster aufweisen, aber nicht zur Ig/MHC-Familie gehören.

familie. Ist ein übereinstimmendes Motiv bestimmt worden, so wird in einem zweiten Schritt die *gesamte* Proteindatenbank auf das Vorkommen dieses Motivs in anderen Sequenzen hin durchsucht, in der Hoffnung, daß möglichst wenige „falsch-positive" Proteine gefunden werden (also Sequenzen, die nicht zur Immunglobulin-Superfamilie gehören). Gegebenenfalls wird das Motiv so lange modifiziert, bis es spezifischer wird (wenig falsch-positive Sequenzen), aber dennoch einigermaßen sensitiv bleibt (wenig falsch-negative, d.h. die meisten Gruppenmitglieder werden weiterhin gefunden). Findet sich ein solches Motiv, so wird es in ProSite aufgenommen.

Neben den für eine Proteinfamilie spezifischen Motiven enthält ProSite noch Aminosäuren-Muster von allgemeiner Bedeutung, z.B.

– Konsensus-Sequenzen, die auf die posttranslationale Modifikation einer Aminosäure hinweisen
– Domänen, die eine wichtige biologische Funktion haben (Beispiele s.o.!), aber nicht spezifisch für eine bestimmte Proteinfamilie sind, sondern ubiquitäre Bedeutung besitzen
– topogene Sequenzen (Aminosäurensequenzen, die auf eine bestimmte subzelluläre Lokalisation des Proteins hinweisen, z.B. auf das endoplasmatische Retikulum)

Datenbankstruktur ProSite besteht genaugenommen aus zwei Teilen (Dateien):
– Eine Datei (ProSite.DAT) ist computerlesbar und kann von Biocomputing-Software verarbeitet werden, um beispielsweise ein unbekanntes Protein nach allen in ProSite gespeicherten bekannten Motiven durchsuchen zu lassen. In ihr sind im wesentlichen die Motivmuster, der Motivname, ein entry name und eine accession number (vgl. EMBL-Nuc und SWISS-PROT!) gespeichert. Außerdem enthält sie einen Verweis auf den entsprechenden Eintrag in der zweiten PROSITE-Datei (ProSite.DOC).
– Die zweite Datei (ProSite.DOC) ist eine Textdatei in freiem Englisch, die als Dokumentation dient. In dieser „Proteinmuster-Enzyklopädie" findet sich für jedes Aminosäurenmotiv, das auf eine Gruppe von Proteinen hinweist oder sonstwie funktionell bedeutsame Regionen kennzeichnet, eine Erläuterung.

Als Beispieldokument (Abb. 5-4) ist der ProSite-Eintrag für Immunglobuline und MHC-Komplexe abgebildet.

Als Konsensus-Sequenz für Igs bzw. MHCs wird dort angegeben: [FY]-x-C-x-[VA]-x-H. Diese Konsensus-Sequenz ist sieben Aminosäuren lang: Jede Stelle zwischen den Bindestrichen steht für eine Aminosäure, „x" ist eine beliebige Aminosäure, und die Großbuchstaben kennzeichnen nach dem IUPAC-Code eine bestimmte Aminosäure. Stehen mehrere Aminosäuren in eckigen Klammern, so können mehrere Aminosäuren alternativ an dieser Stelle vorkommen.

Es gibt auch noch andere Konventionen: Stehen Aminosäuren in geschweiften Klammern, z.B. {AL}, so bedeutet das, daß alle Aminosäuren *außer* den angegebenen (Alanin und Leucin) vorkommen. Eine Zahl in runden Klammern nach einem Element, z.B. -x(2)-, kennzeichnet eine Repetition; hier stehen also an zwei Positionen hintereinander beliebige Aminosäuren.

5.3 Biocomputing

5.3.1 Anwendungsmöglichkeiten von Biocomputing-Software

Bei Literatur- oder Volltextdatenbanken wie MEDLINE oder BGA-Datenbank beschränkt sich der Benutzer meist darauf, die Datenbasis mittels eines Retrieval-Programms nach textlichen Suchbegriffen zu durchkämmen. Dagegen gehen die Auswertungsmöglichkeiten bei einer Faktendatenbank wie EMBL-Nuc, SWISS-Prot oder ProSite weiter: Spezielle Biocomputing-Software kann Sequenzdaten des Untersuchers einlesen, mit dem Sequenzdatenbankbestand vergleichen, nach bestimmten Kriterien analysieren oder auch publikationsreife Graphiken erstellen. Teilweise sind die im folgenden angedeuteten Verfahren sehr rechenintensiv, und die Auswertung kann Stunden oder sogar Tage dauern, selbst wenn die Software auf einem Mini-Computer (VAX) oder einem Großrechner installiert ist. Der PC ist jedenfalls für die meisten dieser Berechnungen zu langsam, so daß der Mediziner/Biowissenschaftler immer auf externe Dienstanbieter angewiesen ist, z.B. das Deutsche Krebsforschungszentrum (Genius/HUSAR, s.u.) oder die Rechenabteilungen der Max-Planck-Institute.

Was ist hier nun alles machbar? Für Nukleotid- und Aminosäurensequenzen wichtige Algorithmen und Befehle sind z.B.

- Sequenzkonversionen
- Datenbanksuche
- Sequenzvergleiche
- Gensuche, Mustererkennung, Kompositionsanalyse
- Hilfsprogramme zum Einsatz von Restriktionsenzymen
- biochemische Charakterisierung, Sekundärstrukturvorhersage

Sequenzkonversionen

Übersetzung Sequenzkonversion ermöglicht die Übersetzung einer DNA-Sequenz in die dazugehörige Peptidsequenz (*translate*). Der Benutzer kann dabei einen der sechs möglichen Leseraster (syn. Leserahmen: Auf jedem Strang gibt es drei Möglichkeiten des „Triplet-Takts") bestimmen oder auch eine Übersetzung in open reading frames bewirken.

Sequenzkonversion dient auch der *umgekehrten Übersetzung* (*backtranslate*) einer gegebenen Aminosäurensequenz in eine Nukleotidsequenz. Es gibt keine eindeutige Lösung für die Rückübersetzung einer Aminosäurensequenz in die Nukleotidsequenz, denn der genetische Kode ist bekanntlich „degeneriert": 20 Aminosäuren werden durch 61 mögliche Triplets (Codons) kodiert, d.h. für jede Aminosäure (außer für Methionin und Tryptophan) gibt es mehrere Möglichkeiten der Kodierung. Im Durchschnitt kommen auf eine Aminosäure drei Codons; für Leucin, Arginin, und Serin stehen sogar sechs Triplets als möglicher Kode zur Verfügung. Aus einer Aminosäurenfolge kann also die Basenfolge nicht sicher vorhergesagt werden. Nun besitzt aber jedes Lebewesen hinsichtlich der Codonverwendung eine gewisse Präferenz, so kodiert im E. coli beispielsweise für

die Aminosäure Leucin sehr viel häufiger das Basentriplet CUG als CUA. Die speziesabhängigen Codonhäufigkeiten können durch eine Computeranalyse ermittelt werden; dazu werden alle Sequenzdaten, die in einer Nukleinsäuredatenbank von einem bestimmten Lebewesen enthalten sind, ausgewertet. Das Ergebnis ist eine Codon-Häufigkeitstabelle (codon frequency table), die für jede der zwanzig Aminosäuren die Verwendungshäufigkeiten der möglichen Basentriplets angibt. Mit Hilfe dieser Tabelle kann der Computer bei der Rückübersetzung die *wahrscheinlichste* Nukleotidsequenz vorhergesagen.

Vereinfachung Vereinfachung einer Aminosäurensequenz bedeutet die Zuordnung von Aminosäuren mit gleichen Eigenschaften zu einer gemeinsamen Gruppe (*simplify*). Innerhalb einer solchen Gruppe haben alle Aminosäuren ähnliche biochemische Eigenschaften, sie sind z.B. hydrophob, sind basisch oder sauer oder besitzen einen aromatischen Rest. Aufgrund dieser gemeinsamen Eigenschaften sind die Mitglieder einer Gruppe untereinander austauschbar, ohne daß die Funktion des Proteinmoleküls wesentlich beeinträchtigt wird. Wissenschaftler, die zunächst an den funktionellen Eigenschaften eines Proteins interessiert sind, können daher eine „unübersichtliche" Aminosäurensequenz in eine etwas vereinfachte Sequenz umwandeln, in denen ähnliche Aminosäuren mit dem gleichen Ein-Buchstaben-Code ausgegeben werden. Auf diese Weise können auch verwandschaftliche Beziehungen zwischen Proteinen mit konservierten Basenaustauschen besser erkannt werden (vgl. a. multiples Alignment, s.u.).

Datenbanksuche

Textsuche In der Regel kann jede Datenbank nach *Textmustern* (*strings*) durchforstet werden. Somit ist das Auffinden von Schlüsselwörtern, Autorennamen oder von bestimmten Formulierungen in der Sequenzdokumentation möglich.

Sequenzsuche Um die Frage zu beantworten, „welche Sequenzen in der Datenbank sind meiner Sequenz ähnlich", werden *Suchalgorithmen* wie *FASTA* (nach Pearson und Lipman), *BLAST* (Basic local alignment search tool, nach Altschul et al.) oder *WORDSEARCH* (nach Wilbur und Lipman) eingesetzt. Es können nicht nur Nukleotidsequenzen mit Nukleotidsequenzen oder Aminosäurensequenzen mit Aminosäurensequenzen verglichen werden, sondern auch eine Peptidsequenz mit dem Datenbestand einer Nukleotiddatenbank. Ein Algorithmus wie TFASTA oder TBLASTN vergleicht die Peptidsequenz mit allen sechs möglichen Leserastern der Nukleotidsequenzen.

Sequenzvergleiche

Paarweises Alignment Beim *paarweisen Sequenzvergleich* (*alignment*) werden zwei Sequenzen nach homologen (ähnlichen) Regionen durchsucht und dann optimal „nebeneinander gelegt", so daß einander entsprechende Segmente nebeneinander zu liegen kommen. Homologien können somit leicht erkannt und bewertet werden. Gegebenenfalls werden an geeigneten Stellen der beiden Sequenzstränge Lücken (gaps) eingefügt (so wenig wie möglich, aber so viel wie nötig), um die Anzahl der zueinander passenden Segmente zu maximieren.

Ein häufig verwendetes *Verfahren* ist der Algorithmus nach Smith und Waterman (bestfit; besonders geeignet für das Auffinden lokaler Homologien zwischen nicht verwandten Proteinen) oder das Verfahren nach Needleman und Wunsch (gap; für das Alignment zweier verwandter Proteine).

Bei den Sequenzdaten kann es sich sowohl um Aminosäuresequenzen als auch um Nukleotidsequenzen handeln. Die Bedeutung des Sequenzvergleichs wurde in der Einleitung zu ProSite (s. Kap. 5.2.5) bereits kurz angesprochen: Führt der Wissenschaftler mit der Sequenz eines funktionell unbekannten Proteins einen Sequenzvergleich gegen den gesamten Datenbestand der Gen- bzw. Pro-

teindatenbank durch, so lassen sich aus gefundenen Homologien, die über weite Strecken gehen, verwandschaftliche Beziehungen zwischen den Proteinen schlußfolgern. Aus kurzen homologen Sequenzen (Motiven) lassen sich zuweilen funktionelle Eigenschaften ableiten, oder die entfernte Zugehörigkeit zu einer Proteinfamilie postulieren.

Multiples Alignment Multiples Alignment (*multialign*) wird das simultane Alignment von mehreren Sequenzen genannt. Der Untersucher spezifiziert hier nicht nur zwei Sequenzen (wie beim paarweisen Alignment), sondern gibt eine ganze Gruppe von Sequenzen an, die der Computer nebeneinander legt und so lange gegeneinander verschiebt und mit „gaps" (Lücken) versieht, bis einander entsprechende Regionen optimal ge„matcht" sind. Man kann sich dann die Konsensus-Sequenzen anzeigen lassen. Möglich ist auch eine Darstellung im Baumdiagramm, bei dem die (wahrscheinliche) phylogenetische Verwandschaft visualisiert wird – sozusagen als Stammbaum der Proteine.

Bei allen Alignment-Methoden greift der Computer auf eine *symbol comparison table* zurück (in der Literatur auch als *scoring matrix* bezeichnet), in der für jede mögliche Symbolkombination (d.h. für jedes Aminosäurenpaar) ein Wert angegeben wird, der die Konserviertheit eines Austausches der einen Aminosäure durch die andere Aminosäure quantifiziert: Zwei gleiche Aminosäuren erhalten den höchsten Wert, zwei Aminosäuren, die ähnliche physikochemische Eigenschaften aufweisen einen mittleren Wert und alle anderen einen Wert von Null. Die Werte in der Tabelle geben gleichzeitig den Grad der phylogenetischen Entfernung der beiden Aminosäuren voneinander an; verwendet wird meist die Dayhoffsche *evolutionary distances table*. Mit Hilfe dieser Tabelle kann das Programm das Alignment optimieren, indem es versucht, die Stränge so lange gegeneinander zu verschieben, bis maximale Homologiewerte erreicht werden.

Gensuche, Mustererkennung, Kompositionsanalyse

Codon-Häufigkeitstabelle Die oben erwähnte Codon-Häufigkeitstabelle, die für ein bestimmtes Lebewesen angibt, welche Codons mit welcher Frequenz für eine bestimmte Aminosäure codieren, kann auch dazu herangezogen werden, eine *proteincodierende Region* aufzufinden bzw. deren Leseraster zu ermitteln (*codonpreference*). Ist beispielsweise der Leserahmen einer neuen Nukleotidsequenz unbekannt, so probiert der Computer alle sechs möglichen Leseraster aus und berechnet jeweils die Häufigkeiten der einzelnen vorkommenden Codon/Aminosäure-Konstellationen. Der natürliche Leserahmen gilt als gefunden, wenn die bei einem Leseraster ermittelten Häufigkeiten besonders gut mit der allgemeinen Codon-Häufigkeitstabelle für das Lebewesen übereinstimmen.

Nicht-zufällige Zusammensetzung der Basen Hat man bei Suche nach proteincodierenden Regionen keine Codon-Häufigkeitstabelle zur Verfügung, so kann auch eine statistische Analyse einer Sequenz weiterhelfen, die meist bei einer codierenden Region eine nicht-zufällige Zusammensetzung der Basen zeigt.

Wiederholungen Eine Protein- oder DNA-Sequenz kann auch auf das Vorkommen von Wiederholungen (*repeats*) getestet werden.

Aminosäurenmotive und Promotor-Sequenzen In „Zusammenarbeit" mit Datenbanken wie ProSite oder EPD finden Analyseprogramme auch *Aminosäurenmotive*, die funktionell wichtig sind bzw. auf die Zugehörigkeit zu einer Proteinfamilie hinweisen (ProSite), oder *Promotor-Sequenzen* (EPD).

Amplifizierung Es kann ein Oligonukleotid berechnet werden, das zur Amplifizierung (Vermehrung) eines DNA-Stückes mittels PCR (polymerase chain reaction) geeignet ist (*primer*).

Hilfsprogramme zum Einsatz von Restriktionsenzymen

Zur Isolierung eines zu untersuchenden DNA-Fragments spielt der Verdau mit Restriktionsendonukleasen eine große Rolle. Folgende Programme erleichtern den Umgang mit diesen „Scheren des Genforschers":
– Unter Heranziehung einer Restriktionsenzymdatenbank können *Restriktionskarten* (*restriction maps*) von Genen erstellt werden. Der Computer gibt dann z.B. eine Nukleinsäurensequenz aus und markiert dabei alle Orte, an denen bekannte Endonukleasen schneiden würden. Zusätzlich können beispielsweise auch alle Orte markiert werden, bei denen der Untersucher durch gezielte Mutagenese Basen austauschen kann, so daß ein Restriktionsenzym schneidet, aber die Translation nicht verändert wird.
– Hat man sich für ein oder mehrere Restriktionsenzym(e) entschieden, so kann man das Schneiden und Auftrennen der DNA im Gel „simulieren", indem man den Computer nach Eingabe von Sequenz- und Enzymname die aus dem Enzymverdau resultierenden DNA-Fragmente nach der Länge sortieren läßt *(mapsort)*. So kann man auf einen Blick sehen, ob andere Fragmente mit ähnlicher Größe die Isolierung des interessierenden DNA-Stücks stören könnten.

Biochemische Charakterisierung, Sekundärstrukturvorhersage

Bei Proteinen können mit geeigneten Algorithmen folgende Probleme angegangen werden:
– Vorhersagen über die Sekundärstrukur, also die Bildung von alpha-Helices und beta-Faltblättern (am gebräuchlichsten sind Programme, die die Kriterien von Chou und Fasman bzw. von Garnier, Osguthorpe und Robson heranziehen)
– Berechnungen bezüglich Hydrophobizität/Hydrophilizität
– Berechnung der Ladung eines Peptids als Funktion des pHs, Darstellung des isoelektrischen Punkts

– Berechnung der Flexibilität
– Kennzeichnung von Orten, die bevorzugt glykosiliert werden
– Berechnung eines Index, der die Antigenität einer Proteinregion angibt (z.B. Methode nach Jameson und Wolf)

Für Nukleinsäuren gibt es Programme zur Vorhersage der Sekundärstruktur einer RNA (Fold) gemäß der Methode nach Zuker.

5.3.2 Das GCG-Software-Paket

Das verbreiteste Biocomputing-Paket ist GCG [4] der Genetics Computer Group Inc. Wisconsin/USA. Es ist eine Sammlung von Programmen, die heute weltweit von etwa 15 000 Wissenschaftlern benutzt werden und mit der alle Tools vereint sind, die der Untersucher von der Sequenzierung bis zur Publikation der Daten benötigt.

Die ersten GCG-Programme entstanden Anfang der 80er Jahre an der University of Wisconsin, Dept. of Genetics. 1990 löste sich die Gruppe von der Universität und agiert heute als privates Non-profit-Unternehmen. Die GCG-Routinen wurden ursprünglich für den Minicomputer VAX geschrieben, aber es existieren vereinzelt auch Portierungen auf andere Mini- und Großrechner.

Jedes Programm aus dem GCG-Paket führt eine einfache Aufgabe aus, z.B. einen der oben beschriebenen Algorithmen (z.B. FASTA-Suche). Die Ausgabe eines GCG-Programms wird meist in einer Datei abgelegt, und diese kann für ein anderes Programm wiederum als Eingabe verwendet werden.

GCG ist (zumindest in dessen „Ur-Form") kommandozeilen-orientiert, d.h. der Benutzer gibt den Befehl ein (z.B. „FASTA"), und GCG fragt dann interaktiv nach den notwendigen Parametern (z.B. „Query-Sequence" etc.). Eine grundlegende Philosophie der GCG-Entwickler ist es, den Benutzer nicht vor den VAX/VMS-Betriebssystembefehlen „abzuschirmen": Obwohl das Erlernen dieser Kommandos zunächst vielleicht etwas mühsam erscheint, profitiert der Benutzer hiervon langfristig. Die Entwickler vertrauen hierbei auf die Intelligenz des Benutzerkreises: „We believe that a community which has learned enough chemistry to describe the basis of inheritance in molecular detail can easily learn something as simple as how to use a modern computer". An manchen Instituten scheint man sich allerdings dessen nicht so sicher zu sein, daher werden für GCG auch schon menügesteuerte Oberflächen eingesetzt, die die Befehlsauswahl vereinfachen (z.B. am Freiburger Max-Planck-Institut für Immunbiologie oder am HUSAR-System [Heidelberg Unix Sequence Analysis Resources] des Deutschen Krebsforschungszentrums).

Literatur

1. Barker, W. C., D. G. George, L. T. Hunt, J. S. Garavelli: The PIR protein sequence database. Nucleic Acids Res. 19 (Suppl.) (1991) 2231–2236.
2. Burks, C., M. Cassidy, M. Cinkosky, K. Cumella, P. Gilna, J. Hayden et al.: GenBank. Nucleic Acids Res. 19 (Suppl.) (1991) 2221–2225.
3. Cinkosky, M. J., J. W. Fickett, P. Gilna, C. Burks: Electronic data publishing and GenBank. Science 252 (1991) 1273–1277.
4. Devereux, J., P. Haeberli, O. Smithies: A comprehensive set of sequence analysis programs for the VAX. Nucleic Acids Res. 12 (1) (1984) 387–395.
5. Gosh, D.: A relational database of transcription factors. Nucleic Acids Res. 18 (1990) 1749–1756.
6. Hamm, G., G. Cameron: The EMBL data library. Nucleic Acids Res. 14 (1986) 5–9.
7. Keen, G., G. Redgrave, J. Lawton, M. Cinkosky, S. Mishra, J. Fickett et al.: Access to molecular biology databases. Mathl. Comput. Modelling 16 (1992) 93–101.
8. Lawton, J., F. Martinez, C. Burks: Overview of the LiMB database. Nucleic Acids Res. 17 (15) (1989) 5885–5899.
9. Pearson, P. L.: The genome data base (GDB) – a human gene mapping repository. Nucleic Acids Res. 19 (Suppl.) (1991) 2237–2239.
10. Schorderet, D.: Using OMIM (On-line Mendelian Inheritance in Man) as an expert system in medical genetics. Amer. J. med. Genet. 39 (1991) 278–284.

Kapitel 6

Theorie und Praxis der Datenbankrecherche

Nach der allgemeinen Einführung in Datenbanken (Kap. 3) und den Zusammenstellungen wichtiger Datenbanken in den Kapiteln 4 und 5 geht es in diesem Kapitel schließlich um die Theorie und Praxis der Datenbankrecherche, letztere am Beispiel der Datenbank MEDLINE.

"Improved access to medical information should lead to better medical care."

(Hersh & Greenes, 1990)

6.1 Theoretisches zur Datenbankrecherche

6.1.1 Grundbegriffe

Informations-Retrieval-Systeme

Informations-Retrieval-Systeme (IRS) sind Computerprogramme, die bestimmte Methoden anwenden, um innerhalb einer Datensammlung auf eine gesuchte Textinformation gezielt zuzugreifen [4]. Durch ihre im folgenden skizzierte Architektur unterscheiden sich Informations-Retrieval-Systeme grundsätzlich von relationalen Datenbanksystemen. Relationale Datenbanksysteme sind beispielsweise für Informationen geeignet, die sich in Tabellenform anlegen lassen, z.B. für Patienten-Stammdaten. Gleichzeitig sind diese relationalen Systeme prinzipiell für Textmaterial, wie es in einer bibliographischen Datenbank anfällt, ungeeignet [5]; im Zusammenhang mit externen medizinischen Datenbanken spielen sie daher eine untergeordnete Rolle.

Zu den von einem Retrieval-Programm angewendeten *Methoden* gehört beispielsweise die interne Erstellung einer „Umkehrdatei". Diese ermöglicht dem Computer, schnell auf eine gewünschte Textinformation zuzugreifen, ohne erst den gesamten Datenbestand durchzukämmen (was bei Millionen von Da-

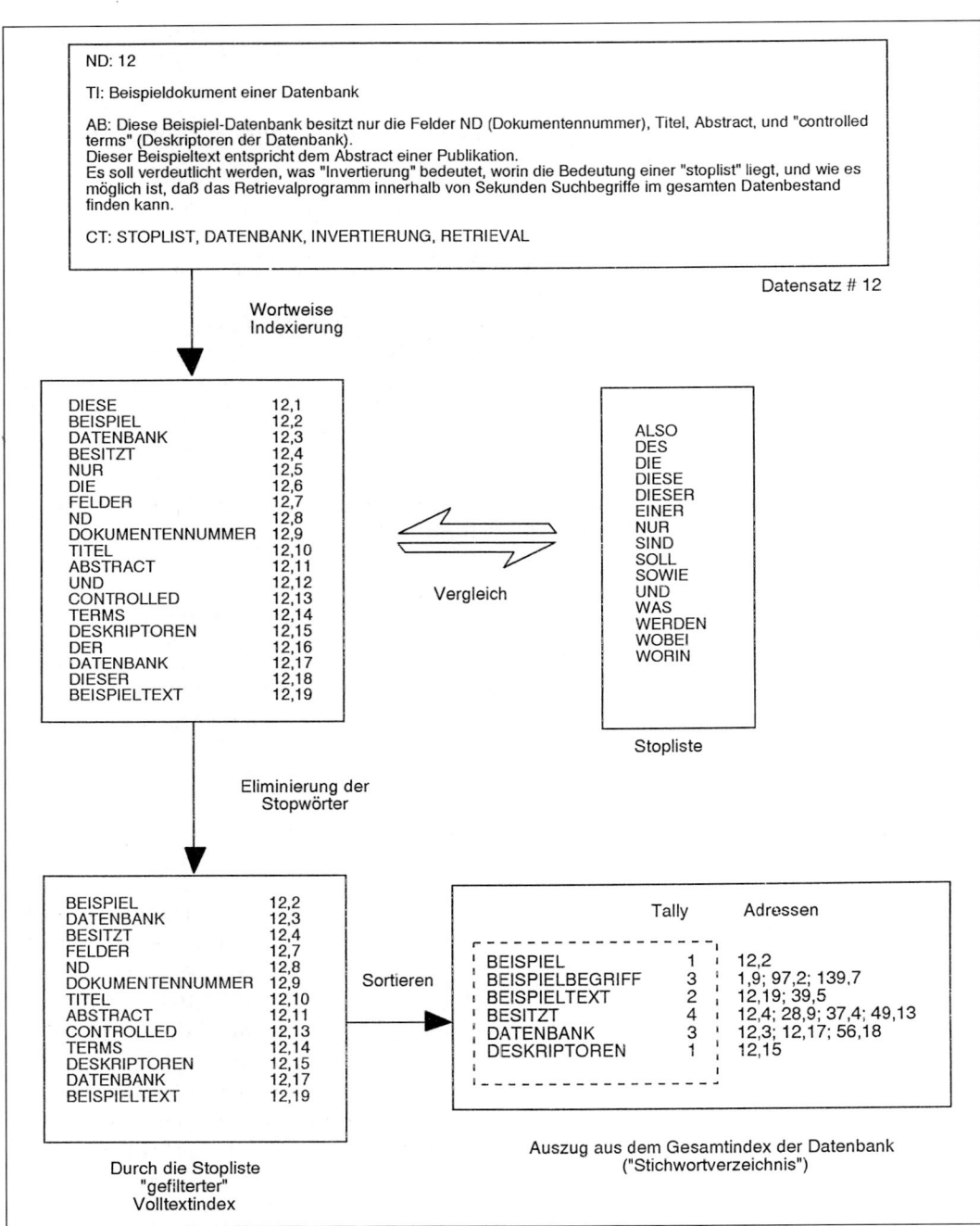

Abb. 6-1 *Invertierte Liste. Eine invertierte Liste (Umkehrdatei) ist eine Indexdatei, die vom Datenbankmanagementsystem automatisch aus der Datenbasis erstellt wird. Sie wird benötigt, damit das Retrieval-System rasch die gewünschten Datensätze mit den Suchbegriffen auffinden kann (Näheres, s. Text).*

tensätzen viel zu lange dauern würde). Man kann diese Umkehrdatei mit dem Stichwortverzeichnis in diesem Buch vergleichen: Die wichtigsten Begriffe dieses Buches wurden dort „wortweise indexiert", damit der Leser nicht das ganze Buch durchsuchen muß, um ein bestimmtes Konzept zu finden. In ähnlicher Weise sind in einer Umkehrdatei (dem Index) alle suchbaren Begriffe alphabetisch vorsortiert und enthalten Verweise auf die Datensätze bzw. deren Felder, in denen der jeweilige Suchbegriff vorkommt (vgl. Abb. 6-1!), so daß der Computer in Sekundenschnelle feststellen kann, welche Datensätze die Suchbegriffe enthalten.

Stopwords

Doch ebenso wie bei der Erstellung eines Stichwortverzeichnisses in einem Buch, ist es auch bei der Erstellung eines Datenbank-Indexes nicht sinnvoll, allgemeine und sehr häufige Wörter („and", „the", „we", „show" etc.) im Index aufzunehmen, da eine Suche nach diesen Begriffen ohnehin nicht sinnvoll ist. Solche Wörter werden als „stopwords" oder auch „noise words" bezeichnet. Eine Zusammenstellung dieser Wörter findet sich in einer intern vom IRS angelegten „Stopliste". Die Wörter, die auf der Stopliste stehen, können nicht gesucht werden.

Zunächst werden alle Wörter der Datenbank wortweise indexiert. Dazu wird jeder Begriff in eine Tabelle geschrieben und mit Angaben über den Fundort (Adressen) versehen. „12,17" bedeutet zum Beispiel „17ter Begriff im Datensatz Nummer 12". Danach werden alle Begriffe entfernt, die auf einer Stopwort-Liste (Stopliste) stehen. Schließlich werden die Begriffe aus allen Datensätzen in eine gemeinsame Tabelle (Indexdatei) geschrieben und dort sortiert (z.B. alphabetisch). In der Tabelle findet sich der Tally (Anzahl der Datensätze in der Datenbank, die den Suchbegriff enthalten) sowie die Adressen der Begriffe. Gibt der Anwender z.B. bei DIMDI DISPLAY beispiel ein, so erscheint der entsprechende Auszug aus der Indexdatei (gestrichelter Kasten – die Adressen bleiben für den Benutzer unsichtbar). Sucht der Anwender nach einem Datensatz, der zwei bestimmte Begriffe gemeinsam enthalten soll (FIND beispieltext AND datenbank), so kann das Retrieval-System durch „Nachschauen" in dem Gesamtindex blitzschnell anhand der Adressen feststellen, daß der einzige Datensatz, in dem beispieltext und datenbank gemeinsam vorkommen, der Datensatz Nummer 12 ist.

Zur Arbeitsweise eines IRS: Basic Index

Nicht alle Felder der Datenbank sind für den Retrieval-Prozeß „interessant". Beispielsweise enthalten viele Datenbanken ein Feld, das das Datum der Eingabe der Dokumentationseinheit enthält. Da es nicht sinnvoll ist, nach dieser Information zu suchen, werden die in diesen Feldern enthaltenen Informationen grundsätzlich nicht in den Volltext-Index übernommen, also nicht invertiert. Alle Felder, die hingegen „suchbare" Informationen enthalten (Titel, Abstract, etc.) bilden zusammengenommen den Hauptindex (= basic index).

Freitextsuche (= Volltextsuche)

Eine Suche im Basic Index, also eine Suche nach Begriffen, die im Abstract, im Titel, im Autorenfeld usw. vorkommen, heißt Freitext- oder Volltextsuche.

Schlagwort-, Schlüsselwort- oder Keyword-Suche

Wie bereits im Abschnitt über den MeSH-Thesaurus erwähnt, verläßt sich der Datenbankproduzent bei bibliographischen (manchmal auch bei Volltextdatenbanken, Produktdatenbanken und anderen) Datenbanken nicht allein auf die im Abstract und Titel vorkommenden Begriffe, sondern indexiert die Publikationen zusätzlich mit einigen sogenannten Schlagwörtern (Deskriptoren) aus einer speziellen Indexierungssprache. Fachkräfte lesen dazu die zu indexierende Publikation und vergeben die passenden Deskriptoren. Damit soll erreicht werden, daß der Anwender auch nach Wörtern suchen kann, die der Autor nicht explizit im Titel und Abstract erwähnt hat. Eine solche Suche heißt Schlagwort-, Schlüsselwort- oder Keyword-Suche.

6.1.2 Indexierung, Thesaurus

Manuelle Indexierung

Die für eine Schlagwortsuche (s.o.) vom Indexer vergebenen Schlagwörter (Deskriptoren) können aus einem der folgenden drei Vokabulartypen stammen:

- *Unkontrolliertes Vokabular (spielt in professionellen Datenbanken heute keine Rolle mehr):* Der Indexer ist bei der Wahl der Deskriptoren an keine Vorgaben gebunden. Es existieren also auch Synonyme, z.B. könnte der Indexer verschiedene Artikel, die alle dasselbe Thema behandeln, mit „Nervus facialis", „7. Hirnnerv", „VII. Hirnnerv" etc. indexieren.
- *Semi-kontrolliertes Vokabular:* Es handelt sich um ein unkontrolliertes Vokabular, das lediglich durch einige allgemeine Regeln eingeschränkt wird. Man könnte beispielsweise die Regel aufstellen: „Die Indexierungs-Sprache soll nur arabische Zahlen enthalten. Alle römischen Zahlen werden arabisch dargestellt." Durch solche Regeln kann die Anzahl der Synonyme innerhalb einer Indexierungs-Sprache reduziert werden. Die Datenbank EMBASE besaß bis 1990 ein solches Vokabular (MALIMET).
- *Kontrolliertes Vokabular:* Der Indexer verwendet eine Liste „erlaubter" Begriffe, aus denen er passende Deskriptoren auswählt. Diese Liste heißt Thesaurus. Beispielsweise verwendet die Datenbank MEDLINE ein kontrolliertes Vokabular, nämlich den MeSH-Thesaurus (s. Kap. 4.1.1).

Thesaurus

Ein Thesaurus (von griechisch thesauros = Schatzkammer) ist allgemein „eine Schlagwortliste, die in der Regel ein Fachgebiet abdeckt und bei der die Begriffe untereinander in Beziehung stehen können. Ein Thesaurus spiegelt somit die Fachsprache eines Gebietes wider" [5]. Man unterscheidet einen:
- *linearen* Thesaurus von einem
- *(poly)hierarchischen* Thesaurus (zum Beispiel *MeSH,* s. Kap. 4.1.1).

Während ein linearer Thesaurus ein Sammelsurium von gleichrangigen Begriffen darstellt, sind in einem (poly)hierarchischen Thesaurus die Begriffe in einer „Baumstruktur" organisiert (vgl. Abb. 4.4). Dadurch besteht bei der Indexierung ebenso wie bei der Formulierung der Suchanfrage die Möglichkeit, durch Auswahl eines übergeordneten Begriffes wie „Neoplasma" (also durch Auswahl eines „dicken Astes") untergeordnete Begriffe wie „Mamma-Karzinom", „Prostata-Karzinom" usw. (also die vielen nachgeordneten Ästchen) stillschweigend miteinzubeziehen. Lautet die Suchanfrage also „Neoplasma", so werden beim Vergleichsprozeß auch alle Informationseinheiten aufgefunden, die als Indexierungsbegriffe „Mamma-Karzinom" oder „Prostata-Karzinom" enthalten – vorausgesetzt, diese wurden im hierarchischen Thesaurus als „dem Neoplasma nachgeordnet" festgelegt. Die Möglichkeit, bei der Suche untergeordnete Begriffe „mitzunehmen", wird auch als *„explode"-Funktion* oder *„down"-Suche* bezeichnet.

Ein Thesaurus wie der MeSH enthält neben dem *Vorzugsbegriff (preferred term)* eine Liste von zugehörigen *Synonymen (entry terms),* so daß beim Retrieval auch ein Zugang über einen Alternativbegriff möglich ist. Gibt der Benutzer als Suchbegriff ein in dieser Liste vorhandenes Synonym ein (z.B. „high blood pressure"), so wird dieser automatisch in den Vorzugsbegriff des kontrollierten Vokabulars übersetzt (hier „hypertension"), so daß alle mit diesem Begriff indexierten Informationseinheiten aufgefunden werden. Der MeSH-Thesaurus enthält beispielsweise 16 000 preferred terms in seinem kontrollierten Vokabular, daneben 12 000 entry terms in seiner Synonymenliste. Andere (in der Medizin ungebräuchliche) Thesauri können übrigens nicht nur Synonyme, sondern auch Homonyme oder Poleme definieren.

Da jeder Datenbankhersteller seinen eigenen Thesaurus verwendet, muß der Benutzer beim Wechseln der Datenbank auch den kon-

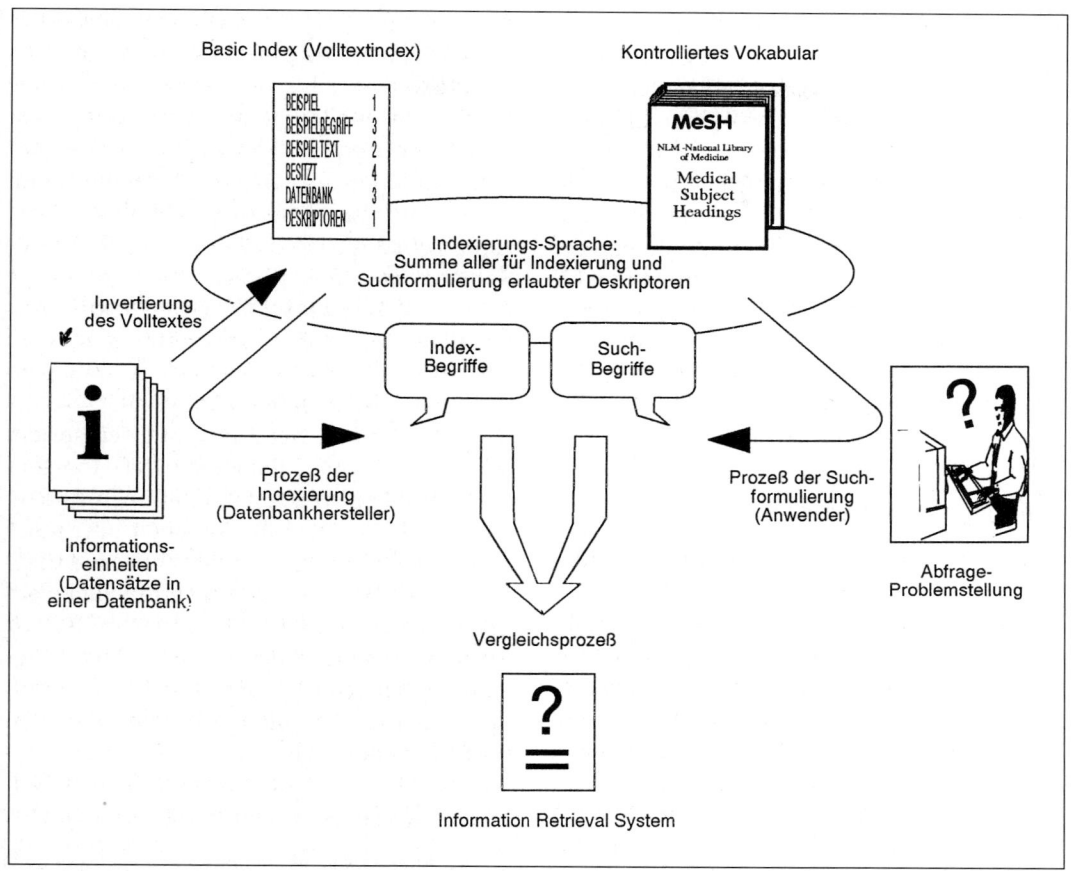

Basic Index (Volltextindex)

BEISPIEL	1
BEISPIELBEGRIFF	3
BEISPIELTEXT	2
BESITZT	4
DATENBANK	3
DESKRIPTOREN	1

Kontrolliertes Vokabular

MeSH
NLM -National Library of Medicine
Medical Subject Headings

Invertierung des Volltextes

Indexierungs-Sprache:
Summe aller für Indexierung und
Suchformulierung erlaubter Deskriptoren

Index-Begriffe

Such-Begriffe

Informations-einheiten
(Datensätze in einer Datenbank)

Prozeß der Indexierung
(Datenbankhersteller)

Prozeß der Such-formulierung
(Anwender)

Abfrage-Problemstellung

Vergleichsprozeß

Information Retrieval System

trollierten Suchbegriff wechseln. Um diese Schwierigkeiten in Zukunft aus dem Weg zu räumen, wurde von der NLM das *„unified medical language system"* (UMLS) initiiert. Ein Ziel dieses Projekts ist es, einen „Metathesaurus" („META-1") zu erstellen, der u.a. die Anpassung von Indexbegriffen der verschiedenen Vokabularien untereinander erlaubt [3].

Indexierungskonsistenz

Die Vergabe der MeSH-Deskriptoren durch menschliche Indexer (manuelle Indexierung) ist nicht nur teuer, sondern auch recht inkonsistent: In einer Studie, die anhand von Veröffentlichungen, die irrtümlich mehrfach von verschiedenen Indexern bearbeitet worden sind, die Vergabepraxis von MeSH-keywords

Abb. 6-2 Modell des „Informations-Retrieval"-Prozesses. Informations-Retrieval bedeutet die Möglichkeit des gezielten Wiederauffindens von Information in einer Datenbank. Damit gesuchte Informationseinheiten (Datensätze) vom Anwender gefunden werden können, müssen Datenbankhersteller und Anwender dieselbe „Sprache" sprechen (Indexierungssprache). Diese Sprache besteht beispielsweise bei MEDLINE aus allen „Volltext"-Wörtern, die im freien Text (Titel, Abstract usw.) vorkommen, und aus einem kontrollierten Vokabular (dem MeSH). Das kontrollierte Vokabular stellt eine überschaubare, klar definierte Fachsprache dar; alle Informationseinheiten werden mit dieser Fachsprache beschrieben. Bei der Suchformulierung kann der Anwender zwar auch nach „freien" Begriffen aus dem „Volltext" suchen, sicherer ist aber immer die Formulierung der Suche mit Hilfe des kontrollierten Vokabulars (nach [4]).

überprüfte, fand sich eine übereinstimmende Verwendung der wichtigsten keywords (major mainheadings) nur in 61,1% der Fälle; Mainheading/Subheading-Kombinationen stimmten nur zu einem Drittel (33,8%) überein [1]. Dies wirkt sich natürlich negativ auf die Rechercheausbeute aus. Bessere Ergebnisse können erreicht werden, wenn man die Indexer mit Expertensystemen unterstützt [2] oder gar die Indexierung vollständig automatisiert, d.h. von Computerprogrammen durchführen läßt (vgl. Datenbank SCISEARCH, Kap. 4.1.3).

6.1.3 Suche

Schlagwort- vs. Freitextsuche

Vor- und Nachteile der beiden Retrieval-Methoden liegen auf der Hand:
- Bei der Freitextsuche muß der Rechercheur über keinerlei Kenntnisse des Thesaurus verfügen, sondern kann die Suchbegriffe eingeben, wie sie ihm gerade in den Sinn kommen. Dafür muß er in Kauf nehmen, möglicherweise Dokumente zu übersehen, da die Autoren Synonyme verwendet haben können.
- Die Schlagwortsuche macht eine gewisse Kenntnis des Thesaurus notwendig, ermöglicht aber sensitiveres und spezifischeres Suchen.

Boolesche Verknüpfungen (logische Operatoren)

Mitte des 18. Jahrhunderts machte sich der englische Mathematiker und Autodidakt George Boole (1815–1864) in seiner Arbeit „Investigation of the Law of Thought" daran, „die fundamentalen Gesetze der Operationen des Geistes zu untersuchen, mittels derer wir zu denken vermögen". Das Ergebnis seiner Bemühungen, die Gesetze der Logik zu formalisieren, ist die sogenannte „Boolesche Algebra", die unter anderem Operationen (AND, OR, NOT) zur Verfügung stellt, mit denen Beziehungen zwischen Mengen dargestellt werden können. Diese Operationen besitzen für die Recherche in heutigen Datenbanken eine große praktische Bedeutung: In der Praxis läßt sich eine Fragestellung an eine Literaturdatenbank (z.B. „Verursacht Rauchen Lungenkrebs?") in mehrere „Konzepte" aufteilen, hier also in die Konzepte „Rauchen" und „Lungenkrebs". Mehrere Konzepte lassen sich in nahezu jeder Retrieval-Sprache mit den Booleschen Operatoren UND (*AND*) sowie ODER (*OR*) *verknüpfen*. Die Bedeutung dieser Operatoren kann man sich anhand von Begriffen aus der Mengenlehre leicht klarmachen (Abb. 6-3).

AND zwischen zwei Konzepten entspricht der Schnittmenge; Rauchen AND Lungenkrebs würde also alle Publikationen finden, die *sowohl* den Begriff „Rauchen", *als auch* den Begriff „Lungenkrebs" enthalten. Mit einem AND-Operator engt man die Suche ein und reduziert meist die Anzahl der Treffer. *OR* zwischen zwei Konzepten entspricht der Vereinigungsmenge: Rauchen OR Lungenkrebs findet alle Artikel, die die Begriffe Rauchen oder Lungenkrebs oder aber auch beide Wörter zusammen enthalten. Die Anzahl der Treffer wird also größer, man erweitert die Suche.

Zu beachten ist, daß es sich hier um ein sogenanntes „inklusives" ODER und nicht um ein „exklusiv-ODER" (XOR) handelt. Ein „exklusiv-ODER" (entweder-oder) entspräche nämlich der Vereinigungsmenge minus der Schnittmenge: Alle Publikationen, die entweder „smoking" oder „cancer" im Titel enthalten, aber nicht beide Begriffe. Ein „exklusiv-ODER" ist bei Retrieval-Sprachen nicht vorgesehen, es kann aber durch entsprechende Verknüpfungen ersetzt werden: „smoking XOR cancer" entspricht „(smoking OR cancer) NOT (smoking AND cancer)" oder auch „(smoking NOT cancer) OR (cancer NOT smoking)".

Natürlich kann man auch mehrere Operatoren in einer Suche verwenden, etwa so: Lungenkrebs OR Bronchialkarzinom AND Rauchen. Zu beachten ist hier, daß immer die *AND-vor-OR-Regel* gilt, d.h. ein logisches UND wird stets vor dem ODER ausgeführt. Zuerst werden also alle Artikel gesucht, die die Worte Bronchialkarzinom und Rauchen enthalten, die resultierende Menge wird dann mit allen Lungenkrebs-Artikeln „vereinigt".

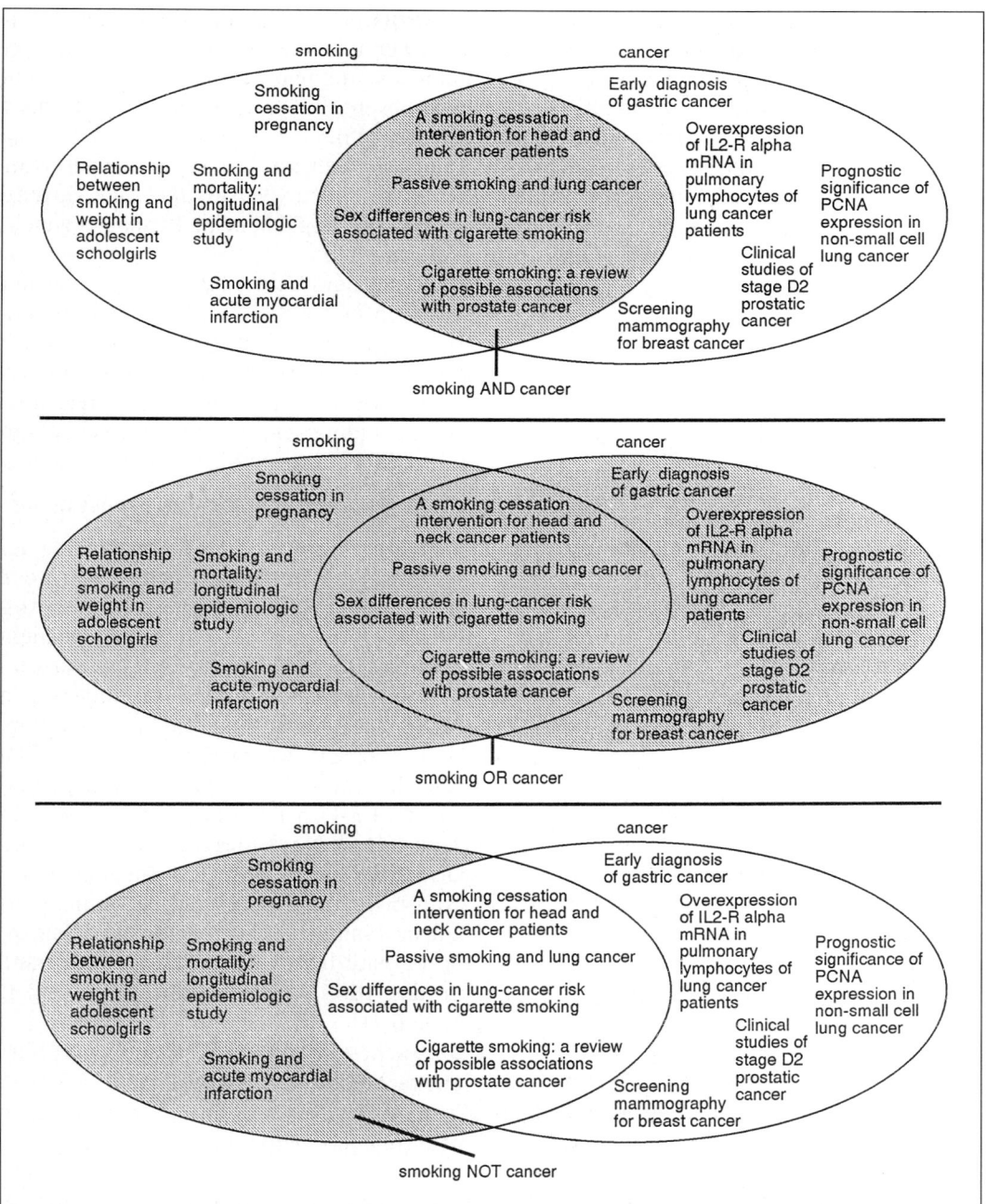

Abb. 6-3 Boolesche Verknüpfungen. Die bei den meisten Retrieval-Programmen verwendeten Booleschen Ausdrücke AND, OR und NOT können anhand einfacher Begriffe aus der Mengenlehre verdeutlicht werden. Dargestellt sind jeweils zwei Mengen von Publikationen. Die Menge „smoking" enthält alle Publikationen, die das Wort „smoking" im Titel enthalten. Die Menge „cancer" enthält die Publikationen, die den Begriff „cancer" im Titel haben. Oben: Ein logisches UND (AND) entspricht der Schnittmenge der Publikationen. Mitte: Ein logisches ODER (OR) entspricht der Vereinigungsmenge. Unten: Ein logisches NICHT (NOT) schließt eine Menge aus.

Dies ist in diesem Beispiel nicht sinnvoll. Um die Reihenfolge der Abarbeitung zu beeinflussen, verwendet man Klammern: (Lungenkrebs OR Bronchialkarzinom) AND Rauchen. Hier werden also zunächst alle Artikel aufgesucht, die Lungenkrebs oder Bronchialkarzinom enthalten; die gefundenen Zitate werden dann auf die Artikel „eingeengt", die auch das Konzept „Rauchen" enthalten.

Näherungsoperatoren (positionelle Operatoren)

Neben den oben angesprochenen „logischen" Operatoren gibt es noch positionelle Operatoren, die für die Volltextsuche eingesetzt werden können. Beispiele sind

x *WITH* y (x und y stehen im gleichen Feld)
x *ADJ* y (x und y direkt hintereinander)
x *NEAR* y (x und y hintereinander in einem wählbaren Abstand)
x *SAME* y (x und y im gleichen Absatz)
(x und y ≙ beliebige Begriffe aus dem Volltext einer Datenbank)

Je nach Retrieval-Sprache werden hier allerdings z.T. auch völlig andere Operatoren benutzt (zu SPIRS-Operatoren s. Kap. 6.2.2).

Güteparameter von Retrieval-Methoden

Man spricht im Zusammenhang mit dem Wiederfinden gesuchter Dokumente oft von „Ausbeute" und „Präzision". Diese sind wie folgt definiert:

Ausbeute (Recall) =

$$\frac{\text{Anzahl der gefundenen relevanten Dokumentationseinheiten}}{\text{Gesamtanzahl der relevanten Dokumentationseinheiten in der Datenbasis}}$$

Oder in Worten: Je mehr relevante Dokumentationseinheiten (DE) in bezug auf die insgesamt in der Datensammlung vorhandenen relevanten DE aufgefunden werden, desto größer wird die Ausbeute.

Präzision (precision) =

$$\frac{\text{Anzahl der gefundenen relevanten Dokumentationseinheiten}}{\text{Gesamtanzahl der gefundenen Dokumentationseinheiten}}$$

In Worten: Die Präzision ist um so höher, je mehr Dokumentationseinheiten von den gefundenen Dokumentationseinheiten tatsächlich relevant sind (d.h. den Sucherwartungen entsprechen).

Analog zu den aus der Biomathematik bekannten Größen „Sensitivität" und „Spezifität" ist es unmöglich, beide Parameter gleichzeitig zu maximieren. Vielmehr geht eine Vergrößerung der Ausbeute immer zu Lasten der Präzision und vice versa: Beim Volltext-Retrieval mit einem sehr speziellen Suchbegriff können wir zwar eine optimale Präzision erreichen, riskieren aber dabei, viele relevante Dokumentationseinheiten zu übersehen und haben daher eine niedrige Ausbeute.

6.1.4 Literaturrecherche-Expertensysteme

Nicht immer muß sich der Benutzer mit einer Retrieval-Sprache plagen: Es gibt mittlerweile *Informations-Retrieval-Systeme*, die so intelligent sind, daß der Rechercheur nicht mehr eine spezielle Abfragesprache verwenden muß, sondern seine Suchformulierung in natürlicher Sprache eingeben kann (s.a. Kap. 3.4.3). Dieser Idee recht nahe kommt das CD-ROM-Retrieval-Programm „Knowledge-Finder" der US-Firma Aries-Systems (Vertrieb in Deutschland: Nova Idea). Dieses hat ein linguistisches „KI-Modul" implementiert (KI = „Künstliche Intelligenz"), d.h. es kann innerhalb bestimmter Grenzen Syntax und Semantik der natürlichen Sprache analysieren und für das IRS in Suchbegriffe „übersetzen" (Abb. 6-4).

Ein solches System wird allgemein als „Literaturrecherche-Expertensystem" bezeichnet. Es wird der Versuch unternommen, einen menschlichen Experten (Informationsvermittler) zu ersetzen, der die natürlichsprachliche Suchanfrage des Mediziners in eine definierte Retrieval-Sprache umsetzt. Die Komplexität der menschlichen Sprache bedingt, daß ein solches System heute noch einem erfahrenen menschlichen Informationsvermittler als Rechercheur weit unterlegen ist. Dies könnte sich bald ändern und eines Tages so

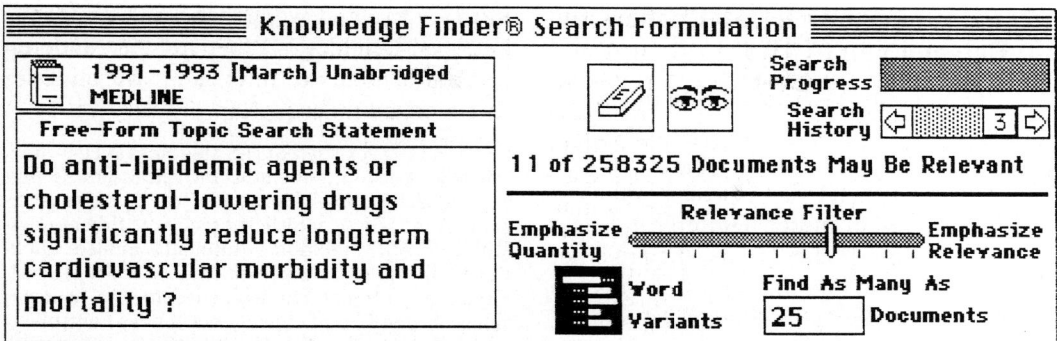

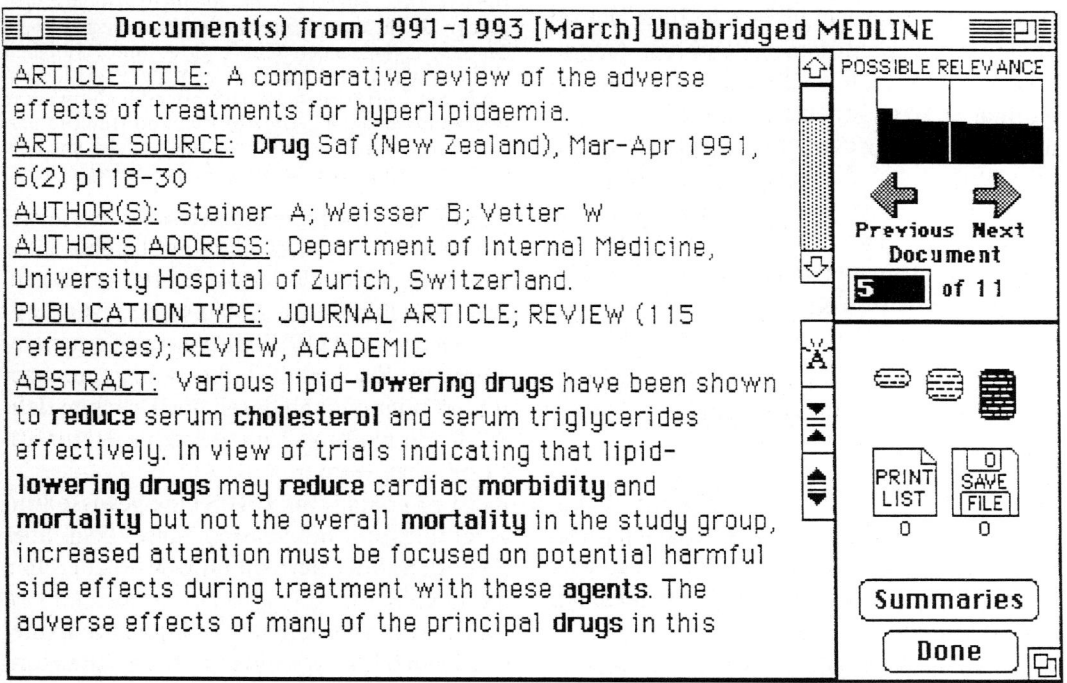

a)

b)

Abb. 6-4 Sucheingabe beim Knowledge Finder in „natürlicher" Sprache (a). Der Suchalgorithmus findet Dokumente mit möglichst vielen Such- oder ähnlichen Begriffen (b, fett hervorgehoben).

weit gehen, daß sich der Arzt mit seinem (Literatur- oder Wissens-)Expertensystem in ähnlicher Weise „unterhalten" kann wie mit einem leibhaften hinzugezogenen Konsiliarius. Die heutigen Systeme vermögen in dieser Hinsicht aber noch nicht zu befriedigen, da sie zu wenig vom medizinischen Umfeld „verstehen" und letztendlich nur mit den Begriffen arbeiten, die der Anwender in seiner Suchanfrage erwähnt, ohne selbständig Synonyme zu berücksichtigen oder nach verwandten Entitäten zu suchen. Dennoch ist

das oben genannte Knowledge-Finder-Retrieval-System das anwenderfreundlichste und modernste aller derzeit erhältlichen Retrieval-Systeme und insbesondere solchen Benutzern zu empfehlen, die nicht tagtäglich eine Recherche durchführen, da eine Abfragesprache, die man nicht oft benutzt, schnell in Vergessenheit gerät.

6.2 Praxis der CD-ROM-Recherche am Beispiel von SPIRS

Mit zunehmender Verbreitung von öffentlich zugänglichen *CD-ROM*-Datenbankstationen in Kliniken und Bibliotheken tritt die *Online*-Recherche zugunsten der Recherche mit CD-ROM langsam in den Hintergrund. Der Leser wird also viel eher Recherchen in einer CD-ROM-Datenbank durchführen als in einer Online-Datenbank. In den Kapiteln 6.2 und 6.3 sollen beide Möglichkeiten kurz vorgestellt und auch verglichen werden. Es sei bereits vorweggenommen, daß die Vorgehensweise in beiden Fällen *prinzipiell* sehr ähnlich ist, wir können also in Kapitel 6.3 (bei der Beschreibung der Online-Recherchetechnik) oftmals auf die bereits im Zusammenhang mit CD-ROM-Recherchen dargestellten „Kochrezepte" verweisen. Dafür wird dann etwas ausführlicher auf die speziellen Anforderungen und Möglichkeiten von Online-Retrieval eingegangen, z.B. auf Netzzugänge und Online Document Ordering.

6.2.1 Grundlegendes und Start

SPIRS

Das SilverPlatter Information Retrieval System (SPIRS) ist ein in medizinischen Bibliotheken weit verbreitetes Computer-Programm für Mikrorechner (Macintosh-Rechner oder Rechner aus der IBM-PC-Serie). Es organisiert die Wiedergewinnung gesuchter Daten aus einer SilverPlatter-Datenbank auf CD-ROM. SilverPlatter ist einer der führenden Anbieter für Datenbanken auf CD-ROM (andere Anbieter sind etwa CD Plus mit dem Retrieval-System OVID oder Aries mit dem Retrieval-System „Knowledge Finder"). Die im Zusammenhang mit SPIRS am häufigsten verwendeten Datenbanken sind „MEDLINE on SilverPlatter" sowie „PsycLit on Silver-Platter" (Datenbankhersteller: American Psychological Association, entspricht der online-Datenbank PsycINFO) oder auch „Psyndex on SilverPlatter" für deutschsprachige Psychologie-Literatur.

SPIRS verzichtet weitgehend auf kryptische Retrieval-Befehle, ist aber auf der anderen Seite auch nicht so „intelligent" wie etwa der Knowledge Finder (s. Kap. 6.1.4).

Seit Ende 1993 existiert SPIRS allerdings auch in einer Windows-Version, die eine stark verbesserte Benutzeroberfläche aufweist und natürliche Sprache verarbeiten kann. Diese natürlichsprachige Erkennungsfunktion (ASL-Funktion – Automatic Subject Lookup) arbeitet grundsätzlich anders als der Knowledge-Finder; sie versucht nämlich zu jedem vom Benutzer eingegebenen Begriff ein entsprechendes kontrolliertes Schlagwort im Thesaurus zu finden, indem es zunächst alle Datenbankdokumente nach dem eingegebenen Freitextwort durchsucht, dann die zu diesem Dokument vergebenen Schlagwörter ihrer Häufigkeit nach sortiert und schließlich dem Benutzer die am häufigsten vergebenen Schlagwörter für die weitere Recherche vorschlägt. Die ASL-Funktion funktioniert demnach ähnlich wie die „laterale" Suche mit dem EXTRACT-Befehl bei DIMDI (s. Kap. 6.3.2).

SPIRS für DOS/Mac besitzt einen überschaubaren Satz an Kommandobefehlen, die der Anwender relativ rasch erlernen kann. Sehr viele Recherche-Abläufe, die bei Online-Recherchen mit GRIPS nur durch Sprachelemente zu lösen sind, können hier menügesteuert oder einfach durch das Drücken definierter Funktionstasten auf der Tastatur angesprochen werden.

Es ist zwar auch für SPIRS eine gewisse Einarbeitungszeit notwendig, diese liegt aber *erheblich* unter der von DIMDI-Recherchen mit GRIPS.

Da die Wahrscheinlichkeit für den Mediziner recht hoch ist, irgendwann mit SPIRS konfrontiert zu werden, ist die Beschreibung des Recherchevorgangs mit diesem Programm bewußt ausführlich gehalten. Dies auch deshalb, da bei einer öffentlichen SilverPlatter-CD-ROM-Station die Handbücher entweder gar nicht erst zur Verfügung stehen oder – wenn ursprünglich vorhanden – schon „Beine" bekommen zu haben scheinen (begehrtes Mitnahmeobjekt!). Ohne jegliche Dokumentation ist SPIRS zwar prinzipiell „beherrschbar", aber das Rechercheergebnis fällt mangels Grundkenntnissen entsprechend unbefriedigend aus. Zudem ist die Zeit an einer öffentlichen Bibliotheks-CD-ROM-Sta-

SilverPlatter Information Retrieval System (SPIRS) - Memokarte

Funktionstasten

F 1	Hilfe	F 4	Ausgabe	F 7	Neustart
F 2	FIND-Prompt	F 5	Volltext-Index	F 8	CD-ROM wechseln
F 3	Datenbank-Führer	F 6	Drucken	F 9	Thesaurus (z.B. MeSH)

F10	Menü	Q uit - Beenden X change - CD wechseln H istory- Suchprofil abspeichern D ownload - auf Diskette speichern (F11)

Operatoren

AND	SMOKING AND CANCER findet alle Datensätze, die sowohl das Wort *smoking* als auch *cancer* enthalten	WITH	SMOKING WITH CANCER findet alle Datensätze, die *smoking* und *cancer* in einem Feld gemeinsam enthalten
OR	SMOKING OR CANCER findet alle Datensätze, die das Wort *smoking* oder *cancer* enthalten (oder beide)	NOT	SMOKING NOT CANCER findet alle Dokumente, die den Begriff *smoking,* aber nicht *cancer* enthalten
NEAR	SMOKING NEAR CANCER findet alle Dokumente, in denen *smoking* und *cancer* im selben Satz vorkommen		SMOKING NEAR2 CANCER findet alle Dokumente, in denen *smoking* und *cancer* mit höchstens einem Wort dazwischen im selben Satz vorkommen (z.B. "smoking causes cancer", aber nicht "smoking leads to cancer")
IN	Suche im Feld... AU - Autor TI - Titel AB - Abstract MESH - kontrolliertes Vokabular MJME- MeSH-Begriff gewichtet		DRUG-ABUSE IN MESH findet alle Dokumente, die DRUG-ABUSE als Mainheading haben DRUG-ABUSE-TRENDS IN MESH findet alle Dokumente, die DRUG-ABUSE als Mainheading mit dem Subheading "trends" haben DRUG-ABUSE IN MJME findet alle Dokumente, die DRUG-ABUSE als "major Mainheading" haben (gewichtetes Hauptschlagwort)
*	End-Maskierung (="Trunkierung")		SMOK* sucht nach Dokumenten, in denen Wörter mit dem Wortstamm *smok* vorkommen (smoking, smoke, etc.)
?	Maximal-Maskierung		M?LLER findet MILLER und MOLLER, aber nicht MUELLER
#5	Auf ein bereits abgearbeitetes Suchkommando kann mit dem Nummernzeichen (#) und der entsprechenden Kommandonummer zurückgegriffen werden, z.B. SMOKING AND #5		(ENGLISH OR GERMAN) IN LA ist identisch mit LA= ENGLISH OR GERMAN findet alle Publikationen, die auf deutsch oder englisch erschienen sind.
AI=AB	AI ist ein "Abstract Indicator". Mit o.g. Befehl (AND-verknüpft mit einem Suchkommando) kann die Suche auf Dokumente beschränkt werden, die einen Abstract enthalten.		PY >= 1984 sucht nach allen Publikationen, die seit 1984 erschienen sind PY = 1984 - 1990 beschränkt die Suche auf den angegebenen Zeitraum

Abb. 6-5 SPIRS Memotafel.

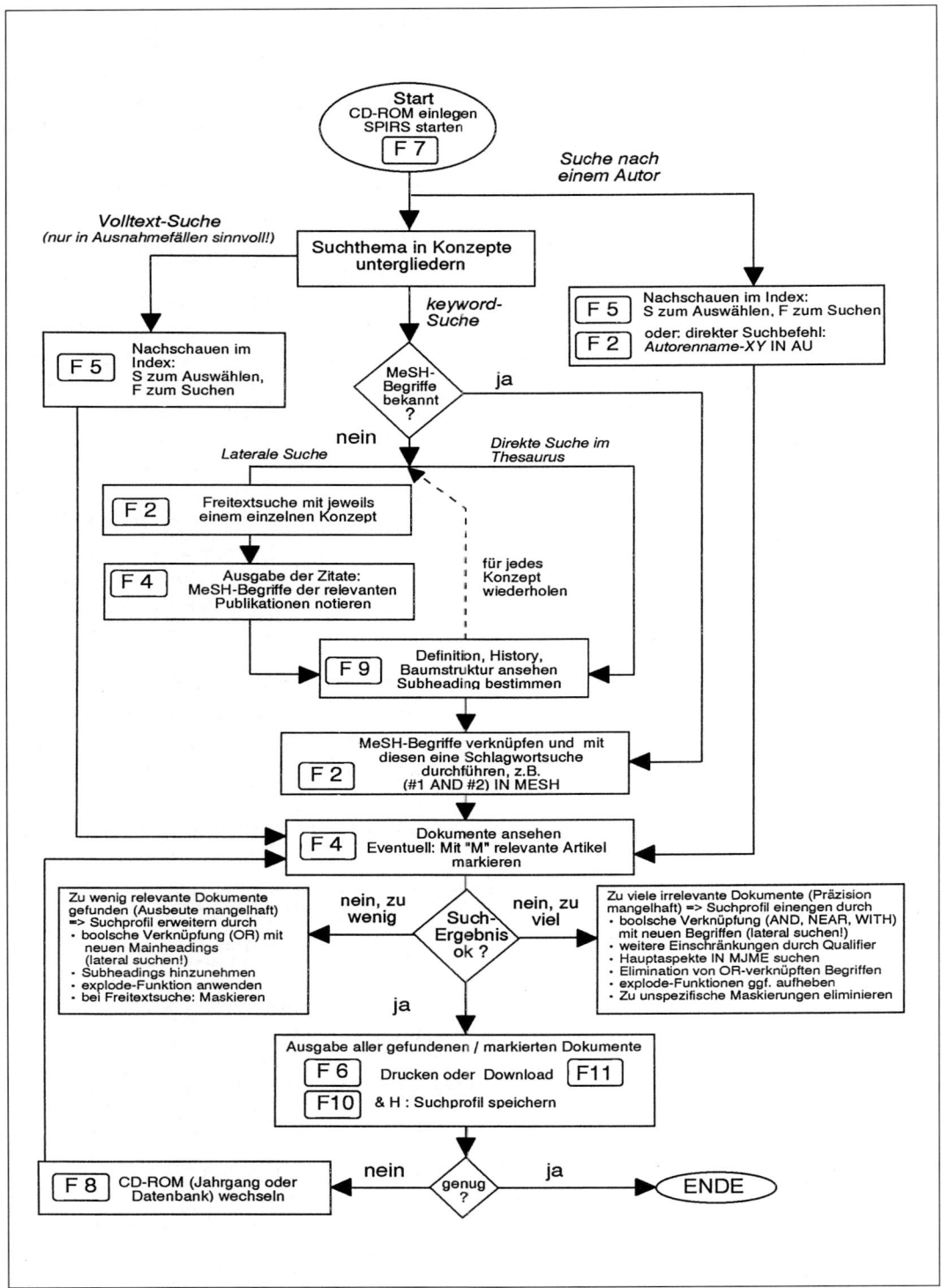

Abb. 6-6   Ablauf einer SPIRS-Recherche (F2/F4 in der Windows-Version ersetzbar durch aktivierte ASL-Funktion).

tion oft durch andere wartende Benutzer begrenzt, so daß nicht beliebig lange experimentiert werden kann. Das vorliegende Buch enthält deshalb auch eine Memotafel (Abb. 6-5), die alle für die SPIRS-Recherche wichtigen Abläufe und Befehle zusammenfaßt.

Sämtliche Angaben beziehen sich auf die PC-SPIRS-Version 3.1. Syntax und Semantik der SPIRS-Retrieval-Sprache der Macintosh-Version unterscheiden sich nicht von dem Vokabular der PC-Version. Die SPIRS-Systeme beider Rechner unterscheiden sich hauptsächlich durch ihre Benutzeroberfläche: Während die PC-Version vor allem durch Funktionstasten bedient wird, stehen dem Anwender bei der Macintosh-Version Pull-down-Menüs zur Verfügung. Die nachfolgenden Angaben zu den Funktionstasten beziehen sich also lediglich auf die PC-Version (wer sich nicht sicher ist, ob er mit einem Macintosh oder einem IBM-Kompatiblen arbeitet, sollte nach dem Symbol eines angebissenen Apfels in der linken oberen Bildschirmecke Ausschau halten, der auf einen Macintosh hinweist).

Selbst für Mediziner, die mit einem anderen Retrieval-System als SPIRS arbeiten (z.B. mit OVID), wird der Ablaufplan (Abb. 6-6) und die folgende Recherche-Beschreibung nützlich sein, da sich das grundsätzliche Procedere unabhängig von der Retrieval-Software nur in Details unterscheidet.

Starten und Benutzerhilfen

Der Rechner wird also eingeschaltet, eine CD-ROM im Drive eingelegt und SPIRS geladen.

Wenn ein anderer vorher mit dem System gearbeitet hat, so sollte der Benutzer zunächst mit **F7** (Restart) dessen Suchprofil löschen.

Während der Recherche sollte sich der Anwender insbesondere die sogenannten „Hilfetasten" merken: Zwei wichtige Funktionstasten zur Anforderung von *Hilfstexten* sind **F1** und **F3**:

– **F1** bietet von jedem Punkt der Arbeitssitzung aus „kontextsensitive" Hilfe zur SPIRS-Bedienung an. Kontextsensitiv bedeutet: Es wird jeweils die Information ausgegeben, die der Benutzer für seine aktuelle Tätigkeit gerade benötigt. Ist die Hilfe nicht zur aktuellen Tätigkeit gewünscht, so kann auch eine beliebige andere Hilfe-Seite aufgerufen werden: Der gesamte Hilfe-Index wird durch gleichzeitiges Drücken der *CONTROL (CTRL* oder auf einer deutschen Tastatur *STRG)* und der **F1**-Taste angezeigt, woraufhin eine beliebige Seite ausgewählt werden kann.

– **F3** bietet Informationen zu der jeweils eingelegten Datenbank: Felder, Beispiele, Thesaurus (kontrolliertes Vokabular), Stopwords (s. Kap. 6.1.1) usw.

Generell wählt der Anwender bei jeder Menüdarstellung von SPIRS einen Menüpunkt durch Eingabe des jeweils hervorgehobenen Buchstabens aus: T bei **T**hesaurus, S für **S**topword etc. (nur bei IBM – bei der Apple-Version erfolgt die Auswahl durch Anklicken mit der Maus).

Suchthema in Konzepte gliedern

Jede Fragestellung muß in möglichst kleine „Bruchstücke" untergliedert werden. Nach jedem dieser Konzepte wird dann zunächst einzeln gesucht; die Einzelergebnisse werden später durch geeignete Operatoren (AND, OR etc.) wieder miteinander verknüpft. Eine einfache Konzeptzerlegung möge verdeutlichen, wie vorzugehen ist:

Thema:	Behandlung des Schocks bei Verbrennungen
Konzepte:	Schock – Therapie – Verbrennung
MeSH-Mainheadings:	SHOCK, BURNS (Auffinden der Mainheadings s. Kap. 6.2.3)

Das Konzept „Therapie" ist ein in der Medizin häufig vorkommendes Konzept. Es ist daher kein „Mainheading", sondern ein Qualifier (Subheading, s. Kap. 4.1.1 und 6.2.3). Da er sich auf den Schock bezieht, gehört er zum Mainheading SHOCK.

Schlagwort- vs. Freitextsuche

Diese beiden prinzipiellen Suchmöglichkeiten wurden bereits angesprochen (s. Kap. 6.1.3). Sie schließen einander nicht aus. Häufig wird in der Praxis ein Frei- oder Volltextsuchergebnis mit einem Schlagwort (keyword)-Suchergebnis logisch verknüpft (z.B. mit dem Operator AND, s.u.). In der Praxis gelten folgende Faustregeln:

– Grundsätzlich wird *immer* im kontrollierten Vokabular (Thesaurus, im Fall von MEDLINE: MeSH) gesucht (also *keyword-Suche*).
– Eine Volltextsuche ist nur in ganz bestimmten Ausnahmefällen angebracht, und zwar wenn nach einem Begriff gefahndet werden soll, der sehr spezifisch ist, aber nicht Bestandteil des Thesaurus. Dies trifft insbesondere zu für: Produktnamen, Namen von Firmen, Organisationen, Institutionen, Menschen.

Der häufigste Grund, im Volltextindex zu suchen, ist die Suche nach den Publikationen eines bestimmten *Autors*, denn Autorennamen sind natürlich nie Bestandteil eines Thesaurus (wir erinnern uns: Ein Thesaurus spiegelt nur die medizinische Fachsprache wider, vgl. Kap. 6.1.2).

Zu den häufigsten Anfängerfehlern gehört der Verstoß gegen die Regel, vorrangig im kontrollierten Vokabular zu suchen. Man kann häufig Datenbankrechercheure beobachten (insbesondere die Autodidakten unter ihnen, die sich die CD-ROM-Suche mit SPIRS selbst angeeignet haben), die einfach nach Begriffen suchen, wie sie ihnen gerade in den Sinn kommen. Sie ahnen nichts von dem Vorhandensein oder dem Nutzen eines kontrollierten Vokabulars. Daß das Suchergebnis bei Volltext-Suche immer unvollständig ist (niedrige Ausbeute), wird oft nicht bemerkt oder in Kauf genommen.

6.2.2 Volltextsuche

Beispiele für Suchbegriffe, bei denen sich die Volltextsuche anbietet (s.o.), wären

– der Handelsname einer galenischen Zubereitung eines bestimmten Medikaments (Fertigarzneimittel), wenn es in der Suche um ausschließlich dieses Produkt (und nicht um dessen Inhaltsstoffe/Wirkstoffe!) geht, zum Beispiel ADALAT (statt Nifedipin), STAPENOR (statt Oxacillin)
– der Firmenname eines Pharmakonzerns, z.B. HOECHST, BAYER usw.
– ein Produktname, z.B. „dBase" (= der Name eines Computerprogramms)

In allen oben genannten Fällen sollte *prinzipiell* vorher im Thesaurus nachgeschlagen werden, ob der gesuchte Begriff nicht doch als MeSH-Mainheading existiert. Ist dies der Fall, ist eine keyword-Suche einer Volltextsuche generell *vorzuziehen*. Im MeSH finden sich ausnahmsweise auch Namen von Institutionen oder Produktnamen, so hat sich die „National Library of Medicine" ein eigenes MeSH-keyword gegönnt, ebenso wie ihren Produkten MEDLARS, MEDLINE, GRATEFUL MED etc. Es gibt noch eine anderen Grund, im Volltext zu suchen: Als „Einstieg" in die Suche mit keywords (*laterale Suche*): Die bei Volltextsuche gefundenen Dokumente werden auf die verwendeten keywords hin durchgesehen. Die so „extrahierten" MeSH-Deskriptoren können dann anschließend bei der keyword-Suche eingesetzt werden. Die laterale Suche bietet also eine einfache Möglichkeit, eine erste Auswahl von passenden MeSH-Begriffen zu erhalten.

Einleitung der Volltextsuche

Es existieren bei SPIRS prinzipiell zwei Möglichkeiten, eine Volltextsuche einzuleiten: den Begriff im Index suchen oder ihn „einfach so" einzugeben:

– Einen Suchbegriff kann der Anwender aus einer Auflistung des Volltextindex übernehmen (**F5**). Er kann einen oder mehrere Begriffe direkt aus dem Volltextindex auswählen (selektiert er mehrere, so werden die Begriffe geODERt, s.u.!). Dieses ist das Standardvorgehen. Zur Erinnerung: Der Volltextindex ist die wortweise Indexierung aller Felder des Basic Index (d.h. aller für den Benutzer interessanten Felder) abzüglich Stopwords.

– Ist dem Rechercheur die exakte Schreibweise des Suchbegriffs bekannt (was selten der Fall ist, denn selbst Autorennamen tauchen manchmal in verschiedenen Schreibweisen im Index auf, insbesondere was die Initialen der Vornamen betrifft!), kann man auch *direkt* suchen. Man geht dazu mit **F2** zum „FIND:"-Prompt (s. Glossar) und tippt den entsprechenden Suchbegriff ein.

Bei der Möglichkeit des direkten Suchens sollte man sich darüber im klaren sein, daß dieses Vorgehen im Hinblick auf die Ausbeute potentiell gefährlich ist. Nicht selten finden sich nämlich auch Tippfehler in einer Datenbank. Diese kann man nur durch einen Blick in die Indexliste aufspüren, wenn dort z.B. neben MEDICINE auch MEDCINE auftaucht. Die einzige Situation, in der eine Direkteingabe sinnvoll erscheint, besteht, wenn der Benutzer vorher bereits einmal recherchiert hat und die Schreibweise der Suchbegriffe noch kennt. Hier drei Beispieleingaben für die Direkteingabe (*kursiv* = Eingabe des Benutzers):

`FIND:` `DBASE`

`FIND:` `HOECHST`

`FIND:` `EYSENBACH-G`

Bei dem letzten Beispiel handelt es sich um die Suche nach einem Autor. „G" ist dabei der erste Buchstabe des Vornamens. Man beachte, daß *Autorennamen* im Autorenfeld immer in der obigen Schreibweise (Bindestrich zwischen Nach- und Vornamen) erscheinen. Andere Personennamen (z.B. im Abstract) werden jedoch so geschrieben, wie sie auch im Originaltext dort auftauchen.

Mit dem Kommando *IN* kann die Suche nach einem Begriff aus dem Volltext auf das Vorkommen in *einem bestimmten Feld* beschränkt werden:

`FIND:` `EYSENBACH-G IN AU`
sucht die Zeichenfolge EYSENBACH-G lediglich im Autorenfeld (die Spezifizierung IN AU ist in diesem Fall eigentlich redundant, da im Volltextindex in der angegebenen Schreibweise gewöhnlich nur Autorennamen erscheinen, s.o.!).

`FIND:` `BAYER IN AB`
findet nur Einträge, die „Bayer" im Abstract stehen haben.

`FIND:` `BAYER IN TI`
findet nur Einträge, die „Bayer" im Titel stehen haben.

`FIND:` `BAYER IN AD`
findet nur Einträge, die „Bayer" im Adressenfeld des Autors stehen haben.

Verknüpfungen

Bei der Volltextsuche können, ebenso wie bei der noch zu besprechenden keyword-Suche, bestimmte Operatoren zur *Verknüpfung* von mehreren Konzepten verwendet werden. SPIRS-Operatoren sind *OR, AND, NOT, WITH* und *NEAR*. Dabei sind WITH und NEAR die für Volltextsuche typischen positionellen Operatoren (s. Kap. 6.1.3).

Bei AND, OR und NOT handelt es sich um die in Kapitel 6.1.3 bereits bekannten „Booleschen Operatoren". Sie werden in identischer Syntax und Semantik in *nahezu allen* Retrieval-Sprachen verwendet. Sie besitzen daher für die Literatursuche per Computer nahezu universelle Bedeutung. Wir werden diese Operatoren auch bei GRIPS wiedertreffen. Die Operatoren WITH und NEAR sind hingegen nicht so verbreitet; z.B. verwendet GRIPS eine gänzlich andere Syntax.

AND, OR, NOT

`FIND:` `BAYER OR STAPENOR`
findet nur Datensätze, bei denen *entweder* der Begriff Bayer *oder* der Begriff Stapenor im Datensatz auftaucht *oder* wenn *alle beide* vorkommen (z.B. BAYER im Abstract und STAPENOR im Titel, beide im Abstract, nur BAYER im Abstract, nur STAPENOR im Abstract usw.).

FIND: BAYER AND STAPENOR

findet nur Einträge, bei denen die Begriffe Bayer *und* Stapenor *im selben Datensatz* auftauchen (z.B. BAYER im Abstract und STAPENOR im Titel, beide im Abstract usw.).

FIND: STAPENOR NOT BAYER

findet nur Datensätze, in denen zwar der Begriff STAPENOR, aber *nicht* der Begriff BAYER auftaucht.

Vorsicht bei der Verwendung des *NOT-Operators* bei Volltextsuchen: Es ist ein Irrtum, wenn man beispielsweise davon ausgeht, durch die Eingabe des obigen Suchbefehls würde man nur Dokumente finden, in denen es inhaltlich ausschließlich um das *Produkt* Stapenor, aber nicht um die *Firma* Bayer geht. Steht zum Beispiel im Abstract: „Wir untersuchten die Wirkung eines beta-Lactamase-festen Penicillins an Patienten mit ...; verwendet wurde das Oxacillin-Präparat STAPENOR von Bayer...", so wird dieser Artikel nicht gefunden, obwohl er vielleicht die erhofften Informationen über Stapenor enthält. Dies sind die Tücken der Volltextsuche, die nur durch keyword-Suche vermieden werden können!

WITH, IN

FIND: BAYER WITH STAPENOR

findet nur Einträge, bei denen die Begriffe BAYER und STAPENOR *im selben Feld* auftauchen (z.B. *beide* im Abstract, *beide* im Titel usw.)

Will man dieses Feld spezifizieren, so muß das Feld mit IN angegeben werden:

FIND: BAYER WITH STAPENOR IN TI

findet nur Einträge, bei denen die Begriffe BAYER und STAPENOR *im Titel-Feld* auftauchen.

Ebenso (gleiches Suchergebnis!) könnte man auch den AND-Operator verwenden, wobei man die Klammern nicht vergessen darf, da sich der IN-Operator nur auf den letzten Begriff bezieht:

FIND: (BAYER AND STAPENOR) IN TI

NEAR

Am spezifischsten von allen Operatoren bei SPIRS ist der *NEAR*-Operator, der bestimmt, daß die beiden verknüpften Begriffe *gemeinsam im selben Satz* stehen müssen: gemeinsam in einem Satz des Abstracts, gemeinsam in der Titelzeile, usw. Gemeint ist *nicht* der Datensatz (record), sondern ein ganz normaler Satz (engl. sentence), der mit einem Punkt endet.

FIND: BAYER NEAR STAPENOR

findet beispielsweise ein Dokument, in dem der Satz steht: „We used Stapenor, a galenic Oxacillin-preparation of BAYER.", aber nicht: „We used Stapenor. This is a galenic Oxacillin-preparation of BAYER."

Es wird klar, daß man mit NEAR sehr spezifisch suchen kann (hohe Präzision!), daß aber auch viele Einträge nicht gefunden werden, obwohl sie potentiell relevant sind (niedrige Ausbeute!).

Der NEAR-Operator läßt sogar noch „engeres" Suchen zu, indem mit einer *Zahlenangabe* spezifiziert werden kann, wie nah die beiden Suchbegriffe nebeneinanderstehen sollen:

FIND: BAYER NEAR2 STAPENOR

findet nur Dokumente, in denen BAYER *innerhalb von zwei Worten Entfernung* von STAPENOR *im selben Satz* steht (Reihenfolge ist egal!). Es darf also *maximal* nur ein Wort zwischen Stapenor und Bayer stehen.

Suchtabelle

An dieser Stelle noch ein genereller Hinweis, der sowohl für Volltext-, als auch für keyword-Suche gültig ist: Jede Eingabe am FIND-Prompt wird in die Suchtabelle (oder „Suchprofil") aufgenommen und wird dort einer Nummer zugeordnet (#1, #2, #3, ...), unter der sie wieder ansprechbar ist. Wenn man vorher eingegebene Begriffe nachträglich miteinander verknüpfen will, kann man sich also Tipparbeit sparen, indem man statt den ausgeschriebenen Suchbegriffen lediglich deren Tabellennummern angibt (z.B. #1 AND #2 OR #3 Die Suchtabelle wird ständig angezeigt).

Maskierung und Trunkierung

Fast immer muß man bei der Volltextsuche (wenn es nicht gerade um einen Namen, wie „Bayer", geht) verschiedene grammatikalische Formen berücksichtigen, vor allem taucht der Begriff oft sowohl im Singular als auch im Plural auf (Information, Informationen). Außerdem ist man auch oft an Zusammensetzungen interessiert („Informationstheorie") und manchmal nicht nur am Substantiv, sondern auch an Dokumenten mit der entsprechenden Verb-Form (z.B. „informieren"). Natürlich könnte man all diese Wortvariationen mit dem OR-Operator verknüpfen, was aber sehr aufwendig ist. In diesen Fällen ist es nützlich, daß man auch nach *Wortstämmen* suchen kann: Man schneidet einfach die Endung ab und hängt statt dessen ein sogenanntes Joker-Zeichen (engl. „wild-card-character") an. Der Vorgang, bestimmte Zeichen eines Suchbegriffes durch „unspezifische" Platzhalter ersetzen zu können, wird allgemein *Maskierung* genannt.

Handelt es sich dabei (wie hier) um eine Reduzierung auf den Wort*stamm*, so wird dies gelegentlich, nach dem englischen „to truncate" (beschneiden, auf den *trunk*, also den Stamm, zurechtstutzen) *Trunkierung* genannt. Das Trunkierungszeichen („truncation-character"), also das Zeichen, das eine „Verstümmelung" des Wortes anzeigt, ist bei SPIRS ein Stern (*). Der Stern wird also in der Regel statt einer Endung an den Wortstamm angehängt.

Wörter, die mit *Bindestrich* zusammengesetzt sind („information-theory") gelten als *getrennte* Wörter. Daher muß hier nach dem ersten Wort *nicht* trunkiert werden, wenn man lediglich erreichen will, daß auch die zusammengesetzten Bindestrich-Wörter („information-processing", „information-system" etc.) gefunden werden.

Statt

FIND: INFORMATION* genügt also

FIND: INFORMATION

Noch ein Beispiel zum Trunkieren:

FIND: INFORM* findet alle Dokumente, die z.B. folgende Begriffe enthalten: inform, informal, informality, informant, information, information-office, informative, informed, informer usw.

Grundsätzlich ist beim Einsatz von Jokern größte Vorsicht geboten, nicht nur, weil die Suche sehr lange dauern kann, sondern auch, weil es falsche Treffer geben kann. Gegebenenfalls müssen unpassende Begriffe wieder mit NOT ausgeschlossen werden, beispielsweise

FIND: *INFORM* NOT INFORMAL**

Bei SPIRS kann mit dem Trunkierungs-Zeichen (*) ausschließlich die *Endung* eines Wortes maskiert werden. Nicht immer ist jedoch der Stamm eines Wortes mit den ersten Buchstaben eines Wortes identisch; gerade im Deutschen finden sich häufig Vorsilben (Be-, Ver-, ...). Deswegen erlauben leistungsfähigere Retrieval-Systeme auf Großrechnern auch eine Linksmaskierung (= Frontmaskierung). Bei SPIRS *geht dies nicht*, es bleibt dem Anwender in diesen Fällen nichts anderes übrig, als im Index die entsprechenden Suchbegriffe auszuwählen und einzeln mit OR zu verknüpfen.

Bei SPIRS gibt es noch ein zweites „Jokerzeichen", das eine Maskierung in der *Mitte eines Wortes* erlaubt, um z.B. nach allen Schreibweisen von MÜLLER (MUELLER, MULLER, MILLER...) suchen zu können. Dieser Joker ist das Fragezeichen (?). Das Fragezeichen maskiert genau *einen* oder *keinen* Buchstaben („Maximal-Maskierung": Jedes Fragezeichen steht für maximal einen Buchstaben.). M?LLER kann also für MILLER, MALLER, MOLLER oder auch für MLLER stehen, aber nicht für MUELLER. M??LLER kann für MUELLER, MAULLER,

MILLER oder MLLER stehen. Ein anderes Beispiel: Statt einer Suche nach WOMAN OR WOMEN kann auch nach WOM?N gesucht werden.

Ausgabe des Suchergebnisses

Diese erfolgt mit **F4**. Weiteres zur Ausgabe sowie zum Druck und Download in Kapitel 6.2.4.

6.2.3 MeSH-keyword-Suche

Einleitung der MeSH-keyword-Suche

Eine Suche mit MeSH-Schlagwörtern kann prinzipiell auf ähnliche Weise durchgeführt werden wie die Suche nach Volltextbegriffen: Der Suchbegriff wird einfach am „FIND:"-Prompt eingetippt. *Zusätzlich* muß der Computer jedoch durch die Angabe *„IN MESH"* darauf hingewiesen werden, daß es sich um einen MeSH-Begriff handelt und daß daher nur im entsprechenden Feld (MESH) gesucht werden soll. Andernfalls wird eine unspezifischere Volltext-Suche durchgeführt. Beispiel:

FIND: STUDENTS-MEDICAL IN MESH
 sucht nach dem MeSH-keyword „Students, Medical". Man beachte die bereits im Zusammenhang mit dem MeSH (Kap. 4.1.1) besprochene SilverPlatter-typische Schreibweise der zusammengesetzten MeSH-Begriffe: Diese werden immer durch ein „-" verbunden (nicht so bei DIMDI!). Es sollte noch erwähnt werden, daß „MESH" ein für MEDLINE spezifischer Feldbezeichner ist. Wird SPIRS mit einer anderen Datenbank verwendet (z.B. mit PsycLit), so lautet der Name des Feldes mit den kontrollierten Schlagwörtern „DE" (descriptor-field). Auch die Suche nach gewichteten Begriffen ist je nach Datenbank etwas unterschiedlich.

Major Mainheadings und Minor Mainheadings

Major Mainheadings (central concept-mainheadings; s. Kap. 4.1.1: die vom Indexer

als für die vorliegende Publikation als „gewichtet" markierten MeSH-Begriffe) werden bei der *Ausgabe* der Datensätze durch ein „*" gekennzeichnet, z.B. „*STUDENTS-MEDICAL". Um nach einem Schlagwort zu suchen, das als „central-concept-mainheading" verwendet wird, kann allerdings *nicht* einfach am FIND-Prompt nach „*STUDENTS-MEDICAL" gesucht werden, da der „*" als Jokersymbol nicht am Anfang eines Suchbegriffs stehen darf.

Gewichtete Mainheadings werden in einem Suchfeld namens *MJME* (Major MeSH-Deskriptor) gesucht. Dieses Feld erscheint nicht bei der Dokumentenausgabe, sondern ist nur für die Suche zulässig.

FIND: STUDENTS-MEDICAL IN MJME
 sucht und findet alle Publikationen, in denen das MeSH-keyword „Students, Medical" eine zentrale Rolle spielt.

Auf ähnliche Weise kann mit

FIND: STUDENTS-MEDICAL IN MIME
 nach allen Publikationen gesucht werden, in denen das MeSH-keyword „Students, Medical" *kein* central-concept-mainheading ist.

Im virtuellen *MIME*-(Minor-MeSH-Descriptor-)Feld zu suchen ist selten sinnvoll; kann aber zum Beispiel dann notwendig sein, wenn man vorher schon einmal nach einem bestimmten Begriff im MJME gesucht hat, sich diese Publikationen bereits hat ausgeben lassen, und sich nachträglich dafür entscheidet, auch noch die „Nicht-MJME" (MIME)-Zitate ausgeben zu lassen.

Es gilt die logische Beziehung: Anzahl Fundstellen (IN MeSH) = Anzahl Fundstellen (IN MJME) + Anzahl Fundstellen (IN MIME). Die Anzahl der Publikationen, die durch die Suche eines Schlagwortes im MESH-Feld gefunden werden, setzt sich logischerweise aus solchen Zitaten zusammen, in denen der Suchbegriff central-concept-mainheading (MJME) ist, und aus solchen, in denen er es nicht ist (MIME).

Benutzung des Thesaurus

Sehr selten wird der Benutzer die passenden MeSH-Begriffe vorher kennen, so daß er sie, wie oben gezeigt, einfach nur am FIND-Prompt einzugeben braucht. Dies ist etwa bei „lateraler Suche" der Fall, also wenn die MeSH-Begriffe aus anderen, zuvor ausgegebenen Dokumenten „herausgepickt" worden sind.

In allen anderen Fällen muß zunächst der MeSH-Thesaurus zu Rate gezogen werden, in dem die erlaubten Schlagworte aufgelistet sind. Alternativ zum Nachschlagen in den gedruckten MeSH-Werken der NLM („Permuted MeSH, MeSH Tree Structure, Annotated Alphabetic MeSH") kann der Anwender den MeSH-Thesaurus meist auch komplett am Computer abrufen und die Begriffe unmittelbar in sein Suchprofil übernehmen.

Das oben geschilderte Vorgehen, den Suchbegriff gefolgt von IN MESH am FIND-Prompt direkt einzugeben, wird in der Praxis also die *Ausnahme* bleiben; vielmehr erfolgt gewöhnlich die Eingabe einfach durch Übernahme eines MeSH-Descriptors aus dem integrierten elektronischen Thesaurus.

Direkte Suche im elektronischen Thesaurus Die direkte Suche im elektronischen Thesaurus (im Gegensatz zur lateralen Suche) wird bei SPIRS durch Drücken der **F9**-Taste (IBM) bzw. durch Anklicken des Wortes „Thesaurus" (Macintosh) eingeleitet.

Es erscheint die Eingabe-Aufforderung „THESAURUS term to look up:", die wir im folgenden kurz als „Thesaurus-Prompt" bezeichnen wollen. An diesem Thesaurus-Prompt können wir jetzt einen medizinischen Begriff eingeben – und zwar zunächst einfach so, wie er uns in den Sinn kommt. Bei mehreren Einzelwörtern keinen Bindestrich (MEDICAL-STUDENTS) verwenden (anders als bei der Eingabe am FIND-Prompt)!

Daraufhin versucht SPIRS diesen Begriff in seinem internen Thesaurus-Lexikon zu finden. Dazu verwendet er einen „permutierten Index" (vgl. die entsprechende gedruckte Ver-

sion „Permuted MeSH-Terms"), in der beispielsweise bei der Eingabe von „MEDICAL STUDENTS" automatisch auf den MeSH-Begriff „STUDENTS, MEDICAL" verwiesen wird („Medical Students see Students, Medical").

Normalerweise wird SPIRS einen entsprechenden MeSH-Deskriptor finden. Sollte die Eingabe nicht mit einem MeSH-Begriff übereinstimmen, so wird in der Regel zumindest auf den entsprechenden Begriff verwiesen: In beiden Fällen kann der MeSH-Begriff durch Druck auf die *Taste „S"* (*Select Term*) ausgewählt werden.

Führt die Suche nicht zum gewünschten Erfolg, so sollte man das Suchkonzept neu überdenken. Der Suchbegriff sollte so kurz wie möglich sein, das heißt, er sollte vorzugsweise aus nur einem Wort bestehen. Es hat keinen Zweck nach „DIAGNOSTIC ASPECTS OF OSTEOMYELITIS" zu suchen – hier lautet der Suchbegriff einfach nur „OSTEOMYE-LITIS". Die „Teilaspekte" eines Themas können später immer noch mit Subheadings (Qualifiern) eingeschränkt werden oder sie können (am FIND-Prompt) durch die logische Verknüpfung (AND) mit einem zweiten MeSH-Begriff präzisiert werden.

Details des MeSH-Deskriptors

Nach der Selektion eines MeSH-Mainheadings erscheint eine Bildschirmseite mit „MeSH-Term Details". Die von CD-ROM automatisch ausgegebenen Einzelheiten zum MeSH-Deskriptor entsprechen teilweise denen des gedruckten „Annotated MeSH Index" und beinhalten
– eine knappe Definition des Begriffs
– eventuell einen Hinweis zur „Geschichte" des Deskriptors (MeSH-History)
– eventuell verwandte Begriffe

MeSH-History Besondere Aufmerksamkeit sollte der Benutzer der History-Angabe schenken. Denn der Thesaurus ist – wie die Medizin selber – ständigen Änderungen unterworfen, d.h. es kommen laufend neue Begriffe hinzu (z.B. AIDS), andere werden eliminiert. Es ist also wichtig für den Suchenden, zu wissen, wann ein Deskriptor eingeführt wurde und gegebenenfalls welche Deskriptoren *vor* dessen Einführung zum Indexieren verwendet wurden, da die ältere Literatur sonst nicht gefunden wird.

Oft dauert es einige Jahre, bis eine medizinische Entität einen eigenen spezifischen Deskriptor bekommt. Dies kann so lange dauern, weil

– sich erst spät eine entsprechende Bezeichnung in der Medizin durchsetzt: So wird die 1977 von Andreas Grüntzig erstmals durchgeführte Ballondilatation der Herzkranzgefäße (PCTA) erst seit 1990 unter dem keyword „PERCUTANEOUS CORONARY TRANSLUMINAL ANGIOPLASTY" indexiert – wer also nach der Originalarbeit von Grüntzig sucht, muß noch unter den Schlagwörtern „HEART CATHETERIZATION" und „DILATATION" suchen,

– die Bedeutung der neuen Entität erst spät deutlich wird,

– einer schon lange bekannten Entität durch das Auftreten einer neuen Situation plötzlich eine verstärkte Bedeutung zukommt: So wurde z.B. die Entität des Austauschs von benutztem Spritzenbesteck erst 1992 unter dem keyword „NEEDLE SHARING" eingeführt – als potentieller Übertragungsweg für Infektionskrankheiten ist dieses Schlagwort erst im Zuge der AIDS-Problematik für wichtig genug befunden worden, um in die Indexierungssprache aufgenommen zu werden.

Die MeSH-Term-Details liefern die Angaben zum Einführungsjahr des Schlagworts und zu den vorher verwendeten Deskriptoren.

Suchen wir beispielsweise nach dem Deskriptor MEDLINE, so erscheinen folgende Angaben zur „Geschichte" (vgl. dazu auch die entsprechende Ausgabesequenz in der DIMDI-Beispielrecherche, s. Abb. 6-10):

PREVIOUS INDEXING: Information Systems (66–77); National Library of Medicine (U.S.) (66–77); MEDLARS (78–90)

Aus den Jahreszahlangaben (in Klammern) ist zu entnehmen, daß der Deskriptor MEDLINE erst im Jahr 1991 eingeführt wurde. Interessieren wir uns nun auch für die vor 1991 erschienenen Publikationen über MEDLINE, so muß unbedingt zusätzlich unter den angegeben *previous-indexing-keywords* recherchiert werden!

Merke: Schwierig wird eine Recherche immer dann, wenn (z.B. für umfassende Literaturarbeiten oder für Forschungen auf dem Gebiet der Geschichte der Medizin) weit in der Zeit zurückgegangen werden soll und beispielsweise in einer retrospektiven Recherche die ersten Berichte über das Auftreten eines Syndroms ausgegraben werden sollen. Wer sich beispielsweise dafür interessiert, wann und wo die ersten AIDS-Fälle aufgetreten sind, darf natürlich nicht mit dem Schlagwort AIDS suchen, denn dieses Schlagwort wurde erst 1983 eingeführt.

Verwandte Begriffe Gleichfalls sehr von Bedeutung ist der Hinweis auf verwandte Deskriptoren. „Verwandt" sind Deskriptoren, wenn sie beim Indexieren sehr häufig *zusammen* vergeben werden oder wenn sie auf bestimmte Weise inhaltlich miteinander verbunden sind, ohne daß beide Begriffe im Thesaurus in hierarchischer Beziehung zueinander stehen. Beim Mainheading MEDLINE findet sich beispielsweise der Hinweis RELATED TERM(S): National Library of Medicine (U.S.) da die Datenbank MEDLINE bekanntlich ein Produkt der NLM ist. Legt man nun großen Wert auf hohe Ausbeute (auf Kosten der Präzision), so sollten auch die „verwandten" Begriffe durch eine ODERung miteinbezogen werden.

Baumstruktur des MeSH-Deskriptors

Neben den „Details" erscheinen auch Angaben, die sich auf die Stellung des Deskriptors innerhalb der Thesaurus-Hierarchie beziehen. Diese Angaben können durch Eingabe von „T" (Tree) angefordert werden; sie entsprechen denen der gedruckten „MeSH Tree Structures"-Version.

Wie aus der Beschreibung des MeSH von Kapitel 4.1.1 bereits bekannt, kann ein Deskriptor auch an mehreren Stellen im „Baum" auftauchen. So findet sich das Burkitt-Lymphom (s. Abb. 4-4) einmal an dem Ast „undifferenziertes Lymphom" und einmal unter „B-Zell-Lymphom" usw. Es ist daher verständlich, daß SPIRS meist mehrere Teilbäume ausgibt, in denen der Begriff zu finden ist. Diese Bäume sind durchnumeriert.

Es ist zu beachten, daß zunächst nicht die vollen Bäume angezeigt werden, sondern nur die unmittelbar benachbarten Ober- und Unterbegriffe (broader & narrower terms). Jeder dieser Bäume kann aber expandiert werden (einfach Baumnummer eintippen), so daß alle Ober- und Unterbegriffe sichtbar werden. Dies zu tun ist sinnvoll, wenn man alle Unterbegriffe in die Suche miteinbeziehen will („explode"-Funktion oder „down"-Suche genannt), denn es sollte sichergestellt sein, daß auch alle Unterbegriffe „passen".

Explode-Funktion

Diese wird im Thesaurus-Tree-Menü durch „e" („explode term") aufgerufen und bewirkt, daß nicht nur nach dem *einen* MeSH-Deskriptor gesucht wird (single term search), sondern auch nach *allen* Unterbegriffen sowie deren Unterbegriffen und Unterunterbegriffen usw.

Im Thesaurus-Menü können wir uns also nach dem Anzeigen der Tree-Struktur entscheiden, ob eine Explode-Funktion oder eine Einzelbegriffsuche (s.o.) durchgeführt werden soll, indem wir E oder S eingeben.

Die Explode-Funktion kann jedoch auch einfach als sogenanntes „shortcut" direkt vom FIND-Prompt (**F2**) aus aufgerufen werden, indem dem Schlagwort ein „exp" vorangestellt wird. Dem Benutzer muß dann der Thesaurusbegriff mit allen Unterbegriffen bekannt sein, ansonsten kann es unerwünschte Suchergebnisse geben.

FIND: `exp MEDLINE`
    „explodiert" also den Deskriptor MED-LINE.

Subheadings

Nachdem wir uns im Thesaurus-Menü mit S (single-term) oder E (explode) für eine der o.g. Möglichkeiten entschieden haben, blendet SPIRS automatisch ein Fenster mit Subheadings ein, die zu dem gewählten Begriff erlaubt sind (nicht alle Qualifier passen für alle Mainheadings: Der Qualifier „contraindications" oder „adverse effects" würde bei einem Schlagwort wie „MEDLINE" wenig Sinn machen...).

Auch Subheadings können als „shortcut" direkt vom FIND-Prompt aus angegeben werden, zum Beispiel

FIND: `SUBSTANCE-ABUSE / LJ` wobei LJ die Abkürzung für den Qualifier „legislation and jurisprudence" darstellt.

Auch mehrere Subheadings können, getrennt durch Kommata, angehängt werden. Dies entspricht einer logischen ODERung.

FIND: `SUBSTANCE-ABUSE / LJ, TH` findet alle mit SUBSTANCE-ABUSE indexierten und „legislation and jurisprudence" oder „therapy" qualifizierten Artikel.

Nach der Auswahl einer, mehrerer oder aller Subheadings aus diesem Menü führt SPIRS die Suche nach dem MeSH-Deskriptor einschließlich der Qualifier und, falls „explode" gewählt wurde, eventueller Unterbegriffe durch.

Allerdings wird die Suche nach einem MeSH-Deskriptor, auch wenn er aus dem Thesaurus übernommen wurde, nicht automatisch auf das Feld der MeSH-Schlagwörter begrenzt, vielmehr wird im *Volltext* gesucht! Daher sollte die entsprechende Tabellennummer IN MESH (beziehungsweise IN MJME) gesucht werden, z.B. FIND: `#1 IN MESH`

Limit fields

Limit fields sind Felder, die nur eine sehr begrenzte Anzahl von verschiedenen Informationen enthalten; oder umgekehrt ausgedrückt: die Informationen in den „limit fields" sind in sehr vielen Dokumenten gleich, z.B. die Sprache (Feld LA), die Zeitschriften-Codenummer (Feld ISSN) oder das Publikationsjahr (Feld PY). Es ist deshalb nicht sinnvoll, diese Felder direkt zu invertieren. Daher erscheinen deren Inhalte auch nicht im Volltext-Index. Sie können folglich auch nicht mit einer Volltextsuche angesprochen werden (z.B. FIND: *1984*).

Bei SPIRS weisen die „limit fields" die Besonderheit auf, daß sie nicht nur durch das „IN"-Kommando aufgerufen werden können

```
FIND: 1984 IN PY
FIND: ENGLISH IN LA
```

sondern auch durch

```
FIND: PY=1984
FIND: LA=ENGLISH
```

d.h. durch die Feldangabe und Suchbegriff, getrennt durch ein „="-Zeichen, angesprochen werden können. Ferner können bei numerischen Angaben (Jahresangabe!) mathematische Vergleichsoperatoren (>, <, >=, =<) statt dem „="-Zeichen verwendet werden, was insbesondere beim Publikationsjahr sinnvoll ist (Beispiel: s. Memotafel, Abb. 6-5).

Anmerkung zum Feld PY: SPIRS durchsucht immer nur die gerade eingelegte CD-ROM. Wenn, wie im Fall von MEDLINE, nur ein Jahrgang auf der eingelegten CD-ROM ist, kann die Angabe des Publikationsjahrs auch entfallen – man legt dann eben einfach immer nur die CD-ROM des Zeitraums ein, den man haben will. Gibt man dennoch einen Publikationszeitraum ein, so muß der Anwender selbst darauf achten, daß er die passenden CD-ROMs einlegt. Bei der Eingabe von z.B. FIND:PY>1966 muß die CD-ROM mehrmals manuell gewechselt werden (vgl. Kap. 6.2.5). SPIRS macht den Benutzer *nicht* explizit darauf aufmerksam, daß auf der aktuellen CD-ROM nicht alle Jahrgänge seit 1966 vorhanden sind, und fordert den Anwender auch nicht auf, die CD-ROM irgendwann zu wechseln. Daran muß der Anwender selbst den-

ken. Zusammengefaßt sieht der Ablauf bei jahrgangsübergreifenden Recherchen folgendermaßen aus:

1. CD-ROM mit dem „ältesten" Jahrgang einlegen.
2. Suchprofil eingeben, dabei eventuell Publikationszeitraum festlegen, z.B. PY>1966.
3. Gefundene Zitate der aktuell eingelegten CD-ROM ausgeben lassen (s. Kap. 6.2.4).
4. CD-ROM wechseln (s. Kap. 6.2.5). Je nach gewünschtem Publikationszeitraum nächsten oder anderen Jahrgang einlegen – die Reihenfolge bleibt dem Anwender überlassen.
5. Suchprofil wird von SPIRS neu prozessiert.
6. Weiter bei 3.

Abstractindicator

Eine Besonderheit von SPIRS ist der Abstractindicator AI, mit dessen Hilfe der Suchende die Ausgabe auf Dokumente beschränken kann, deren Kurzzusammenfassung in der Datenbank abrufbar ist (in MEDLINE seit 1983 etwa 60%).

```
FIND: AI=AB AND #3
```
überprüft beispielsweise die in Suchkommando Nummer 3 gefundenen Datensätze daraufhin, ob sie einen Abstract enthalten.

6.2.4 Ausgabe der gefundenen Dokumente

Die Hauptarbeit ist getan, das Suchprofil ist erstellt, nun sollen die bibliographischen Daten der gefundenen Publikationen ausgegeben werden. Hier gibt es prinzipiell drei Möglichkeiten:

– Ansehen des Suchergebnisses auf dem Bildschirm
– Ausdruck auf einem Printer
– kopieren der Daten auf eine Diskette (Download)

Bei allen drei Varianten ist zu beachten, daß sich diese Befehle immer *auf das jeweils letzte am FIND-Prompt angegebene Suchkommando beziehen*, also auf das in dem Suchprofil mit der höchsten Tabellennummer ausgestattete Kommando. Soll auf ein älteres Suchkommando zurückgegriffen werden, das weiter „vorne" im Suchprofil steht, so kann durch Angabe dessen Nummer am FIND-Prompt das entsprechende Kommando wieder zum „aktuellen" Suchbefehl gemacht werden, z.B.

```
FIND: #2
```
macht das zweite eingegebene Suchkommando zum für o.g. Befehle aktuellen Suchkommando.

Ausgabe auf dem Bildschirm (SHOW)

Die vom aktuellen Suchkommando gefundenen Dokumente können jederzeit mit **F4** angezeigt werden. Zum „Blättern" der Bildschirmseiten dienen hierbei die „Bild auf-" oder „Bild ab"-Tasten (auf englischen Tastaturen: „PgUp" bzw. „PgDown").

Markieren von Dokumenten Für die weitere Verarbeitung (Drucken/Download) können während des Ansehens auch relevante Dokumente markiert werden („M"). Dies ist allerdings nur bei einer überschaubaren Gesamtanzahl an Dokumenten sinnvoll. Außerdem sollte man sich – wenn die Auswahl durch Markierung notwendig wird – fragen, ob nicht eine Verfeinerung des Suchkommandos indiziert und möglich ist. Als Faustregel kann gelten: Je kürzer die Zeit ist, die für eine Entscheidung „Relevant für mich"/„Nicht-relevant" (markieren/nichtmarkieren) benötigt wird, desto eher kann auch eine Verbesserung des Suchprofils vorgenommen werden. Ertappt man sich also beim Markieren dabei, daß die Artikel zwecks Auswahl nur flüchtig durchgesehen werden und dabei nach bestimmten relevanten Stichwörtern Ausschau gehalten wird, so lassen sich diese Stichwörter ebensogut ins Suchprofil einbauen!

Die Option, relevante Artikel manuell durch Markierung auswählen zu können, sollte nur wirklich diffizilen Fällen vorbehalten bleiben, bei denen die Information quasi „zwischen den Zeilen" des Abstracts steckt.

Drucken (PRINT)

Ist ein Drucker angeschlossen, so können die gefundenen Dokumente komplett zu Papier gebracht werden (**F6** drücken). Dabei ist es möglich, den Ausdruck auf selektierte (mit „M" markierte, s.o.) Zitate zu beschränken.

Download

Download bezeichnet die Möglichkeit, von einem anderen Rechner Daten in seinen eigenen Computer „herunterzuladen". Im Falle der Datenbank-Recherche kann man das Ergebnis der Recherche, d.h. die bibliographischen Angaben einschließlich Abstract „downloaden", also speichern.

Während ein Download bei einer online-Recherche tatsächlich „online" geschehen kann (die Daten werden direkt via Telefonkabel in den eigenen Rechner übertragen), allerdings auch nicht muß (die Daten können auch per Diskette verschickt werden: Offline-Downloading), können wir bei einer Recherche in einer Bibliotheks-CD-ROM-Station die Daten nur *„offline"* übertragen, da de facto keine direkte Verbindung zwischen dem CD-ROM-Rechner und unserem heimischem Computer besteht. Man behilft sich damit, die Daten auf einer Diskette zwischenzuspeichern und später zuhause in den heimischen Computer zu übertragen. Dies geht freilich nur, wenn man zuhause ein kompatibles Modell besitzt.

Zum Download legt der Benutzer eine vorformatierte Diskette in ein Laufwerk ein und ruft anschließend mit **F11** die Download-Option auf. Auf manchen Tastaturen existieren nur zehn Funktionstasten – auf diesen muß zunächst mit **F10** ins Hauptmenü zurückgekehrt und anschließend *„D"* gewählt werden.

Suchprofil mitspeichern Noch ein wichtiger Tip: Es ist sehr ärgerlich, wenn man zahlreiche Dokumente auf Diskette heruntergeladen hat und dann zu Hause nicht mehr nachvollziehen kann, welches Recherche-Profil (welche Suchbegriffe, welche Verknüpfungen etc.) zu dem vorliegenden Ergebnis geführt haben. So wird jegliche nachträgliche Verfeinerung des Suchprofils unmöglich, da man sich in den seltensten Fällen noch nach einiger Zeit an die einzelnen Suchbegriffe erinnern kann. Daher der Tip, das Suchprofil *immer zusammen* mit den heruntergeladenen Zitaten abzuspeichern!

SPIRS bietet dazu eine einfache Option an, die im Fenster „Download-Options" erreichbar ist. Dieses Fenster wird beim Aufruf von „Download" (**F11**) automatisch eingeblendet. Mit „*C*" für „Change Options" können die angezeigten Voreinstellungen geändert werden. Um also das Suchprofil zusammen mit dem Ergebnis abspeichern zu können, muß die Option „Download Searches" auf „Yes" gestellt werden. Der Computer stellt dann das Suchprofil den bibliographischen Angaben voran. Alle Daten werden übrigens (dieser Hinweis nur für Insider) als ASCII-Zeichen-Datei gespeichert und können mit dem DOS-Befehl TYPE angezeigt oder in ein Textverarbeitungsprogramm importiert werden.

History mitspeichern Es gibt noch eine zweite Option, mit dem der Anwender sein Rechercheprofil abspeichern kann. Diese sollte ebenfalls *unbedingt* genutzt werden: Es handelt sich um die History-Funktion (**F10** & **H**); nicht zu verwechseln mit der Angabe der „History" eines MeSH-Begriffs bei der Ausgabe der „term details". Die History-Funktion speichert das Suchprofil in *computerlesbarer* Form – und zwar nur in dieser (d.h. *nicht* als ASCII-Datei)! Der Anwender kann, auch wenn er seine Daten mit der History-Funktion auf Diskette gespeichert hat, diese Daten später nicht mehr lesen. Daher sollte, wie oben gezeigt, unbedingt außerdem ein Download des Suchprofils in „Klartextform" vorgenommen werden. Die computerlesbare Form hat den Vorteil, daß SPIRS das so abgespeicherte Profil bei einer nächsten Sitzung wieder einlesen kann, wenn man z.B. das alte Profil noch etwas verfeinern will. Im Gegensatz dazu müßte man, läge das Suchprofil nur im „Klartext" vor (als ASCII-Datei), bei der nächsten Sitzung alles noch einmal eintippen.

6.2.5 CD-ROM wechseln

Um beispielsweise einen anderen Jahrgang von MEDLINE anschauen zu können, wird es notwendig sein, die CD ein- oder mehrmals zu wechseln. Hierzu muß zunächst **F8** gedrückt werden, dann kann die alte CD entfernt und die neue eingelegt werden. Danach kann das bereits eingegebene Suchprofil neu prozessiert werden, d.h. die bereits eingegebenen Suchbefehle werden neu ausgeführt und alle „passenden" Zitate der neu eingelegten CD-ROM gefunden. In diesem Zusammenhang ein – gerade für CD-ROM-Recherchen – wichtiger Tip:

Das Suchprofil ist sehr selten auf Anhieb optimal. Fast immer stellt sich erst später (zuhause) bei einer genaueren Betrachtung der gefundenen Dokumente heraus, daß der eine oder andere MeSH-Deskriptor in den Schlagwortfeldern auftaucht, an den bei der Recherche nicht gedacht wurde, den man aber zur „Verbreiterung" oder auch Spezifizierung der Suche hätte heranziehen müssen. Legt man also Wert auf Vollständigkeit der Recherche, so wird einem in einem solchen Fall nichts anderes übrigbleiben, diese durch „verspätete laterale Suche" gefundenen Deskriptoren in einer „Nachsitzung" noch in das ursprüngliche Suchprofil einzufügen und das optimierte Suchprofil erneut auf alle Jahrgänge anzuwenden. Eine Recherche über mehrere Jahrgänge von MEDLINE, unter der Verwendung von mehreren Discs, ist aber äußerst zeitaufwendig. Bei einer Recherche über fünf Jahre sind fünf Disc-Wechsel erforderlich – dies dauert einschließlich Suchzeit und Download unter Umständen Stunden! Daher sollte das Suchprofil immer zunächst auf nur ein oder zwei Jahrgänge angewendet werden. Zuhause erfolgt dann eine eingehendere Kontrolle des Rechercheprofils. Erst wenn das Suchprofil optimiert wurde, sollte eine umfassende retrospektive Recherche durchgeführt werden.

6.3 Die Online-Recherche am Beispiel von DIMDI (MEDLINE)

Am Beispiel einer Literaturrecherche soll verdeutlicht werden, wie eine „kommandoorientierte" Online-Datenbankabfrage aussieht – im Gegensatz zu einer mehr menügeführten Recherche, wie sie bei CD-ROM-Recherchen möglich ist. Diese Darstellung soll dem Benutzer auch einen Eindruck vom Schwierigkeitsgrad eines Online-Retrievals vermitteln. Die Einschätzung dessen wird – je nach vorhandenen Vorkenntnissen und Erfahrung mit Computern – sicher individuell verschieden ausfallen.

Im grundsätzlichen Ablauf aber gleicht die Online-Recherche einer menügeführten Abfrage mit einem CD-ROM-System, daher sollte der Leser vor der Lektüre den Abschnitt über die SPIRS-Recherche zumindest „überflogen" haben.

Im Beispiel wird bei DIMDI in der bibliographischen Datenbank MEDLINE mittels der CCL-Sprache *GRIPS* gesucht (häufigste Befehle s. Synopsis). Andere kommandoorientierte Retrieval-Sprachen wie Messenger verwenden zwar eine andere Befehlssyntax, die „Logistik" einer Recherche ist aber dieselbe.

Übersicht

Der gesamte Ein- und Ausgabevorgang sieht etwa folgendermaßen aus (die einzelnen *kursiv* gesetzten Begriffe werden später noch ausführlich erläutert), wobei die unter II. und III. genannten Schritte im Prinzip wie bei einer CD-ROM-Recherche ablaufen:

I Verbindung mit der Datenbank herstellen

1 Kontakt zu DIMDI herstellen

1.1 telefonische Anwahl eines *lokalen Knotenrechners* (*PAD*), der den Zugang zu einem Computerdatennetz (z.B. *Datex-P, WIN*) ermöglicht

1.2 Eingabe der DIMDI-„Adresse" (*NUA*), einer Nummer, die dem PAD mitteilt, daß eine Verbindung zu DIMDI aufgebaut werden soll, vergleichbar einer Telefonnummer

1.3 sich DIMDI vorstellen (*Einloggen*), d.h. Eingabe von *Usercode* und *Paßwort* u.a.

2 Eingabe des Kommandos „BASE ME83" zur Auswahl der Datenbank MEDLINE (Segment 1983 bis heute)

Synopsis: Wichtige CCL/Grips-Befehle

BASE	Auswahl einer Datenbank (BASE ME83)
TAB	Ausgeben des aktuellen Suchprofils
DELETE	Löschen von Tabelleneinträgen (DEL S = 1 TO 4) oder gespeicherten Suchprofilen (DEL SAVE = profilname)
SAVE	Abspeichern der aktuellen Suchtabelle (SAVE profilname)
DISPLAY	Anzeigen einer Liste mit Suchbegriffen; z.B. Volltext-Index (DISPLAY freitext) oder Schlagwort-Index (DISPLAY CT = Schlagwort), sowie zur Ausgabe der Thesaurus-Struktur (DISPLAY CT DOWN Schlagwort) und „Term-Details" eines Schlagworts (DISPLAY CT = Schlagwort ; ALL)
FIND	Suchen nach einem Begriff (FIND freitext, FIND CT = Schlagwort, FIND 1.00 AND 2.03)
SHOW	Ausgabe gefundener Dokumente
DOWNLOAD	wie SHOW, ohne Unterbrechung nach jeder Bildschirmseite
EXTRACT	statistische Auswertung eines Feldinhalts, z.B. zur Ermittlung relevanter Schlagwörter
ORDER	Online Document Ordering (ODO) (Literaturbestellung)

II Eingabe der Suchformulierung

1 Ermittlung geeigneter Schlagwörter mittels direkter Suche im Thesaurus oder durch laterale Suche (*EXTRACT*-Befehl)

2 Eingabe und Verknüpfung dieser Schlagworte und Suche nach entsprechenden Dokumenten (Befehl „FIND ...")

3 Ausgabe einiger gefundener Dokumente und Überprüfung (ggf. Optimierung) des Suchprofils

III Ausgabe des Suchergebnisses

1 Eingabe des Befehls „DOWNLOAD": Der Host sendet die gesamten gefundenen bibliographischen Angaben, die Software auf dem heimischen Computer sorgt dafür, daß diese abgespeichert werden.

2 Eingabe des Befehls „PRINT": Es existiert auch die Möglichkeit, sich die gefundenen bibliographischen Daten „offline" beim Host ausdrucken und zusenden zu lassen. Dies ist beispielsweise sinnvoll, wenn die Menge der herunterzuladenden Dokumente so groß ist, daß zu hohe Übertragungskosten beim Download anfallen würden.

3 Neben der Möglichkeit des offline-Ausdruckens gibt es bei DIMDI auch die Möglichkeit des offline-Downloadings, bei dem die Daten beim Host nicht zu Papier, sondern auf Diskette gebracht werden (der Eingabebefehl zum Speichern auf eine MS-DOS-3,5''-HD-Diskette lautet z.B. DOWNLOAD DEV=DL04).

IV Weiterverarbeitung der Daten

1 Eingabe des Befehls „ORDER": Der Host wird angewiesen, die gefundenen Literaturangaben direkt an eine Bibliothek weiterzuleiten und dort, im Namen und auf Rechnung des dem Host bekannten Benutzers, die Primärliteratur zu bestellen (*Online Document Ordering*). Der Benutzer gibt dazu beispielsweise einfach das Kommando ORDER und einige ergänzende Angaben ein.

2 Oft ist der Benutzer auch an zukünftig zu seinem Spezialgebiet erscheinenden Publikationen interessiert. Dann kann es sinnvoll sein, einen Dauerauftrag (*SDI*) zu dem erarbeiteten Suchprofil einzurichten. Fortan werden dem Benutzer regelmäßig alle Zitate ausgedruckt zugeschickt, die neu in die Datenbank aufgenommen werden und auf die das Suchprofil „paßt".

3 Eine Weiterverarbeitung der gefundenen Informationen sieht normalerweise so aus, daß die gefundenen und heruntergeladenen Daten zuhause in ein „in-house"-*Literaturverwaltungs-Datenbanksystem* aufgenommen werden und dort dem Benutzer zukünftig kostenfrei zur Verfügung stehen (s. Kap. 8).

6.3.1 Verbindungsaufbau zum Host

Zugangsmöglichkeiten zu DIMDI

Es kommen verschiedene Zugriffsmöglichkeiten auf den Host-Rechner in Frage (Abb. 6-7). Während dem Privatanwender vorrangig der Zugriff über eine gewöhnliche Telefonverbindung oder die Netze Datex-P oder Datex-J (Bildschirmtext) offenstehen, wird der universitäre Benutzer meist das Wissenschaftsnetz WIN für die Datenübertragung benutzen. Für Verbindungen über Telefon oder die Datex-Netze müssen die Voraussetzungen zur DFÜ (s. Kap. 1.2.4) erfüllt sein (Modem, Terminalprogramm, Telefon). Über die Kosten einer online-Datenbankrecherche informiert Abbildung 6-8.

Wählanschlüsse Wählanschlüsse (in Abb. 6-7 ganz links, „*Wählport*") sind ganz gewöhnliche Telefonanschlüsse bei DIMDI (Tel. 0221/44 80-43, -48, -61 und -64), bei denen unmittelbar der DIMDI-Computer den Telefonhörer „abnimmt". Technisch gesehen wird also eine ganz normale Telefonverbindung hergestellt, wie sie auch zustande kommt, wenn wir eine herkömmliche Sprechverbindung führen. Dies hat für den Benutzer zwei Nachteile:

– Eine Sprechverbindung ist bekanntlich nicht ganz billig, insbesondere wenn es sich um ein Ferngespräch handelt.

– Der Benutzer kann ein Besetzt-Zeichen vorfinden.

Wesentlich günstiger ist darum der Zugriff über nachfolgend beschriebene Computerdatennetze.

Datex-P Datex-P ist das deutsche sogenannte „paketvermittelte" Datennetz. Die Daten wandern zwar auch hier über Telefonleitungen, anders als bei Sprechverbindungen ist aber – wenn zwei Computer miteinander kommunizieren – keine feste Dauerverbindung zwischen den Teilnehmern notwendig. Vielmehr genügt es, wenn die Daten von einem *lokalen Knotenrechner* (dem *PAD*) zunächst gesammelt, „gebündelt" und mit einer Adresse

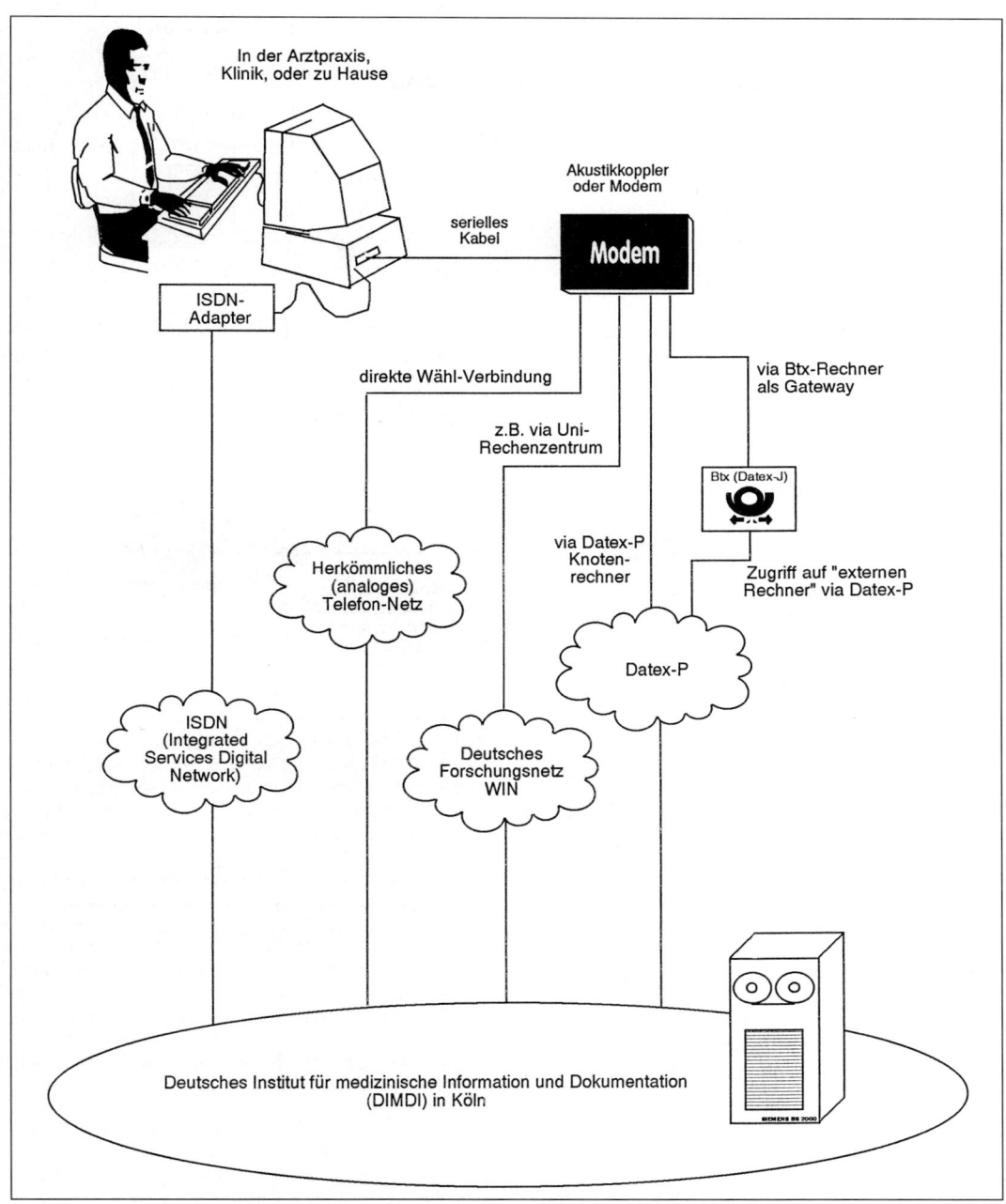

In der Arztpraxis,
Klinik, oder zu Hause

Akustikkoppler
oder Modem

serielles
Kabel

Modem

ISDN-
Adapter

direkte Wähl-Verbindung

via Btx-Rechner
als Gateway

z.B. via Uni-
Rechenzentrum

Btx (Datex-J)

via Datex-P
Knoten-
rechner

Zugriff auf "externen
Rechner" via Datex-P

Herkömmliches
(analoges)
Telefon-Netz

Datex-P

ISDN
(Integrated
Services Digital
Network)

Deutsches
Forschungsnetz
WIN

Deutsches Institut für medizinische Information und Dokumentation
(DIMDI) in Köln

versehen in „Datenpaketen" über schnelle Datenleitungen zum entfernten PAD des Adres-
saten geschickt werden. Dort werden sie wieder „ausgepackt" und dem Empfänger zuge-
stellt. Die Fernverbindung zwischen Absen-
der-PAD und Empfänger-PAD wird also nur

*Abb. 6-7   Zugangsmöglichkeiten zu DIMDI.
Der Anwender kann sich verschiedener „Netze"
bedienen. Jedes dieser Netze hat seine eigenen
Schnittstellen, Protokolle und Kostenstrukturen.
Das bekannteste (aber auch teuerste) Netz ist das
gewöhnliche analoge Fernsprechnetz. Grund-
sätzlich billiger sind die speziellen Computernetze
(DATEX-P, WIN) bzw. Bildschirmtext (DATEX-J).*

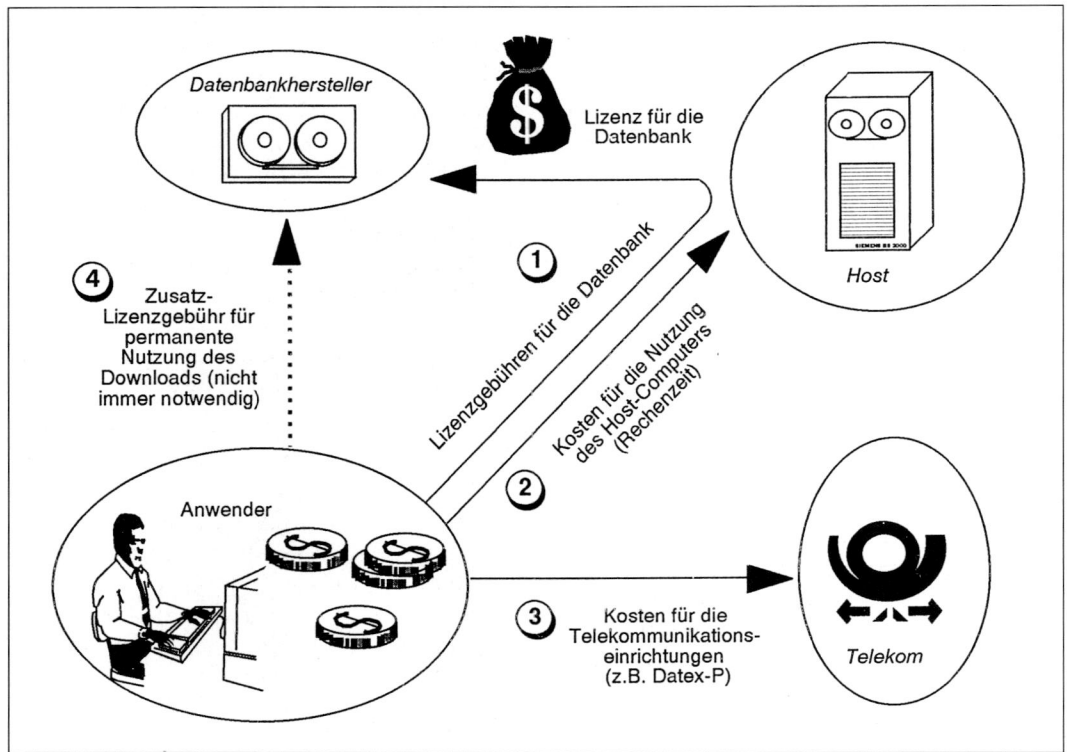

Abb. 6-8   Die Kosten für die Recherche in einer
Online-Datenbank setzen sich normalerweise aus
drei Komponenten zusammen: (1) Den Lizenzgebühren für die Datenbank, (2) den Hostgebühren
und (3) den Kommunikationskosten. Der Host muß
dem Datenbankhersteller (meist jährlich) eine fixe
Lizenzgebühr bezahlen, die ihn berechtigt, die
Datenbank „aufzulegen", d.h. online öffentlich
anzubieten. Diese Kosten gibt er an den Benutzer
weiter (1). Der Anwender zahlt dem Host also einen
Teil der Lizenzgebühren und zusätzlich Gebühren
für die Nutzung der Rechenanlage (2). Die Gesamt-
gebühr hängt letztendlich von der Übertragungszeit
und von der Menge der übertragenen Zeichen
(„Volumen") ab. Eine Recherche in MEDLINE bei
DIMDI kostet zwischen DM 12,– und 20,– pro
Stunde (tageszeitabhängig) plus 40 bis 80 Pfennige
pro ausgegebenem Dokument. Als grobe Faustregel
muß mit etwa DM 1,– pro heruntergeladenes Zitat
gerechnet werden; bei 50 Dokumenten also etwa
DM 50,– DM. Eventuell fallen zusätzlich Kosten für
die Nutzung der Übertragungsleitungen an (Datex-
P, BTX-Gebühr, Telefongebühr). Führt man die
Recherche nicht selbst durch, so entstehen zusätzlich noch Kosten für den Informations-Broker
(nicht dargestellt). Will der Anwender die heruntergeladenen Daten dauerhaft speichern, muß er
bei manchen Datenbanken (z.B. EMBASE)
nochmals eine Lizenzgebühr an den Datenbankhersteller (4) abführen (s. Kap. 8).

für einen kurzen Moment benötigt, was die Sache sehr preiswert macht. Ein weiterer Vorteil
gegenüber Verbindung via Fernsprechnetz ist,
daß eine besetzte Gegenstelle selten vorkommt, da sich hinter jeder „Telefonnummer"
(NUA = Network User Adress) im Datennetz
mehrere Computeranschlüsse (Ports) verbergen und automatisch ein freier Zugang ausge-
sucht wird. Zur Nutzung des Datex-P-Netzes
ist die Beantragung einer NUI (Net User Identification) bei der Telekom notwendig. Sie
dient der Kostenabrechnung. Diese Identifi-
kationsnummer muß vom Datex-P-Teilneh-
mer zu Beginn des Dialogs mit dem PAD eingegeben werden. Eine NUI kostet eine monatliche Grundgebühr (DM 24,60) plus eventuell
anfallende Verbindungskosten. Im einzelnen
läuft die Verbindungsaufnahme zu DIMDI via
Datex-P20F folgendermaßen ab:

1. Anrufen beim nächstliegenden PAD (es
   entstehen die Kosten für ein normales Telefongespräch).

2. Eingabe der NUI mit Paßwort.
3. Als nächstes folgt die Angabe einer NUA (Network User Adress), die dem PAD mitteilt, mit welchem Computer eine Verbindung aufgebaut werden soll (ähnlich einer Telefonnummer, nur mit dem Unterschied, daß es sich um eine Nummer innerhalb des Datennetzes und nicht des Fernsprechnetzes handelt). Die NUA von DIMDI lautet 45221020901.

Schließlich meldet sich DIMDI in derselben Form, als würde die Verbindung über einen direkten Wählanschluß laufen.

Datex-J/Btx Btx (Bildschirmtext), seit kurzem auch Datex-J genannt (das J steht hierbei für „jedermann"), ist der bekannte Computerdienst der Post, der bundesweit unter der Telefonnummer 19300 zum Ortstarif erreichbar ist. In Btx tummelt sich zwischen zahllosen Partnerschafts-, Erotik- und Sexartikelanbietern auch der Host DIMDI (Leitseite *44479#). Hier kann jeder, der eine DIMDI-Benutzungsberechtigung hat (direkt bei DIMDI erhältlich), kostengünstig auf den Datenbankrechner von DIMDI zugreifen. Technisch gesehen fungiert Btx als „Gateway" zum DIMDI-Rechner. Der Benutzer kann vom Btx aus einen sogenannten „externen Rechner" aufrufen (hier der DIMDI-Rechner in Köln). Die Beantragung einer Btx-Teilnehmernummer (monatliche Grundgebühr: DM 8,–) ist bei Zugriff auf DIMDI-Datenbanken via Btx notwendig.

Via Btx kann man – neben den DIMDI-Diensten – auch auf zahlreiche andere Datenbanken zugreifen, die oftmals von Verlagen oder Verbänden angeboten werden. Für den Mediziner interessant sind z.B. die Seiten von Medizinverlagen, Apothekerverbänden etc. Diese Datenbanken sind allerdings meist kostenpflichtig, und im Vergleich zum Internet (s. Kap. 7.3) ist das Btx-Angebot für den Mediziner und Wissenschaftler kaum attraktiv.

WIN WIN ist das deutsche Wissenschaftsnetz, deren Teilnehmer im Verein Deutsches Forschungs Netz (DFN e.V.) zusammengeschlossen sind. Die meisten Universitäten sind Mitglied im DFN. Für den Privatmann (d.h. z.B. den niedergelassenen Arzt) ist WIN nicht ohne weiteres zugänglich. Wer allerdings in einer Universitätsklinik arbeitet oder forscht bzw. studiert oder promoviert, ist berechtigt, WIN zu nutzen. Dadurch stehen ihm auch eine Fülle von weiteren Informationsquellen zur Verfügung, etwa die Internet-Dienste (s. Kap. 7.3).

Gewöhnlich wird der Zugang von Universitätsgebäuden aus erfolgen, bei denen Computer (PCs, Workstations o.ä.) an das lokale oder regionale Computernetz angeschlossen sind. Es besteht meist aber auch die Möglichkeit, sich von zuhause aus mittels Modem in das Datennetz einzuwählen. Wie der jeweils im Einzelfall günstigste Zugang zu WIN aussieht, erfährt man z.B. im örtlichen Uni-Rechenzentrum.

Geplant für die nähere Zukunft ist auch ein DIMDI-Zugriff über *ISDN*.

Einloggen (Login)

Nachdem die Verbindung zu DIMDI über einen der geschilderten Netzzugänge aufgebaut worden ist, meldet sich der Hostrechner mit einer Aufforderung, den *Usercode* einzugeben. Ein solcher Code (z.B. „7TW9QWER") wird jedem Anwender, der mit DIMDI einen Nutzungsvertrag abgeschlossen hat, zugeteilt. Der Usercode bleibt immer der gleiche, er weist den Anrufer als berechtigten Nutzer aus. Über ihn läuft auch die Abrechnung der Recherchekosten. Als Schutz vor Mißbrauch des Usercodes (d.h. Einloggen unter fremdem „Namen" und somit auf fremde Rechnung) muß nach Eingabe des Benutzercodes noch ein „Losungswort" (*Paßwort*, password) eingegeben werden, das nur der rechtmäßige Anwender definieren darf und somit als einziger kennt (ein hübsches Paßwort wäre beispielsweise „NAEVUS").

Usercode mit Paßwort werden im Computerjargon auch als „*account*" bezeichnet. Einen „account haben" bedeutet, Zugang zum externen Computersystem zu haben. Der Begriff

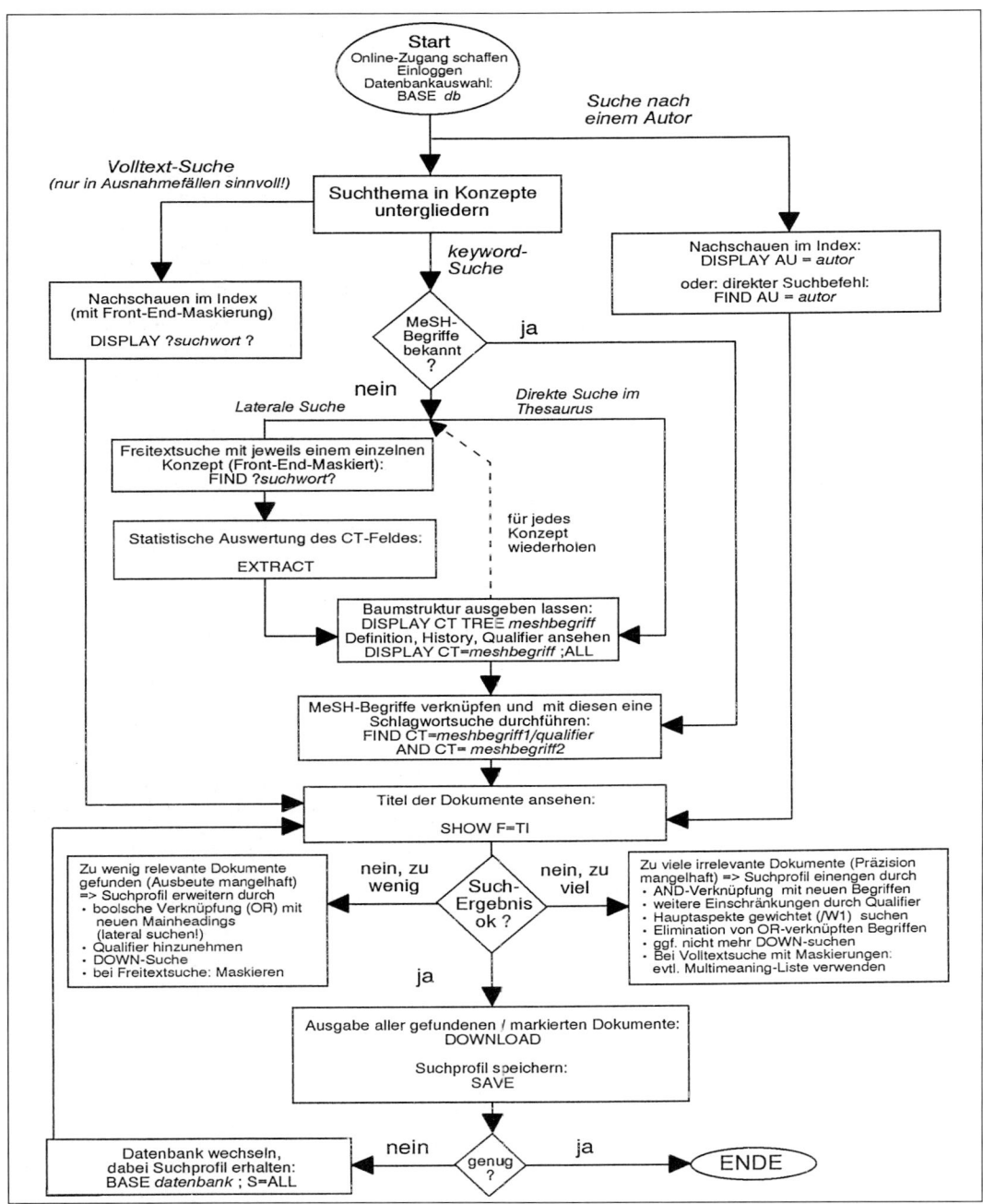

Abb. 6-9   Ablauf einer Online-Recherche mit GRIPS. Eine Online-Recherche läuft prinzipiell nicht anders ab als eine CD-ROM-Recherche (vgl. Abb. 6-6). Eine laterale Suche wird hier durch den GRIPS-Befehl „EXTRACT" erleichtert, der das CT-Feld der „provisorisch" mittels Freitextsuche gefundenen Dokumente statistisch auswertet und so die am besten passenden CT-Begriffe des kontrollierten Vokabulars liefert.

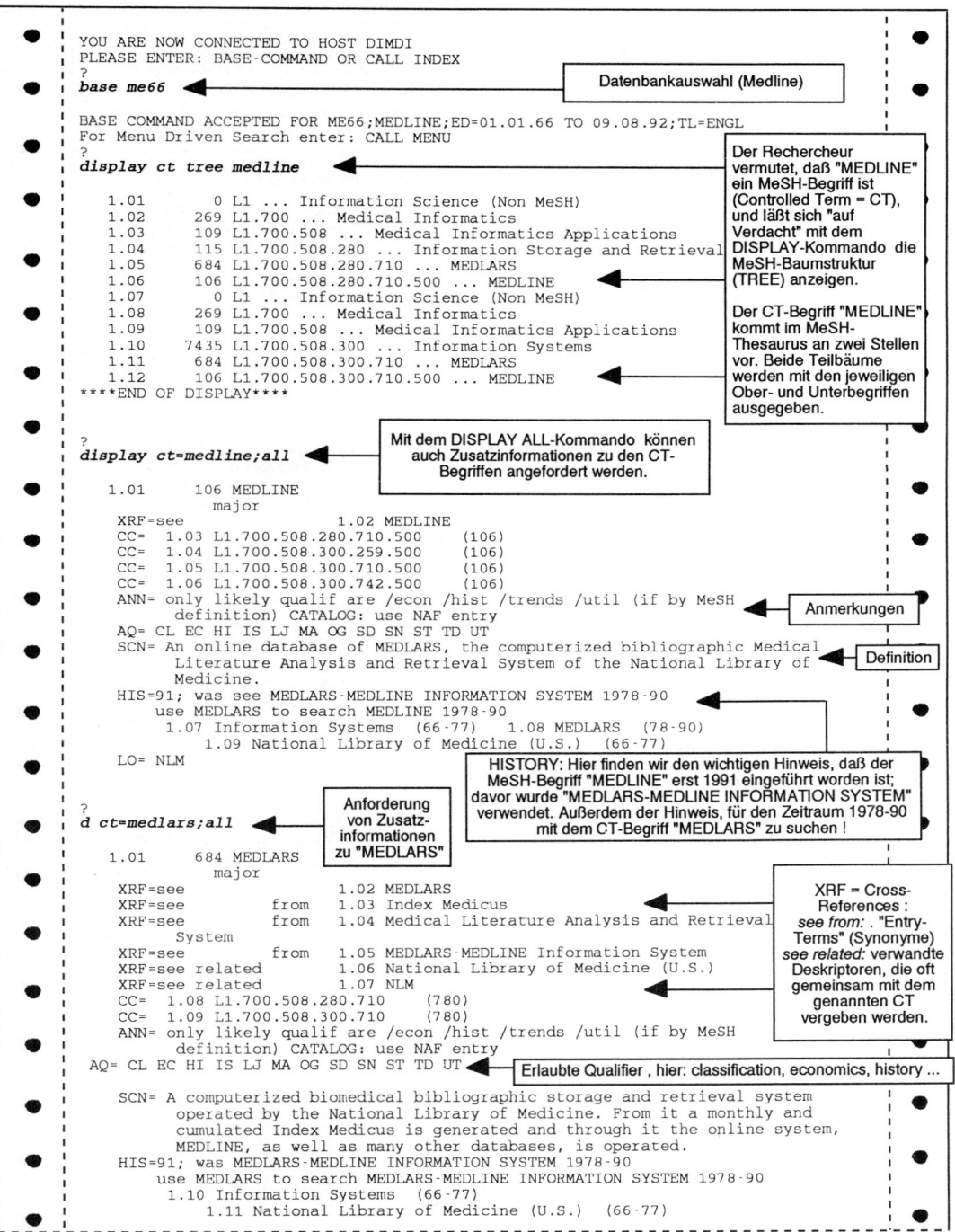

Abb. 6-10a–e   Beispielrecherche bei DIMDI: Inwiefern beeinflussen MEDLINE und andere Literatur-datenbanken die medizinische Ausbildung? Zunächst wird die Fragestellung in Konzepte zerlegt: MEDLINE und „medizinische Ausbildung". a) Zunächst wird das Konzept MEDLINE direkt im Thesaurus gesucht: Den MeSH-Begriff „MEDLINE" gibt es erst seit 1991. (1978 bis 1990: MEDLARS, vor 1978: „Information Systems" und „National Library of Medicine"). Übrigens: Der Befehl DISPLAY kann auch als „D" abgekürzt werden (s.u. im Protokoll).

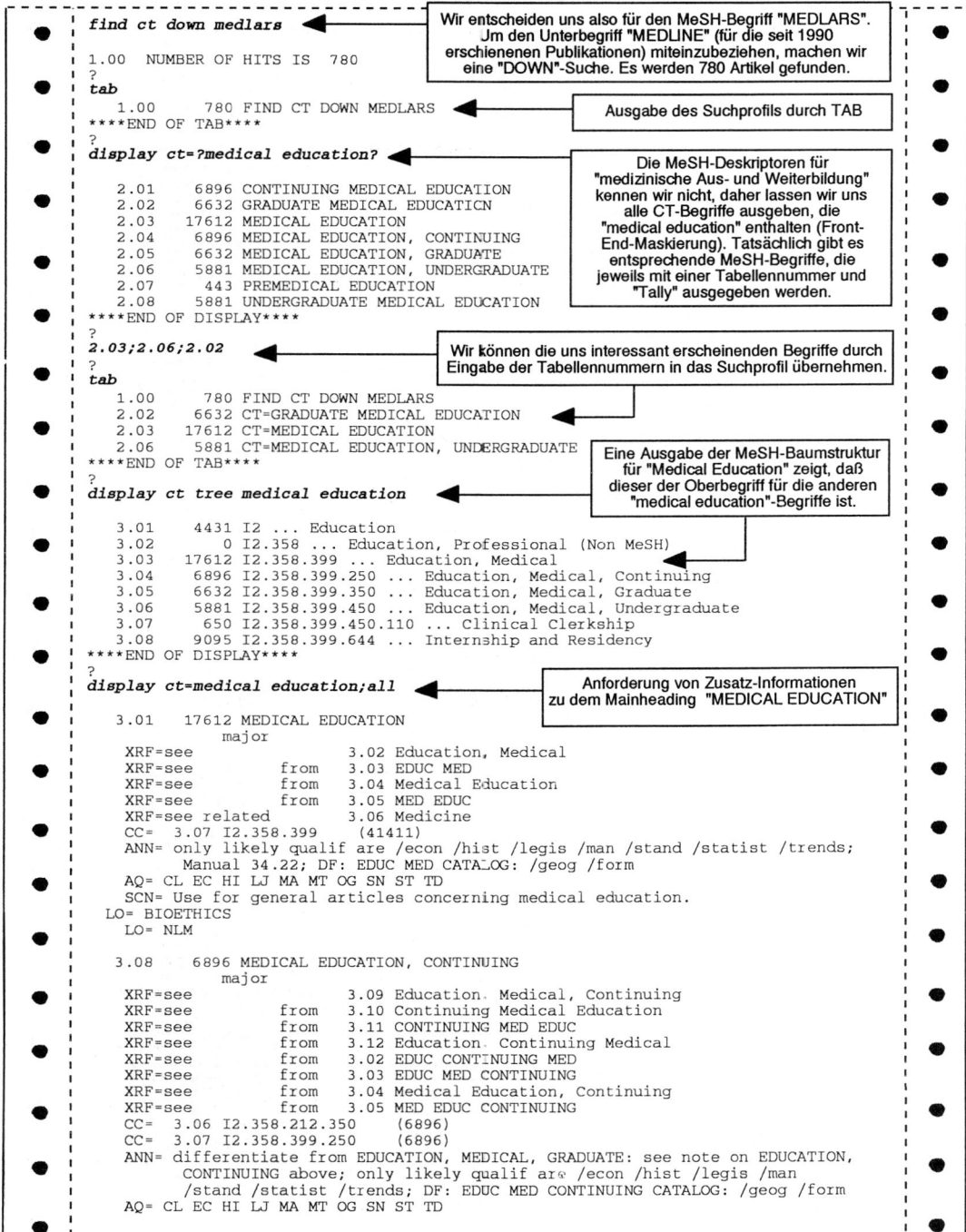

```
find ct down medlars          ◄──    Wir entscheiden uns also für den MeSH-Begriff "MEDLARS".
                                      Um den Unterbegriff "MEDLINE" (für die seit 1990
1.00   NUMBER OF HITS IS   780        erscheinenen Publikationen) miteinzubeziehen, machen wir
?                                     eine "DOWN"-Suche. Es werden 780 Artikel gefunden.
tab
    1.00       780 FIND CT DOWN MEDLARS    ◄──    Ausgabe des Suchprofils durch TAB
****END OF TAB****
?
display ct=?medical education?  ◄──
                                            Die MeSH-Deskriptoren für
    2.01    6896 CONTINUING MEDICAL EDUCATION      "medizinische Aus- und Weiterbildung"
    2.02    6632 GRADUATE MEDICAL EDUCATION        kennen wir nicht, daher lassen wir uns
    2.03   17612 MEDICAL EDUCATION                 alle CT-Begriffe ausgeben, die
    2.04    6896 MEDICAL EDUCATION, CONTINUING     "medical education" enthalten (Front-
    2.05    6632 MEDICAL EDUCATION, GRADUATE       End-Maskierung). Tatsächlich gibt es
    2.06    5881 MEDICAL EDUCATION, UNDERGRADUATE  entsprechende MeSH-Begriffe, die
    2.07     443 PREMEDICAL EDUCATION             jeweils mit einer Tabellennummer und
    2.08    5881 UNDERGRADUATE MEDICAL EDUCATION  "Tally" ausgegeben werden.
****END OF DISPLAY****
?
2.03;2.06;2.02              ◄──   Wir können die uns interessant erscheinenden Begriffe durch
?                                 Eingabe der Tabellennummern in das Suchprofil übernehmen.
tab
    1.00       780 FIND CT DOWN MEDLARS
    2.02    6632 CT=GRADUATE MEDICAL EDUCATION
    2.03   17612 CT=MEDICAL EDUCATION
    2.06    5881 CT=MEDICAL EDUCATION, UNDERGRADUATE    Eine Ausgabe der MeSH-Baumstruktur
****END OF TAB****                                     für "Medical Education" zeigt, daß
?                                                       dieser der Oberbegriff für die anderen
display ct tree medical education  ◄──                 "medical education"-Begriffe ist.

    3.01    4431 I2 ... Education
    3.02       0 I2.358 ... Education, Professional (Non MeSH)
    3.03   17612 I2.358.399 ... Education, Medical
    3.04    6896 I2.358.399.250 ... Education, Medical, Continuing
    3.05    6632 I2.358.399.350 ... Education, Medical, Graduate
    3.06    5881 I2.358.399.450 ... Education, Medical, Undergraduate
    3.07     650 I2.358.399.450.110 ... Clinical Clerkship
    3.08    9095 I2.358.399.644 ... Internship and Residency
****END OF DISPLAY****
?                                       Anforderung von Zusatz-Informationen
display ct=medical education;all  ◄──   zu dem Mainheading "MEDICAL EDUCATION"

    3.01   17612 MEDICAL EDUCATION
              major
    XRF=see                   3.02 Education, Medical
    XRF=see         from      3.03 EDUC MED
    XRF=see         from      3.04 Medical Education
    XRF=see         from      3.05 MED EDUC
    XRF=see related           3.06 Medicine
    CC=  3.07 I2.358.399    (41411)
    ANN= only likely qualif are /econ /hist /legis /man /stand /statist /trends;
         Manual 34.22; DF: EDUC MED CATALOG: /geog /form
    AQ= CL EC HI LJ MA MT OG SN ST TD
    SCN= Use for general articles concerning medical education.
    LO= BIOETHICS
    LO= NLM

    3.08    6896 MEDICAL EDUCATION, CONTINUING
              major
    XRF=see                   3.09 Education. Medical, Continuing
    XRF=see         from      3.10 Continuing Medical Education
    XRF=see         from      3.11 CONTINUING MED EDUC
    XRF=see         from      3.12 Education. Continuing Medical
    XRF=see         from      3.02 EDUC CONTINUING MED
    XRF=see         from      3.03 EDUC MED CONTINUING
    XRF=see         from      3.04 Medical Education, Continuing
    XRF=see         from      3.05 MED EDUC CONTINUING
    CC=  3.06 I2.358.212.350    (6896)
    CC=  3.07 I2.358.399.250    (6896)
    ANN= differentiate from EDUCATION, MEDICAL, GRADUATE: see note on EDUCATION,
         CONTINUING above; only likely qualif are /econ /hist /legis /man
         /stand /statist /trends; DF: EDUC MED CONTINUING CATALOG: /geog /form
    AQ= CL EC HI LJ MA MT OG SN ST TD
```

Abb. 6-10b Die Suche nach MEDLARS ergibt 780 Fundstellen. Nun wird das MeSH-keyword für das zweite Konzept, medizinische Ausbildung, gesucht. Die „History" und die Definitionen der gefundenen Schlagwörter werden angezeigt.

```
SCN= Educational programs designed to inform physicians of recent advances
         in their field.
    HIS=66; EDUCATION, MEDICAL, POSTGRADUATE was see under EDUCATION, MEDICAL,
         CONTINUING & EDUCATION, MEDICAL, GRADUATE 1966-74, was heading
         1963-65
         use EDUCATION, MEDICAL, CONTINUING & EDUCATION, MEDICAL, GRADUATE to
         search EDUCATION, MEDICAL, POSTGRADUATE 1966-74
    LO= NLM

 3.02    6632 MEDICAL EDUCATION, GRADUATE
              major
    XRF=see            3.03 Education, Medical, Graduate
    XRF=see     from   3.04 Education, Graduate Medical
    XRF=see     from   3.05 EDUC GRAD MED
    XRF=see     from   3.06 EDUC MED GRAD
    XRF=see     from   3.07 Graduate Medical Education
    XRF=see     from   3.08 GRAD MED EDUC
    XRF=see     from   3.09 Medical Education, Graduate
    XRF=see     from   3.10 MED EDUC GRAD
    CC=  3.11 I2.358.337.350   (6632)
    CC=  3.12 I2.358.399.350   (6632)
    ANN= differentiate from EDUCATION, MEDICAL, CONTINUING: see note on
         EDUCATION, CONTINUING above; only likely qualif are /econ /hist /legis
         /man /stand /statist /trends; Manual 34.22; DF: EDUC MED GRAD CATALOG:
         /geog /form
    AQ= CL EC HI LJ MA MT OG SN ST TD
    SCN= Educational programs for medical graduates entering a specialty. They
         include formal specialty training as well as academic work in the
         clinical and basic medical sciences, and may lead to board
         certification or an advanced medical degree.
    HIS=66; EDUCATION, MEDICAL, POSTGRADUATE was see under EDUCATION, MEDICAL,
         CONTINUING & EDUCATION, MEDICAL, GRADUATE 1966-74; was heading
         1963-65
         use EDUCATION, MEDICAL, GRADUATE & EDUCATION, MEDICAL, CONTINUING to
         search EDUCATION, MEDICAL, POSTGRADUATE 1966-74
    LO= NLM

 3.02    5881 MEDICAL EDUCATION, UNDERGRADUATE
              major
    XRF=see            3.03 Education, Medical, Undergraduate
    XRF=see     from   3.04 Education, Undergraduate Medical
    XRF=see     from   3.02 EDUC MED UNDERGRAD
    XRF=see     from   3.03 EDUC UNDERGRAD MED
    XRF=see     from   3.04 Medical Education, Undergraduate
    XRF=see     from   3.05 MED EDUC UNDERGRAD
    XRF=see     from   3.06 Undergraduate Medical Education
    XRF=see     from   3.07 UNDERGRAD MED EDUC
    CC=  3.08 I2.358.399.450   (6112)
    ANN= only likely qualif are /econ /hist /legis /man /stand /statist /trends;
         DF: EDUC MED UNDERGRAD CATALOG: /geog /form
    AQ= CL EC HI LJ MA MT OG SN ST TD
    SCN= The period of medical education in a medical school. In the United
         States it follows the baccalaureate degree and precedes the granting
         of the M.D.
    HIS=73(71)
         3.09 Education, Medical   (66-70)
    LO= NLM
?
find ct down med educ
3.00  NUMBER OF HITS IS   41411
?
find 3 and 1
4.00  NUMBER OF HITS IS   50
?
find 2.06 and 1
5.00  NUMBER OF HITS IS   5
?
show f=ti
5.00/000001 DIMDI: -MEDLINE /COPYRIGHT NLM
TI: Occupational health history: an often neglected part of medical education.
5.00/000002
TI: New thoughts about medical students as effective searchers of MEDLINE.
```

> Den Rechercheur interessieren zunächst alle Phasen der medizinischen Ausbildung ("undergraduate, graduate, continuing,..."), daher führt er eine "down"-Suche durch. Verknüpft mit dem ersten Konzept (MEDLARS/MEDLINE) finden sich 50 Publikationen. Dies sind zu viele, ...

> ... daher probeweise eine Beschränkung auf "undergraduate medical education" (Tabellennummer 2.06, siehe Suchprofil auf der vorigen Seite). Nach Verknüpfung mit dem MEDLARS/MEDLINE-Konzept finden sich fünf Publikationen.

> Mit diesem SHOW-Kommando kann man sich die Titel der gefundenen Artikel anzeigen lassen.

Abb. 6-10c Werden alle Schlagwörter, die etwas mit „medical education" zu tun haben, mit dem MEDLINE-Konzept durch ein Boolsches AND verbunden, so ergeben sich 50 Fundstellen. Der Rechercheur grenzt nun die Suche ein, indem er das Schlagwort „undergraduate medical education" mit dem MEDLINE-Konzept verbindet. Von den fünf gefundenen Dokumenten werden die Titel angesehen.

```
5.00/000003
TI: Computer-assisted instruction in cancer for third-year medical students
      using the Physician Data Query (PDQ) system.
5.00/000004
TI: Teaching human genetics in biochemistry by computer literature searching.
5.00/000005
TI: Teaching medical students to do bibliographic searching.
***END OF SHOW***
?
find 5 and st=?/ab
***STRINGSEARCH***
6.00   NUMBER OF HITS IS   3
?
show f=ti
6.00/000001 DIMDI: -MEDLINE /COPYRIGHT NLM
TI: Occupational health history: an often neglected part of medical education.
6.00/000002
TI: Computer-assisted instruction in cancer for third-year medical students
      using the Physician Data Query (PDQ) system.
6.00/000003
TI: Teaching human genetics in biochemistry by computer literature searching.
***END OF SHOW***
?
dl r=3
PRODUCERS' DOWNLOAD RULES HAVE TO BE OBEYED! DETAILS: BASE ZC00
***   START OF DLOAD   ***
6.00/000003 DIMDI: -MEDLINE /COPYRIGHT NLM
ND: 89190679
AU: Proud VK;  Schmidt FJ;  Johnson ED;  Mitchell JA
TI: Teaching human genetics in biochemistry by computer literature searching.
SO: Am J Hum Genet, 44 (4) 597-604  /1989 Apr/ IMD=8907
LA: English
CY: UNITED STATES
JC: 3IM    SS: 0002-9297
CS: Department of Child Health, University of Missouri Hospital, Columbia
      65212.
CT: EDUCATION, MEDICAL, UNDERGRADUATE/*   GENETICS, MEDICAL/*education
      BIOCHEMISTRY/education   COMPUTERS   MEDLARS   QUESTIONNAIRES
      SOFTWARE   SUPPORT, NON-U.S. GOV'T   UNITED STATES
AB: We describe a new user-intense-learning experience that incorporates the
      teaching of clinical and research applications of human genetics in
      biochemistry while training first-year medical students to develop skills in
      computer access to the literature. Human genetics was incorporated into the
      biochemistry curriculum by providing each student with experience in on-line
      literature searching in MEDLINE, using Grateful Med, in order to write an
      abstract about a specific inherited biochemical disorder. We stressed the
      need for the students to obtain current information in order to understand
      and interpret the rapidly changing field of human genetics. We taught the
      students that the most efficient method of obtaining such information was by
      searching the medical literature via computer.
***   END OF DLOAD   ***
?
tab
   1.00      780 FIND CT DOWN MEDLARS
   2.02     6632 CT=GRADUATE MEDICAL EDUCATION
   2.03    17612 CT=MEDICAL EDUCATION
   2.06     5881 CT=MEDICAL EDUCATION, UNDERGRADUATE
   3.00    41411 FIND CT DOWN MED EDUC
   4.00       50 FIND 3 AND 1
   5.00        5 FIND 2.06 AND 1
   6.00        3 FIND 5 AND ST=?/AB
****END OF TAB****
?
find 1/w1
7.00   NUMBER OF HITS IS   339
?
find 3/w1
8.00   NUMBER OF HITS IS   28871
?
find 1 and 3
9.00   NUMBER OF HITS IS   50
?
find 7 and 8
10.00   NUMBER OF HITS IS   10
```

> Den Searcher interessieren ausschließlich Artikel, deren Abstracts in der Datenbank abrufbar sind. Daher führt er eine Zeichenkettensuche nach "irgendeinem" Zeichen im Feld AB durch, indem er den Joker "?" verwendet. Von den 5 Publikationen bleiben noch 3 übrig....

> ... deren Titel wieder mit dem SHOW-Kommando angezeigt werden können.

> Der Rechercheur möchte nur den letzten "record" (Nummer 3) sehen. Er verwendet den DOWNLOAD-Befehl (Abk. DL).

> Jetzt entscheidet sich der Searcher, die Suche auf MEDLARS/MEDLINE-Benutzung in *allen* Stadien der medizinischen Ausbildung auszudehnen (bisher wurde das MEDLARS/MEDLINE- Konzept nur mit "undergraduate medical education" verknüpft). Dazu greift er auf die bereits in den Tabellennummern 1 und 3 durchgeführten "DOWN"-Suchen zurück, wobei die Konzepte jetzt "gewichtet" werden (/W1).

> Dies reduziert die Anzahl der Publikationen von ursprünglich 50 (ungewichtet) auf überschaubare zehn Artikel.

Abb. 6-10d und ein Datensatz komplett ausgegeben. Der Rechercheur sucht nun in einem zweiten Ansatz nochmals nach den Konzepten MEDLINE und „medical education" und gewichtet nun die Schlagwörter (major mainheadings).

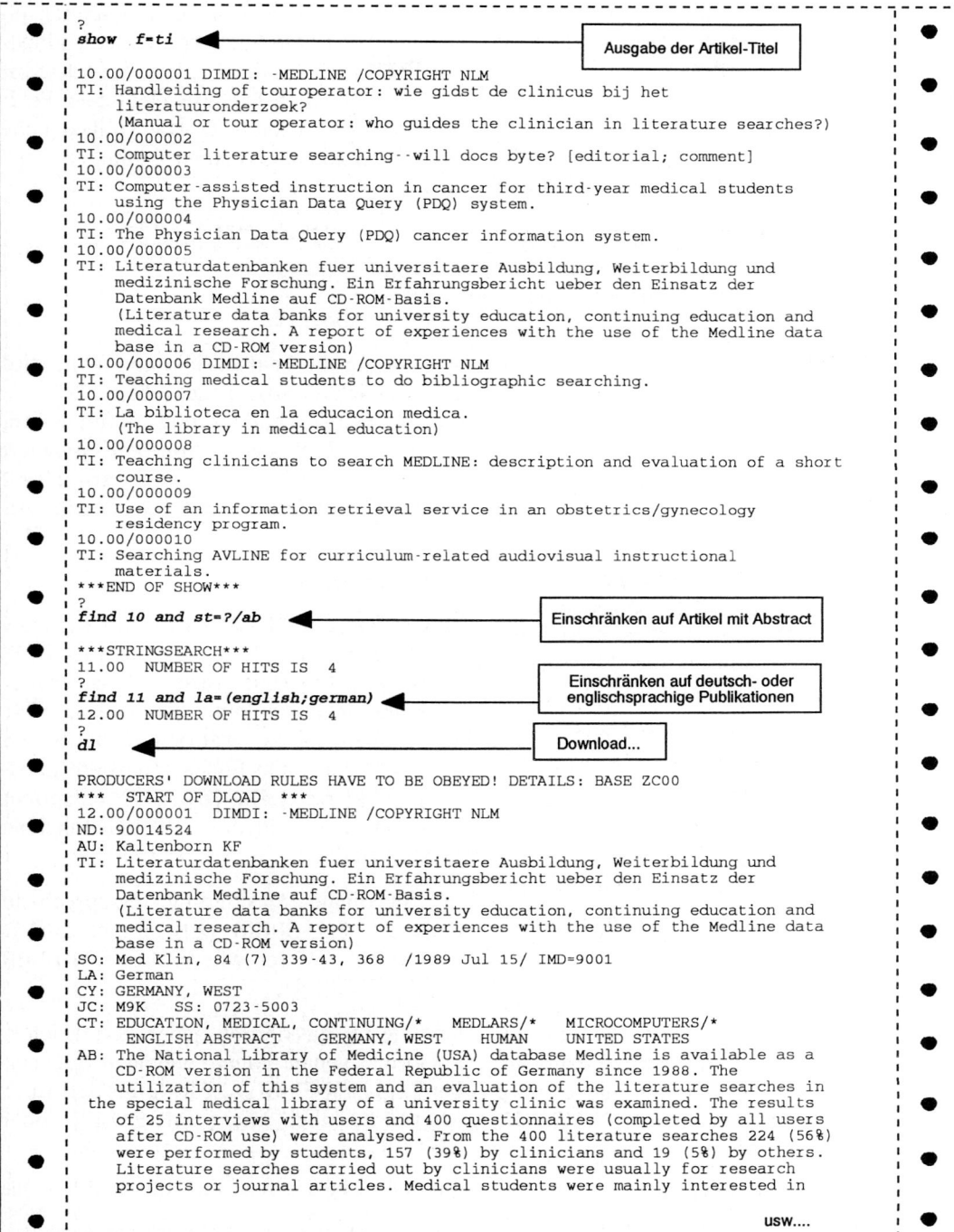

```
?
show f=ti  ◄────────────────────────[ Ausgabe der Artikel-Titel ]

10.00/000001 DIMDI: -MEDLINE /COPYRIGHT NLM
TI: Handleiding of touroperator: wie gidst de clinicus bij het
    literatuuronderzoek?
    (Manual or tour operator: who guides the clinician in literature searches?)
10.00/000002
TI: Computer literature searching--will docs byte? [editorial; comment]
10.00/000003
TI: Computer-assisted instruction in cancer for third-year medical students
    using the Physician Data Query (PDQ) system.
10.00/000004
TI: The Physician Data Query (PDQ) cancer information system.
10.00/000005
TI: Literaturdatenbanken fuer universitaere Ausbildung, Weiterbildung und
    medizinische Forschung. Ein Erfahrungsbericht ueber den Einsatz der
    Datenbank Medline auf CD-ROM-Basis.
    (Literature data banks for university education, continuing education and
    medical research. A report of experiences with the use of the Medline data
    base in a CD-ROM version)
10.00/000006 DIMDI: -MEDLINE /COPYRIGHT NLM
TI: Teaching medical students to do bibliographic searching.
10.00/000007
TI: La biblioteca en la educacion medica.
    (The library in medical education)
10.00/000008
TI: Teaching clinicians to search MEDLINE: description and evaluation of a short
    course.
10.00/000009
TI: Use of an information retrieval service in an obstetrics/gynecology
    residency program.
10.00/000010
TI: Searching AVLINE for curriculum-related audiovisual instructional
    materials.
***END OF SHOW***
?
find 10 and st=?/ab  ◄────────────[ Einschränken auf Artikel mit Abstract ]

***STRINGSEARCH***
11.00  NUMBER OF HITS IS  4
?
find 11 and la=(english;german)  ◄──[ Einschränken auf deutsch- oder
12.00  NUMBER OF HITS IS  4          englischsprachige Publikationen ]
?
dl  ◄──────────────────────────────[ Download... ]

PRODUCERS' DOWNLOAD RULES HAVE TO BE OBEYED! DETAILS: BASE ZC00
***  START OF DLOAD  ***
12.00/000001  DIMDI: -MEDLINE /COPYRIGHT NLM
ND: 90014524
AU: Kaltenborn KF
TI: Literaturdatenbanken fuer universitaere Ausbildung, Weiterbildung und
    medizinische Forschung. Ein Erfahrungsbericht ueber den Einsatz der
    Datenbank Medline auf CD-ROM-Basis.
    (Literature data banks for university education, continuing education and
    medical research. A report of experiences with the use of the Medline data
    base in a CD-ROM version)
SO: Med Klin, 84 (7) 339-43, 368  /1989 Jul 15/ IMD=9001
LA: German
CY: GERMANY, WEST
JC: M9K    SS: 0723-5003
CT: EDUCATION, MEDICAL, CONTINUING/*   MEDLARS/*   MICROCOMPUTERS/*
    ENGLISH ABSTRACT   GERMANY, WEST   HUMAN   UNITED STATES
AB: The National Library of Medicine (USA) database Medline is available as a
    CD-ROM version in the Federal Republic of Germany since 1988. The
    utilization of this system and an evaluation of the literature searches in
    the special medical library of a university clinic was examined. The results
    of 25 interviews with users and 400 questionnaires (completed by all users
    after CD-ROM use) were analysed. From the 400 literature searches 224 (56%)
    were performed by students, 157 (39%) by clinicians and 19 (5%) by others.
    Literature searches carried out by clinicians were usually for research
    projects or journal articles. Medical students were mainly interested in
                                                                    usw....
```

Abb. 6-10e Von den zehn gefundenen Dokumenten werden die Titel angezeigt. Dann werden diejenigen selektiert, die mit Abstract gespeichert sind und auf englisch oder deutsch publiziert sind. Dann beginnt das „Herunterladen" der Zitate.

ist daher gleichbedeutend mit der Tatsache, in Besitz eines gültigen Usercodes samt Paßwort zu sein.

Der „Schnupper"-Zugang

Wer bei DIMDI nur einmal „reinschnuppern" möchte oder sein Terminalprogramm testen will, der kann als Benutzercode auch einfach „+DIMDI" eingeben (kein Paßwort erforderlich). Dies ist ein *kostenfreier Zugang*, bei dem der Benutzer Zugriff zu Informationsdateien des DIMDI hat (INFO INFO eingeben!). Die Abfrage von Datenbanken (die ja kostenpflichtig sind) ist mit diesem Account selbstverständlich nicht möglich.

6.3.2 Die Recherche mit GRIPS

(vgl. auch: „Synopsis GRIPS-Befehle", Abb. 6-9 und 6-10)
Wir wollen hier einige Aspekte der Online-Recherche mit GRIPS bzw. einer anderen CCL-Sprache herausstellen. Wegen des beträchtlichen Umfangs dieser Sprachen ist eine umfassende Darstellung wie bei SPIRS in diesem Rahmen nicht möglich.

Ermittlung geeigneter Schlagwörter mittels Thesaurus oder durch laterale Suche (EXTRACT-Befehl)

Wie bei der CD-ROM-Recherche ist auch online die keyword-Suche der Volltextsuche immer vorzuziehen. Im Normalfall sind die keywords dem Rechercheur nicht bekannt. Wie bei SPIRS werden daher auch hier zunächst die passenden MeSH-Begriffe ermittelt, wobei man diese „lateral" aus dem keyword-Feld anderer relevanter Dokumente übernehmen kann oder „direkt" aus dem Thesaurus ermittelt. Eine „laterale Suche" wird bei GRIPS durch die sogenannte *EXTRACT-Funktion* sehr erleichtert.

Laterale Suche mit EXTRACT Bei einer lateralen Suche mit dem CCL/GRIPS-Befehl EXTRACT wird ebenso wie bei SPIRS zunächst eine *Volltextsuche* mit dem Suchbegriff durchgeführt.
Der Suchbefehl bei CCL-Sprachen lautet

FIND, gefolgt von dem Feldbezeichner, einem „=" und dem Suchbegriff. Bei Volltextsuche (= Suche in den Feldern des Basic Index, also Abstract, Titel usw.) lautet der Feldbezeichner FT (free text). Die Volltextsuche kann also folgendermaßen formuliert werden:

```
FIND FT= suchbegriff
```

oder auch einfach

```
FIND suchbegriff
```

denn wenn die Feldbezeichnung fehlt, wird automatisch im Volltext gesucht.
Um die „Schrotschußwirkung" zu verbessern, kann der Suchbegriff *front-end-maskiert* werden. Dadurch werden auch Artikel mit Wörtern gefunden, die den Suchbegriff *enthalten*:

```
FIND ?suchbegriff ?
```

Der Joker „?" bei GRIPS entspricht dabei *nicht* dem Joker „?" bei SPIRS: In GRIPS steht das „?" für eine „variable Maskierung" (d.h. das Zeichen kann für beliebig viele Buchstaben stehen), während er bei SPIRS für höchstens einen Buchstaben steht (maximale Markierung). Das GRIPS-„?" entspricht also in etwa dem SPIRS-„*". Weitere Joker bei DIMDI sind:

„#" maximale Maskierung, entsprechend dem „?" bei SPIRS (z.B. findet „FIND M##LLER" Wörter wie MLLER, MILLER oder MUELLER)

„%" feste Maskierung, jedes Jokerzeichen entspricht genau einem beliebigen Buchstaben (z.B. „FIND M%LLER" findet MILLER, MULLER, aber nicht MUELLER oder MLLER)

Eine weitere Besonderheit der GRIPS-Sprache ist die „Multimeaning-Liste", die zur Eingrenzung der Möglichkeiten bei maskierten Begriffen dienen kann: Verwendet man statt dem Befehl FIND den Befehl FSEL (FIND SELECT) mit einem maskierten Begriff (z.B. FSEL SYSTEM?), so bekommt man eine Liste der mit dieser Maskierung erfaßten Begriffe (SYSTEM, SYSTEMANALYSE, SYSTEMATIC, SYSTEME ...).

Aus dieser Liste kann der Anwender nun die Wörter herauspicken, die er in die Suche miteinbeziehen will.

Bei der Volltextsuche mit PC-SPIRS zum Zwecke der „lateralen Suche" mußten wir uns an dieser Stelle die MeSH-Begriffe der gefundenen Dokumente ansehen und die für unsere Zwecke potentiell relevanten keywords notieren (in der Windows-Version bequemer, s. Kap. 6.2.1). Diesen Prozeß können wir bei DIMDI vereinfachen, indem wir die in der Volltextsuche gefundenen Publikationen im Hinblick auf die dort verwendeten Schlagwörter statistisch auswerten. Das heißt: Die relative Häufigkeit des Auftretens eines Schlagworts innerhalb der gefundenen Publikationen in Relation zur Gesamthäufigkeit des *keywords* in der Datenbank wird ermittelt. Je größer dieser *Relevanzindexwert*, d.h. je häufiger ein MeSH-Begriff im Testkollektiv auftaucht, bei gleichzeitiger „Seltenheit" in der Gesamtdatenbank, desto eher steht er in Beziehung mit unserem Volltextsuchbegriff und desto eher stellt es ein gutes Schlagwort für unser Suchkonzept dar.

Die statistische Auswertung der CT-Felder, die die Schlagwörter enthalten, wird durch einfache Eingabe von *EXTRACT* aufgerufen. Als Ergebnis wird eine Liste von MeSH-Schlagwörtern ausgegeben, die geordnet ist nach potentieller Relevanz. Aus dieser Liste müssen wir dann nur noch die passenden Begriffe auswählen.

Als Beispiel suchen wir den MeSH-Begriff für den „T-Zell-Rezeptor" (T-cell-receptor, kurz TcR) sowie weitere, mit diesem Schlagwort verwandte Begriffe. Der Suchablauf sieht folgendermaßen aus (Benutzereingaben kursiv):

find tcr
Zunächst wird eine Freitextsuche nach dem Begriff „TCR" durchgeführt.

```
10.00 NUMBER OF HITS IS 2460
```
Es werden 2460 Publikationen gefunden.

extract
Mit dem EXTRACT-Befehl möchten wir nun ermitteln, welche Schlagwörter in diesen Publikationen am häufigsten vergeben wurden.

Ausgegeben werden daraufhin die 16 „Controlled Terms" (= CT = MeSH) mit den höchsten Relevanz-

indexwerten (RELEV). Dieses wird aus dem Gesamtvorkommen in der Datenbank (HITS) und dem Vorkommen im Testkollektiv (FREQ) berechnet. Zur Auswertung herangezogen wurden übrigens nicht alle 2460 bei der Volltextsuche gefundenen Publikationen, sondern nur eine Stichprobe von 40 Artikeln (in denen insgesamt 179 verschiedene MeSHs vorkommen):

```
SAMPLE=40 RECORDS PROCESSED
179 TERMS EXTRACTED
179 TERMS SELECTED

S=      HITS    FREQ  RELEV  TERM

11.01   2608    15    17     CT=T LYMPHOCYTE
                             RECEPTOR
11.02   25600   13    8      CT=T LYMPHOCYTE
11.03   823     6     7      CT=CD3 ANTIGEN
11.04   23878   11    6      CT=HUMAN CELL
11.05   1295    4     4      CT=CD8 ANTIGEN
11.06   1348    4     4      CT=T LYMPHOCYTE
                             ACTIVATION
11.07   292     3     4      CT=CD2 ANTIGEN
11.08   95986   12    4      CT=MOUSE
11.09   3367    4     3      CT=CYTOTOXIC T
                             LYMPHOCYTE
11.10   1408    3     3      CT=GENE
                             REARRANGEMENT
11.11   273291  16    3      CT=PRIORITY JOURNAL
11.12   1555    3     3      CT=T LYMPHOCYTE
                             SUBPOPULATION
11.13   83847   9     2      CT=CELL CULTURE
11.14   8332    4     2      CT=CELL LINE
11.15   327     2     2      CT=COMBINED
                             IMMUNODEFICIENCY
11.16   2741    3     2      CT=LYMPHOCYTE
                             ACTIVATION
```

Exkurs: Extraktion von Wissen

Angemerkt sei an dieser Stelle, daß sich der EXTRACT-Befehl äußerst vielseitig anwenden läßt. Er leistet hervorragende Dienste, wenn man den zu einem Thema erschienenen Publikationspool in seiner Gesamtheit analysieren will, ohne jede einzelne Publikation bzw. deren Abstract lesen zu müssen. Beispielsweise kann man sich mit Hilfe von EXTRACT einen Überblick darüber verschaffen, was zu einem bestimmten Thema bisher so publiziert wurde, d.h. welche Konzepte im Zusammenhang mit einem Schlagwort immer wieder in der Literatur auftauchen. Ferner läßt sich „Wissen" aus der Gesamtheit Publikationsflut extrahieren, ohne daß man einen einzigen Artikel lesen muß: Führt man beispielsweise eine Volltextsuche nach Artikeln durch, die ein bestimmtes klinisches Symptom erwähnen, und extrahiert dann die in diesen Artikeln verwendeten Schlagwörter, so finden sich in dieser Liste der extrahierten Begriffe die mit dem entsprechenden Symptom spezifisch zusammenhängenden Konzepte, etwa die mit dem Symptom assoziierten Krankheiten, Diagnose- und Therapieverfahren, Hinweise auf Ätiologie und Pathologie usw.

Direkte Suche im permutierten Thesaurus Wie bei SPIRS kann auch online der MeSH-Thesaurus herangezogen werden, um das Vorhandensein bestimmter Schlagwörter zu prüfen oder die passenden MeSH-Begriffe zu bestimmen. Zum *Nachschlagen in einem Index* (d.h. in der invertierten Liste eines oder mehrerer Felder) wird bei GRIPS allgemein der Befehl DISPLAY verwendet, wobei wieder der Feldbezeichner mit einem „=" dem Suchbegriff vorangestellt wird (vgl. im Ablaufplan Abb. 6-9 die Befehle im „Volltextsuche"-Ast und in dem Ast „Suche nach einem Autor"). Soll der gesamte CT-Index (also alle MeSH-Begriffe) ausgegeben werden, so lautet der Befehl demnach

```
DISPLAY CT=?
```

Um das Vorkommen eines bestimmten Begriffs in MeSH-Schlagwörtern zu testen, wird der Suchbegriff front-end-maskiert im CT-Index nachgeschlagen:

```
DISPLAY CT=?medical education?
```
gibt alle MeSHs aus, die „medical education" enthalten (Ergebnis s. Beispielrecherche).

Baumstruktur und „Term-Details"

Ebenso wie bei SPIRS können online auch die in den gedruckten „MeSH-Tree-Structure" bzw. „Annotated MeSH" enthaltenen Informationen abgerufen werden.

```
DISPLAY CT TREE schlagwort
```
zeigt die Stellung des keywords innerhalb der Thesaurus-Hierarchie.

```
DISPLAY CT = schlagwort; ALL
```
zeigt die weiterführenden Anmerkungen (Ausgabe der Schlagwort-Definition, Einführungsjahr, verwandte und früher verwendete Deskriptoren, erlaubte Qualifier etc.). Vgl. Beispielrecherche!

Eingabe und Verknüpfung dieser Schlagworte und Suche nach entsprechenden Dokumenten (Befehl „FIND ...")

S. Beispielrecherche (Abb. 6-10).

Ausgabe einiger gefundener Dokumente (SHOW) und Überprüfung (gegebenenfalls Optimierung) des Suchprofils

Im Gegensatz zur CD-ROM-Recherche kostet online jede Ausgabe von Datenbankfeldern Lizenzgebühr – und zwar primär volumenabhängig, d.h. je mehr Zeichen ausgegeben werden, desto teurer wird die Recherche. Man sollte sich daher bei einer ersten Überprüfung des Suchergebnisses durch Anzeigen einiger gefundener Dokumente auf die Ausgabe der Publikationstitel beschränken (s. Beispielrecherche).

6.3.3 Ausgabe der Daten

Eine Ausgabe der gefundenen Dokumente erfolgt durch den Befehl *DOWNLOAD* (kurz DL).

Der Befehl unterscheidet sich vom SHOW-Befehl lediglich dadurch, daß die Daten ohne Unterbrechung nach jeder Bildschirmseite (Warten auf Tastendruck durch den Onliner) kontinuierlich gesendet werden, da davon ausgegangen wird, daß der Benutzer die ankommenden Textdaten im Computer in einem „Log-File" abspeichert.

Log-File

Prinzipiell sollte jede Online-Recherche vom Terminalprogramm vollständig aufgezeichnet (protokolliert) werden. Dazu werden alle ankommenden Daten in einer Datei gespeichert („log-file"). Hierzu muß man wissen, daß sämtliche Zeichen, die man an die Gegenstelle (also z.B. an einen Host) sendet, von der Gegenstelle „ge-echot" wird, d.h. der Computer an der anderen Seite der Telefonleitung sendet jedes empfangene Zeichen sofort wieder zurück. Daher enthält das Log-File letztendlich sowohl die gesendeten, als auch die empfangenen Daten und stellt somit ein vollständiges Protokoll der Recherche dar (die abgedruckte Beispielrecherche ist ein Auszug aus einem solchen Protokoll).

Mit einem einfachen „Datei-Editor" (einem Programm, das ASCII-Daten einlesen und verändern kann) kann der Anwender nach Beendigung der Online-Verbindung ein solches Protokoll von unwichtigen Daten „säubern", so daß in der Regel nur noch das Suchprofil (die Tabelle mit den einzelnen Suchkommandos) und die heruntergeladenen Dokumente übrigbleiben. Die so bearbeitete Datei kann dann weiterverarbeitet werden, z.B. ausgedruckt oder in eine „in-house"-Literaturdatenbank importiert werden.

Exkurs: Meta-Analysen von Publikationen

Meta-Analysen wollen wir hier Recherchen nennen, bei denen man nicht direkt den *Inhalt* einzelner Publikationen auswertet, sondern die zu einem bestimmten Thema publizierten Artikel als Ganzes betrachtet und aus Publikationsfrequenz und -muster Schlüsse zieht. Diese lassen sich dann gut in einer Einleitung zu einer Veröffentlichung oder in einem Forschungsmittelantrag verwenden. Schlüsselt man z.B. die Anzahl der zu einem bestimmten medizinischen Thema erschienenen Publikationen nach Jahreszahlen auf, wird ersichtlich, ob das Interesse für dieses Thema im Lauf der Zeit zu- oder abnimmt (Tally-Graphik, s. Abb. 9-1 und 10-1). Solch eine *Tally-Graphik* zeigt die allgemeine Dynamik der wissenschaftlichen Entwicklung anhand der Gesamtanzahl der auf dem entsprechenden Gebiet erschienenen Veröffentlichungen. So lassen sich Aussagen wie „monoklonale Antikörper gewinnen in der xy-Diagnostik zunehmend an Bedeutung" quantitativ belegen und illustrieren.

Ein Tally (engl. Kerbholz) war ursprünglich ein Holzstab, an dem durch Einschnitte (Kerben) Leistungen oder Schulden notiert wurden. Im Zusammenhang mit Datenbankabfragen bezeichnet man als *Tally* die Anzahl der Treffer, die ein Retrieval-Programm nach der Eingabe einer Suchanfrage meldet. Sucht man in einer Literaturdatenbank wie MEDLINE nach „seinen" Schlüsselwörtern, und verknüpft („ANDed") diese mit verschiedenen Jahreszahlen, die im Feld *Publication Year* stehen (z.B. „FIND CT=monoclonal antibody AND CT=arthritis, rheumatoid AND PY=89" in DIMDI), so kann man anhand des Tally für jedes Jahr die Anzahl der publizierten Artikel feststellen und diese Zahlenwerte graphisch darstellen. Das entsprechende Suchprofil (hier nur für drei Jahre) mit Tallys sieht in dem genannten Beispiel für DIMDI folgendermaßen aus:

```
1   32153   FIND CT=rheumatoid arthritis
2   1378    FIND 1 AND PY=1991
3   1452    FIND 1 AND PY=1990
4   1260    FIND 1 AND PY=1989
```

Die graphische Darstellung erfolgt dann
– im Balkendiagramm oder Liniendiagramm
– als Stapelbalken, wenn man die Publikationen weiter inhaltlich aufschlüsseln oder die absoluten Veröffentlichungszahlen relativieren will.

Die Anzahl der auf einem engen Spezialgebiet erschienenen Publikationen sollte man immer in Relation zur Gesamtanzahl der auf dem übergeordneten Fachgebiet veröffentlichten Arbeiten betrachten.

Als Suchanfrage an ein Datenbank-Retrieval-Programm zur Ermittlung der Daten für eine Tally-Graphik sollte man folgendes beachten:
– *Schlüsselwortsuche* mit dem kontrollierten Vokabular (s. Kap. 6.1.3) ist einer Freitextsuche vorzuziehen, da es bei der Tally-Graphik mehr auf Präzision als auf hohe Ausbeute (recall) ankommt.
– Dabei sollte aber unbedingt auf die „History" der verwendeten keywords (s. Kap. 6.2.3) geachtet werden: Wenn ein Schlüsselwort erst 1990 eingeführt wurde, kann man mit diesem selbstverständlich keine Artikel vor 1990 finden, und als Tally ergibt sich für alle älteren Artikel Null.
– Die Präzision kann noch weiter erhöht werden, indem man alle Schlüsselwörter gewichtet, also nach central-concept-mainheadings (s. Kap. 4.1.1) sucht. Die Tally-Graphik stellt dann nur noch Artikel dar, die sich wirklich in der Hauptsache mit den gesuchten Aspekten befassen.

Andere Beispielthemen für Meta-Analysen (und wie man die Datenbankrecherche dafür konzipiert) sind nachfolgend aufgeführt.

Auf welche Länder konzentriert sich die Forschung zu einem bestimmten Thema? Zu beachten ist bei dieser Fragestellung, daß hier nicht das *MEDLINE*-Feld „Country of Publication" ausgewertet werden darf, da die dortige Länderangabe sich auf das Erscheinungsland der Zeitschrift bezieht. Dies ist natürlich nicht unbedingt identisch mit dem Land, in dem die Forschungsarbeit durchgeführt wurde. Vielmehr muß das Feld, in der sich die *Institutsadresse des Hauptautors* findet, ausgewertet werden. Dies ist bei DIMDI das Feld *CS* (Corporate Source), bei SilverPlatter heißt es *AD* (Authors Address), in der Version von CD Plus *IN* (Institution). Die Datenbank MEDLINE eignet sich für diese Fragestellung nicht sehr gut, weil die Institutsadresse des Autors nur in wenigen Fällen in die Datenbank übertragen wird. Anders in *EMBASE*: Selbst, wenn die komplette Adresse nicht bekannt ist, so wird zumindest das Land, aus dem der Autor stammt, im entsprechenden Feld eingetragen. Somit läßt sich durch eine einfache Sequenz von FIND-Befehlen ermitteln, in welchen Ländern wieviele Publikationen zu einem bestimmten Thema erstellt wurden. Eine DIMDI-Recherche sieht so aus:

```
1   32153   FIND CT=rheumatoid arthritis
2   19291   FIND 1 AND (CS=USA OR CS=UNITED
            STATES)
3   5059    FIND 1 AND (CS=FRG OR CS=BRD OR
            CS=DDR OR CS=GERMAN OR
            CS=DEUTSCH)
```

Da die Landesschreibweisen nicht kontrolliert sind, müssen verschiedene Schreibweisen geODERt werden. Von allen 32 152 Veröffentlichungen, die zur rheumatoiden Arthritis erschienen sind, stammen also 19291 aus den USA und 5059 aus Deutschland.

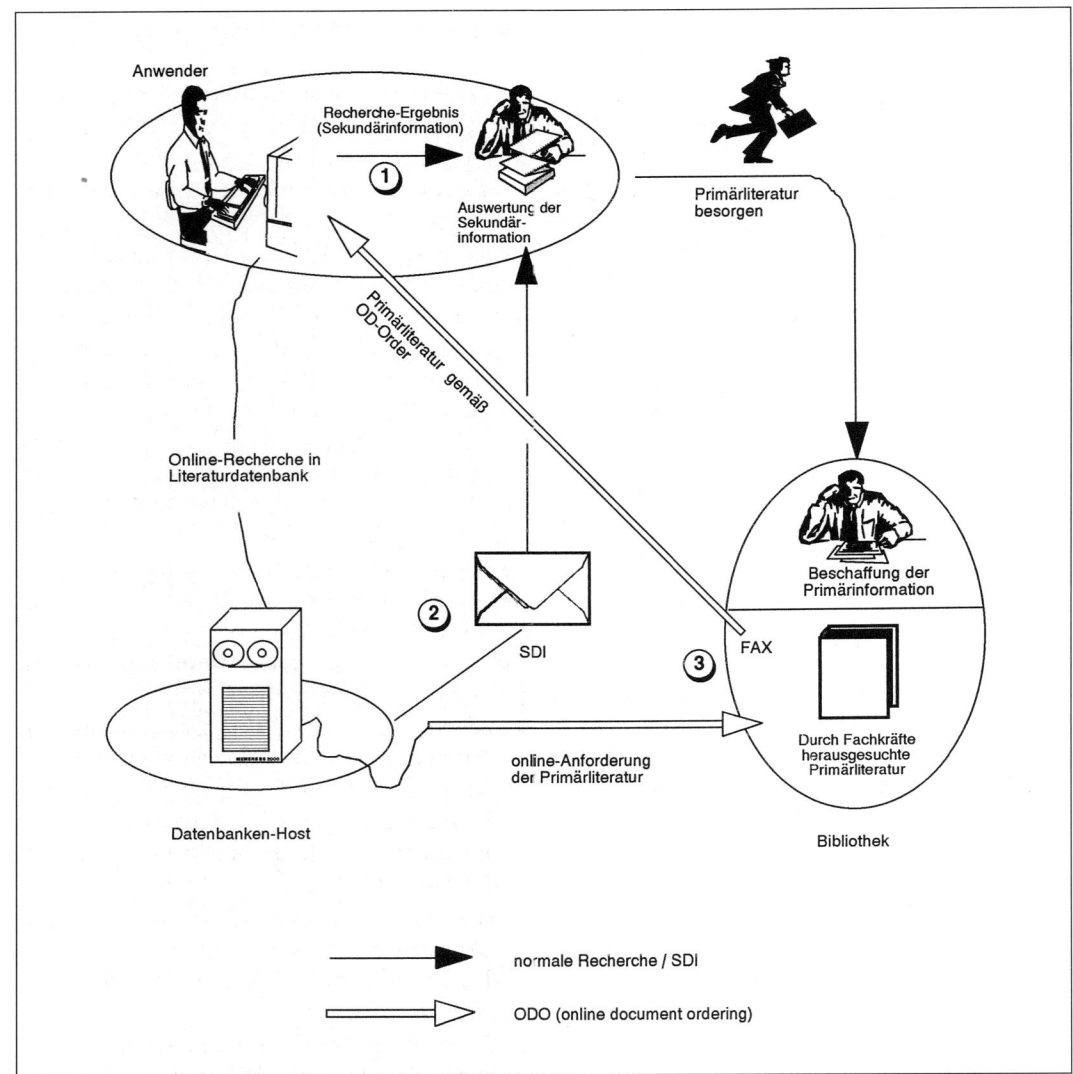

Abb. 6-11 *SDI und ODO. Bei einer normalen Recherche erhält der Anwender Information in Form von Literaturhinweisen (1). Diese müssen ausgewertet und die entsprechende Literatur in der Bibliothek beschafft werden. Das Suchprofil des Anwenders kann auch beim Host gespeichert werden, so daß der Mediziner regelmäßig automatisch die neuesten Zitate aus seinem Arbeitsgebiet auf den Tisch bekommt (2) – SDI (selective dissemination of information). Auch hier muß die entsprechende Primärliteratur erst noch in der Bibliothek herausgesucht werden. Beim Online-direct-ordering werden die bei der Recherche gefundenen Zitate direkt an den Bibliothekscomputer übermittelt (3). Dort kann die entsprechende Literatur vom Personal beschafft und an den Anwender geschickt werden.*

In welcher Zeitschrift erscheinen die meisten Artikel zu einem bestimmten Thema? Interessant werden kann diese Frage unter Umständen, wenn man seine eigenen Ergebnisse zu einer bestimmten Fragestellung zur Publikation einreichen will. Obwohl der erfahrene Wissenschaftler meist ein gutes Gefühl dafür hat, welche Zeitschrift für eine Publikation in Frage kommt, so kann es doch manchmal nützlich sein, wenn man auf die hier gezeigte Weise objektiv ermitteln kann, welche Zeitschriften einen inhaltlichen Schwerpunkt auf die bearbeitete Fragestellung gesetzt haben.

Hierzu wird zunächst in einer beliebigen Datenbank nach allen Publikationen des gesuchten Themas gesucht (hier: *FIND rheumatoid arthritis*), und dann das Feld JT (Journal Title) statistisch ausgewertet; dies geht bei DIMDI besonders einfach, da die GRIPS-Sprache einen Befehl zur statistischen Auswertung implementiert hat (SHOW REPORT=STAT).

Auch komplexere Suchen sind möglich, z.B. „In welcher Zeitschrift erschienen in den letzten fünf Jahren die meisten Reviews zu Arteriosklerose in deutscher Sprache?"

Hier ein Beispiel in GRIPS, das aus allen Einträgen, die rheumatoide Arthritis als keyword haben, eine Stichprobe von 1000 Zitaten herausnimmt. Bei diesen 1000 Zitaten wird das Feld journal title ausgewertet, und die darin vorkommenden Zeitschriftentitel werden nach fallender Häufigkeit geordnet ausgegeben:

```
FIND CT=rheumatoid arthritis
SHOW
report=stat;f=jt;sample=1000;seq=occ

RECORDS:  1000    GROUPS:    403
TOTAL:    1000    MISSING:     0
VALID:    1000    INVALID:     0

OCC    %       TERM
45    4.50     ANN RHEUM DIS
40    4.00     ARTHRITIS RHEUM
40    4.00     J RHEUMATOL
20    2.00     RYUMACHI
17    1.70     Z RHEUMATOL
15    1.50     BR J RHEUMATOL
15    1.50     SCAND J RHEUMATOL
14    1.40     CLIN EXP IMMUNOL
14    1.40     REV RHUM MAL OSTEOARTIC
12    1.20     BR MED J
12    1.20     REVMATOLOGIIA (MOSK)
12    1.20     VOPR REVM
11    1.10     REUMATOLOGIA
11    1.10     TER ARKH
10    1.00     CLIN RHEUMATOL
10    1.00     LANCET
10    1.00     SCAND J RHEUMATOL SUPPL
```

Wer publiziert mit wem? Will man wissen, mit wem der Autor xy besonders häufig zusammengearbeitet (publiziert) hat, kann man in ähnlicher Weise wie oben eine statistische Auswertung der Autorenfelder einer Literaturdatenbank durchführen. Eingabebeispiel bei DIMDI:

```
FIND AU=xy
SHOW
report=stat;f=jt;sample=1000;seq=occ
```

6.3.4 Weiterverarbeitung der Daten

Neben den erwähnten Weiterverarbeitungsmöglichkeiten der heruntergeladenen Daten, die sich nicht von denen der CD-ROM-Recherche unterscheiden (Ausdrucken, „in-house"-Datenbanken), bietet die Online-Recherche noch besondere Möglichkeiten.

Online Document Ordering (ODO)

Der Flaschenhals bei der Gewinnung von Informationen mit Hilfe von Literaturdatenbanken ist zweifellos die Beschaffung der Primärinformation – sprich das Aufsuchen der relevanten Publikationen in der Bibliothek, eventuell noch deren Bestellung, das Kopieren der Artikel etc. Doch im Zeitalter der elektronischen Kommunikation ist es nicht mehr notwendig, nach Erhalt der Literaturverweise mit dem Computerausdruck in die Bibliothek zu eilen, dort einen Leihschein auszufüllen, ein paar Tage bis Monate zu warten, die Literatur abzuholen, zu kopieren und die Publikationen schließlich zurückzugeben. Mit der Eingabe eines einzigen Befehls kann der Wissenschaftler den ganzen Prozeß, der normalerweise Tage bis Wochen dauert, auf einige wenige Stunden verkürzen. Eine Online-Direktbestellung läuft idealerweise folgendermaßen ab (Abb. 6-11):

1. Wie üblich hat der Benutzer bei DIMDI zu einem vorgegebenen Thema ein „Suchprofil" erarbeitet und sich die gefundenen Zitate ausgeben lassen. Stellt er aufgrund der online abrufbaren Abstracts fest, daß die Literaturhinweise tatsächlich interessant für ihn sind und er die vollständigen Original-Publikationen benötigt, so gibt er das Kommando ORDER zur Online-Literaturbestellung ein.

2. Der Benutzer muß für den ORDER-Befehl lediglich den gewünschten Lieferanten *(Supplier)* angeben, also z.B. eine Bibliothek im In- oder Ausland. Daraufhin wird vom DIMDI-Computer die gesamte Bestellinformation (i.e. die angeforderten Literaturstellen) automatisch an den Lieferanten übermittelt, nebst Zusatzinformationen wie Adresse des Benutzers (die ja der DIMDI-Computer ebenfalls kennt) und gegebenenfalls Sonderwünsche des Kunden (z.B. EXPRESS, TELEFAX etc.).

3. In der Supplier-Bibliothek macht sich (bei EXPRESS-Aufträgen noch am selben Tag) qualifiziertes Personal daran, die ge-

wünschten Publikationen herauszusuchen.
4. Besitzt der Auftraggeber ein Telefax-Gerät, so landen die gefundenen Publikationen innerhalb weniger Stunden bei ihm fernkopiert auf dem Schreibtisch.

In dieser Version kostet der ganze Spaß bei 20 kopierten Seiten rund 30,– DM. Hat man es nicht ganz so eilig, so kann man sich die Publikationen auch per „gelber" Post schicken lassen, was die Kosten auf weniger als die Hälfte reduziert. Allerdings muß sich der Besteller dann etwa drei Tage (je nach Supplier auch bis zu einer Woche) gedulden, bis der Postmann klingelt. Als Faustregel muß man bei einer Normalbestellung grob mit etwa 60 Pfennig Gebühr pro Seite rechnen.

Die beiden wichtigsten Lieferanten für Online Document Ordering in Deutschland sind
– die Bayerische Staatsbibliothek (BSB)
– die Zentralbibliothek der Medizin (ZBM)
Die *Bayerische Staatsbibliothek* (BSB), München, mit 5,7 Millionen Bänden und 35 200 laufenden periodischen Werken (Journals, Serien) die größte Bibliothek Deutschlands, hält auf dem Gebiet der Biowissenschaften etwa 6000 verschiedene Zeitschriften. Jeder Artikel (bis zu 20 kopierte Seiten) kostet pauschal DM 12,– (Lieferzeit 5–8 Tage), Express-Aufträge (Lieferzeit 1 Tag) DM 24,–, Telefax (Lieferzeit wenige Stunden) DM 29,–. Jede zusätzliche (>20) Seite kostet zusätzliche DM 0,50 (DM 1,– Express, DM 2,– Telefax). Innerhalb Bayerns reduzieren sich diese Preise um rund ein Drittel.

Etwas billiger ist die *Zentralbibliothek der Medizin* (ZBM) in Köln, die etwa 700000 Monographien ihr eigen nennt und über 7000 verschiedene Zeitschriften bezieht. Für einen ODO-Normalauftrag benötigt die ZBM nach eigenen Angaben lediglich zwei bis drei Tage Bearbeitungszeit – bei einer Testbestellung des Autors trafen die ersten Kopien allerdings erst nach zehn Tagen ein. Jeder kopierte Artikel (bis zu 16 Seiten) schlägt mit DM 10,– zu Buche, allerdings kommen hier Mitglieder öffentlicher Institutionen (Universitäten etc.) billiger weg (bis 16 Seiten für

DM 7,–). Express-Bestellungen kosten auch hier das Doppelte, Telefax-Zusendungen zusätzliche DM 10,–.
Die Zentralbibliothek der Medizin (ZBM) hat 1991 nicht weniger als 72000 Online-Direktbestellungen über die Datenbankanbieter DBI, DIMDI und STN erhalten – 50mal mehr als noch 1984. Als 1992 aus Personalmangel der Fernleihverkehr für Werke aus der ZBM völlig zusammenbrach, waren ODO-Bestellungen teilweise die einzige Möglichkeit, Bücher und Zeitschriftenartikel aus der ZBM zu bekommen.

Daueraufträge (SDI)

Neben der Möglichkeit, bei einem Host eine einmalige Recherche durchzuführen, bieten manche Hosts, darunter auch DIMDI und STN, die Möglichkeit, Daueraufträge (Synonyme: Periodische Profildienste, Standing Orders, SDI = Selective Dissemination of Information) einzurichten. Dem Mediziner bietet sich damit beispielsweise die Möglichkeit, bibliographische Hinweise auf die in seinem Forschungsgebiet neu erschienenen Publikationen quasi zu „abonnieren". Dazu wird das Suchprofil des Anwenders beim Host anläßlich jeder Datenbankaktualisierung neu prozessiert, d.h. in den neu dazukommenden Artikeln wird automatisch nachgesehen, ob für den Bezieher – gemäß dem einmal definierten Abfrageprofil – relevante Publikationen dabei sind.

Wer sich beispielsweise als Rheumatologe auf den „Systemischen Lupus erythematodes" spezialisiert hat, ist daran interessiert, ständig über eine aktuelle Literaturliste zu verfügen, ohne sich diese aus gedruckten Indices (wie z.B. „Current Contents") zusammensuchen zu müssen. In diesem Fall werden nach einer SDI-Auftragserteilung die neu hinzukommenden Dokumente der gewünschten Datenbank(en) automatisch nach SLE-relevanten Artikeln durchforstet. Das Ergebnis wird beim Host ausgedruckt, und der Ausdruck wird dem Benutzer automatisch per Post zugesandt.

Literatur

1. Funk, M. E., C. A. Reid: Indexing consistency in MEDLINE. Bull. med. Libr. Ass. 71 (1983) 176–183.
2. Humphrey, S. M.: Interactive knowledge-based indexing: the Medindex system. RIAO 88 (1988) 883–898.
3. Humphreys, B. L., D. Lindberg: Building the unified medical language system. In: Kingsland, L. C. (ed.): Proceedings of the 13. Annual Symposium on Computer Applications in Medical Care. pp. 475–480. IEEE Computer Society Press, Washington D.C. 1989.
4. Salton, G.: Introduction to modern information retrieval. McGraw-Hill, New York 1983.
5. Staudt, J. L.: Online Datenbanken – Aufbau, Struktur, Abfragen. Addison-Wesley, Bonn-München 1991.

Kapitel 7

Kommunikation und Computernetzwerke in der Wissenschaft

Dieses Kapitel gibt einen kleinen Einblick, was globale Computernetze sind, was sie leisten und wie sie in der biomedizinischen Forschung eingesetzt werden. Nur am Rande wird eingegangen auf lokale Computernetzwerke (LANs), da die Möglichkeiten je nach Netzwerk zu unterschiedlich sind, als daß eine einheitliche Darstellung erfolgen könnte. Da der kostenlose Zugriff auf globale akademische Computernetze in der Regel Universitätsangehörigen (Studenten, Ärzten an Unikliniken und Forschungsinstituten) vorbehalten ist, wollen wir am Ende des Kapitels noch einige „private" Mailbox-Netze am Beispiel des FIDO-Net und des MedNet vorstellen – Computernetze, die von privaten Anwendern betrieben werden und auf die jeder Zugriff hat, der ein Modem besitzt.

„Genaugenommen erstreckt sich die Gemeinschaft nur so weit, wie eine wirksame Übertragung von Informationen reicht."

(Norbert Wiener, Kybernetik)

Über internationale wissenschaftliche Datennetze (BITNET/EARN, Internet) wurde einmal geschrieben, sie seien ungefähr so bekannt wie schwarze Löcher: Die meisten Menschen wüßten zwar, daß es so etwas gäbe, aber kaum einer habe sie jemals gesehen.

Selbst viele Wissenschaftler haben, wenn sie sich nicht gerade hauptsächlich mit Computern beschäftigen, hierzulande nur eine diffuse Vorstellung davon, welches Informationspotential in diesen Netzen steckt und wieviele Wege, wieviel Zeit und Geld eine Ausschöpfung dieses Potentials ersparen könnte. Ein Teil des Dilemmas liegt sicher darin begründet, daß es bisher kaum Publikationen gibt, die dem Nicht-Computerfachmann eine lesbare „Gebrauchsanweisung" geben.

Zudem liefern die Medien in Berichten und Kinofilmen über „Hacker" ein äußerst verzerrtes Bild von den Möglichkeiten eines weltweiten Computernetzes. Spätestens seit dem Film „Wargames" weiß schon der Laie, daß man vom heimischen Rechner aus in das Computerzentrum der NASA „eindringen" kann (in Wahrheit steht dies jedem offen und ist völlig legal). Weniger bekannt ist dagegen schon, daß mit der gleichen Technik („TELNET") und nicht weniger legal, Katalogdatenbanken in Bibliothekscomputern, Produktdatenbanken in Firmenrechnern und

Informationssysteme der FDA (Federal Drug Administration), der NLM oder Unirechner mit Datenbanken wie dem „FBI-World-Factbook" „angezapft" werden können. Und dafür wird der wissenschaftliche Benutzer nicht einmal zur Kasse gebeten oder gar einer Rechtsverfolgung ausgesetzt. Ebensowenig bekannt ist, daß mit den akademischen Computernetzen ein Kommunikationsmittel zur Verfügung steht, das schneller als ein Brief und billiger als ein Fax ist (e-Mail) und das die Welt der frei zugänglichen und kostenlosen Software eröffnet.

Wie bereits in Kapitel 5 angedeutet, spielt in der Molekularbiologie und in der modernen medizinischen Forschung die Möglichkeit zum Datenaustausch und zur Datenanalyse in entfernten Datenbanken schon heute eine wichtige Rolle. Internationale Vorhaben wie das Human Genome Project wären ohne computergestützten Datenaustausch nicht realisierbar. Wegen der täglich anwachsenden Datenflut ist ein gut organisiertes Kommunikationsnetz Voraussetzung dafür, daß jedem Wissenschaftler an jedem Ort der Welt zu jeder Zeit die jeweils aktuellen Daten zur Verfügung stehen können: „A key issue for the Human Genome Project is how to promote and encourage the rapid sharing of material and data that are produced, especially information that has not yet been published or may never be published in its entirety. Such sharing is essential for progress toward the goals of the program and to avoid unnecessary duplication." (NIH-DOE Guidelines for Access to Mapping and Sequencing Data and Material Resources, 7. Dezember 1992).

7.1 Was sind Computernetze?

Ein Computernetzwerk entsteht immer dann, wenn mehreren Computern die Gelegenheit gegeben wird, untereinander Daten auszutauschen. Die miteinander verbundenen Computer können in ein und demselben Gebäude stehen (*local area network, LAN*), es können aber auch weltweite Verbindungen ge-

knüpft werden (*wide area network, WAN* oder auch *global area network, GAN*). Auf welche Weise der Datenaustausch im einzelnen physikalisch realisiert wird, kann je nach Computernetz sehr verschieden aussehen. Die Computer können beispielsweise über Kabel verbunden werden (z.B. in einem LAN über ein Koaxialkabel, in einem WAN über von der Post gemietete Glasfaser-Standleitungen), können aber auch Daten über Amateurfunkfrequenzen austauschen (*packet radio*).

Die Computer können *ständig* miteinander in Verbindung stehen, wie das beispielsweise in einem LAN oder im Internet zwischen den Computern der Universitäten und Forschungseinrichtungen der Fall ist. Sie können aber auch lediglich *einmal täglich* für einige Sekunden miteinander in Kontakt treten und sich gegenseitig die neuesten Informationen „zuspielen". Letzteres wird auch als „offline-Netz" bezeichnet und findet Anwendung in privaten Mailboxnetzen, z.B. im FidoNet (s. Kap. 7.5.2).

Insbesondere in einem lokalen Netzwerk, mit nur wenigen Computern, gibt es noch die Unterscheidung in ein „zentralistisch" orientiertes Netz (mit einem zentralen Computer, dem Server, der allen anderen Rechnern die Ressourcen wie Drucker, Festplatte etc. zur Verfügung stellt) und einem *peer-to-peer*-Netzwerk, in dem alle Computer gleichberechtigt die Ressourcen der jeweils anderen Rechner nutzen können.

Die einzelnen Computer in einem Netzwerk werden oft auch *Knoten* (*nodes*) genannt. In einem Netzwerk können prinzipiell Computer verschiedenster Bauweise und Leistungsfähigkeit miteinander kommunizieren. Als Knoten im Internet finden sich beispielsweise Großrechenanlagen ebenso wie Personalcomputer. Entscheidend ist lediglich, daß alle Knotenrechner dieselben Vereinbarungen über den technischen und algorithmischen Ablauf des Datenaustauschs beherrschen. Sie müssen sich also hinsichtlich des verwendeten Zeichencodes, der Betriebsart, Übertragungungsgeschwindigkeit, der Fehlerkorrektur usw. einig sein. Diese Konventionen der Übertragungsprozedur werden im *Kommunikationsprotokoll* (kurz: Protokoll) festgelegt. Jeder, der mit seinem Computer mit einem Computernetzwerk in Verbindung treten will, muß zunächst sicherstellen, daß seine Software das jeweils geforderte Protokoll beherrscht.

Leider ist die Terminologie im Bereich der Datenkommunikation äußerst verwirrend und vielschichtig. Schon der Begriff des Computernetzes ist sehr vage: Spricht man vom Computernetz xy, so kann damit ein physikalisches Netzwerk gemeint sein (z.B. Ethernet: Koaxialkabel-Verbindung zwischen Computern), ein Übertragungsprotokoll (z.B. Internet) oder auch ein „logisches" Netzwerk (z.B. EMBnet), d.h. eine Teilmenge der physikalisch verbundenen Rechner, die spezielle Informationen miteinander austauschen (etwa im EMBnet molekularbiologische Daten).

7.2 Globale wissenschaftliche Computernetze

Nahezu jede Universität und Großforschungseinrichtung besitzt ein lokales Computernetzwerk (LAN), das wiederum mit anderen Computernetzwerken in anderen Städten und Ländern verbunden ist. Die Verbindung zwischen verschiedenen Computernetzwerken bezeichnet man allgemein als *internet* (von „interoperating networks"). Durch die globale Vernetzung vieler einzelner Teilnetze untereinander entsteht letztendlich ein weltumspannendes Computernetz, innerhalb dessen jeder Computer jedem beliebigen Computer Nachrichten zukommen lassen kann.

BITNET/EARN

Lange Zeit das wichtigste akademische Computernetzwerk war das *BITNET* (Because It's Time Network) bzw. dessen europäische Variante *EARN* (European Academic Research Network). Das verwendete Kommunikationsprotokoll gilt allerdings als veraltet, daher wird diesen Netzen keine Zukunft vorausgesagt. Sie sollen uns deshalb hier nicht weiter beschäftigen. Während im BITNET/ EARN ähnlich wie im Internet (s.u.) e-Mails versandt und Filetransfers durchgeführt werden können, fehlt die Möglichkeit des interaktiven Arbeitens auf dem entfernten Computer (remote login, telnet-sessions).

Internet

Das derzeit wichtigste wissenschaftliche globale Computerdatennetz ist das Internet (man beachte den Unterschied zwischen „internet" als allgemeine Bezeichnung für untereinander verbundene Netzwerke und dem (auch im englischen groß geschriebenen) „Internet" als Eigenname für das bestimmte, im folgenden beschriebene Netz). Das Internet ist ein Geflecht von über 10 000 eigenständigen regionalen Computernetzen, die alle miteinander über ein einheitliches Protokollsystem (nämlich die Internetprotokolle TCP/IP) verbunden sind. Insgesamt besteht das Internet aus einem Netz von über einer Million Computern und wird täglich von mehreren Millionen Menschen aus dem Wissenschaftsbereich genutzt. Primär sind dies naturgemäß Computerwissenschaftler, Physiker und Mathematiker, jedoch tummeln sich im Internet auch zunehmend Biologen und Mediziner.

Gateways

Es sollte noch erwähnt werden, daß auch eine Verbindung von einem Netz in ein anderes Netz (mit einem anderen Protokoll) möglich ist. Beispielsweise können vom Internet aus auch Dienste des BITNET genutzt werden und vice versa. Dies wird über einen sogenannten Netzwerk-Gateway-Rechner erreicht. Dieser Computer ist Knoten in zwei Netzen und kann beide Protokolle ineinander überführen. Mit anderen Worten: Wer an seiner Universität lediglich an Internet-Computern arbeiten kann, kann dennoch auf Computer zugreifen, die Knoten des BITNET sind.

7.3 Internet: Fundgrube für Doktoranden und Wissenschaftler

Wie bei so vielen technischen und wissenschaftlichen Fortschritten stand auch bei der Entwicklung des Internets zunächst das Militär Pate: 1969 wurde auf Betreiben des amerikanischen Verteidigungsministeriums ein experimentelles Computernetz finanziert, das *ARPANET* (Advanced Research Projects Agency Network). Es gilt als „Großvater" des heutigen Internets. Sehr bald wurde der Nutzen eines Computernetzes auch für zivile Zwecke erkennbar, und so wurde vom Netz 1983 das MILNET für ausschließlich militärische Daten abgespalten und das AR-PANET in ein ziviles Forschungsnetz verwandelt [4].

Das „*Rückgrat*" (*backbone*: zentrale Organisationsstruktur eines Computernetzes) des heutigen Internets wird seit 1988 nicht mehr durch das ARPANET, sondern durch das *NSFnet* der amerikanischen National Science Foundation gebildet. In Deutschland sind seit 1990 die lokalen Netze aller Forschungseinrichtungen über das Wissenschaftsnetz WIN (s. Kap. 6.3.1) miteinander verbunden, so daß von *jeder* deutschen Universität aus ein Zugang zum Internet möglich ist.

7.3.1 Anwendungsmöglichkeiten

Prinzipiell läßt sich jede Anwendung in einem Computernetzwerk wie dem Internet einer der zwei Rubriken *Kommunikation* oder *Information* zuordnen.

Kommunikation

Persönliche „Unterhaltungen" Jeder Computerbenutzer, der an einem vernetzten Rechner arbeitet, kann jedem anderen Computerbenutzer in diesem Netz weltweit persönliche Briefe (messages) schicken (electronic mail, kurz e-mail) oder sich gar via Tastatur in Echtzeit mit einem Kollegen unterhalten. Dabei sind auch Dialoge im Zwiegespräch (talk) oder auch „Konferenzen" mit mehreren Teilnehmern möglich (relay chats).

Daneben gibt es die Möglichkeit, Nachrichten an ganze Benutzergruppen, die an einem bestimmten Themengebiet interessiert sind, zu schicken. Beispielsweise kann eine Ankündigung eines Symposiums an alle Wissenschaftler gehen, die am human genome project mitarbeiten. Die Namen der Wissenschaftler stehen dabei auf einer elektronischen Verteilerliste (mailing list) und ein Computer (der *Listserver*) sorgt dafür, daß eine Nachricht, die an diese Liste adressiert wird, automatisch an alle Gruppenteilnehmer verschickt wird, quasi als elektronisches Rundschreiben (vgl. Anhang F).

Öffentliche „Unterhaltungen" Schließlich gibt es noch öffentliche Diskussionsforen *(newsgroups, syn. areas, boards)*, die am ehesten mit schwarzen Brettern vergleichbar sind: Jeder der Teilnehmer im Computernetz kann hier eine Nachricht „hinterlassen" *(posten)*, die innerhalb von sechs bis zehn Stunden über den ganzen Globus verbreitet wird und von jedem anderen Netzteilnehmer gelesen, beantwortet und kommentiert werden kann. Wegen der gigantischen Nachrichtenmenge (täglich fallen mehrere Megabyte, also Zehntausende von Schreibmaschinenseiten an) ist eine Aufteilung der Nachrichten in Themengebiete (eben die *newsgroups*) unumgänglich; so gibt es z.B. die Newsgroup SCI.MED (SCIENCE: MEDICINE), in der Ärzte (und auch Laien) medizinische Probleme erörtern können.

Die Newsgroups werden weltweit verteilt und zwar auch an Computer, die nicht unmittelbar Bestandteil des Internets sind. Die Gesamtheit aller Rechner, die die Newsgroups empfangen, wird *Usenet* genannt. Der Anwender kann inzwischen im Usenet aus über 2500 News-Gruppen die ihn interessierenden Themen (die von wissenschaftlichen Gebieten bis zu Hobby und Freizeit reichen) selektieren. Er bekommt dann regelmäßig nur noch die Nachrichten aus den Themenbereichen, an denen er besonders interessiert ist, z. B. nur noch medizinische News.

Information

Miteinander vernetzte Computer können jederzeit auf einen gemeinsamen Datenbestand zugreifen. Damit eröffnen sich zwei interessante Möglichkeiten, nämlich

- der direkte Austausch von Dateien und Computerprogrammen (file transfer protocol – *FTP*) zwischen zwei Rechnern
- die Möglichkeit zum interaktiven Arbeiten auf dem entfernten Computer (*remote login* oder auch *telnet* genannt), z.B. für die Recherche in einer online-Datenbank.

Die Übertragung von Dateien mittels *FTP* erlaubt es beispielsweise dem Wissenschaftler, ein PC-Programm für genetische Sequenzanalyse aus dem Dateiarchiv des EMBL in Heidelberg auf seinen PC zu kopieren.

Die Möglichkeit des „Einloggens" auf einem fremden Rechner mittels *telnet* kann zum Beispiel genutzt werden, um in einer entfernten online-Datenbank einer Bibliothek interaktiv zu recherchieren.

Zusammenfassend bietet Internet folgende Möglichkeiten. In der Kommunikation:

- e-mail: persönliche Post an andere Netzteilnehmer
- talk: Zwiegespräch via Tastatur mit einem anderen Netzteilnehmer
- relay chat: Diskussion mit mehreren Teilnehmern
- mailing lists: elektronische „Rundschreiben"
- newsgroups: elektronische „schwarze Bretter"

In der Information:

- file transfer (FTP): Dateien von einem anderen Rechner auf den eigenen kopieren (oder umgekehrt)
- remote login (telnet): auf einem anderen Rechner im Dialogbetrieb arbeiten

Exkurs: anonymous-FTP

An vielen Universitäten lautet ein nicht ganz ernstgemeinter Wahlspruch: „If you have an alcohol problem: call anonymous alcoholics. If you have a software problem: call anonymous FTP!". „Software-Problem"

heißt hier allerdings nicht etwa „ich habe ein Problem mit der Software xy", sondern „ich benötige eine Software für das Problem xy, wo bekomme ich die jetzt her?". Anonymous FTP ist eine Methode, um Dateien (Programme etc.) von einem anderen Rechner in den eigenen Rechner zu übertragen. Anonymous FTP erlaubt freien Zugriff auf die gesamte public-domain-Software der Welt [3]. Da für nahezu jede Problemstellung in irgendeinem Rechner der Welt ein entsprechendes, frei abrufbares Programm herumliegt, kann man sich dieses per Anonymous FTP auf den eigenen Computer holen und dann damit arbeiten. Und das geht so:

Angenommen, man sitzt an einem Computer im heimischen Rechenzentrum, der an ein weltweites Netzwerk angeschlossen ist (nennen wir ihn Rechner A). Man möchte eine Datei von einem Rechner B, z.B. einem amerikanischen Universitätsrechner, auf den eigenen Rechner kopieren. Dazu ruft man ein Filetransferprogramm auf, gewöhnlich indem man in der Kommandozeile einfach

```
FTP <Adresse von Rechner B>
```

eingibt. Das Programm versucht nun, eine Datenverbindung zum Rechner B aufzubauen.

Ist dies gelungen, so muß man sich auf dem Rechner B „einloggen", d.h. der Rechner fragt den Benutzer nach Name und Paßwort (dem *account*, vgl. Kap. 6.3.1). Als „Gast" auf dem fremden Rechner gibt man nun als Name einfach „ANONYMOUS" ein und als Paßwort seine eigene Internet-Adresse (s.u., Exkurs e-mail-Adressierung). Danach besitzt man auf dem Rechner B „Gastrechte", und man hat Zugriff auf alle Unterverzeichnisse, die für die Öffentlichkeit freigegeben sind.

Man kann sich also nun mit dem UNIX-Befehl „cd" (change directory) durch die Verzeichnisbäume hangeln, kann sich mit „ls" (list) die Namen der Dateien in den Verzeichnissen ausgeben lassen und mit „get" jede beliebige Datei auf den eigenen Rechner kopieren (Abb. 7-1).

Exkurs: e-mail-Adressierung

Adresse   Der UNIX-Befehl zum Verschicken eines elektronischen Briefes lautet einfach

```
MAIL <adressat>, wobei für <adressat>
```

die INTERNET-Adresse des Empfängers eingesetzt werden muß.

Diese Adresse läßt sich, ähnlich wie bei einem herkömmlichen („gelben") Brief, aufteilen in eine Namens- (*user-ID*: wer?) und eine Ortskomponente (*node-ID*: wo?). Die Ortskomponente gibt bei einem elektronischen Brief allerdings nicht Straße, Hausnummer und Stadt an, sondern bezeichnet den Zielcomputer, an dem der (durch die Namenskomponente spezifizierte) Empfänger der Nachricht arbeitet.

Bei einer e-mail-Adresse im INTERNET sind Namens- und Ortskomponente durch das „at"-Zeichen (@) getrennt. Eine typische INTERNET-Adresse sieht folgendermaßen aus:

```
sun1.ruf:/u/e/eysen$ ftp ftp.uci.edu  (1)
Connected to orion.oac.uci.edu.
220 orion.oac.uci.edu FTP server (Version 2.0WU(11) Mon Apr 12 10:12:46 PDT 1993)
 ready.
Name (ftp.uci.edu:eysen): anonymous  (2)
331 Guest login ok, send your complete e-mail address as password.
Password: eysen@sun1.ruf.uni-freiburg.de
230-
230-
230-                         Office of Academic Computing
230-                       University of California, Irvine
230-
230-Note:  All transfers are logged with your host name and email address.
230-
230-If you have any problems with this ftp archive, please report it via email
230-to dcs@uci.edu.
230-
230-If your FTP client crashes or hangs shortly after login, try using a
230-dash (-) as the first character of your password.  This will turn off
230-the informational messages which may be confusing your ftp client.
230-
230-Tar archives of directory subtrees and compression and decompression
230-are automatically supplied. Use "get README |more" for more details.
230-
230-Please read the file README
230-  it was last modified on Fri Apr 30 13:29:06 1993 - 17 days ago
230 Guest login ok, access restrictions apply.
ftp> ls
200 PORT command successful. (3)
150 Opening ASCII mode data connection for file list.
etc
bin
usr
dev
pub
ntslib
incoming
README
protein
med-ed
226 Transfer complete.
68 bytes received in 0.04 seconds (1.7 Kbytes/s)
ftp> cd med-ed   (4)
250-
250-                            Welcome to
250-          THE UCI MEDICAL EDUCATION SOFTWARE REPOSITORY
250-          A service of the University of California, Irvine
250-
250-This is currently an experimental FTP site.
250-
250-Please send all questions or problem reports to Steve Clancy, M.L.S.
250-(slclancy@uci.edu) or Albert Saisho, M.D.  (saisho@uci.edu).
250-
250-This is a UNIX machine.   Filenames are case sensitive.
250-
250-
250-
250-Please read the file README
250-  it was last modified on Fri Apr 23 14:32:31 1993 - 24 days ago
250 CWD command successful.
ftp> ls
200 PORT command successful.
150 Opening ASCII mode data connection for file list.
.message
hicn
msdos
mac
info
README
226 Transfer complete.
42 bytes received in 3.9 seconds (0.011 Kbytes/s)
```

Abb. 7-1 (Legende siehe nächste Seite)

```
ftp> cd msdos
250-
250-This section is for MSDOS program and related files only.  Filenames are
250-case sensitive.  All files are stored in the MSDOS .ZIP format. If you do
250-not understand how to use .ZIP files, please download and read the file
250-README.ZIP.TXT.  The current versions of the necessary unZIPping programs
250-and related utilities may be found in the ZIP directory.
250-
250-Please read the file README.ZIP.TXT
250-  it was last modified on Sun Sep  6 15:47:40 1992 · 252 days ago
250 CWD command successful.
ftp> ls
200 PORT command successful.
150 Opening ASCII mode data connection for file list.
.message
incoming
README.ZIP.TXT
zip
education
stemp
226 Transfer complete.
59 bytes received in 0.014 seconds (4 Kbytes/s)
ftp> cd education
250 CWD command successful.
ftp> ls
200 PORT command successful.
150 Opening ASCII mode data connection for file list.
mical.zip
cardrisk.zip    (5)
eyedx.zip
agetest.zip
psymed2.zip
stages12.zip
expergen.zip
(... usw.)
226 Transfer complete.
742 bytes received in 6.1 seconds (0.12 Kbytes/s)
ftp> binary
200 Type set to I.    (6)
ftp> get mical.zip
200 PORT command successful.
150 Opening BINARY mode data connection for mical.zip (66870 bytes).
226 Transfer complete.
local: mical.zip remote: mical.zip
66870 bytes received in 43 seconds (1.5 Kbytes/s)
ftp> bye
221 Goodbye.     (7)
```

Abb. 7-1　Eine FTP(File Transfer)-Sitzung. Im globalen akademischen Computernetzwerk Internet kann auf das größte kostenlose Software-Angebot der Welt mittels „FTP" zugegriffen werden.
Eingaben des Benutzers im abgebildeten Beispiel sind kursiv hervorgehoben.
(1) Zunächst wird mit dem UNIX-Befehl FTP das File Transfer-Programm aufgerufen und gleichzeitig die Verbindung zu einem „FTP-Server" hergestellt. Der FTP-Server ist ein Computer, der Dateien mit dem File Transfer Protocol durch das Internet schicken kann. Die Adresse dieses Computers ist hier ftp.uci.edu, also die University of California in Irvine.
(2) Nach dem erfolgreichen Verbindungsaufbau erfolgt die Eingabe des Benutzernamens „ANONYMOUS" als Gastaccount. Als Paßwort sollte die eigene Mailadresse eingegeben werden.
(3) Nachdem der FTP-Server den Gastzugriff akzeptiert und einige Meldungen ausgegeben hat, kann sich der Benutzer ansehen, was der Server zu „bieten" hat: Der Befehl ls (list) dient dazu, die Dateinamen und Unterverzeichnisse des FTP-Servers anzuzeigen (entspricht etwa dem DOS-Befehl dir).
(4) Mit dem Befehl cd (change directory) wird ein Unterverzeichnis namens med-ed (medical education) ausgewählt.
(5) Mittels cd und ls hat sich der Benutzer bis ins Verzeichnis med-ed/msdos/education gehangelt und die dort vorhandenen Dateien angezeigt (hier nur gekürzt wiedergegeben).
(6) Um eine Datei zu übertragen, muß zunächst der Übertragungsmodus vom Textmodus (ascii) zum Programm-Modus (binary) umgestellt werden. Danach wird mit get das Programm MICAL.ZIP aus Kalifornien in das eigene Verzeichnis kopiert.
(7) Mit dem Befehl bye wird die Verbindung mit dem FTP-Server beendet.

eysen@sun1.ruf.uni-freiburg.de
eysen ist die „Namenskomponente", d.h. der Benutzername (*username*) des Menschen, der an dem entsprechenden Rechner, an den die Mail geht, arbeitet. Der Username wird gewöhnlich von dem Netzwerkverwalter (Systemadministrator) vergeben. Dieser Username muß nicht identisch mit dem Realnamen des Benutzers sein, da der Username nicht zu lang sein sollte. Hier steht eysen beispielsweise für Eysenbach. *sun1.ruf.uni-freiburg.de* stellt die „Ortskomponente" dar. Die Ortskomponente ist durch Punkte in mehrere sogenannte „Domänen" aufgeteilt, die gewöhnlich als Rechnername.Institut.Organisation.Land zu interpretieren sind. In diesem Fall geht der Brief an eine Workstation des Herstellers Sun am Rechenzentrum der Uni Freiburg (R.U.F.) in Deutschland.
Die ganz rechts stehende Domäne (im Beispiel: .de) wird als *Top-Level-Domain* bezeichnet und gibt meistens das Zielland an. Die US-amerikanischen Rechner weisen in ihrer Top-Level-Domain statt einer Landeskennung spezielle Kürzel auf, die auf die *Organisationszugehörigkeit* des Rechners hinweisen: edu (education) sind meist Universitätsrechner, gov (government) gehören zu einer Institution der Regierung, mil (military) zum Militär, com (commercial) sind Privatunternehmen und org (organisations) andere Organisationen.
Erwähnt werden sollte noch, daß jeder Rechner im Internet neben der Domänenadresse auch wahlweise durch eine *numerische Adresse* angesprochen werden kann (IP-Adresse). Diese besteht aus vier Zahlen (vier Byte), die jeweils durch einen Punkt getrennt sind. Das EMBL in Heidelberg hat z.B. neben seiner Domänenadresse EMBL-HEIDELBERG.DE noch die numerische IP-Adresse 192.54.41.20. Während sich „Textadressen" recht häufig ändern können, bleiben numerische Adressen über die Zeit gesehen relativ stabil.
Übrigens: Im *BITNET/EARN* bestehen die Rechnernamen (NodeIDs) lediglich aus acht Zeichen, z.B. DHVMHH1 für die medizinische Hochschule Hannover. Um EARN-Systeme vom Internet aus zu erreichen (über ein Gateway, s.o.) wird an die BITNET/EARN-NodeID einfach die Toplevel-Domain „.BITNET" angefügt, z.B. *eysen@DHVMHH1. BITNET*

Durchführung Wer also dem Benutzer Eysenbach, der gelegentlich an einer Workstation Sun im Rechenzentrum Freiburg arbeitet, eine Nachricht zukommen lassen will, tippt in seinem am Internet hängenden Computer unter dem Betriebssystem UNIX einfach ein:
mail eysen@sun1.ruf.uni-freiburg.de
Daraufhin kann er den Text der Nachricht eintippen. Ist er damit fertig, drückt er eine bestimmte Taste (meist CONTROL-D) und in Sekundenschnelle wird die Nachricht an den in der Ortskomponente definierten Rechner (sun1.ruf. ...) weitergeleitet. Sitzt dort der Benutzer Eysenbach gerade am Bildschirm, so erscheint sofort eine Meldung (z.B. „YOU HAVE NEW MAIL") und die Nachricht kann gelesen werden. Ist

der Benutzer beim Eintreffen der Nachricht nicht am Computer, so wird die Nachricht „aufgehoben" (in einem elektronischen „Postfach") und erst präsentiert, wenn sich der User „eysen" das nächste Mal am Rechner einloggt.

Empfänger: Computerprogramm Nachzutragen bleibt, daß es sich bei dem in der Namenskomponente definierten Empfänger nicht immer um einen Menschen handeln muß. Es kann sich auch um ein Computerprogramm handeln, das die Nachricht automatisch auswertet und eventuell entsprechende Antworten automatisch generiert (diese automatisch generierten Briefe enden oft mit der Floskel „virtually", statt dem unter Menschen üblichen „sincerely"). Hinter Adressen wie NETSERV@... oder FILESERV@... verbergen sich sogenannte Fileserver/Batchserver. Das sind Computer, die der Benutzer mittels e-mail „ansprechen" kann, um z.B. eine Datenbankrecherche offline durchzuführen (vgl. Kap. 3.1.2) oder um Textdateien (files) anzufordern. Sogar Computerprogramme können verschickt werden, wenn sie entsprechend als Text codiert werden (die binären Computerdaten werden in lesbare ASCII-Zeichen umgewandelt: „UUEncoded"). Der elektronische Brief wird von dem Computerprogramm des Fileservers nach Befehlen ausgewertet, die Antwort wird automatisch in einer e-mail verpackt und zurück an den Absender geschickt. Ähnlich funktionieren Listserver im Bitnet, die elektronische „Rundschreiben" verteilen (s.u.). Sie werden durch die Namenskomponente LISTSERV@... adressiert.

7.3.2 Anwendungsbeispiele aus dem biomedizinischen Bereich

Vorbemerkung und Quellenhinweis

Ein globales Computernetzwerk wie das Internet weist eine außerordentlich dynamische Struktur auf: Täglich entstehen neue Knotenrechner, werden Rechneradressen geändert, kommen neue Datenbanken und FTP-Dateien hinzu, verschwinden andere usw. Daher wird hier bewußt auf Vollständigkeit verzichtet, und die folgenden Hinweise sollen mehr als Beispiele für das breite Informationsspektrum dienen, das das Internet bietet.
Eine jeweils aktuelle *Auflistung medizinisch interessanter Informationsquellen* bietet die von der Lee Hancock University of Kansas Medical Center zusammengestellte Liste „Medical Resources on the Internet", die als Textdatei via anonymous-FTP beim Rechner ftp.sura.net (128.167.254.179) als Datei pub/nic/medical.resourcs.XX-XX herunter-

geladen werden kann (XX-XX ist hierbei Tag und Monat des letzten Updates und variiert dementsprechend).

Wer einen umfassenderen *Überblick über die Möglichkeiten und Dienste des Internet* erhalten will, der kann bei derselben FTP-Adresse die Datei pub/nic/infoguide. XX-XX.txt herunterladen. Ausgedruckt finden sich hier auf etwa 70 Seiten die interessantesten Dienste und Hosts des Internets.

Wem dies immer noch nicht genügt, kann sich auch die Datei „wholeguide" downloaden, in der sich auf über 400 Seiten nahezu *alle Möglichkeiten des Internets* darstellen.

Eine hervorragende Informationsquelle stellen auch die sogenannten RFC-Dokumente dar, die auf vielen FTP-Servern als Textdateien zu finden sind (z.B. bei nic.ddn.mil bzw. 192.112.36.5 im Verzeichnis rfc). Ein RFC (Request for Comments) ist ein Text, der von jedermann eingereicht werden kann und der sich mit einem im Internet verwendeten Verfahren beschäftigt. Meist handelt es sich um Vorschläge zu technischen Verfahren, die diskutiert werden sollen und einmal den Status eines Internet-Standards erhalten sollen. Manche RFC-Texte enthalten lediglich Anmerkungen oder generelle Informationen zum Internet, um Netzneulingen den Einstieg zu erleichtern. In dieser Hinsicht besonders informativ sind

– RFC1290: „There's gold in them thar networks!" von J. Martin, bietet, ähnlich wie der INOFGUIDE, einen Überblick über die interessantesten Ressourcen des Internets.
– RFC1118: „The Hitchhikers Guide to the Internet" ist ebenfalls eine Zusammenstellung wichtiger Informationsquellen im Internet.
– RFC1206: „Answers to commonly asked ‚new Internet users' questions"
– RFC1208: „Networking glossary of terms"

Um an die vorgenannten Texte und Informationen zu gelangen, muß man bereits Zugriff auf das Internet besitzen. Für den Einstieg sowie als stetiges *Nachschlagewerk* empfiehlt sich daher der Erwerb eines Leitfadens in Buchform, etwa „The Whole Internet" von Ed Krol (Verlag O'Reilly & Associates).

e-mail-Beispiele

Wie schon erwähnt ist jedes signifikante Forschungsinstitut der Welt ans Internet oder Bitnet angeschlossen, und insbesondere in den USA ist ein großer Prozentsatz der Wissenschaftler über eine e-mail-Adresse erreichbar. Dies trifft natürlich insbesondere für Computerwissenschaftler zu, wegen der wachsenden Bedeutung des „Biocomputing" aber auch in immer stärkerem Ausmaße für Mediziner und Biologen. Sogar der Präsident der USA hat eine e-mail-Adresse.

e-mail ist die bei weitem bekannteste Anwendung des Internets, und es soll Studenten und Wissenschaftler geben, die das weltweite Computernetz ausschließlich dazu verwenden, portofreie „Briefe" zu verschicken. Neben der Kostenfreiheit und der hohen Übertragungsgeschwindigkeit haben e-mails noch einen weiteren Vorteil: Ihr informeller, zwangloser Charakter, der sich wohl daraus ergibt, daß eine e-mail nur ASCII-Zeichen und z.B. keine Unterschrift enthält, erleichtert eine Kontaktaufnahme mit Autoren von wissenschaftlichen Beiträgen, Direktoren von Forschungseinrichtungen und andern VIPs. Und während papierene Botschaften meist von Sekretärinnen „abgefangen" werden, landet eine e-mail (meist) „unzensiert" auf dem Bildschirm des Empfängers.

Beispieladressen:

World Health Organization (WHO), Genf:
    manager@who.arcom.ch
Ontario Cancer Institute, Toronto:
    netadmin@utoronto.bitnet
Institut Pasteur Fondation, Paris:
    gerard@frpstro1.bitnet
Center for Disease Control, Atlanta:
    hspnet-l@albnydh2.bitnet
DKFZ, Heidelberg:
    dok111@dhddkfz1.bitnet
Präsident der USA:
    president@whitehouse.gov

BITNET-Listserver

Mailing-Listen, also Verteiler für elektronische „Rundschreiben", gibt es für Interessierte aus allen möglichen Bereichen, z.B. zu AIDS/HIV, Krebs, Schnellinformationen (clinical alerts) des NIH und der FDA, Informationen der verschiedenen Gendatenbank-Hersteller, Listen für Medizinstudenten u.v.m. In Anhang D findet sich eine Auflistung von medizinisch interessanten Mailinglisten im BITNET/EARN/Internet (Stand 10/1992).
Ein jeweils aktuelles und komplettes Verzeichnis *aller* mailing lists kann beim SRI International Network Systems Center, Menlo Park, CA/USA, angefordert werden (auch via e-mail an die Adresse: interest-groups-request@nisc.sri.com).
Ein Beispiel: Man ist an den neuesten Informationen und Diskussionen zu Krebs interessiert. Zu Krebs gibt es beispielsweise die Mailingliste CANCER-L, die am Bitnet-Knoten (Computer) WVNVM verwaltet wird (s. Anhang D). Dieser Knoten dient also als „Server", d.h. er „bedient" weltweit alle Benutzer, die auf der CANCER-L-Mailingliste stehen, mit Nachrichten, die von irgend einem anderen Benutzer an die Liste zur Verteilung geschickt wurden. Ist man also an CANCER-L interessiert, muß man zunächst dem Listserver mitteilen, daß man in die Mailingliste aufgenommen werden möchte. Dazu schickt man eine e-mail an:

LISTSERV@WVNVM.BITNET
und schreibt in die Mail:
`SUBSCRIBE CANCER-L G.Eysenbach`

Der Listserver erkennt den Befehl SUBSCRIBE automatisch und setzt den Absender auf die Mailing-Liste. Von nun an geht jede Mail, die irgend jemand an die Liste schickt, also an

CANCER-L@WVNVM.BITNET
auch an das Postfach des Absenders.

Neben dem Befehl SUBSCRIBE sind folgende Listserver-Befehle wichtig:

UNSUBSCRIBE (Listname)
  löscht den eigenen Namen aus der Liste
REVIEW (Listname)
  Angabe des Zwecks der Liste
HELP
  Liste der Listserver-Befehle

Listserver werden auch verwendet; um regelmäßige *Newsletter* zu versenden, also „elektronische Zeitschriften" von Organisationen, Institutionen oder auch Privatleuten. Ein Beispiel für einen medizinisch interessanten Newsletter ist der Health Infocom Newsletter, herausgegeben von David Dodell (david@stat.com). Dieser wird nun schon seit 1987 zweiwöchentlich an alle Interessierten verschickt, also an alle, die an den Listserver (listserv@asuacad.bitnet) eine SUBSCRIBE-message gesendet haben. Der Newsletter wird auch auf zahlreichen Rechnern archiviert und kann dort via FTP abgerufen werden, z.B. bei vm1.nodak.edu oder ftp.uci.edu. Der Newsletter beinhaltet u.a. eine Zusammenstellung der wichtigsten elektronischen Informationen, die in den jeweils letzten zwei Wochen via Internet verbreitet wurden, etwa Nachrichten des CDC (Center for Disease Control) inklusive regelmäßiger AIDS-Statistiken, der FDA (Food & Drug Administration), des NCI (National Cancer Institute) usw.

Newsgroups

Newsgroups, die „Schwarzen Bretter" im Internet, an denen jeder zu verschiedenen Themen seine Nachricht oder seinen Kommentar hinterlassen kann, haben eine ähnliche Funktion wie die Mailinglisten, nämlich die Verbreitung von Neuigkeiten und die öffentliche Diskussion von bestimmten eng eingegrenzten Themen. Der einzige Unterschied zu Mailinglisten ist, daß man die Nachrichten nicht in sein persönliches Postfach gesendet bekommt, sondern daß man ein spezielles Programm (einen Newsreader, z.B. NN) startet um die Nachrichten zu lesen.
Unter den vielen tausend Newsgroups im Internet gibt es kaum ein Thema, das nicht in

Tabelle 7-1   Einige Newsgroups.

BIONET-Newsgroups (diese Newsgroups sind nicht nur im Internet, sondern auch im BITNET erhältlich; die Verteilung im BITNET kann über Mailinglisten erfolgen)

bionet.agroforestry	bionet.molbio.genbank.updates
bionet.announce	bionet.molbio.gene-linkage
bionet.biology.computational	bionet.molbio.genome-program
bionet.biology.n2-fixation	bionet.molbio.hiv
bionet.biology.tropical	bionet.molbio.methds-reagnts
bionet.drosophila	bionet.molbio.proteins
bionet.general	bionet.molbio.rapd
bionet.genome.arabidopsis	bionet.molbio.swiss-prot
bionet.genome.chrom22	bionet.n2-fixation
bionet.molbio.yeast	bionet.neuroscience
bionet.immunology	bionet.neuroscience
bionet.info-theory	bionet.photosynthesis
bionet.jobs	bionet.plants
bionet.journals.contents	bionet.population-bio
bionet.journals.note	bionet.sci-resources
bionet.molbio.ageing	bionet.sci-resources
bionet.molbio.bio-matrix	bionet.software
bionet.molbio.embldatabank	bionet.software.gcg
bionet.molbio.evolution	bionet.technology.conversion
bionet.molbio.gdb	bionet.users.addresses
bionet.molbio.genbank	

Sonstige Newsgroups (erhältlich nur im Internet)

de.sci.medizin	sci.med.nutrition
sci.bio	sci.med.occupational
sci.bio.technology	sci.med.physics
sci.chem	sci.med.telemedicine
sci.edu	sci.research
sci.engr.biomed	sci.research.careers
sci.engr.chem	sci.psychology
sci.life-extension	talk.abortion
sci.med	talk.politics.drugs
sci.med.aids	alt.support.cancer
sci.med.dentistry	alt.support.diet

irgend einer speziell eingerichteten Newsgroup diskutiert werden würde. Kuriositäten sind z.B. die Newsgroups ALT.BEER (Diskussion über Bierbrauen und -trinken), ALT.BONSAI (Diskussion über Bonsaizüchtung), ALT.TV.MUPPETS (für die Fans von Kermit & Co), ALT.FAN.MONTY-PYTHON (für die Freunde des englischen Humors), ALT.SUICIDE.HOLIDAY (Diskussion darüber, warum Suizide häufiger an Feiertagen ausgeführt werden), ALT.MCDONALDS etc. Naturgemäß gibt es besonders viele Newsgroups, die sich mit bestimmten Fragen der

Computeranwendung und -wissenschaft beschäftigen, z.B. COMP.AI (Künstliche Intelligenz) oder COMP.OS.MS-WINDOWS. SETUP (Installation von *MS Windows*) u.v.m. Internet-Einsteiger erhalten in den Gruppen NEWS.ANNOUNCE.NEWUSERS und NEWS.NEWUSERS.QUESTIONS wichtige Tips zum Umgang mit dem Internet. Für den Biowissenschaftler besonders interessante Newsgroups sind in Tabelle 7-1 zusammengestellt. Die wichtigste Gruppe für Mediziner ist SCI.MED (sciences: medicine) sowie deren Untergruppen (SCI.MED.AIDS

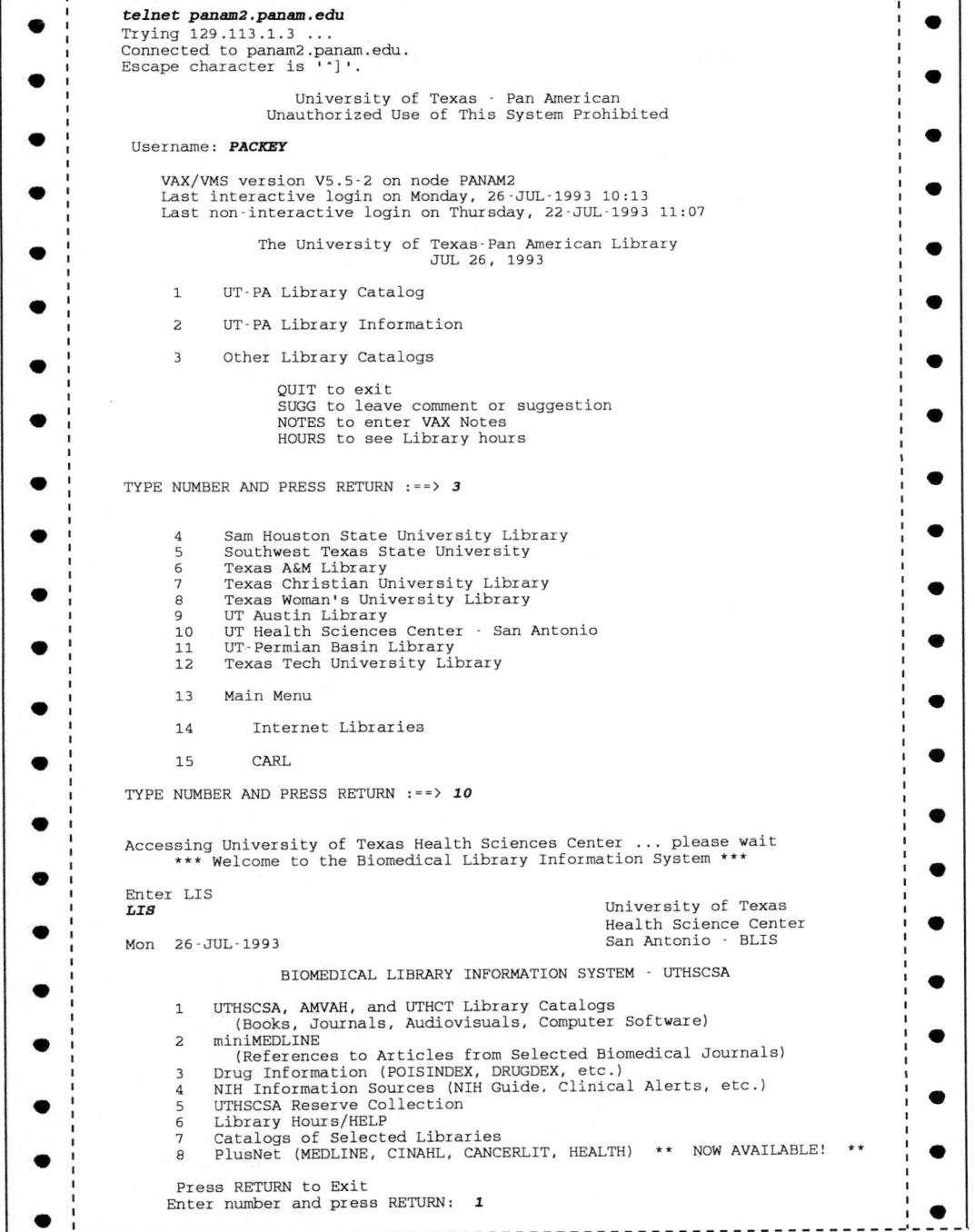

```
telnet panam2.panam.edu
Trying 129.113.1.3 ...
Connected to panam2.panam.edu.
Escape character is '^]'.

                  University of Texas - Pan American
                  Unauthorized Use of This System Prohibited

   Username: PACKEY

      VAX/VMS version V5.5-2 on node PANAM2
      Last interactive login on Monday, 26-JUL-1993 10:13
      Last non-interactive login on Thursday, 22-JUL-1993 11:07

             The University of Texas-Pan American Library
                             JUL 26, 1993

       1      UT-PA Library Catalog

       2      UT-PA Library Information

       3      Other Library Catalogs

                  QUIT to exit
                  SUGG to leave comment or suggestion
                  NOTES to enter VAX Notes
                  HOURS to see Library hours

   TYPE NUMBER AND PRESS RETURN :==> 3


          4     Sam Houston State University Library
          5     Southwest Texas State University
          6     Texas A&M Library
          7     Texas Christian University Library
          8     Texas Woman's University Library
          9     UT Austin Library
         10     UT Health Sciences Center - San Antonio
         11     UT-Permian Basin Library
         12     Texas Tech University Library

         13     Main Menu

         14        Internet Libraries

         15        CARL

   TYPE NUMBER AND PRESS RETURN :==> 10


   Accessing University of Texas Health Sciences Center ... please wait
        *** Welcome to the Biomedical Library Information System ***

   Enter LIS
   LIS                                        University of Texas
                                              Health Science Center
   Mon  26-JUL-1993                           San Antonio - BLIS

             BIOMEDICAL LIBRARY INFORMATION SYSTEM - UTHSCSA

       1   UTHSCSA, AMVAH, and UTHCT Library Catalogs
             (Books, Journals, Audiovisuals, Computer Software)
       2   miniMEDLINE
             (References to Articles from Selected Biomedical Journals)
       3   Drug Information (POISINDEX, DRUGDEX, etc.)
       4   NIH Information Sources (NIH Guide, Clinical Alerts, etc.)
       5   UTHSCSA Reserve Collection
       6   Library Hours/HELP
       7   Catalogs of Selected Libraries
       8   PlusNet (MEDLINE, CINAHL, CANCERLIT, HEALTH)  ** NOW AVAILABLE! **

       Press RETURN to Exit
       Enter number and press RETURN:  1
```

Abb. 7-2   Ein Library Information System (LIS). a) Von einem beliebigen Rechner aus, der an das weltweite Internet angeschlossen ist, wird mit dem Befehl TELNET eine Verbindung zum Rechner der Unibibliothek in Texas aufgebaut. Im Hauptmenü entscheiden wir uns für das Biomedical LIS des Health Science Centers in San Antonio (UTHSCSA).

Abb. 7-2a

```
                          LIBRARY CATALOGS
                     Searching: UTHSCSA LIBRARY

   PRESS A NUMBER to select the Catalog Section you wish to search

           BOOKS, AUDIOVISUALS, AND COMPUTER SOFTWARE
                 1 - KEYWORDS (combination of author, title, subject or year)
                 2 - AUTHORS
                 3 - TITLES
                 4 - SUBJECTS
           JOURNALS
                 5 - HOLDINGS (vol/issues owned by the library)
           CHANGE LOCATIONS
                 0 - OTHER LIBRARY CATALOGS
           EXIT    PRESS RETURN FOR MAIN MENU

   ENTER A '?' for HELP.  CHOICE? 1

   Enter initial letters of any subject heading
   If you enter more than one subject heading, the computer will display items
   listed under any of the subject headings.  For more instructions, enter a ?

   SUBJECT: computer
   Searching.
                          Searching: COMBINED LIBRARY CATALOGS
   Screen: 1               Subject: computer
     1) Computers  (567)
     2) COMPUTER = Computers  (567)
     3) Computers, Analog  (3)
     4) COMPUTER, ANALOG = Computers, Analog  (3)
     5) COMPUTER ARCHITECTURE = Computer Systems  (5)
     6) COMPUTER ARCHITECTURES = Computer Systems  (5)
     7) COMPUTER-ASSISTED DECISION MAKING = Decision Making, Compute  (1)
     8) COMPUTER ASSISTED DECISION MAKING = Decision Making, Compute  (1)
     9) COMPUTER-ASSISTED DECISION MAKING = Decision Making, Compute  (1)
    10) COMPUTER-ASSISTED DIAGNOSES = Diagnosis, Computer-Assisted  (45)
    11) COMPUTER ASSISTED DIAGNOSIS = Diagnosis, Computer-Assisted  (45)
    12) COMPUTER ASSISTED DIAGNOSIS = Diagnosis, Computer-Assisted  (45)
    13) Computer Assisted Instruction  (139)
    14) COMPUTER ASSISTED INSTRUCTION = Computer-Assisted Instructio  (139)

   Select Subjects to search by typing numbers separated by commas or A for all
   ...THEN, Press RETURN for more Subjects ; ESC to start book display ; ? for HELP
   Which one(s)? 14

   LOOKING FOR SUBJECT: Computer-Assisted Instruction
     1) Computer-Assisted Instruction   (95)
     2) Computer-Assisted Instruction--bibliography  (2)
     3) Computer-Assisted Instruction--catalogs  (1)
     4) Computer-Assisted Instruction--congresses  (1)
     5) Computer-Assisted Instruction--congresses--nurses' instruction  (1)
     6) Computer-Assisted Instruction--Great Britain  (1)
     7) Computer-Assisted Instruction--indexes  (3)
     8) Computer-Assisted Instruction--methods  (1)
     9) Computer-Assisted Instruction--nurses' instruction  (1)
    10) Computer-Assisted Instruction--periodicals  (4)
    11) Computer-Assisted Instruction--software  (27)
    12) Computer-Assisted Instruction--videocassettes  (1)
    13) Computer-Assisted Instruction--videodiscs  (1)
   Select subheadings to be searched by typing numbers separated by commas
   or A for all.....THEN, press RETURN for more subheadings; ESC for more subjects
   Which one(s)? 11

                                               <1 of 4>
   CP        AIDS-related diarrhea [computer file] -- Version 1.0. -- East Hanover,
   3         N.J. : Sandoz Pharmaceuticals Corp., 1992.
   CAI128    program files (IBM) on 3 computer disks ; 3 1/2 in. + 1 user's
   1992      guide. -- (Sandoz education series)
             Installed on Level 2 on IBM #2.
             SUMMARY: The user will review the causes of diarrhea in HIV-positive
          patients and compare and work-up alternative strategies for patient
          evaluation.  The user will perform history taking and physical
          examination, order laboratory and diagnostic tests, reach a diagnosis
          and choose a course of treatment for six patients.
             System requirements: IBM-compatible DOS Ver. 1.0: 286 processor/AT
          class IBM-compatible; DOS 3.2 or higher; 640 Kb RAM; EGA monitor and
```

Abb. 7-2b

Dieses LIS bietet Zugang zu verschiedenen Datenbanken (MEDLINE u.a.) und dient auch als Gateway zu anderen Informationssystemen, z.B. zum Computer der NIH (National Institutes of Health). Wir entscheiden uns für die Katalogdatenbank der Universität. b) In dieser Katalogdatenbank sind Zeitschriften, Bücher und audiovisuelle Medien einschließlich Software der medizinischen Bibliothek abrufbar. In der Beispielsuche wird nach medizinischer Ausbildungssoftware (CAI) gesucht. Tatsächlich werden 27 Programme gefunden. Online abrufbar sind auch ausführliche Beschreibungen der Software.

usw.), die für Biologen SCI.BIO und die BIONET-Newsgroups.

Telnet

Beim *remote login* (telnet) kann sich der Benutzer auf einem entfernten Computer „einloggen" (anmelden) und dann interaktiv auf ihm arbeiten, gerade so, als wäre es der eigene Rechner. Wie auch beim FTP (file transfer protocol – der direkte Austausch von Dateien und Computerprogrammen) benötigt der Benutzer zum Einloggen einen Gast-Account auf dem Gastgeber-Rechner (Host). Der Username für FTP (ANONYMOUS) funktioniert hier allerdings nicht, vielmehr sind Username und Paßwort jeweils von Rechner zu Rechner verschieden. Sie werden, sofern es sich um einen öffentlichen Zugang handelt, vom jeweiligen Rechnerbetreiber veröffentlicht.

Der interaktive Zugriff auf einen Rechner kann für die verschiedensten Anwendungen genutzt werden. Nachfolgend sind einige Beispiele für Recherchemöglichkeiten beschrieben.

Katalogdatenbanken (OPACs)

OPACs (online Public Accessible Catalogs) sind Datenbanken, in denen der Gesamtbestand einer Bibliothek gespeichert ist. OPACs eignen sich besonders gut für die Suche nach Monographien. Da sie öffentlich zugänglich sind, fallen im Gegensatz zu einer DIMDI-Recherche (z.B. in der Datenbank CATLINE, s. Kap. 4.1.3) keine Lizenzgebühren an.

Eine Liste aller Bibliotheken im Internet findet sich im Dokument „internet.library", erhältlich via anonymous-FTP bei ariel.unm.edu, (cd library, get internet.library). Über das Internet sind über 350 Verzeichnisse von Bibliotheken kostenlos „zugänglich".

Besonders ergiebig sind natürlich medizinische Fachbibliotheken. Als Beispiel sei hier nur der OPAC der Danish Natural and Medical Science Library genannt (Telnet 129.142.160.101, der Username: COSMOS, keine Paßworteingabe notwendig). Hier kann mit einer CCL-Retrieval-Sprache (s. Kap.

3.4.3) gesucht werden. Das System eignet sich somit auch hervorragend als Trainingsdatenbank für GRIPS-Lernende (s. Kap. 6.3.2). Andere OPACs sind in umfangreiche Bibliotheks-Informationssysteme eingebettet (LIS: Library Information Systems), die menügesteuert eine große Auswahl an Informationsquellen anbieten (Abb. 7-2).

Produktdatenbanken Da auch viele kommerzielle (meist US-)Biotechnologie-Firmen im Internet vertreten sind, können nicht nur Bestellungen elektronisch ausgeführt werden, sondern es stehen oft auch Produktdatenbanken zur Verfügung, in denen nach Produkten recherchiert werden kann. Besonders nützliche Dienste leisten dabei Datenbanken, in denen die Produkte und Dienstleistungen mehrerer Firmen enthalten sind.

Ein Beispiel für eine solche Produktdatenbank (über 300 Firmen) ist das kostenfrei zugängliche Biotechnet Electronic Buyers Guide (TELNET biotechnet.com, USERNAME biotech, PASSWORD bguide). Die Produkte, eingeteilt in eine von fünf „product areas" (chromatography, electrophoresis, instruments, molecular biology products, liquid handling and filtration) können nach Firma oder nach Produktname gesucht und auch gleich online bestellt werden.

Gendatenbanken Gendatenbanken sind bereits in Kapitel 5 beschrieben.

Campus wide information systems (CWIS)

Die Informationssysteme (zumeist) amerikanischer Universitäten bieten ein Menü, über das der Student Zugriff auf die unterschiedlichsten Informationen hat: Das Spektrum der Angebote reicht vom OPAC der jeweiligen Unibibliothek, Neuigkeiten aus dem Universitätsleben, Wetterbericht, Skireport (z.B. bei TELNET cuinfo.cornell.edu), Weiterbildungsinfos, Jobangebote, lokale Busfahrpläne (TELNET info.rutgers.edu), e-mail- und Telefonverzeichnis der Fakultät, Kursverzeichnisse und Stundenpläne, Speisepläne aus dem Küchencomputer, Ankündigungen von Konzerten und Filmen auf dem Campus u.v.m. Gedacht sind diese Informationssysteme für Studenten, die lokal am Campus über Terminals auf das CWIS zugreifen. Aber man kann auch von anderen Universitäten aus via Telnet die Dienste nutzen. Eine Liste aller verfügbaren CWIS kann per anonymous-FTP bei ftp.sura.net (128.167.254.179) im Verzeichnis pub/nic unter dem Dateinamen cwis.list abgerufen werden.

Bulletin Board Systems (BBS)   Bulletin Board Systems (BBS, in Deutschland Mailboxen genannt; vgl. Kap. 7.5) sind menügesteuerte Informationssysteme, in denen zusätzlich auch Nachrichten für andere Teilnehmer hinterlassen werden können. Es gibt Mailboxen auch im Internet. Für Mediziner besonders interessant ist hier z.B. die Mailbox der Federal Food and Drug Administration FDA (TELNET 150.148.8.48, LOGIN bbs) mit Berichten und Presseerklärungen zu Medikamenten-Zulassungsverfahren, Arzneimittelwarnungen etc.

Gopher   Einen *menügeführten* Zugriff auf verschiedenste Internet-Ressourcen bietet der gopher-Service. Ausprobieren kann man diesen z.B. bei TELNET sun.rz.tu-clausthal.de (login:info), TELNET sunic.sunet.se (login:gopher) oder TELNET consultant. micro.umn.edu (login:gopher).

Internet für Privatpersonen

Nicht nur im direkten Umfeld der Hochschulen, sondern auch im privaten Bereich halten Datennetze Einzug in den Alltag [2]. Es ist bereits möglich, auch als Privatperson Zugang zu den Internet-Diensten zu erhalten. Als Interessenvertreter fungiert hier der Verein Individual Network e.V. Weitere Auskünfte können per anonymous FTP bei ftp.fu-berlin.de im Verzeichnis /pub/doc/IN bezogen werden.

Auch manche private Mailboxen (Kap. 7.5.1) fungieren als Gateway zum Internet und erlauben die Nutzung einiger Internet-Dienste. Zumindest e-mail (also das Senden und Empfangen von Nachrichten aus und zum Internet) ist in allen privat betriebenen Mailboxen des FidoNets (s. Kap. 7.5.2) möglich.

Hat man erst einmal den Einstieg in die „Mailbox-Szene" gefunden, so ist es ein Leichtes, an weitere Information zu indviduellen Möglichkeiten des Zugangs zum Internet zu gelangen (diese sind lokal zu verschieden, als daß hier konkretere Hinweise gegeben werden könnten). Auch die Kosten hängen stark von den individuellen und lokalen Voraussetzungen und Zugangsmöglichkeiten ab; generell liegen sie aber insgesamt bei nicht mehr als 10 bis 50 DM pro Monat.

7.4 Zwei „logische" Netzwerke im Internet/Bitnet

Das Internet kann als die Menge aller Computer aufgefaßt werden, die „physikalisch" miteinander verbunden sind. Innerhalb eines „physikalischen" Netzes kann es Computer und Anwender geben, die alle an derselben Aufgabe arbeiten oder sehr häufig gemeinsame Daten benutzen. Ein solcher „Interessenverbund" kann als „logisches Netzwerk" bezeichnet werden. Die Voraussetzung eines logischen Netzwerks ist, daß die Rechner miteinander verbunden sind, daher ist ein logisches Netzwerk immer die Teilmenge eines physikalischen Netzes. Als Beispiel seien hier das CancerNet und das EMBnet aufgeführt:

– CancerNet: Die teilnehmenden Computer verbreiten Informationen zu Krebserkrankungen und machen sie dem Arzt lokal verfügbar.

– EMBnet: Die teilnehmenden Computer speichern und verbreiten molekularbiologische Informationen und machen sie dem Wissenschaftler lokal zugänglich.

7.4.1 CancerNet

CancerNet ist eine Projekt des NCI (National Cancer Institute der USA). Es hat die Verbreitung der PDQ-Informationstexte über Krebserkrankungen für Ärzte und Patienten via Computernetzwerk zum Ziel (zu PDQ,

Physicians Data Query, s. Kap. 4.3.1). CancerNet ist dabei lediglich der plakative Name für ein „logisches" Netzwerk – es handelt sich dabei *nicht* um ein physikalisches Netz. Das physikalische Korrelat zum CancerNet sind Netze wie Bitnet oder Internet, über deren Leitungen die PDQ-Texte geschickt werden. Wie kann man nun als deutscher Mediziner an die PDQ-Texte gelangen? Die eine Möglichkeit wurde bereits beschrieben: Alle PDQ-Texte sind als Datenbank auch bei DIMDI abrufbar. Allerdings benötigt man dazu eine DIMDI-Zugangsberechtigung und muß außerdem die Rechenzeit des Hosts bezahlen (was bei den umfangreichen PDQ-Texten schnell ins Gewicht fällt). Für die andere Alternative, die hier beschrieben werden soll, benötigt man lediglich einen Internet-Zugang. Kosten entstehen hierbei keine.

Die Texte werden in Form einer e-mail angefordert. Dabei schickt man die e-mail nicht an einen menschlichen Empfänger, sondern an ein Computerprogramm (Fileserver, s.o.). Dieses Computerprogramm antwortet dann seinerseits mit einer e-mail, die den gewünschten Text enthält. Weitere Informationen erhält man, wenn man eine e-mail an CANCERNET@ICICB.NCI.NIH.GOV mit dem Text „HELP" schickt.

7.4.2 EMBnet (European Molecular Biology Network)

Das EMBnet [5] ist das Resultat einer 1988 begonnenen Initiative zur Schaffung einer europäischen Infrastruktur für molekularbiologische Informationsdienste. Das EMB-Netzwerk besteht aus mehreren nationalen Knotenrechnern in nahezu allen europäischen Ländern, die alle mit einem zentralen Rechner verbunden sind. Die zentrale Koordination und tägliche Verteilung der aktuellen Daten übernimmt das Rechenzentrum des EMBL in Heidelberg. Zukünftig soll diese Aufgabe ein vom EMBL vorgeschlagenes europäisches Institut für Bioinformatik übernehmen. Finanziert wird das Netzwerk unter anderem von der EG.

Die ersten *Knoten* des Netzes entstanden 1988, es waren dies das European Molecular Biology Laboratory in Heidelberg, das CITI2 in Paris, das SERC Daresbury Laboratory in Warrington, England, das CAOS/CAMM Centre der Faculty of Science, University of Nijmegen, Niederlande, sowie Hoffmann-La Roche in Basel, Schweiz. Heute gibt es weitere Knoten in Spanien, Schweden, Israel, Norwegen, Finnland, Italien, Griechenland und Dänemark. Wichtige Knoten im deutschsprachigen Raum sind, neben dem EMBL und Hoffmann-La Roche, das DKFZ (Deutsches Krebsforschungszentrum) in Heidelberg und das Biocomputing Biozentrum in Basel.

Das *Ziel* des EMBnets ist es, ein breites Spektrum an molekularbiologischen Datenbanken europaweit zugänglich zu machen. Da grenzüberschreitende Telekommunikationsverbindungen relativ teuer sind, ist es das Ziel, in jedem europäischen Land zumindest ein EMBnet-Knoten zur Verfügung zu stellen. Jeder nationale EMBnet-Knoten bietet dann das gesamte Spektrum an Datenbanken einschließlich Retrieval-Möglichkeiten mit spezieller Software für Genanalysen (z.B. GCG, ACNUC) und weitere Dienste (z.B. die Bereitstellung wissenschaftlicher Software) an. Dieser Service soll der nationalen Benutzergemeinschaft jeweils einen lokalen und damit billigen und einfachen Zugang zu biomedizinischer Information ermöglichen. Gleichzeitig wird durch die internationale Vernetzung der einzelnen Computerzentren sichergestellt, daß jeder Knoten jederzeit über die gleichen aktuellen Daten verfügt. Zu diesem Zweck verschickt der EMBL-Computer allnächtlich automatisch die neuesten Daten aus den Nukleotiddatenbanken GenBank, EMBL-Nukleotid-Datenbank und DDBJ an die einzelnen nationalen Knoten. Diese sogenannten *Satellitendatenbanken* werden somit immer automatisch auf dem neuesten Stand gehalten (der Begriff Satellitendatenbank hat nichts damit zu tun, daß Daten via Satellit übertragen werden – obwohl dies im Einzelfall so sein mag –, sondern soll lediglich daran erinnern, daß die entsprechende Datenbank zwar autonom ist und selbständig funktioniert, aber gleichzeitig inhaltlich von einer „Mutterdatenbank" abhängig ist). Desweiteren soll das EMBnet auch für den individuellen Mailaustausch sowie für wissenschaftliche Diskussionen in „Newsgroups" genutzt werden.

7.5 Private Mailboxen und Mailboxnetze

7.5.1 Mailboxen

Eine Mailbox (engl. Bulletin Board System, BBS) ist ein Computer, der über ein Modem (s. Kap. 1.2.4) mit dem öffentlichen Telefonnetz gekoppelt ist und somit von anderen Computerbesitzern online bedient werden kann. Meist handelt es sich bei Mailboxrechnern um Mikrocomputer (z.B. PC), und der Mailboxbesitzer (SysOp) betreibt die Mailbox als Hobby.

Die Anrufer benötigen lediglich ein Modem (oder ein Akustikkoppler) sowie ein sogenanntes Terminalprogramm, das die Kommunikation mit dem Mailboxcomputer übernimmt (s. „Datenfernübertragung" im Kap. 1.2.4). Nach Anwahl der Mailboxnummer stehen dem Benutzer (Anrufer) ähnliche Funktionen zur Verfügung, wie sie im Zusammenhang mit Internet/Bitnet beschrieben wurden:

- e-mail (Schreiben und Senden von Nachrichten an andere Benutzer)
- Teilnahme an Diskussionen in einzelnen Rubriken (Newsgroups, syn. Areas, Boards, schwarze Bretter)
- Herunterladen von Texten und Software

Allerdings können nur die Dienste genutzt werden, die der jeweilige Mailboxbetreiber (SysOp) auf seinem Rechner vorgesehen hat. Bei einer nicht vernetzten Mailbox können e-mails ausschließlich an Personen geschickt werden, die Teilnehmer der jeweiligen Mailbox sind. Denn anders als im Internet/Bitnet sind die einzelnen Mailboxrechner nicht über Standleitungen (also kontinuierlich) miteinander verbunden.

7.5.2 Mailboxnetze

Um dennoch den Informationsaustausch zwischen den verschiedenen Mailboxen zu gewährleisten, rufen sich die Teilnehmerboxen (Knotenrechner, nodes) eines Mailboxnetzes jede Nacht vollautomatisch gegenseitig an und tauschen die jeweils neu hinzugekommenen Informationen aus (offline-Netz). Im größten Mailboxnetz der Welt, dem *Fido-Net*, sind mehrere zehntausend Mailboxen weltweit zusammengeschlossen.

So wird es möglich, daß ein deutscher Benutzer, der mit seiner örtlichen Mailbox telefoniert, eine Nachricht an einen bestimmten Benutzer einer Mailbox in Australien addressiert. Die Nachricht wird von Rechner zu Rechner weitergereicht, erreicht nach einigen Tagen die Empfängermailbox und kann dort von dem jeweiligen Mailboxbenutzer (und nur von diesem) gelesen werden (private Mail, *Netmail, Matrixmail*).

Ebenso werden die öffentlichen Nachrichten *(Echomail)*, also z.B. Beiträge in der Diskussionsrubrik „Medizin", weltweit verteilt. Unter den vielen tausend Mailboxen, die es inzwischen in Deutschland gibt, befinden sich auch einige, die sich auf den medizinischen Bereich spezialisiert haben [1]. Diese bieten beispielsweise medizinische Software an oder ermöglichen auch Zugriff auf medizinische Datenbanken. 1992 haben sich unter der Koordination der Würzburger Neurologin Dr. Bettina Müller die ersten medizinischen Mailboxen zu einem Offline-Netz zusammengeschlossen, dem *MedNet*. Im MedNet finden sich Diskussions-Areas beispielsweise zu Innerer Medizin, Onkologie, Notfallmedizin, Chirurgie usw. Mittlerweile gibt es in jeder größeren Stadt ein MedNet-Knoten (eine Mailbox, die am MedNet teilnimmt), der von Ärzten und Patienten rege genutzt wird. Auch die European Medical Students Association (EMSA) versucht gegenwärtig, sich dieses Prinzips der Mailboxnetze zu bedienen und Mailboxen für Medizinstudenten auf europäischer Ebene zu vernetzen (*EMSAnet*).

Primär für Patienten gedacht sind die Netze *ADAnet* der American Disabled Association für Behinderte, sowie das *HIVnet*, das AIDS-Patienten Rat und Unterstützung bietet.

Einige Mailboxen:
– Allergie Informations-System (AIS) 05252-930295
  Mailbox des „Allergie-Dokumentations- und Informationszentrums" (ADIZ) in Bad Lippspringe
– European Medical Information Link (E.M.I.L.) 0761-283049
  Mailbox der EMSA, Krebsdatenbank PDQ abrufbar; EMSAnet-Host
– HIVnet BBS, Berlin 030-4542605
  HIVnet-Host (telefonische Auskunft zum HIVnet auch fernmündlich bei SysOp Jörg Schulze, Tel. 030-4542974)
– Medic-BBS 0721-496821

M.I.S.S. online zugänglich; ADAnet-Host
– MedMail 06898-12314
  Mailbox der kardiologischen Abteilung des Kreiskrankenhauses Völklingen, SysOp Prof. Dr. Hennersdorf
– NeuroBox 0931-2012619
  Mailbox der Uniklinik Würzburg, verschiedene Datenbanken zugänglich; MEDnet-Host

Die Mailboxnummern können sich ändern.

Literatur

1. Eysenbach, G. Medizinische Mailboxen. physis Medizin & Computer 6 (1993) 6–10.
2. Heinau, V., H. Schlichting: Vom Heimarbeitsplatz ans WIN – Das Individual Network stellt sich vor. DFN Mitteilungen 31 (1993) 7–9.
3. Hohndel, D.: Software frei Haus: Anonymous FTP – Die Welt der freien Software. c't 2 (1993) 86–91.
4. Köhntopp, K.: Weltweit vernetzt – Struktur und Dienste des Internet. c't 2 (1993) 82–85.
5. Stoehr, P., R. Omond: The EMBL Network File Server. Nucleic Acids Res. 17 (1989) 6763–6764.

Kapitel 8

Medizinische Literaturverwaltungsprogramme – ein Überblick

Da die Literaturarbeit mit zu den wichtigsten und gleichzeitig zu den mühsamsten Aufgaben wissenschaftlichen Arbeitens gehört, die mit Computerhilfe erheblich erleichtert werden kann, sollen im folgenden Kapitel einige grundlegende Techniken und Begriffe angesprochen sowie die wichtigsten Programme zusammengestellt werden.

„The next best thing to knowing something is knowing where to find it."

(Samuel Johnson, 1709–1784; zit. nach [2])

Wohl jeder Arzt, Wissenschaftler oder Student kennt die Situation: Man denkt über eine bestimmte medizinische Fragestellung nach und erinnert sich dunkel daran, vor einiger Zeit zu genau dieser Fragestellung irgendwo einen ausgezeichneten Artikel gelesen zu haben. Da die genauen bibliographischen Angaben dem Gedächtnis meist entfallen sind, beginnt eine verzweifelte Suche in einem Stoß von kopierten Artikeln, in Ordnern mit Sonderdrucken und in Bergen von Zeitschriften. Häufig endet die Suche damit, daß man nach Stunden entnervt aufgibt oder aber sich bald dabei ertappt, in alten Zeitschriften zu schmökern und die ursprüngliche Fragestellung schon fast vergessen zu haben.

Hier schaffen Literaturverwaltungprogramme Abhilfe, in denen man alle bibliographischen Daten der gelesenen Artikel zusammen mit inhaltsbeschreibenden Schlagworten abspeichern kann. Sucht man dann nach einem bestimmten Artikel, so braucht man nur das entsprechende Schlagwort einzugeben und erhält sofort die gesamten bibliographischen Daten der Publikation, eventuell einschließlich der Information, in welchem Ordner oder in welcher Bibliothek sich der Sonderdruck, die Kopie oder die Orginalpublikation befindet.

Darüber hinaus können Literaturverwaltungsprogramme auch bei der Erstellung des

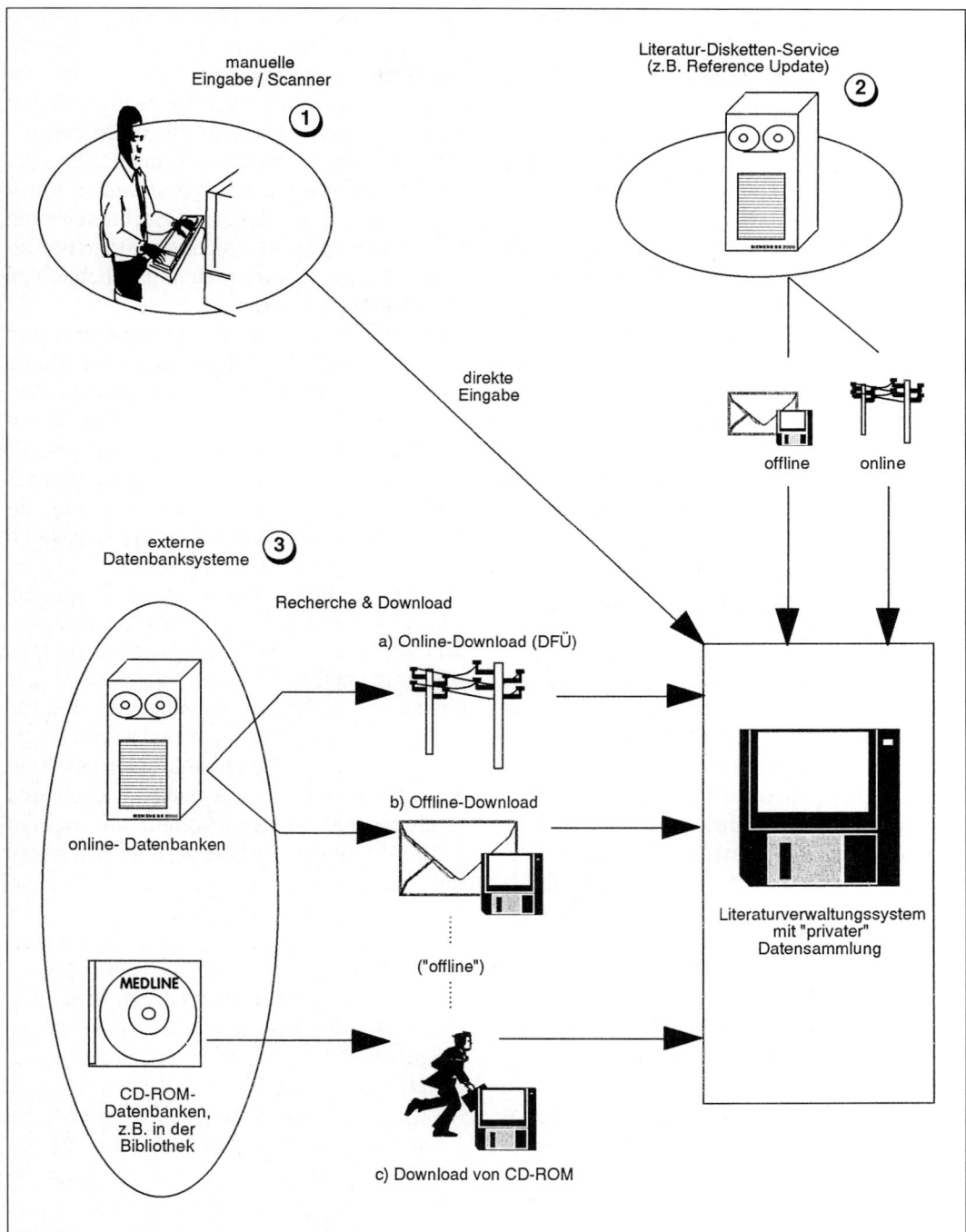

Abb. 8-1 Datengewinnung für ein Literaturverwaltungssystem. Die Dateneingabe erfolgt manuell bzw. über Scanner (1). In gewissen Fällen erhält der Mediziner von speziellen Literaturdiensten (2) Literatur-zitate auf Diskette (z.B. Reference Update Service). Auch das Ergebnis einer Datenbankrecherche in Form eines Downloads kann importiert werden (3). Der Download kann von einer CD-ROM oder einer Online-Datenbank stammen.

Literaturverzeichnisses für ein Manuskript hilfreiche Dienste leisten: Mit ihrer Hilfe braucht man beim Schreiben eines Papers lediglich mit Namen und Jahreszahl zitieren, z.B. [Eysenbach 1993], und kann dann später vom Programm automatisch ein komplettes Literaturverzeichnis in jedem gewünschten Format erstellen lassen.

Da bibliographische Daten in Form von online-Datenbanken oder CD-ROM-Datenbanken computerlesbar zur Verfügung stehen, braucht der Anwender in der Regel die einzelnen Literaturstellen nicht einmal mühsam mit der Hand einzugeben, sondern kann die für ihn interessanten Zitate von einer der genannten Datenbanken „herunterladen" (downloading) und dann in sein privates Literaturverwaltungsprogramm importieren (Abb. 8-1).

8.1 Was bringt elektronische Literaturverwaltung?

Das Ergebnis einer jeden Literaturrecherche am Computer – sei es von einer Datenbank wie MEDLINE auf CD-ROM (SilverPlatter, KnowledgeFinder) oder von einer online-Datenbank (beispielsweise vom Host DIMDI) – wird in der Regel auf Diskette gespeichert. Es resultiert stets eine Textdatei im ASCII-Format, die sogenannte *Download-Datei* (auch Transcript-File oder, bei online-Daten, Logfile genannt). Eine solche Datei enthält die Datenbankeinträge in einer Form, wie sie von der Datenbank ausgegeben werden (wie z.B. in Abb. 4-1). Diese Download-Textdaten können nun vom Anwender in ein gewöhnliches Textverarbeitungsprogramm (wie WORD, WordPerfect, AmiPro, Works usw.) eingeladen (importiert) und von dort aus zu Papier gebracht werden. Die Textdatei kann auch manuell weiterverarbeitet werden, beispielsweise zum Erstellen einer Bibliographie für eine Publikation.

Abgesehen davon, daß die manuelle Editierung eine zeitraubende, eintönige und fehlerträchtige Vorgehensweise darstellt, wird je-

der, der des öfteren Literaturdaten recherchiert, bald eine ganze Anzahl von Download-Dateien beisammen haben und sehr bald den Überblick über die recherchierten Zitate verlieren. Eine rasche dateiübergreifende Suche, beispielsweise nach allen Publikationen, die von einem bestimmten Autor in einem gewissen Zeitraum erschienen sind, ist bei umfangreicheren „ungeordneten" Datensammlungen nur noch mit erheblichem Aufwand durchführbar.

Es ist daher sinnvoll, die Download-Daten in ein speziell für bibliographische Daten zugeschnittenes *Literaturverwaltungs-Programm* zu „importieren". Ein solches Literaturverwaltungssystem ist nichts anderes, als ein auf bibliographische Daten spezialisiertes Datenbankmanagement-Programm mit einem System zur Wiederauffindung von Daten (Retrieval-System).

In diesem Literaturverwaltungs-Programm wird also die ursprünglich als Textinformation vorliegende „flache" Download-Datei wieder in ein Datenbankformat gebracht: Die einzelnen Informationsbausteine (Autor, Titel, Zeitschrift, Abstract usw.) werden in jeweils zugehörige Datenbankfelder geschrieben und können fortan wieder gezielt und rasch gesucht werden. Ähnlich wie bei der CD-ROM- oder beim Online-Retrieval lassen sich jetzt auch wieder komplexere Recherchen durchführen, z.B. „Finde alle Artikel des Autors Müller, die nach 1985 publiziert wurden und das Stichwort XY im Titel haben".

Was leistet ein Literaturverwaltungsprogramm außer den bereits erwähnten Retrieval-Möglichkeiten noch? Hervorgehoben seien:
– vielfältige Ausgabemöglichkeiten (Abb. 8-2): Die Zitate können tabellarisch, auf Karteikarten, auf einem Leihschein der Bibliothek oder in einem sonstigen (sog. Report-)Format ausgedruckt werden.
– Dublettenerkennung: Doppelt recherchierte Zitate können erkannt und automatisch eliminiert werden.
– Literatur-Indizes erstellen: Man kann sich seinen eigenen privaten „Index Medicus"

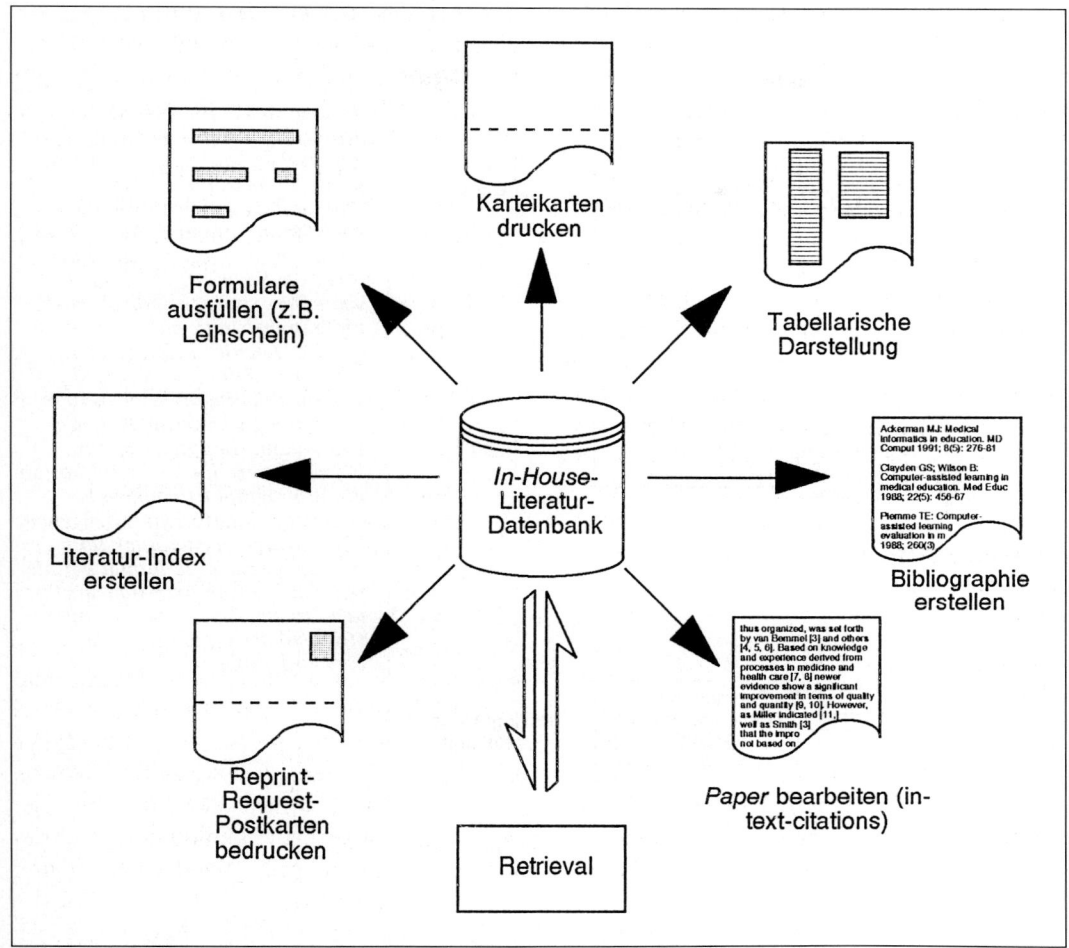

Formulare
ausfüllen (z.B.
Leihschein)

Karteikarten
drucken

Tabellarische
Darstellung

Literatur-Index
erstellen

In-House-
Literatur-
Datenbank

Ackerman MJ: Medical
informatics in education. MD
Comput 1991; 8(5): 276-81

Clayden GS; Wilson B:
Computer-assisted learning in
medical education. Med Educ
1988; 22(5): 456-67

Plemme TE: Computer-
assisted learning
evaluation in m
1988; 260(3)

Bibliographie
erstellen

Reprint-
Request-
Postkarten
bedrucken

Retrieval

thus organized, was set forth
by van Bemmel [3] and others
[4, 5, 6]. Based on knowledge
and experience derived from
processes in medicine and
health care [7, 8] newer
evidence show a significant
improvement in terms of quality
and quantity [9, 10]. However,
as Miller indicated [11,]
well as Smith [3]
that the impro
not based on

Paper bearbeiten (in-
text-citations)

Abb. 8-2a Weiterverarbeitungsmöglichkeiten in einem Literaturverwaltungsprogramm. Einmal in ein Literaturverwaltungsprogramm eingeladen, können die Zitate auf vielfältige Weise manipuliert und in nahezu beliebigen Formaten für unterschiedliche Zwecke ausgegeben werden. Gewisse Funktionen, wie z.B. die automatische Bearbeitung eines wissenschaftlichen Manuskripts mit automatischem Einsetzen der „in-Text-Zitate" [Jones, 1987 ... usw.] sowie automatischer Bibliographieerstellung werden allerdings nicht von allen Programmen unterstützt.

zusammenstellen, indem man die Zitate geordnet nach Schlagworten ausdruckt.

– automatisches Erstellen einer Bibliographie: Wer viel publiziert, wird die Situation beim Zusammenschreiben eines Papers kennen: Das Zusammenstellen der Referenzen am Ende der Publikation (in den sog. Endnoten, also Fußnoten, die erst am Ende des Manuskiptes erscheinen) ist eine mühsame und fehlerträchtige Angelegenheit, zumal auch noch die von Journal zu Journal verschiedene vorgeschriebene Zitierweise beachtet werden muß und der Text beim Einreichen in einer anderen Zeitschrift als der ursprünglich geplanten u.U. neu gestaltet werden muß. Eine für *Nature*

gedachte Publikation muß beispielsweise etwa folgendermaßen aussehen:

...as previously expounded 1–3. (...)
1. Paivio, A. *Memory & Cognition* **3**, 635–647 (1975)
2. Miller, (...usw.)

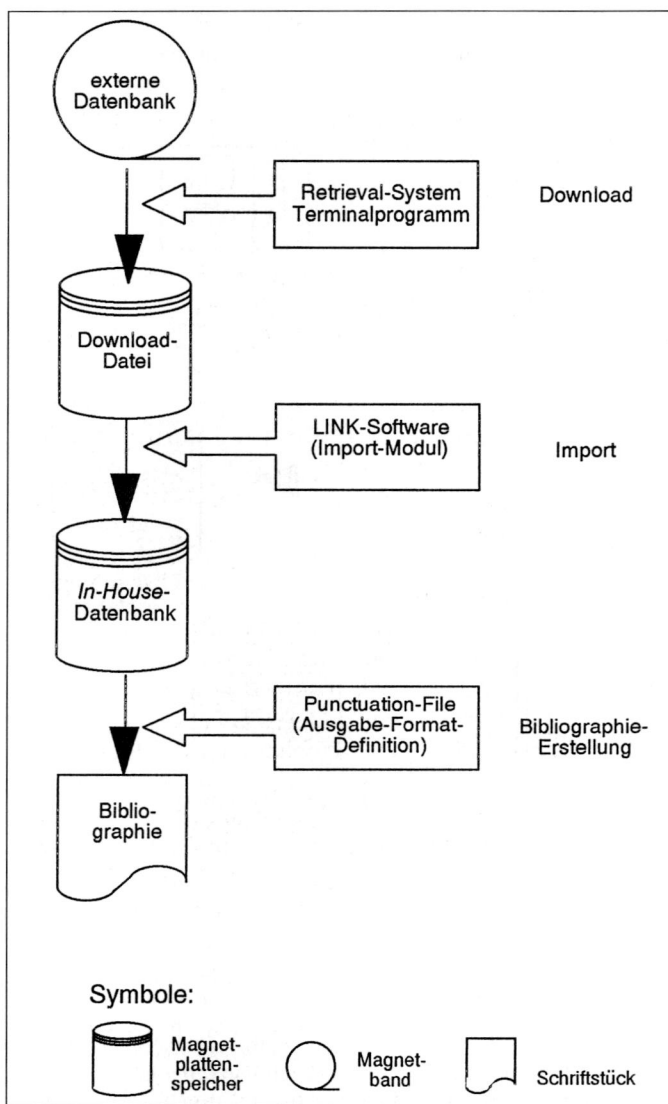

externe
Datenbank

Retrieval-System
Terminalprogramm   Download

Download-
Datei

LINK-Software
(Import-Modul)   Import

In-House-
Datenbank

Punctuation-File
(Ausgabe-Format-   Bibliographie-
Definition)   Erstellung

Biblio-
graphie

Symbole:

Magnet-
platten-
speicher

Magnet-
band

Schriftstück

*Abb. 8-2b Datenfluß vom Daten-
bankdownload zur publikations-
reifen Bibliographie. Aus einer
Online- oder CD-ROM-Datenbank
werden die Zitate „heruntergeladen" (Download) und im
heimischen Rechner auf der Festplatte als Textdatei im ASCII-
Format abgespeichert. Um die
Einzelinformationen (Autor, Titel,
...) in die entsprechenden Felder
einer „in-house"-Datenbank zu
schreiben, sind spezielle „Linkprogramme" notwendig. Diese werten die Download-Textdatei aus
und importieren die darin enthaltenen bibliographischen Informationen als Datensätze in die
Datenbank (Import). Um nun
beispielsweise für eine Publikation
die Bibliographie in einem bestimmten Zitierformat auszugeben
(Bibliographieerstellung) kann der
Anwender ein Zitierformat definieren, das die Interpunktion sowie
den Druckstil (fett, kursiv, unter-
strichen) der einzelnen Zitat-
elemente festlegt.*

Wird das Manuskript abgelehnt, oder entscheidet sich der Autor während des Schrei-
bens für ein anderes Journal, so müssen
sämtliche Textstellen, die auf Zitate hinweisen („in-text-citations") sowie die gesamte Bibliographie am Ende des Artikels
umgestaltet werden. Ein Zitat nach der
Vancouver-Konvention, vorgeschrieben
vom International Committee of Medical
Journal Editors und von über 300 Zeitschriften als Standard anerkannt, müßte

folgendes Format annehmen:

...as previously expounded (1–3). (...)
1. Paivio, A. Perceptual comparisons
through the mind's eye. Memory & Cognition
1975;3:635-647
2. Miller, (...usw.)

In den Endnoten erscheint nun auch der Titel der Publikation. Schriftarten wie kursiv
oder fett sind nicht mehr nötig. Das Datum
erscheint vor dem Band. Die Interpunktion
ist ebenfalls verschieden.

Ganz anders sieht ein Zitat nach dem Harvard-System (mit sog. in-text-citations in der Form „Name – Datum") aus. Obiges Zitat müßte beispielsweise nach den Richtlinien der American Psychological Association (APA) lauten:

as previously expounded (Paivio, 1975)
(...)
Miller (...)
Paivio, A. (1975). Perceptual comparisons through the mind's eye. Memory & Cognition,3,635-647

Da jede Zeitschrift ihr eigenes Zitierformat verlangt, kann man sich viel Arbeit ersparen, wenn man die Publikation zunächst unabhängig vom Format der später erstellten Bibliographie schreiben kann, wie das bei der Verwendung von speziellen Literaturverwaltungsprogrammen der Fall ist. Erst später kümmert sich das Programm um die automatische Erstellung der Bibliographie und formatiert diese automatisch nach der Vorgabe des Anwenders.

Wer Wert auf diese Funktion legt, sollte darauf achten, daß nicht alle Literaturverwaltungsprogramme die Bibliographieerstellung unterstützen. Ein speziell für diese Aufgabe geeignetes Datenbankprogramm ist End-Note (s.u.), aber auch der Reference Manager, ProCite und VCH-Biblio unterstützen diese Funktion.

8.2 Grundbegriffe

Nachfolgend werden einige Begriffe erläutert, die im Zusammenhang mit der Auswahl und der Bedienung von Literaturverwaltungsprogrammen wichtig sind.

Datenbankstruktur

Es lassen sich Programme mit einer „starren" Datenbankstruktur von solchen mit einer „flexiblen" Datenbankstruktur unterscheiden. Während bei den meisten Literaturverwaltungsprogrammen der Hersteller eine Datenbank-Feldstruktur fest vorgegeben hat (eine starre Datenbankstruktur), lassen sich

bei anderen Programmen Feldnamen, Feldanzahl, Feldlänge usw. frei definieren (flexible Datenbankstruktur). Wer beispielsweise in einem Literaturverwaltungsprogramm noch zusätzliche Datenfelder haben möchte, z.B. ein Feld, in das Bemerkungen darüber eingetragen werden können, wo die Publikation erhältlich ist o.ä., kann diese neuen Felder in den Programmen mit veränderbarer Datenbankstruktur frei definieren. Dies geht so weit, daß manche Programme für völlig andere Datenbankzwecke verwendet werden können, z.B. für Adressen. Ein in dieser Hinsicht sehr flexibles Programm ist beispielsweise Turbo-Lit oder auch das STN-PFS. Je mehr Möglichkeiten das Datenbankprogramm bietet, d.h. je flexibler es ist, desto komplexer wird es auch und desto mehr Einarbeitungszeit ist notwendig. Daher sollte man sich vor Anschaffung eines Literaturverwaltungsprogramms genau überlegen, für welche Zwecke man das Programm benötigt. Es ist schließlich nicht jedermanns Sache, erst dicke Handbücher zu konsultieren. Wer ein möglichst einfach zu bedienendes Programm sucht und sein Programm ausschließlich zur Literaturverwaltung einsetzen will, ist mit einem Programm wie END-NOTE oder Reference Manager besser beraten als etwa dem STN-PFS oder Turbo-Lit.

Eingabemaske

Bei Literaturverwaltungsprogramm mit flexibler Datenbankstruktur läßt sich gelegentlich (STN-PFS, TurboLit) auch festlegen, welche Felder bei der Ein- und Ausgabe eines Datensatzes wo am Bildschirm erscheinen sollen (z.B. in die erste Bildschirmzeile der Titel, in der zweiten Zeile Autoren usw.). Der Anwender kann also das Bildschirmlayout (Eingabemaske) seinen Bedürfnissen und seinem Geschmack entsprechend konfigurieren.

Kategorien (Dokumenttypen)

Möchte der Anwender in seiner privaten Literaturdatenbasis nicht nur einen bestimmten Dokumententyp verwalten, sondern mehrere (d.h. z.B. Zeitschriftenaufsätze, aber auch Buchtitel, Konferenzberichte, ja vielleicht sogar audio-visuelles Material oder Software), so muß darauf geachtet werden, daß das Programm verschiedene Datensatz-Kategorien unterstützt, d.h. je nach Dokumenttyp verschiedene Feldbezeichnungen und Eingabemasken ausgibt: Beispielsweise wird das Autorenfeld im Fall des Dokumenttyps „Software" zum Feld „Programmierer".

Importmodul

Viele Programme können die Daten aus einem anderen Literaturverwaltungssystem übernehmen (Import) oder die Daten in einem beliebigen anderen Format auf Diskette abspeichern (Export). Zum Datenaustausch am unproblematischten ist das *delimited*-Format. Hierbei werden die einzelnen Feldinhalte in Anführungszeichen („Gänsefüßchen") eingeschlossen und die einzelnen Felder durch Kommata getrennt. Um zwei Datensätze mit jeweils den drei Feldern Autor, Titel und Zeitschrift zu exportieren, produziert ein Programm also folgende Ausgabe:

```
„Meier, A.", „Titel des Aufsatzes",
„Zeitschriftenname"
„Müller, B.", „Titel des Aufsatzes
im zweiten Datensatz", „Zeit-
schriftennamen"
```

Die einzelnen Datensätze sind hier durch ein RETURN voneinander getrennt. Ein anderes Programm kann nun die Feldinhalte wieder importieren; wichtig ist dabei nur, daß die Reihenfolge der Felder stimmt.
Da nicht jedes Programm den Import/Export von delimited-Daten unterstützt und auch unterschiedliche „Teilfeldkennungen" verwendet werden (manche verlangen z.B. ein Semikolon, andere einen Schrägstrich zum Trennen verschiedener Autoren im Autorenfeld), ist der Austausch zwischen zwei Programmen grundsätzlich problematisch. Bestehende Normen (DIN 1506/ISO 2709) zum Format für den Austausch von bibliographi-

schen Daten legen nur eine allgemeine Struktur zur Feldeinteilung, nicht aber Feldkennung und Teilfeldkennung fest.

Linkmodul (Capturemodul)

Das Linkmodul sorgt für eine spezielle Art von Import, nämlich für den Import von Zitaten einer *Download-Datei* von einer externen Datenbank (CD-ROM/online). Das Aussehen der Download-Datei (s. Kap. 4) kann je nach Datenbank und Anbieter sehr verschieden sein (vgl. Abb. 4-1 mit Abb. 4-2). Beispielsweise geben manche die Autorennamen in der Form „MILLER D" aus, andere in der Form „MILLER-D", wieder andere in der Form „MILLER D.". Auch die verwendeten Feldbezeichner *(Tags,* z.B. AU für Autorenfeld) variieren teilweise (s. Tab. 4-1).
Linkmodule gibt es für die meisten Datenbankenformate. Sie legen fest, welche Informationen aus dem Download in welche Felder geschrieben werden sollen.
Man unterscheidet *vorgefertigte* Linkmodule, bei denen der Hersteller die Download-Formate definiert hat, von *flexiblen* Linkmodulen, bei denen der Anwender das Format der Download-Datei selbst definiert. Programme mit vorgefertigten Modulen sind z.B. End-Note, Reference Manager, Pro-Cite oder VCH Biblio. Bei Produkten nordamerikanischer Genese ist zu berücksichtigen, daß zwar für diverse CD-ROM-Retrieval-Systeme und für die internationalen Hosts BRS, DIALOG, STN usw. vorgefertigte Link-Module angeboten werden, nicht immer aber auch für DIMDI.
Flexible Linkmodule besitzen TurboLit und STN-PFS. Hier kann jedes Download-Format, z.B. auch das DIMDI-Format, vom Benutzer selbst festgelegt werden. Die Definition eines Linkmoduls ist allerdings keine triviale Angelegenheit: Beim STN-PFS muß der Anwender unter Heranziehung eines zusätzlichen Reference-Manuals sogar eine eigene Programmiersprache erlernen. Dafür kann der Anwender sein Importmodul für jede beliebige Datenbank oder auch Manuskriptbi-

bliographie modifizieren, ohne beispielsweise bei einer Änderung der Datenbankstruktur durch einen Host auf die Anpassung des Importmoduls durch den Literaturverwaltungs-Programmhersteller warten zu müssen.

Ausgabedefinition und Bibliographie-Erstellung

Es gibt einfach zu bedienende Programme mit „fest eingebauten" Bibliographieformaten, z.B. EndNote, oder flexible Programme, bei denen das Ausgabeformat erst definiert werden muß (z.B. Turbo-Lit). Die Datei, in der das Zitierformat definiert wird, heißt auch Punctuation-File (ProCite) oder journal formats file (Reference Manager).

Manuskripttextbearbeitung

Außer Turbo-Lit und STN-PFS sind alle der hier genannten Programme in der Lage, mit einem Textverarbeitungsprogramm zusammenzuarbeiten, um die *in-text-citations* eines Manuskriptes (z.B. „[Eysenbach 1993]"), anzupassen bzw. für die Bibliographieerstellung heranzuziehen.

Wie einfach dies ablaufen kann, sei am Beispiel von END-NOTE erläutert: Will der Benutzer in seinem Manuskripttext einen Zitathinweis einfügen (eine in-text-citation, z.B. [2] oder [Eysenbach 1993]), so schaltet er einfach von seinem Textverarbeitungsprogramm aus zu END-NOTE, sucht den entsprechenden Datensatz mit den bibliographischen Angaben des Zitats auf und schaltet wieder zurück zur Textverarbeitung. END-NOTE hat nun vollautomatisch eine sogenannte *temporary in-text-citation* eingefügt, bestehend aus Autor, Jahr und Datensatznummer [Eysenbach, 1993 #34]. Dieses vorläufige Zitat kann der Anwender natürlich auch direkt (ohne vorheriges Umschalten zu END-NOTE) eingeben. Beim manuellen Eingeben genügt auch eine verkürzte Form, z.B. [Eysenbach, , computer], wenn er zwar den Namen des Autors und ein Wort des Titels („computer") im Kopf hat, aber nicht das Publikationsjahr. Nachdem das gesamte Ma-

nuskript auf diese Art erstellt ist, schaltet der Anwender wieder zu END-NOTE, um die vorläufigen Zitate in endgültige Literaturhinweise zu verwandeln. Dazu wählt er eines der zwölf vorbereiteten Zitierformate (z.B. „*Nature*") aus. Vollautomatisch bearbeitet nun END-NOTE die Textdatei, macht aus den *temporary in-text-citations* endgültige Nummern- [9] oder Namen-Datum-Verweise [Eysenbach 1993] und fügt die dazu passende Bibliographie am Ende der Publikation an.

8.3 Geeignete Literaturverwaltungssysteme

8.3.1 Auswahlkriterien

Kritische Punkte, die für den Mediziner besonders wichtig sind, sind vor allem:
- Importmöglichkeiten, d.h. vor allem die Möglichkeit, Daten aus Download-Dateien von CD-ROM oder online-Recherchen direkt, schnell und fehlerfrei in die Datenbank aufnehmen zu können
- Retrieval-Sprache bzw. deren Möglichkeiten
- Ausgabemöglichkeiten, insbesondere unter den Aspekten der Möglichkeiten zur Bibliographieerstellung
- Benutzeroberfläche

8.3.2 Die wichtigsten Programme

End-Note

End-Note ist, wie oben erwähnt, der Spezialist für die Erstellung einer Bibliographie in einer wissenschaftlichen Veröffentlichung. In keinem anderen der hier vorgestellten Programme klappt die Erzeugung einer computergenerierten Bibliographie so problemlos wie bei END-NOTE. Das Programm erfreut sich daher gerade bei Medizinern großer Beliebtheit [7]. END-NOTE wurde ursprünglich für den Mac geschrieben und fällt auch in der DOS-Version durch seine benutzerfreundlichen Oberfläche positiv auf (Abb. 8-3). Die Datenbankeinträge können allerdings nicht in tabellarischer Form oder auf Karteikarten ausgedruckt werden, da sich END-

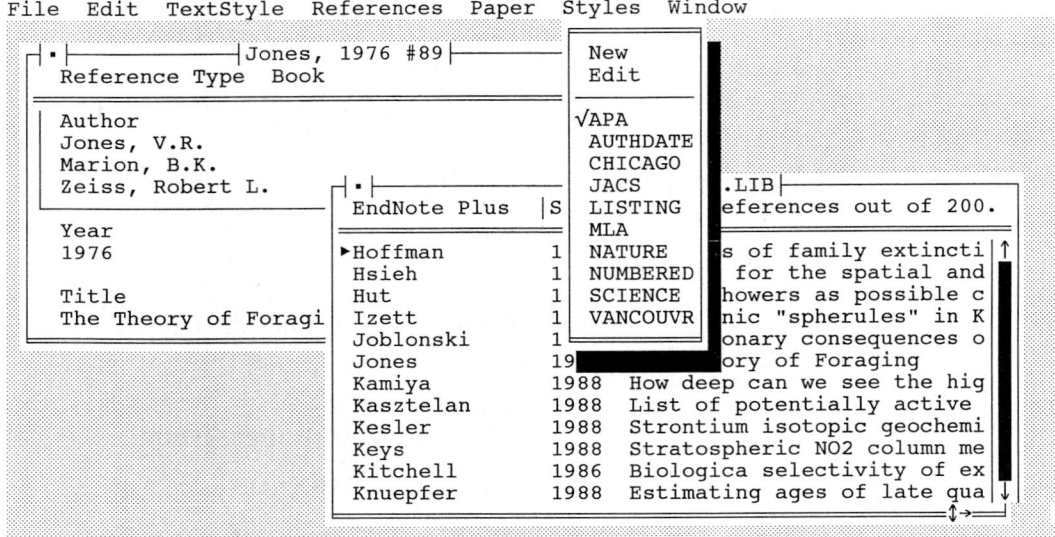

Abb. 8-3 Die komfortable Oberfläche von End-Note.

NOTE ganz auf die Druckkünste des Textverarbeitungsprogramms verläßt und keine eigenen Druckoptionen besitzt. Mit einigen Tricks kann man (z.B. mit der Serienbriefoption seines Textverarbeitungsprogramms) zwar – nach einiger „Bastelarbeit" – noch passable Ausdrucke zustande bringen, aber es ist Mut zum Experimentieren nötig. Während außerdem andere Datenbankprogramme wie Turbo-Lit oder STN-PFS, flexibel genug sind, um nicht nur Literaturdaten, sondern *jede* Art von Daten zu verwalten (bis hin zu Patientendaten), können die Feldbezeichnungen (Autor, Titel, Journal, ..) von END-NOTE nicht geändert werden. END-NOTE eignet sich somit ausschließlich zum Verwalten bibliographischer Daten.

Das *Linkmodul* („EndLink") muß gesondert erworben werden; problematisch ist hier (wie so oft) der Import von DIMDI-Daten. Ein EndLink-Modul, das DIMDI-Daten importieren kann und auch für andere „exotische" Formate konfigurierbar ist, ist für Ende 1993 geplant.

Die weiterentwickelte Version von END-NOTE ist *END-NOTE Plus*, das über eine Dublettenerkennung und über schnellere Suchalgorithmen verfügt.

END-NOTE (Plus) eignet sich auch als „Zweitwagen" neben STN-PFS oder Turbo-Lit, die umfangreichere Datenbankfunktionen haben, aber dafür keine Manuskripte bearbeiten können.

Pro-Cite

Pro-Cite [6] (Abb. 8-4) gehört neben Reference Manager in den USA an Universitäten, Bibliotheken, in Labors und Kliniken zu den meistgenutzten Literaturverwaltungsprogrammen [3]. Die erste Version kam bereits 1983 auf den Markt. Es handelt sich also um ein sehr ausgereiftes und umfangreiches System, das ähnliche Eigenschaften wie der Reference Manager (s.u.) aufweist.

Pro-Cite enthält eine große Anzahl fertiger Punctuation-Files, mit denen das Ausgabeformat der Bibliographie festgelegt wird, z.B. in den Formaten nach ANSI, APA, AMA, CBE, Huth, Index-Medicus oder Vancouver. Das Ausgabeformat kann aber auch beliebig definiert werden. Allerdings ist die Erstellung einer Bibliographie ungleich umständlicher zu bewerkstelligen als etwa bei END-NOTE. Leider bietet auch Pro-Cite, ähnlich wie

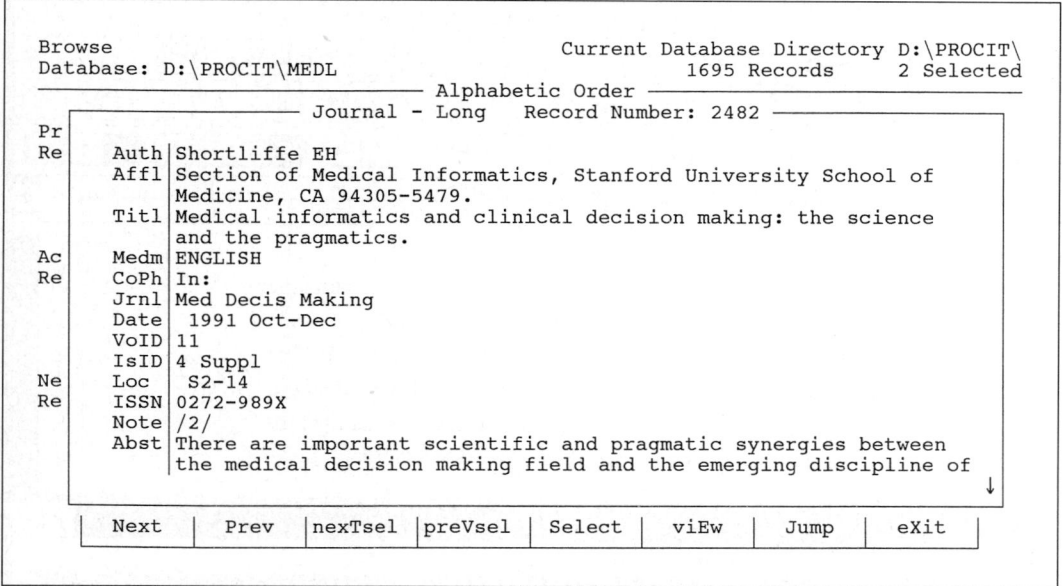

```
Browse                                    Current Database Directory D:\PROCIT\
Database: D:\PROCIT\MEDL                            1695 Records      2 Selected
──────────────────────────── Alphabetic Order ────────────────────────────
──────────────── Journal - Long   Record Number: 2482 ────────────────
Pr
Re     Auth│Shortliffe EH
       Affl│Section of Medical Informatics, Stanford University School of
           │Medicine, CA 94305-5479.
       Titl│Medical informatics and clinical decision making: the science
           │and the pragmatics.
Ac     Medm│ENGLISH
Re     CoPh│In:
       Jrnl│Med Decis Making
       Date│ 1991 Oct-Dec
       VoID│11
       IsID│4 Suppl
Ne     Loc │S2-14
Re     ISSN│0272-989X
       Note│/2/
       Abst│There are important scientific and pragmatic synergies between
           │the medical decision making field and the emerging discipline of
                                                                            ↓
  ┌─────────┬─────────┬─────────┬─────────┬─────────┬─────────┬─────────┬─────────┐
  │  Next   │  Prev   │ nexTsel │ preVsel │ Select  │  viEw   │  Jump   │  eXit   │
  └─────────┴─────────┴─────────┴─────────┴─────────┴─────────┴─────────┴─────────┘
```

Abb. 8-4 Eine Dokumentenausgabe bei Pro-Cite.

END-NOTE, keine komfortablen Druckoptionen zur Ausgabe von Bibliographien in Tabellenform oder auf Formularen. Ferner treten auch hier Schwierigkeiten für DIMDI-Anwender auf, denn es existieren zwar *Linkprogramme* für die US-Hosts Dialog, BRS und STN, aber nicht für das DIMDI-Format. Die MEDLARS- bzw. DIALOG-Linkmodule können jedoch mit etwas Übung entsprechend konfiguriert werden.

Reference Manager

Reference Manager (Abb. 8-5), auf dem Markt seit 1984, ist ein in der Wissenschaft ebenfalls sehr verbreitetes Programm für DOS-, NEC- und Macintosh-Rechner [1, 4]. Neben dem eigentlichen Datenbank-Grundmodul kann man folgende Programmodule (Programmteile) gesondert erwerben:

- *Capture module*: Mit diesem Linkmodul lassen sich Download-Dateien von verschiedenen externen Datenbanken bzw. Hosts in eine Reference Manager-Datenbank importieren, z.B. ein DIMDI-Download oder eine SilverPlatter-Datei. Unterstützt werden z.Zt. über 120 Download-Formate. Der Reference Manager ist derzeit eines der wenigen US-Systeme, die auch das DIMDI-Format unterstützen.

- *Journal formats module*: Reference Manger beherrscht in der Grundversion nur die Zitierweisen dreier Zeitschriften (New England Journal of Medicine, Journal of Clinical Investigation, Biochemical Journal). Dieses zusätzliche Modul enthält die Zitierformate von 100 weiteren biomedizinischen Zeitschriften.

- *Splicer module*: Dieses Modul erlaubt es, direkt vom Textverarbeitungsprogramm aus zum Reference Manager umzuschalten und dort nach Referenzen in der Datenbank zu suchen (Reference Manager als TSR, d.h. Terminal Stay Resident Programm).

Ein weiteres Angebot vom selben Hersteller (RIS) ist der *Reference Update-Service*. Die Abonennten dieses Dienstes erhalten wöchentlich ein bis zwei Disketten mit den aktuellen Inhaltsverzeichnissen von verschiedenen medizinischen Zeitschriften (400 in der Basic Edition, 1100 in der Deluxe Edi-

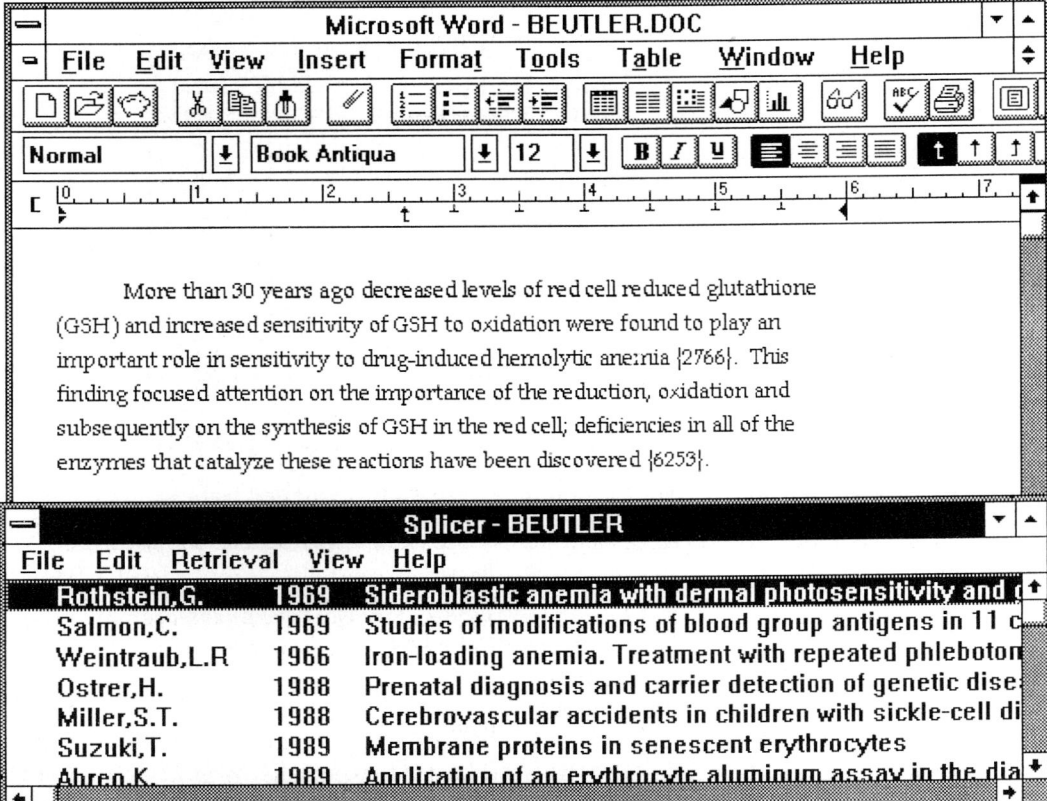

Abb. 8-5   Reference Manager für MS Windows in Aktion. Bequem läßt sich hier in einem Fenster (hier oben mit Hilfe des Textverarbeitungsprogramms WORD) das Manuskript schreiben. Sucht man eine Referenz, schaltet man in das Fenster mit dem Reference-Manager-Splicer-Modul um, kann dort das gewünschte Zitat suchen und im WORD-Text einen temporären Verweis auf diesen Datensatz (hier die Datensatznummer in geschweiften Klammern) erstellen. Später wird dieser durch das endgültige Zitat ersetzt.

tion). Abrufbar sind jeweils Zeitschriftentitel, Titel der einzelnen Publikationen und Autorennamen. Diese Daten lassen sich (nach den Interessen des Anwenders selektiert) ohne Probleme in Reference Manager oder andere Datenbanken übernehmen und stehen so für zukünftige Recherchen zur Verfügung. Ein weiteres Programm kann außerdem einen Drucker ansteuern, um automatisch Postkarten mit der Anforderung eines Sonderdrucks der Veröffentlichung („reprint requests") beim Autor anzufordern.

Da aus Platzgründen keine Kurzzusammenfassungen der Artikel in den Diskettendateien enthalten sind, ist ein *Abstract Express Service* integriert. Dazu steuert das Reference-Update-Computerprogramm ein Modem an, um dem Anwender einen gewünschten Abstract vollautomatisch aus einer Online-Datenbank per Daten-Fern-Übertragung ins Wohnzimmer zu holen. Die Firma RIS unterhält zur Zeit zwei Hosts. Da einer davon in Düsseldorf steht (der andere befindet sich in den USA) halten sich die Telefongebühren für den Anwender innerhalb Deutschlands in Grenzen. Daher dürfte dieser Service insbesondere für deutsche Mediziner und Wissenschaftler attraktiv sein.

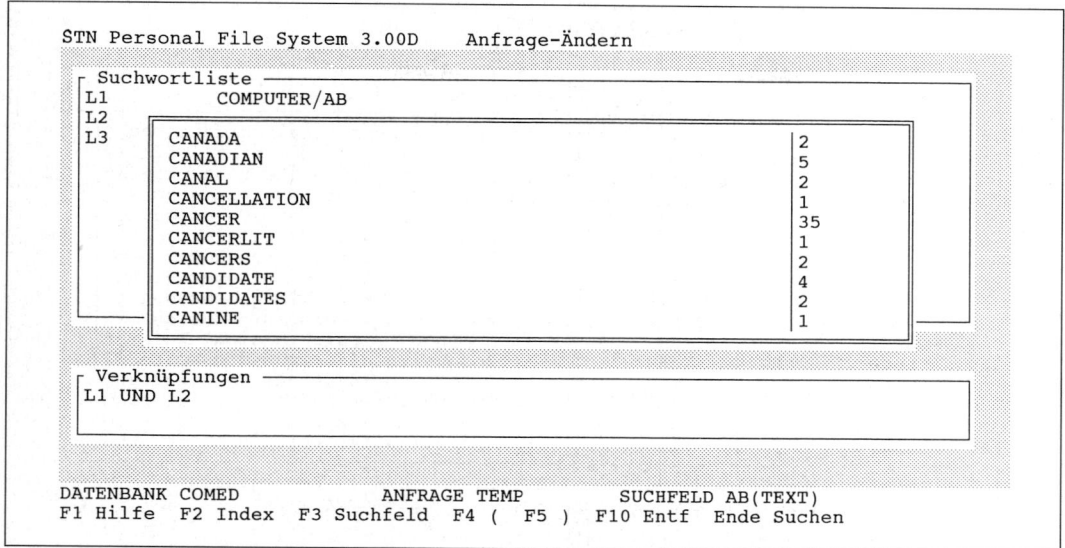

```
STN Personal File System 3.00D    Anfrage-Ändern

 ┌ Suchwortliste ──────────────────────────────────────────────────
 │ L1        COMPUTER/AB
 │ L2
 │ L3    ┌──────────────────────────────────────────────────┐
 │       │ CANADA                                      │ 2  │
 │       │ CANADIAN                                    │ 5  │
 │       │ CANAL                                       │ 2  │
 │       │ CANCELLATION                                │ 1  │
 │       │ CANCER                                      │ 35 │
 │       │ CANCERLIT                                   │ 1  │
 │       │ CANCERS                                     │ 2  │
 │       │ CANDIDATE                                   │ 4  │
 │       │ CANDIDATES                                  │ 2  │
 │       │ CANINE                                      │ 1  │
 │       └──────────────────────────────────────────────────┘

 ┌ Verknüpfungen ──────────────────────────────────────────────────
 │ L1 UND L2


 DATENBANK COMED          ANFRAGE TEMP          SUCHFELD AB(TEXT)
 F1 Hilfe   F2 Index   F3 Suchfeld   F4 (   F5 )   F10 Entf   Ende Suchen
```

Abb. 8-6   Das STN Personal File System bietet bei der Suche ähnlichen Komfort wie eine online- oder CD-ROM-Recherche, z.B. kann im Volltextindex nachgeschlagen werden.

STN-Personal File System (STN-PFS)

Im Gegensatz zu DIMDI bietet der auf dem Gebiet der wissenschaftlichen Datenbanken international führende Host STN seinen online-Kunden eine breite Software-Unterstützung. Neben einem Kommunikationsprogramm (STN-Express) wird auch ein Datenbankprogramm namens Personal File System (PFS) angeboten (Abb. 8-6), in das der Benutzer seine heruntergeladenen Daten importieren und komfortabel verwalten kann. Die Suche nach bestimmten Zitaten erfolgt menügesteuert oder wahlweise im Kommandomodus mit einer mächtigen Retrieval-Sprache. Diese ist nahezu identisch mit MESSENGER, der Online-Retrieval-Sprache von STN. Das PFS kann somit auch als Trainingsprogramm für Online-Recherchen verwendet werden.

Auch für DIMDI-Benutzer und CD-ROM-Anwender ist das PFS interessant, da prinzipiell (mit Hilfe einer speziellen Programmiersprache) Linkmodule für den Import von DIMDI-Downloads definiert werden können. STN-PFS enthält keine Optionen zur Manuskriptbearbeitung oder Bibliographieerstellung.

Turbo-Lit

Turbo-Lit bietet einige Funktionen, die man bei manch anderen Programmen vergeblich sucht, z.B. eine Suchen-und-Ersetzen-Funktion (mit der beispielsweise im Autorenfeld die Bindestriche zwischen Nach- und Vornameninitialen von SilverPlatter-Zitaten entfernt werden können), Makrodefinitionen und sogar eine kleine Programmiersprache. Auch die sogenannten Schlagwortzugriffe, bei der die Datensätze in Sekundenschnelle auf dem Bildschirm tabellarisch nach einem beliebigen Ordnungskriterium aufgelistet werden (z.B. Titel, Abb. 8-7), machen ein zielloses „Schmökern" (browsing) in den Literaturdaten so komfortabel wie in keinem anderen der hier vorgestellten Programme. Zudem bietet Turbo-Lit in bezug auf Ein- und Ausgabemöglichkeiten eine nur noch vom STN-PFS übertroffene Flexibilität; einige Einschränkungen betreffen lediglich die Unfähigkeit, Ausdrucke auf Karteikarten exakt zu positionieren oder mit dieser Funktion auch DIN-A4-Fernleihscheine ausfüllen zu

```
╡Schlüssel-Zugriff╞
Feldname: TI                          Suchpuffer:
Schlüssel              Satz-Nr.       Feldeintrag                           M.

The GenBank            7516           The GenBank genetic sequence data bank.
The HELP sys           2603           The HELP system: a review of clinical a
The impact o           2009           The impact of microcomputers on program
The implemen           3471           The implementation of a knowledge-based
The implicat           952            The implications of cognitive psycholog
The informat           2882           The information value of clinical data.
The inhuman            4951           The inhuman computer/the too-human psyc
The institut           11493          The institutionalization of operations
The integrat           449            The integration of knowledge through in
The integrat           11655          The integrated academic information man
The INTERNIS           9597           The INTERNIST-1 / Quick Medical Referen
The introduc           1184           The introduction of computer assisted l
The knowledg           4479           The knowledge workstation: an electroni
The LEDTOX N           9172           The LEDTOX Necropsy System: an interact
The Lesion G           1102           The Lesion Game: a special communicatio
The MAClinic           100            The MAClinical Workstation Project at G

↓,↑ Balken      Bild↑,Bild↓ Seite    Pos1 Anfang    ^K    Korrigieren
   Feldname   Zeichen suchen       Ende Ende    Alt-M markieren            ‖
```

Abb. 8-7 Turbo-Lit bietet einen raschen Zugriff auf einen gewünschten Titel, Autor usw., indem es beliebige Schlüssel tabellarisch darstellt.

lassen, da die Ausgabe von Ausdrucken im „Karteikartenformat" auf nur 20 Zeilen begrenzt ist.

Der Preis für diese Flexibilität ist, daß der Anwender im Gegensatz zu EndNote, VCH Biblio, ProCite oder Reference Manager alle Download- und Bibliographieformate selbst definieren muß. Die Möglichkeit der Anpassung des Manuskripttextes (in-text-citations) sowie die Erstellung einer ordentlichen Bibliographie unterstützt Turbo-Lit nicht. Dennoch wird das Programm auch im medizinisch-wissenschaftlichen Bereich eingesetzt [5].

VCH Biblio

VCH Biblio (Abb. 8-8) wurde von zwei deutschen Chemikern entwickelt und enthält dementsprechend alle Funktionen, die sich der wissenschaftliche Anwender wünscht, wie zum Beispiel Manuskriptbearbeitung, Erstellung von Bibliographien und Ausdruck in tabellarischer Form oder auf Formulare. Es ist aber leider teilweise etwas umständlich programmiert. Insbesondere das Linkmodul für den Import von Downloads arbeitet zum Teil fehlerhaft.

Weitere Programme

Eine nicht in der Tabelle 8-1 aufgenommene Software ist *PARIS*, da sie leider nur für Macintosh-Computer zur Verfügung steht (Vertrieb: Nova Idea, Preis ab DM 795,–; MultiLink-Modul DM 995,–). Drei weitere getestete, aus Deutschland stammende Programme *Memo-Lit*, *ParadiseLit* und *ParadiseLit-pro* sind für den professionellen Einsatz nicht zu gebrauchen und wurden daher nicht in der Vergleichstabelle aufgenommen.

Alle der oben angesprochenen Programme haben den Nachteil, daß sie, obwohl die meisten Hersteller Studentenrabatte gewähren, für Studenten zu teuer sind. Es wurde daher noch ein *kostenlos* erhältliches Shareware-Programm in die Tabelle aufgenommen: *BIBL* (Abb. 8-9). Es bietet zwar keine elaborierten Optionen zur Bibliographieerstellung und Manuskriptbearbeitung, ist aber für eine einfache Literaturverwaltung ausreichend. Da auch MEDLINE-Daten von SilverPlatter-CD-ROMs importiert werden können, eignet sich das Programm hervorragend für medizi-

```
                    Einfügen     9510 Zeichen frei   ZEITSCHR Nr        5
 ┌────────────────────────────────────────────────────────────┬──────────┐
 │Titel                                                        │ # Makro  │
 │ Moderne Computer in der Medizin◆                            │          │
 │                                                             │Esc Ende  │
 │                                                             │1 Neu     │
 │Autor                                                        │2 Suche   │
 │ G. D. Rennels und E. H. Shortliffe◆                         │3 Hit     │
 │                                                             │  zurück  │
 │Quelle                                                       │4 Hit     │
 │ Spektrum der Wissenschaft◆                                  │  weiter  │
 │                                                             │5 Merke   │
 │Band       ◆        Jahr      1987◆        Heft    12◆       │6 Aus-    │
 │Seite                128-136◆                                │  gabe    │
 │Text                                                         │7 Zoom    │
 │ Künftige Computer - womöglich so unerläßlich wie das Stethoskop - │8 GeheZu│
 │ können den Arzt umfassend fachlich informieren und ihn bei der  │9 Typ   │
 │ Behandlung seiner Patienten beraten. Werden auch gesamte   │10 Hilfe  │
 │ Krankenhäuser mit elektronischen Informationsnetzen verbunden, │ Alt,  │
 │Stichwort                                                    │  Ctrl:   │
 │ Computer, Medizin, Diagnose, Therapie, Krankenhaus,         │  mehr... │
 │Kopie       -◆            Ablage  ◆                          │PgUp,     │
 │Feld 1       ◆                                               │   PgDn:  │
 │Feld 2       ◆                    Datum 22.12.1987◆          │Blättern  │
 └────────────────────────────────────────────────────────────┴──────────┘
```

Abb. 8-8   Die Eingabemaske bei VCH Biblio.

```
                                                ┌ Rec: 32 of 37 ┐
   Auth:Willett, Peter
       :
   Title:Recent Trends in Hierarchic Document Clustering: A Critical Review.
       :
   Publ:Information-Processing-and-Management v24 n5 p577-97 1988
       :
   Locn:Periodicals room                        Date:
   Subj:Retrieval--Clustering
   Desc:Comparative-Analysis Literature-Reviews Validity
   Note:Reviews recent research into the use of hierarchic agglomerative
       :clustering methods for document retrieval. The topics discussed
       :include the calculation of interdocument similarities, algorithms
       :used to implement clustering methods on large databases, validity
       :testing of document hierarchies, appropriate search strategies,
       :and other applications of document clustering techniques. (119 ref).
       :
       :
       :
   Forward    Backward    Edit    Delete    Save    Transfer    Print    Quit
```

Abb. 8-9   Die Eingabemaske von BIBL.

nische Doktoranden. Es ist u.a. im Internet via FTP und in medizinischen Mailboxen (z.B. E.M.I.L., s. Kap. 7.5.2) erhältlich.

8.3.3 Fazit und Empfehlungen

Die Tabelle 8-1 faßt die vorgestellten Programme zusammen. Die Programme weisen hinsichtlich des Leistungsspektrums große Unterschiede auf. Man sollte sich daher unbedingt vor dem Erwerb eines Literaturverwaltungssystems fragen, für welchen Zweck man das Programm benötigt. Sehr wichtig ist dabei, woher (Host/CD-ROM) man die Literaturdaten bekommt:

Tabelle 8-1   Übersicht über die vorgestellten Literaturverwaltungsprogramme.

Pro-Cite 2.1	
Hersteller/Vertrieb	Personal Bibliographic Software Woodside, Hinksey Hill Oxford OX1 5AU, UK Tel ++44 8565/326612 Fax ++44 8565/736 354 e-mail: INTERNET sales@pbsinc.com
Systeme/Preis	Vollversion Mac/DOS: 335 Britische Pfund (GBP) BiblioLink 165 GBP pro Format (alle Formate: 250 GBP)
Datenbankstruktur	– beliebig viele Datenbasen – je DB max. 32 000 Einträge – feste DB-Struktur mit bis zu 45 Feldern – 20 vorbereitete Kategorien („workforms") – 6 benutzerdefinierbare Kategorien – feste Eingabemaske
Download-Linkmodule	müssen zusätzlich erworben werden (BiblioLinks). Erhältlich für Downloadformate von BRS, ORBIT, DATA-STAR, DIALOG, MEDLARS, STN, SilverPlatter und zahlreiche amerikanische OPACs. Das MEDLARS und das DIALOG-Modul können für DIMDI modifiziert werden.
Andere Importmöglichkeiten	– delimited-Format
Exportmöglichkeiten	– delimited-Format – modifiziertes delimited-Format
Retrieval-Funktionen	– Boolesche Funktionen – Stopwortliste definierbar
Ausgabemöglichkeiten	Nur als Bibliographie (gedruckt oder als Datei). Keine Tabellen-, Formular- oder Reportausgabe.
Dublettenerkennung	ja
Bibliographieerstellung	– Zitierformate in sog. „punctuation files" definierbar – 30 vorbereitete Zitierformate – erkennt in-text-citations in der Form [Name, Datum] oder [#Datensatznr] – Manuskriptbearbeitung (in-text-citations) möglich für ASCII-, WORD-(DOS/MAC), WordPerfect(DOS/Windows, MAC)-Texte – insgesamt etwas umständliche Handhabung
Dokumentation	500 Seiten im Ringordner (DIN A5) und 50seitige Kurzanleitung, englisch; sehr ausführlich
Bemerkung	ausgereiftes, relativ komplexes Programm für professionelle Ansprüche; etwas gewöhnungsbedürftig; für DIMDI-Daten nur bedingt geeignet

Reference Manager 5.05

Hersteller/Vertrieb	RIS Research Information Systems, Europe Schirmerstr.23 40489 Düsseldorf Tel. 0211/357242 Fax. 0211/1649177 e-mail: Mailingliste BIBSOFT (LISTSERV@INDYCMS.IUPUI.EDU)
Systeme/Preis	Mac/DOS/NEC9801-Version: 299 US$ MS Windows-Version (inkl. Splicer-Modul): 349 US$ Zubehör: Splicer-Modul: 99 US$, Capture-Modul: 99 US$ (Windows: 149 US$), Journal formats: 59 US$ Komplettpaket (inkl. aller Module): 499 US$ ermäßigte Studentenversion (max. 400 Einträge) bei RIS England für 85 GBP erhältlich
Datenbankstruktur	– beliebig viele Datenbasen – je DB max. 64 000 Einträge (Mac: 32 000) – feste DB-Struktur mit bis zu 15 Feldern – 6 vorbereitete Kategorien („reference types") – feste Eingabemaske
Download-Linkmodule	müssen zusätzlich erworben werden (Capture-Modul); kann über 120 verschiedene Download-Formate importieren, darunter MEDLINE-Formate von DIMDI, BRS, ORBIT, DATA-STAR, DIALOG, MEDLARS, QUESTEL, STN, SilverPlatter, CD- Plus u.v.m.; monatliche Updates
Andere Importmöglichkeiten	– RIS-Format (spezielles Format mit Feld-tags) – Reference Update
Exportmöglichkeiten	– RIS-Format – MEDLINE-Format
Retrieval-Funktionen	– Boolesche Funktionen – keine Stopwortliste definierbar
Ausgabemöglichkeiten	nur als Bibliographie (gedruckt oder als Datei), keine Tabellen-, Formular- oder Reportausgabe
Dublettenerkennung	ja

Bibliographieerstellung	– Zitierformate in sog. „journal format files" definierbar
	– 3 vorbereitete Zitierformate
	– mit journal formats module weitere 100 Zitierformate
	  erhältlich
	– erkennt in-text-citations in der Form [Datensatznr]
	– Manuskriptbearbeitung (in-text-citations) möglich für
	  ASCII-Texte und über 10 Textverarbeitungsprogramme
	– mit Splicer-Modul kann Reference Manager als TSR mit
	  Textverarbeitungsprogramm zusammenarbeiten

Dokumentation	ca. 220 Seiten im Ringordner (DIN A5), englisch
Bemerkung	ausgereiftes, recht bedienungsfreundliches Programm; bietet eine breite Unterstützung für verschiedene Download- und Zitierformate

**EndNote 1.6/EndNote Plus PC 1.0 (für DOS [Windows-Version in Vorber.])/
EndNote Plus Mac 1.3/EndLink 1.16**

Hersteller/Vertrieb	Cherwell Scientific Publishing c/o Chem Research GmbH Beethovenstr.7b D-60325 Frankfurt Tel. 069/7411114 Fax. 069/740496
Systeme/Preis	EndNote (Mac/PC): DM 411; Hochschulen: DM 350; Studenten: DM 264 EndNote Plus (Mac/PC): DM 646; Hochschulen: DM 549; Studenten: DM 411 EndLink (Mac/PC): DM 351; Hochschulen: DM 299; Studenten: a. Anfr.
Datenbankstruktur	– beliebig viele Datenbasen – je DB max. 16 000 Einträge – feste DB-Struktur mit bis zu 27 Feldern – 14 vorbereitete Kategorien („reference types") – eine benutzerdefinierbare Kategorie – feste Eingabemaske
Download-Linkmodule	müssen zusätzlich erworben werden (EndLinks); erhältlich für Downloadformate von BRS, DATA-STAR, DIALOG, MEDLARS, PaperChase, Grateful Med, SilverPlatter, Knowledge Finder, Medisearch, Reference Update
Andere Importmöglichkeiten:	– Pro-Cite-Format (delimited) – Refer/BibIX-Format (UNIX-Programme)
Exportmöglichkeiten	– Pro-Cite-Format (delimited) – Refer/BibIX-Format (UNIX-Programme) – andere definierbar
Retrieval-Funktionen	– Boolesche Funktionen – keine Stopwortliste definierbar
Ausgabemöglichkeiten	nur als Bibliographie (gedruckt oder als Datei), keine Tabellen-, Formular- oder Reportausgabe
Dublettenerkennung	nein (Pro: ja)
Bibliographieerstellung	– Zitierformate („bibliographic styles") frei definierbar – 12 vorbereitete Zitierformate – erkennt in-text-citations z.B. in der Form [Name, Datum], [Name,, Titelbegriff] oder [#Datensatznr] – Manuskriptbearbeitung (in-text-citations) möglich für ASCII-, WORD-, WordPerfect-Texte
Dokumentation	ca. 250 Seiten (DIN A5, Spiralheftung), englisch; didaktisch sehr gut und verständlich
Bemerkung	ausgereiftes, sehr anwenderfreundliches Programm mit vorbildlicher Benutzeroberfläche; speziell für die Manuskript- erstellung geeignet; für DIMDI-Daten nur bedingt geeignet

STN Personal Files System 3.0	
Hersteller/Vertrieb	STN International (Adr. s. Anhang A) e-mail: khdhs@rz.uni-sb.de (support)
Systeme/Preis	Vollversion DOS: 1368,– DM
Datenbankstruktur	– beliebig viele Datenbasen – je DB max. 32 000 Einträge – völlig frei definierbare DB-Struktur – frei definierbare Feldnamen und Feldanzahl (max. 200) – frei definierbare Kategorien – frei definierbare Eingabemaske – auch chemische Strukturformeln und Bilder speicherbar
Download-Linkmodule	inkl. Linkmodule („Konverter") für alle STN-Datenbanken weitere Linkmodule können teilweise menügesteuert generiert werden; um Konverter für DIMDI oder CD-ROM-Daten zu erzeugen, steht eine Programmiersprache zur Verfügung (erfordert das zusätzliche Referenzhandbuch)
Andere Importmöglichkeiten	– dBase III/IV – modifizierbares delimited-Format
Exportmöglichkeiten	mit einem Exportformat-Generator frei definierbar
Retrieval-Funktionen	– Boolesche Funktionen – Stopwortliste definierbar – komplexe Recherche mit MESSENGER-ähnlicher Retrieval-Sprache möglich – Suche auch menügesteuert – positionelle (proximity) Suche möglich
Ausgabemöglichkeiten	völlig freie Ausgabemöglichkeiten, z.B. als Tabelle, im Formularformat oder als Report
Dublettenerkennung	ja
Bibliographieerstellung	– nicht vorgesehen, aber prinzipiell lassen sich mit Hilfe des Reportgenerators auch einfache Bibliographien ausgeben – in-text-citations können nicht bearbeitet werden
Dokumentation	550 Seiten im Ringordner (DIN A5) und 80seitige Kurzanleitung im Ringordner (DIN A5), deutsch; sehr ausführlich
Bemerkung	durch die hohe Flexibilität sehr komplexes Programm, nur für fortgeschrittene Anwender empfehlenswert; durchdachte Menüführung nach SAA-Standard; hauptsächlich dazu geeignet, große Datenmengen (Downloads von STN) zu verwalten; für andere Download-Formate Programmier- kenntnisse notwendig

Turbo-Lit V4.62

Hersteller/Vertrieb	Soft-Use Im Mühlberg 39 D-66903 Altenkirchen Tel. 02681/70468 Hotline 02662/2215 Fax. 02662/5795
Systeme/Preis	Vollversion DOS: 834,– DM Studenten/Universitäten: 668,– DM
Datenbankstruktur	– beliebig viele Datenbasen – völlig frei definierbare DB-Struktur – frei definierbare Feldnamen und Feldanzahl – frei definierbare Kategorien – frei definierbare Eingabemaske
Download-Linkmodule	Linkmodule können frei definiert werden
Andere Importmöglichkeiten	– delimited – ältere Turbo-Lit-Version – weitere frei definierbar
Exportmöglichkeiten	frei definierbar (Reportfunktion)
Retrieval-Funktionen	– Boolesche Funktionen – keine Stopwortliste definierbar – Abspeicherung von Suchergebnissen in Pooldateien
Ausgabemöglichkeiten	völlig freie Ausgabemöglichkeiten, z.B. als Tabelle, im Formularformat oder als Report
Dublettenerkennung	ja

Bibliographieerstellung	– nicht vorgesehen, aber prinzipiell lassen sich mit Hilfe des
	  Reportgenerators auch einfache Bibliographien ausgeben
	  (ASCII, WORD, WordStar, WordPerfect)
	– in-text-citations können nicht bearbeitet werden

Dokumentation	210 Seiten im Ringordner (DIN A5), deutsch; sehr gut
Bemerkung	äußerst flexibles Programm; eingebaute Programmiersprache;

VCH Biblio 2.2

Hersteller/Vertrieb	sehr bequemer „Schlagwortzugriff" möglich VCH Verlag Pappelallee 3 D-69469 Weinheim Tel. 06201/602271
Systeme/Preis	Vollversion DOS/Windows: 1450,– DM Studenten/Universitäten: 490,– DM (UNIX-Version geplant)

Datenbankstruktur	– beliebig viele Datenbasen – je DB max. 1 Milliarde Einträge – feste DB-Struktur mit bis zu 32 Feldern – 3 vorbereitete Kategorien (Zeitschriften, Bücher, Patente) – 17 benutzerdefinierbare Kategorien – feste Eingabemaske
Download-Linkmodule	müssen zusätzlich erworben werden (VCH Biblio Import); importiert Download-Formate von MEDLINE (DIMDI, SilverPlatter), Reference Update, Current Contents on Disk, CA (STN) u.a.
Andere Importmöglichkeiten	– Reference Manager – Sci-Mate – delimited-Format – tagged format
Exportmöglichkeiten	keine (Ausgabe nur als Bibliographie oder Formular möglich)
Retrieval-Funktionen	– Boolesche Funktionen – Stopwortliste („Negativliste") definierbar
Ausgabemöglichkeiten	– Bibliographie (gedruckt oder als Datei) – Tabellenausgabe – Formularausgabe
Dublettenerkennung	ja
Bibliographieerstellung	– Zitierformate frei definierbar – 12 vorbereitete Zitierformate – erkennt in-text-citations in der Form [#Datensatznr] oder [Kürzel], wobei Kürzel ein Wort aus einem Datenbankfeld ist – Manuskriptbearbeitung (in-text-citations) möglich für ASCII-, WORD-, WordPerfect-, WordStar-, TeX-, DCA-RFT-Texte
Dokumentation	ca. 120 Seiten im Ringordner (DIN A5) und 50seitige Kurzanleitung, englisch; sehr ausführlich
Bemerkung	deutsches Programm mit allen wichtigen Funktionen; die DOS-Version ist wegen der eigenwilligen und oft umständlichen Bedienerführung sehr gewöhnungsbedürftig

BIBL 7.1

Hersteller/Vertrieb	Clyde W. Grotophorst Route 1, Box 296 Hamilton, Virginia 22068, USA e-mail: Compuserve 70404,3376
Systeme/Preis	nur für DOS Shareware: kostenlos erhältlich in vielen Mailboxen Registrierte Vollversion (V): 39 US$
Datenbankstruktur	– max. 200 Datenbasen – je DB max. 2 Billionen Einträge – feste DB-Struktur mit 8 Feldern – keine Kategorien – feste Eingabemaske
Download-Linkmodule	können definiert werden; für den Import von CD-ROM Daten aus ABI/Inform, ERIC, Psycinfo, MEDLINE (SilverPlatter) gibt es das Programm CD2BIBL kostenlos in Mailboxen

Andere Importmöglichkeiten	definierbar
Exportmöglichkeiten	– delimited-Format
	– tagged-Format
Retrieval-Funktionen	– Boolesche Funktionen, max. vier Begriffe verknüpfbar – keine Stopwortliste definierbar
Ausgabemöglichkeiten	sehr eigeschränkte Ausgabemöglichkeiten; die Datensätze werden in eine ASCII-Datei gespeichert und können dann manuell weiterverarbeitet werden; keine Tabellen-, Formular- oder Reportausgabe
Dublettenerkennung	ja
Bibliographieerstellung	– einfache Bibliographien können im ASCII- oder WordPerfect-Format (V) erzeugt werden – keine speziellen Zitierformate definierbar oder erhältlich – keine Manuskriptbearbeitung (in-text-citations) möglich
Dokumentation	24 Seiten als Textdatei, englisch (gedruckte Version: 5 US$)
Bemerkung	sehr einfaches, aber benutzerfreundliches Programm zum Verwalten von Literatur; gutes Preis-Leistungs-Verhältnis

– Bezieht man sie aus *CD-ROM-Datenbanken*, so kann man auf die amerikanischen Produkte zurückgreifen. Diese sind qualitativ hochwertig und ausgereift. Es ist zu beachten, daß jeweils die entsprechenden „Link"-Programme extra erworben werden müssen. END-NOTE ist sehr einfach zu bedienen und begeistert insbesondere durch seine einfach handzuhabenden Funktionen zur Bibliographiegenerierung. Reference Manager und Pro-Cite sind noch flexibler und für große Datenbasen leistungsfähiger als END-NOTE, benötigen aber mehr Einarbeitungszeit und verfügen über eine weniger komfortable Benutzeroberfläche (non-SAA). BIBL ist nur für die einfache Literaturverwaltung geeignet.

– Recherchiert man online beim Host *STN*, ist das PERSONAL FILE SYSTEM von STN (STN-PFS) das Programm der Wahl. Legt man Wert auf die Möglichkeit der Manuskriptbearbeitung, sind END-NOTE und/oder Pro-Cite besser geeignet.

– Bezieht man seine Download-Daten von *DIMDI*, so gestaltet sich der Import der Daten recht problematisch. Das für maschinelle Weiterverarbeitung sehr schlecht geeignete DIMDI-Download-Format wird von den amerikanischen Produkten End-Note und Pro-Cite noch nicht direkt unterstützt. Die deutschen Produkte MEMOLIT und PARADISE-LIT (pro) werben zwar damit, DIMDI-Daten einlesen zu können, fielen aber im Test wegen ihrer zahlreichen Programm-Fehler durch. Sie stehen deshalb nicht zur Debatte. Reference Manager und VCH-Biblio importieren DIMDI-Daten problemlos. Als Alternative bieten sich auch Turbo-Lit und das STN-PFS an. Beide sind flexibel genug, um sich vom Anwender für den Import von DIMDI-Downloads konfigurieren zu lassen. Voraussetzung ist in beiden Fällen jedoch eine gründliche Einarbeitung und beim PFS sogar derzeit noch das Erlernen einer Programmiersprache.

– Plant man, seine Literaturdaten *manuell* einzugeben (z.B. weil man lediglich seine medizinische Büchersammlung oder höchstens mal einige interessante Artikel, die man gelesen hat, verwalten will), so hat man prinzipiell die freie Auswahl unter allen hier angesprochenen Programmen (sogar MEMOLIT läßt sich dafür einsetzen), am komfortabelsten sind jedoch END-NOTE und Reference Manager.

8.4 Gesetzliche Regelungen zum Download

Cave: Copyright

In Anwenderkreisen wenig bekannt ist die Tatsache, daß der Benutzer mit einer Recherche in einer Datenbank nicht automatisch das Recht erwirbt, die heruntergeladenen Daten auch aufzuzeichnen und *dauerhaft* zu speichern. Dies gilt selbst bei der kostenintensiven online-Recherche: Mit den (an den Host gezahlten und von diesem an den Produzenten weitergegebenen) Lizenzgebühren erkauft sich der Nutzer noch keineswegs die Berechtigung, mit den heruntergeladenen Daten zu machen, was er will. Urheber- und Vervielfältigungrechte bleiben beim Datenbankhersteller. Die gezahlten Lizenzgebühren beziehen sich zunächst nur auf das Recht zur einmaligen Nutzung der Daten. Ob die dauerhafte Speicherung und/oder elektronische Weiterverarbeitung erlaubt ist, hängt von der Generosität des Datenbankproduzenten ab. Die Bandbreite der Vorgaben reicht von restriktiven Vorschriften, die lediglich das Lesen der über den Bildschirm huschenden Informationen erlauben, bis hin zu freigiebigen Regelungen, die dem Anwender die zeitlich unbegrenzte Speicherung und Nutzung der Daten zugestehen. Gelegentlich ist dieses Recht auch an die Zahlung einer Lizenzgebühr geknüpft.

Verboten ist es für den Anwender in den meisten Fällen, ohne Genehmigung und zusätzliche Lizenzzahlungen

– jeweils eine komplette Datenbank herunterzuladen, dauerhaft bei sich zu speichern, um weitere Recherchen kostenlos durchführen zu können

– eine Datenbank oder einen Teil davon herunterzuladen und diese Informationen auf kommerzieller Basis anzubieten

Bestimmungen einzelner Datenbankhersteller

Je nach Datenbankhersteller unterscheiden sich die Bedingungen für die private Nutzung eines Downloads bzw. für die Verbreitung oder Vervielfältigung von elektronischen Daten innerhalb eines Instituts/einer Organisation.

Elsevier (EMBASE) Wer Daten von einem Host (z.B. DIMDI) aus einer EMBASE-Datenbank in sein Literaturverwaltungs-Programm herunterlädt, muß grundsätzlich vorher mit dem Hersteller Elsevier ein sogenanntes *Download-Agreement* eingehen. Es handelt sich hierbei um einen vierseitigen Vertrag, in dem festgeschrieben wird, was für den Anwender erlaubt und was verboten ist. Außerdem verpflichtet sich der Benutzer, ab einer heruntergeladenen Menge von 500 Datensätzen pro Jahr eine zusätzliche Gebühr zu bezahlen. Als Download wird definiert (Hervorhebungen durch den Autor):

„Reproduction in machine readable form of information contained in EMBASE for more than *transitory duration* by retrieving that information from an online third party host and storage thereof, whether or not edited, adapted, abridged, or merged with aditional information, on any kind of electronic medium. A mere display of the information on a terminal screen, being for transitory duration only, and a copying of magnetic tapes or discs licensed to Customer, not being a retrieval from an online third party host, are not pertinent for the purposes of this Agreement."

Wichtige Regelungen aus dem abzuschließenden Vertrag sind:

– Die Daten dürfen nur für den persönlichen Gebrauch (nicht-kommerziell) genutzt und nicht weitergegeben werden.

– Die Vervielfältigung der Daten ist auf genau eine Sicherheitskopie beschränkt.

Als Zusatzlizenz-Gebühren („Zusatz-", weil ja bereits beim Download eine Datenbank-Lizenzgebühr gezahlt wird, die vom Host eingezogen wird) werden fällig (Stand 1992):

Anzahl der Datensätze/ Jahr	Lizenzgebühr (Niederländische Gulden)
501–1000	Dfl 1000
1001–5000	Dfl 3000
5001–10000	Dfl 5000

Datenbanken der National Library of Medicine (NLM) Zu den Datenbanken der NLM gehören u.a. MEDLINE, AIDSLINE, BIOETHICSLINE, CANCERLIT-1, CANCERLIT-2, CATLINE, CCRIS, CLINPROT, HEALTH, HSDB, RTECS, SERLINE, TOXLINE. Hier kann der Benutzer die Daten frei und ohne weitere Gebühren herunterladen, solange die Weiterverarbeitung auf den persönlichen Gebrauch beschränkt bleibt.

Weitere Informationen: National Library of Medicine (NLM), 8600 Rockville Pike, Bethesda, Maryland 20209, USA.

American Chemical Society (ACS) Die ACS mit ihrem Chemical Abstracts Service (CAS) und den entsprechenden Datenbanken (Subunits von TOXALL und TOXLIT, REGISTRY u.a.) ist bei den Download-Vorschriften vergleichsweise großzügig. Ohne spezielle schriftliche Genehmigung erlaubt CAS:
- "copy and use information from CAS services and keep it as long as you wish for your own individual use"
- "make up to 50 copies of information from CAS services and distribute them to others inside your immediate work group, project team, research unit, or classroom within your university, corporation, government agency, or other organization where you are employed"
- "make up to five copies of information from CAS services and distribute them to others outside your immediate work group, project team, or research unit, provided that they are employed by the same university,

corporation, government agency, or other organization where you are employed"
- "INFORMATION BROKERAGE: you may make and provide one copy of information you have obtained from CAS services to your customer outside your organization, for whom you have been engaged to conduct specific searches, provided that you place our copyright notice on the material. (You may keep a copy for backup purposes.) Your customer may subsequently use the information according to these guidelines"
- "use CAS information services to compile a bibliography of citations, provided that the bibliography is supplemental to the main content of your own copyrighted or uncopyrighted work"
- "include CAS information in reports to the government when the information and the reports are required by law or administrative policy"
- "sort CAS information, edit it, reformat it, record it electronically, and combine it with other information, as long as your use is consistent with the other conditions described in these guidelines"
- "include information from CAS services for use in a critical review, presentation, or published work, where the sole purpose of such inclusion is to explain the use of CAS services. You should indicate CAS information is reprinted by permisson of the American Chemical Society"

Jede darüber hinausgehende Verarbeitung der Daten bedarf der schriftlichen Genehmigung der ACS. Eine weitergehende Nutzung ist z.B. eine Speicherung der Daten in einer Datenbank innerhalb einer Organisation/eines Instituts/einer Firma, auf die alle Mitarbeiter unbegrenzt Zugriff haben. Zusätzliche Lizenzgebühren fallen aber erst an, wenn mit den Daten eine Datenbank gespeist wird, die von Personen außerhalb des Instituts genutzt wird.

Weitere Informationen: CAS Customer Services, P.O. Box 3012, Columbus, Ohio 43210, USA.

Institute for Scientific Information (ISI)

Auch für ISI mit den Datenbanken ISTPB, SCISEARCH, CURRENT CONTENTS/SCI-SEARCH, SOCIAL SCISEARCH, CURRENT CONTENTS/SSCI und den entsprechenden Subfiles gilt: Die Download-Daten können unbegrenzt vom Benutzer oder dessen Mitarbeiter/Studenten genutzt werden, solange damit kein Geld verdient wird und solange sie nicht öffentlich gemacht werden: "ISI grants to each individual user of ISI databases (the "User") the right to download and store data retrieved from ISI databases (the „Downloaded Databases") for authorized searching and reuse (...). Use of the Downloaded Databases is restricted to User's employees and students (where User is an educational institution) at the downloading site ("Searchers"). Searchers shall have the unlimited right to use the Downloaded Databases for User's internal purposes and for educational purposes.

The Downloaded Databases may not, however, in whole or in part be used for commercial resale."

Info: ISI, 3501 Market Street, University City Center, Philadelphia, Pa 19104, USA; europäische Niederlassung: ISI, 132 High Street, Uxbridge, Middlesex UB8 1DP, Großbritannien.

Literatur

1. Beutler, E.: Reference manager: A powerful micro-computer-based bibiliographic retrieval system. Informatics Pathol. 1 (1986) 83–93.
2. Gurney, J., R. Wigton: Computerized reference management – filing the literature. AJR 149 (1987) 411–413.
3. Harrison, L., L. Lacerna: Reducing barriers to the utilization of literature at Hoffmann-La Roche. Drug Inform. J. 26 (1992) 433–443.
4. Matus, N., E. Beutler: Reference Update and Reference Manager: personal computer programs for locating and managing references. Biotechniques 7 (1989) 636–639.
5. Rehmann, O., R. Graner: Das Literatur- und Medienverwaltungsprogramm "Turbo Lit". Software Kurier für Mediziner und Psychologen 4 (1991) 135–138.
6. Rosenberg, V.: Pro-Search, Biblio-Links and Pro-Cite: software to gather and manage scientifc and technical information. Biotechniques 10 (1991) 796–797.
7. Vahlensieck, M.: Produkt des Monats: Bibliographiedatenbank mit beliebiger Formatiermöglichkeit (Bibliography database with variable formatting capacity). Radiologe 32 (1992) 255–257.

Kapitel 9

Lernen
am Computer
(CAI)

Im ersten Teil dieses Kapitels werden wir einige Beispiele dafür kennenlernen, wie der Computer professionell zum Training und zur Leistungskontrolle von Medizinern eingesetzt wird. Im zweiten Teil stellen wir einige Lernprogramme vor. Was leisten sie? Wie sind sie aufgebaut? Wie werden sie bedient? Wo sind sie erhältlich?

„Medical schools should lead in the application of information science and computer technology, and promote their effective use."

(Forderung der American Association of Medical Colleges – Panel on the General Professional Education of the Physician, 1984) [15]

9.1 Entwicklung der CAI in der Medizin

Nutzen

Aus vielen Bereichen ist die Verwendung des Computers als elektronischer Tutor längst bekannt. Die Anwendungsgebiete reichen vom Training für Freizeitaktivitäten (Golfspiel, Schachspiel) über Lernprogramme für die Schule und Paukprogramme für Führerscheinkandidaten bis hin zur Ausbildung für berufliche Aktivitäten (Maschinenschreiben, Business-Simulationen). Eine Aufstellung von IBM aus dem Jahre 1984 über verfügbare Lernprogramme wies bereits 600 Einträge auf [19].

In diesem Zusammenhang weitgehend synonym verwendete Schlagworte sind „Computer-Assisted Instructions" (CAI), „Computer-Assisted Learning" (CAL), „Computer-based teaching" (CBT), „Computer-unterstützter Unterricht" oder „Computer-unterstützte Unterweisung" (CUU).

Es gibt sogar Berufsgruppen, deren Ausbildung zu einem wesentlichen Teil aus der Lösung von Computer-generierten Problemstellungen besteht, etwa Flugzeugpiloten, die Extremsituationen, wie z.B. einen Triebwerksbrand, nur im Flugsimulator einüben können, oder Fluglotsen, die einen überfüllten Luftraum zunächst im „Simulations-

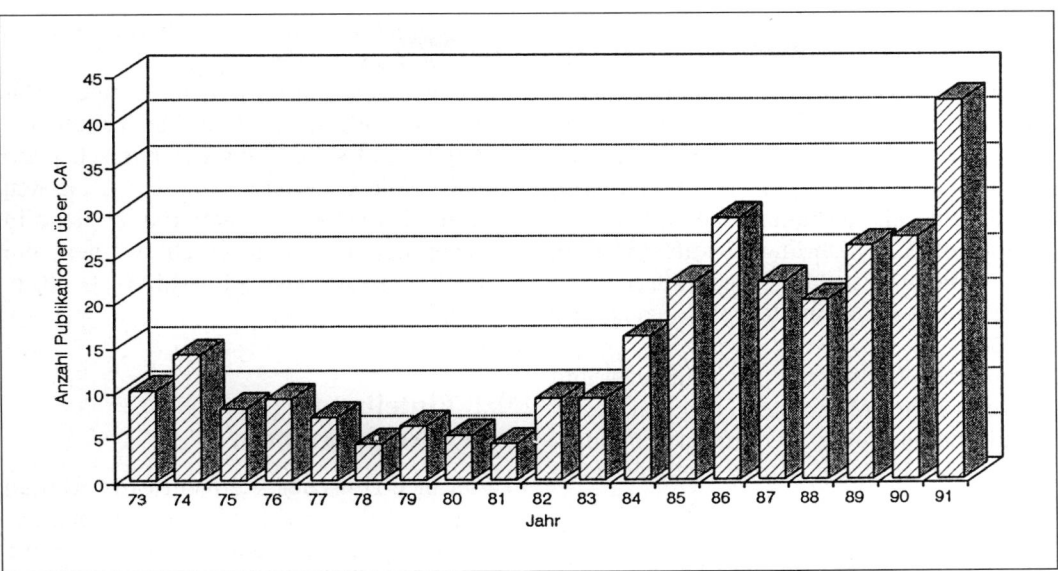

Abb. 9-1 CAI – Tendenz. Wiedergegeben ist die jährlich erscheinende Anzahl an Publikationen, die sich mit Computer-Assisted Instructions in der Medizin beschäftigen. Mit dem Aufkommen preiswerter Mikrorechner Mitte der 80er Jahre hat die Entwicklung und der Einsatz von CAI-Programmen sprunghaft zugenommen. (Quelle: statistische Auswertung von 289 Publikationen aus MEDLINE [Tally-Diagramm] mit dem Suchprofil FIND CT=COMPUTER-ASSISTED INSTRUCTION/W1 AND CT DOWN MEDICAL EDUCATION, durchgeführt vom Autor Mitte 1992).

Tower" kennenlernen. Ein Pilot oder auch ein Fluglotse sieht sich im Verlauf seiner Ausbildung mit demselben grundsätzlichen Problem konfrontiert wie ein Mediziner: Auch seltene Situationen und Komplikationen müssen gegebenenfalls mit einer „traumhaften Sicherheit" bewältigt werden, gerade so, als ob es sich um Routinesituationen handeln würde.

Während gewisse manuelle ärztliche Fähigkeiten, wie kardiopulmonale Reanimation, Intubation, Entbindung, schon lange an einfachen „Dummy"-Modellen trainiert werden, lassen sich kognitive Fähigkeiten, d.h. z.B. das adäquate Reagieren auf einen Anästhesie-Zwischenfall oder die Diagnose einer seltenen, aber wichtigen (weil im Frühstadium gut therapierbaren) Krankheit, nur mit Computerhilfe simulieren.

Gerade in der katastrophalen derzeitigen Ausbildungssituation in Deutschland, in der 92% aller Medizinstudenten im Verlauf ihrer sechsjährigen Ausbildung weniger als sieben Patienten über deren gesamten Klinikaufenthalt hinweg betreuen (Quelle: Infratest-Studie, 1987; zit. nach [19]), ist der sinnvolle Anwendungsbereich von Simulationen nicht nur auf selten auftretende Notfallsituationen beschränkt. Er schließt auch das Trainieren von „klassischen" Krankheitsfällen ein, denn oft bietet nur eine Computersimulation dem jungen Mediziner die Gelegenheit, einen Kasus von der Erstdiagnose bis zur Entlassung mitzuverfolgen und aktiv in den (simulierten) Krankheitsverlauf einzugreifen.

Geschichte

Der erste Einsatz von Computern für die medizinische Ausbildung reicht bis ins Jahr 1961 zurück [5]. Der Einsatz auf etwas breiterer Ebene begann aber erst in den frühen 70ern. Damals wurden an der Ohio State University sowie an der University of Illinois die ersten Computerprogramme zur Patientenfallsimulation für die damaligen Großrechner entwickelt. Die Antworten der Studenten mußten teilweise noch von menschlichen Lehrern ausgewertet werden. Die Entwicklung und Pflege derartiger Programme war so kostspielig, daß sich CAI als um ein Vielfaches teurer herausstellte als herkömmliche Lehrmethoden, obwohl CAI ursprünglich unter anderem dazu gedacht war, die Ausbildungskosten durch Einsparungen im Lehrpersonal zu senken [12].

Erst mit dem Aufkommen preisgünstiger und weitverbreiteter Mikrorechner in den beginnenden 80ern wuchs die Anzahl der eingesetzten Lernsoftware in der Medizin rasch (Abb. 9-1). Noch immer aber war die Erstellung eines Lehrprogramms eine außerordentlich zeitaufwendige Aufgabe. Dabei spielte sowohl die technische Seite eine Rolle, d.h. die Planung und Erstellung eines Computerprogramms, als auch die medizinisch-inhaltliche, d.h. das Zusammentragen und die computergerechte Aufbereitung von didaktisch wertvollen Kasuistiken. In jüngster Zeit erleichtern zahlreiche Fortschritte auf verschiedenen Gebieten die Erstellung von Lehrprogrammen:

- sinkende Hardwarepreise, die Verfügbarkeit von immer leistungsstärkeren Computern mit immer größeren Speichermöglichkeiten (RAM, Festplatte, CD-ROM)
- Multimedia-Technologie, in Verbindung mit der Verfügbarkeit von allgemeinem medizinischem Anschauungsmaterial auf verschiedenen Medien, z.B. auf Bildplatten (z.B. Video – Discs mit histologischen Aufnahmen, sog. generic discs, s.u.)
- Verfügbarkeit von Software zur Erstellung von CAI-Systemen, sogenannte Autorensysteme (authoring systems, s.u.), die die „technische" Seite, d.h. die Programmierung, vereinfachen
- Verfügbarkeit von medizinischen Datenbanken, in denen Fallberichte oder Beschreibungen von Krankheiten abrufbar sind und deren Daten für Lernprogramme verwendet werden können (z.B. INTOX,

DIAGNOSIS oder CLINICAL NOTES ONLINE, s. Kap. 4)
- Expertensysteme, die auf umfangreiche Datensammlungen zu klinischen Fakten zugreifen und selbständig medizinisch plausible Fälle generieren können; diese neu „erfundenen" Kasuistiken können dann in Lernprogramme eingebracht werden; ein solches System ist z.B. ILIAD (s. Kap. 10.6.1).

9.2 Einteilung von CAI-Programmen

Unter medizinischer „Lernsoftware" werden bezüglich Leistungsfähigkeit und Programmarchitektur sehr unterschiedliche Programme subsumiert. Das Spektrum reicht von einfachen „Textausgabeprogrammen", die nicht viel mehr bieten als eine elektronische Darbietung von Lehrtexten, bis hin zu aufwendig programmierten Simulationsprogrammen, die so komplexe Prozesse wie das Erfassen klinischer Zusammenhänge und somit das vielbeschworene „ärztliche Denken" trainieren.

Je nach *Darbietungsart* des Lernstoffs am Computer können folgende Typen von CAI-Software unterschieden werden [3]:
- Textausgabeprogramme
- Hypertext-Programme
- Drill-Programme
- Tutorial-Programme
- Simulationsprogramme

Textausgabeprogramme Simple Textausgabeprogramme (electronic textbooks) bilden die unterste Stufe: Sie zeichnen sich gegenüber dem herkömmlichen Medium „Buch" nur dadurch aus, daß auf Stichwörter oder auf bestimmte Seiten wesentlich rascher zugegriffen werden kann. Elektronische Bücher gewinnen in der Medizin an Bedeutung [7]. Gelegentlich kann neben Text auch Graphik ausgegeben werden. Der Student bewegt sich durch einfaches „Weiterblättern" durch die Bildschirmseiten des Programms.

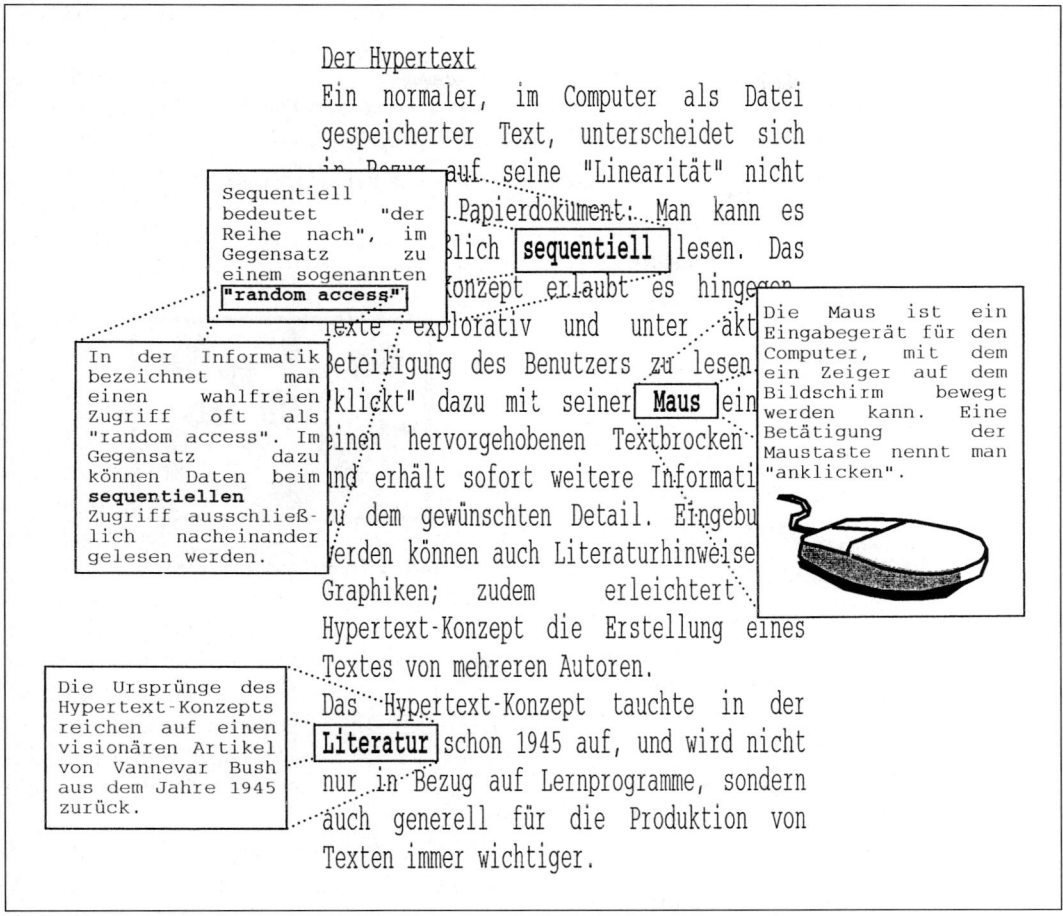

Der Hypertext

Ein normaler, im Computer als Datei gespeicherter Text, unterscheidet sich in Bezug auf seine "Linearität" nicht vom Papierdokument: Man kann es lediglich **sequentiell** lesen. Das Hypertext-Konzept erlaubt es hingegen, Texte explorativ und unter aktiver Beteiligung des Benutzers zu lesen. Man "klickt" dazu mit seiner **Maus** einen hervorgehobenen Textbrocken an und erhält sofort weitere Information zu dem gewünschten Detail. Eingebunden werden können auch Literaturhinweise und Graphiken; zudem erleichtert das Hypertext-Konzept die Erstellung eines Textes von mehreren Autoren.

Das Hypertext-Konzept tauchte in der **Literatur** schon 1945 auf, und wird nicht nur in Bezug auf Lernprogramme, sondern auch generell für die Produktion von Texten immer wichtiger.

Sequentiell bedeutet "der Reihe nach", im Gegensatz zu einem sogenannten **"random access"**

In der Informatik bezeichnet man einen wahlfreien Zugriff oft als "random access". Im Gegensatz dazu können Daten beim **sequentiellen** Zugriff ausschließlich nacheinander gelesen werden.

Die Maus ist ein Eingabegerät für den Computer, mit dem ein Zeiger auf dem Bildschirm bewegt werden kann. Eine Betätigung der Maustaste nennt man "anklicken".

Die Ursprünge des Hypertext-Konzepts reichen auf einen visionären Artikel von Vannevar Bush aus dem Jahre 1945 zurück.

Abb. 9-2   Prinzip des „explorativen Lesens" in einem Hypertext: Stößt der Leser auf einen ihm unbekannten Begriff oder will er mehr zu einem bestimmten Thema wissen (z.B. Literaturangaben), so klickt er einfach das entsprechende Wort an. Daraufhin öffnet sich ein neues Textfenster mit Information. Insbesondere in medizinischen Texten, die selten „linear" darstellbar sind, hat sich dieses Konzept bewährt.

Hypertext-Programme   Hypertext-Programme geben einen Text aus, ermöglichen aber zusätzlich „exploratives" und aktives Lesen eines Sachverhalts. Dies wird meist dadurch realisiert, daß der Leser mit dem Mauszeiger auf bestimmte hervorgehobene Wörter zeigt, diese „anklickt" und dann automatisch weitere Informationen zu dem gewünschten Sachverhalt dargeboten bekommt. Der Leser bestimmt somit die Reihenfolge der angebotenen Informationen selbst (Abb. 9-2). Wird dabei auch auf andere Medien, z.B. auf eine interaktive Bildplatte (s.u.) zugegriffen, spricht man von *Hypermedia* (Abb. 9-3). Das gemeinsame, zugrundeliegende Konzept wird auch Hyper-Link genannt.

Drill-Programme   Drill-Programme („drill-and-practice") sind meist realisiert durch Frage-und-Antwort-Spielchen. Der Prototyp für diese Programmform ist das klassische „Vokabellernprogramm", das sich durch wiederholte Abfrage und Korrektur der Eingabe zum „Einpauken" von Faktenwissen eignet. Für den Bereich der Medizin gehören zu dieser Gattung auch zahlreiche Programme, die

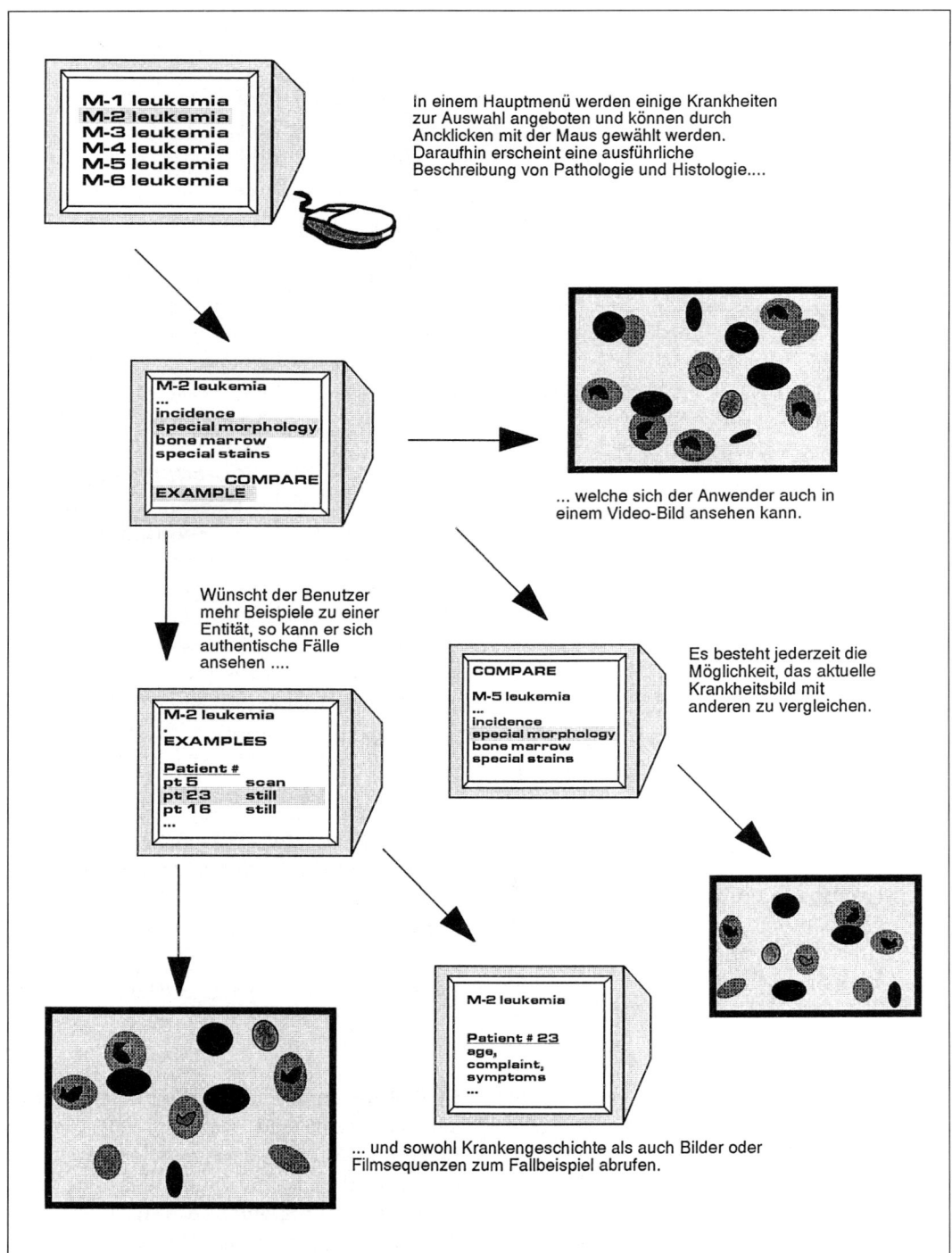

Abb. 9-3   *Hypermedia. Mit Autorensystemen wie Hypercard (Mac), Linkway (DOS) oder Guide (Mac/DOS) lassen sich Text und Multimedia (z.B. Einspielungen von einer Bildplatte) verknüpfen. Hier eine Sequenz aus einem Lernprogramm für Hämatologie, das mit Guide erstellt wurde (nach [11]).*

unermüdlich multiple-choice-Fragen (z.B. die des IMPP) auf dem Bildschirm servieren, bis jede einzelne Frage „sitzt".

Programme dieser Art sind einfach zu programmieren und daher weit verbreitet. Die an diesen Programmen geübte Kritik bezieht sich vor allem auf die monotone und bald langweilig werdende, immer wiederkehrende Abfolge der Lernen-Testen-Belohnen-Sequenz. Der Student lernt den Stoff meist nur auswendig, ohne daß ihm das Programm dabei helfen würde, den Stoff wirklich zu verstehen. Ihm werden beispielsweise die Gründe für einen Irrtum nicht erläutert. Wie auf dem militärischen Exerzierplatz wird hier der Student „gedrillt", ohne nach den tieferen Zusammenhängen fragen zu können.

Tutorial-Programme Tutorial-Programme emulieren das Vorgehen eines menschlichen Lehrers, indem sie beispielsweise zunächst ausführliche Lehrtexte anbieten, dann zunächst einfache Fragen stellen und – mit zunehmendem Lernfortschritt – zu immer schwierigeren Problemen fortschreiten. Unterstützt werden kann dies unter Umständen noch durch bewegte oder fixe Graphiken.

Tutorial-Programme stellen somit eine „intelligentere" Variation der Textausgabeprogramme dar. Ihre Besonderheit gegenüber diesen liegt darin, daß sie den Benutzer zwar durch mehr oder minder vorbereitete Bildschirmseiten führen, aber gleichzeitig z.B. durch eingestreute Testfragen den Wissensstand des Benutzers ermitteln und ihm – je nach seinem Lernfortschritt – automatisch die Informationen anbieten, die geeignet sind, um seine Lücken zu füllen. Der Unterschied zu den „Drill-Programmen" liegt darin, daß sie sich mehr um das Verständnis des Lernenden für den Lernstoff bemühen und nicht lediglich das Auswendiglernen desselben unterstützen.

Simulationsprogramme Simulationsprogramme können sowohl „vorklinische" Sachverhalte (z.B. pathophysiologische Prozesse), als auch „klinische" Probleme simulieren (Pa-

tientenfallsimulationen: patient encounter simulations). Programme aus den vorklinischen Grundlagenfächern dienen vor allem dazu, das tiefere Verständnis einer Materie zu erleichtern, die aus dem Lehrbuch nur schwer verständlich ist. Sie ermöglichen dem Studenten beispielsweise bei Problemen wie „Säure-Basen-Haushalt" oder „Blutgerinnung" beliebige Parameter zu verändern und anschließend das Ergebnis zu „erfahren".

Die oben bereits angesprochenen klinischen Simulationsprogramme generieren imaginäre Patienten, die von dem Benutzer medizinisch versorgt werden müssen oder bei denen der Anwender interaktiv die Diagnose herausfinden muß. Sie üben also klinische Problemlösungsmethoden und diagnostische Fähigkeiten auf „spielerische" Weise ein (Abb. 9-4). Allen Simulationsprogrammen gemeinsam ist die Eigenschaft, nicht lediglich nackte Fakten eintrichtern zu wollen, sondern das Lernen und vor allem das Verständnis auf einer höheren, mehr intuitiven Ebene zu ermöglichen. Simulationsprogramme gehören programmiertechnisch meist zur Gattung der KI(Künstliche Intelligenz)-Software/Expertensysteme (s. Kap. 10).

Lehreffektivität

Bezüglich der Lehreffektivität der einzelnen Programmtypen kann keine allgemeingültige Aussage, etwa nach der Art „Simulationsprogramme sind *bessere* Lernprogramme als Drill-Programme", gemacht werden. Vielmehr hat jedes der aufgeführten Programmtypen in der medizinischen Ausbildung je nach Einsatzgebiet seine Berechtigung. Dies kann damit erklärt werden, daß der Mediziner manchmal „eingepauktes" Wissen benötigt, manchmal aber auch ein tieferes Verständnis für eine Situation zeigen muß:

- *Textausgabeprogramme* und *Tutorial-Programme* eignen sich besonders gut zur Einführung in ein dem Benutzer noch völlig unbekanntes Thema, also wenn sich der Student erstmalig mit einem Stoff auseinandersetzt.

Ausgehend von einer kurzen Fallpräsentation ... ➤

A 84 year-old male presents
to your Emergency Room with
a chief complaint
of mild left lower quadrant
pain that started about a
week or more ago.

```
100 CHARACTER OF PAIN      114 ANTACID RELIEF          128 AGE
101 RADIATION OF PAIN      115 FATTY FOOD INTOLERANCE  129 SEX
102 DURATION OF PAIN       116 SX WORSENED BY ALCOHOL  130 LOCATION OF PAIN
103 PRIOR ATTACKS          117 AFFECTED BY EATING      131 SEVERITY OF PAIN
104 ABDOMINAL TRAUMA       118 WORSE AT NIGHT          132 WHEN DID PAIN BEGIN
105 ANOREXIA               119 PLEURITIC               133 CURRENT MEDICATION
106 HEARTBURN              120 AFFECTED BY MOTION      134 LAST PERIOD
107 VOMITING               121 DARK OR CLOUDY URINE    135 PRIOR ABD SURGERY
108 FEVER/CHILLS           122 DYSURIA                 136 ANY COUGH?
109 DIARRHEA               123 ASSOCIATED WITH MENSES  137 ALCOHOL USE
110 CONSTIPATION           124 VAGINAL BLEED/DISCH     138 WORSE WITH INTERCOURSE
111 WEIGHT LOSS            125 COULD YOU BE PREGNANT   139 CONSTITUTIONAL SX
112 DISTENTION             126 CHANGE IN STOOL
113 JAUNDICE               127 RECTAL TENESMUS

ITEM NUMBER:  103 - HAVE YOU EVER HAD PAIN LIKE THIS BEFORE?

  On and off for some months

ITEM NUMBER:  111 - HAVE YOU LOST ANY WEIGHT?

  Slight
```

... kann der Benutzer eine Anamnese erheben (links), ...

```
A consultant is reviewing your case. She feels
that one diagnosis is more likely than the others.
Enter your Diagnosis below:

Diagnosis:  colon neoplasma
Don't understand 'NEOPLASMA', how about:

  1  NEOPLASM
  2  NONE OF THE ABOVE

Choose a Number from the list above: (1) 1
Please be more specific.  Do you mean...

  1  CARCINOMA OF COLON

Yes or No? (Yes) y

She feels this diagnosis is likely.  Please
continue your workup.
```

... und wird sehr bald nach seiner Verdachtsdiagnose befragt (rechts).

```
500 HCT                 512 STOOL CULTURE/O+P    524 BARIUM ENEMA
501 WBC                 513 SIGMOIDOSCOPY        525 PT/PTT
502 WBC DIFF            514 ULTRASOUND EXAM      526 UPPER GI ENDOSCOPY
503 URINALYSIS          515 PREGNANCY TEST       527 COLONOSCOPY
504 AMYLASE             516 CULDOCENTESIS        528 CT OF ABDOMEN
505 BILIRUBIN           517 SED RATE             529 LAPAROSCOPY
506 ALK PHOS            518 BLOOD SUGAR          530 CYSTOSCOPY
507 SGOT                519 MONO SPOT            531 ANGIOGRAPHY
508 KUB AND UPRIGHT     520 EMERGENCY IVP        532 LIVER-SPLEEN SCAN
509 STOOL EXAM          521 ORAL CHOLECYSTOGRAM  533 HIDA SCAN
510 CXR                 522 UGIS                 534 NUCLEAR SCAN OF TESTES
511 ABD PARACENTESIS    523 SMALL BOWEL SERIES

ITEM NUMBER:  513 - SIGMOIDOSCOPY

  Normal mucosa, no lesions seen

ITEM NUMBER:  524 - BARIUM ENEMA

  Constricting lesion in sigmoid colon

Although indicated, this is a high-cost item.
```

Weiterhin kann der simulierte Patient körperlich untersucht, oder diverse Laboruntersuchungen angeordnet werden (li.). Nachdem eine Diagnose gestellt und die Therapie eingeleitet wurde (nicht abgebildet), ...

```
                SCORING SUMMARY FOR CARCINOMA OF COLON CASE

These are normalized scores derived from experts' judgement on the merit and
appropriateness of specific items you selected.  The score on the right is the
maximum achievable; the score on the left is what you did achieve.

Final DX Accuracy                                                 30  / 30
Initial Clinical Impression DX Accuracy                           10  / 10
Efficiency of Workup                                               5  / 10

Selection of Best Information Items at Clinical Impression         6  / 6
Selection of Best Information Items for Case DX                   14  / 14
Selection of Items Necessary for Your DX                         12  / 12
Selection of Therapy Items for Your DX                           12  / 18

For Case DX Contraindicated Items                                 -5

TOTAL SCORE for this Case:                                       84  / 100 (84%)
Good work!  We need physicians like you.

While pain is not the most common presenting symptom of bowel
cancer - change in bowel habits or an asymptomatic positive
stool guiac are the most common initial findings - non-specific
abdominal pain can be the first symptom.  A large cooperative
study [deDombal et al Brit J Surg 67:413, 1980] found that 2%
of 5675 patients presenting to emergency rooms with acute abd
pain proved to have cancer, most commonly of the colon.  The
clues to cancer were age over 50, progressive nature of the pain,
constipation, distention and an abdominal mass.  A positive stool
guiac is common but non-specific, and anemia may be found.  Ba
enema or colonoscopy are needed for diagnosis.  The treatment is
surgery unless the disease is already metastatic, and even then
surgery may be needed to relieve obstruction.
```

... erfolgt eine Bewertung der klinischen Kompetenz. Die Erleichterung ist groß, wenn man erfährt, daß man seinen Beruf nicht völlig verfehlt hat...!

Weiterhin lassen sich (auch während der Fallsimulation) jederzeit ausführliche Lehrtexte über Untersuchungen oder Krankheiten abrufen.

Abb. 9-4 Patientensimulation. Die Abbildung zeigt Bildschirmdarstellungen aus dem Trainingsprogramm „Abdominal Pain" (RxDx-Serie).

– *Drill-Programme* eignen sich für Fakten, die einfach nur auswendig gelernt werden müssen, ohne daß man sich Zusammenhänge erschließen kann, z.B. anatomische Grundlagen oder Medikamentennamen. Darüber hinaus verbessern sie nachweislich die Examensergebnisse, sind also für eine kurzfristige Prüfungsvorbereitung geeignet.

– *Hypertext-Programme* leisten insbesondere dann gute Dienste, wenn ein Thema wegen der Komplexität schlecht „linear" dargestellt werden kann, sondern eine sehr „vernetzte" Struktur aufweist (z.B. Immunologie, Neurologie). Günstig ist ihr Einsatz auch dann, wenn bei den potentiellen Anwendern sehr unterschiedliche Vorkenntnisse vorhanden sind.

– *Simulationsprogramme* eignen sich für schwierige Sachverhalte, die „verstanden" werden müssen (z.B. physiologische Prozesse wie EKG-Ableitung), oder für komplexe klinische Problemlösungsfähigkeiten, die nur durch Fallsimulationen eingeübt werden können.

Bezüglich der Effektivität im Einzelfall gibt es natürlich auch interindividuelle Unterschiede: Während „künstlerisch-kreative" Menschen (mit dominanter rechter Hirnhemisphäre) neues Material besser durch CAI-Programme vermittelt bekommen, mögen bei verbal-auditorisch veranlagten Menschen (mit dominanter linker Hirnhemisphäre) traditionelle Vorlesungen größeren Erfolg haben [4].

9.3 Simulationsprogramme

9.3.1 Einteilung

Programmablauf

Ein Programm, das einen Patienten simuliert, kann eine „statische" oder eine „dynamische" Simulation bieten:

– *statisch*: Programme dieser Gruppe generieren lediglich zu Anfang der Sitzung eine initiale klinische Situation, auf die der Student durch eine Reihe von Tätigkeiten reagieren muß. Abschließend werden diese Entscheidungen durch den Computer bewertet. Eine unmittelbare Rückmeldung über Pro- oder Regression der Symptomatik findet nicht statt.

– *dynamisch*: Es wird der Verlauf der Krankheit berücksichtigt, ferner beeinflussen die Tätigkeiten des Studenten die simulierte klinische Situation direkt. Der Effekt der Untersuchungen und Therapieanordnungen des Studenten wird also durch die Zustandsänderung des simulierten Patienten sofort sichtbar und muß im weiteren Verlauf der Lehrsitzung durch den Schüler berücksichtigt werden.

Zeitverlauf der Simulation

Bezüglich der „Simulationsuhrzeit" gibt es verschiedene Ansätze: Am häufigsten und meist auch am sinnvollsten ist eine *benutzerkontrollierte* Simulationszeit, d.h. die Simulationszeit steht in keinem Zusammenhang mit der tatsächlich verstrichenen Zeit, sondern ist nur von den Aktionen des Benutzers abhängig und kann von diesem direkt beeinflußt werden (dies ist z.B. beim CBX-Examen der Fall, s.u.). Seltener ist die *realtime*(Echtzeit)-Simulation, bei der die während des Programmablaufs vergangene Zeit zur „Simulationszeit" im Verhältnis 1:1 steht. Gelegentlich wird die Simulationszeit auch gegenüber der wirklich vergangenen Zeit gestaucht oder gestreckt, so daß beispielsweise eine tatsächlich vergangene Minute einer Stunde in der Simulation entspricht.

Feedback

Vielfältig sind auch die didaktischen Ansätze, den Lernerfolg des Studenten durch „Rückmeldung" zu maximieren. Manche Programme besitzen eine ausgeprägte *direktive* Komponente, d.h. sie versuchen durch unverzügliche Kommentierung, Kritik oder Bewertung der jeweiligen Tätigkeiten des Anwenders diesen auf die richtige Fährte zu führen. Andere Lernprogramme halten sich mit der

Kommentierung sehr zurück oder *verzichten* gar auf jegliches explizites „feedback", indem sie das klinische Ergebnis (bei statischer Simulation) bzw. den Verlauf der Krankheit (bei dynamischer Simulation) für sich sprechen lassen.

Entscheidungseingabe

Unterschiede finden sich auch bezüglich der Art, in der der Benutzer seine Entscheidungen dem Computer mitteilen muß. Am gebräuchlichsten sind entweder die Auswahl aus einem Menü oder eine Freitexteingabe:

- *Menügesteuert*: Das Programm bietet eine Liste von Optionen an, aus der der Anwender einen oder mehrere Punkte auswählen kann, ähnlich einem multiple-choice-Test.
- *Freitexteingabe*: Der Anwender formuliert seine Entscheidung in einem freien Text mittels Eingabe über die Tastatur. Angesichts der zahlreichen Synonyme in der Medizin („Bluthochdruck", „Hypertension", „Hoher Blutdruck", „Hochdruck", ...) und der Komplexität der menschlichen Sprache, ist die Programmierung eines sogenannten „Parsers", der die natürliche Sprache auswertet und einen freien Satz für den Computer in seine Grundkonzepte zerlegt, für den Software-Hersteller keine leichte Aufgabe und gelingt oft nur unvollkommen. Für den Benutzer kann es dann recht frustrierend sein, wenn er zwar die richtige Diagnose stellt, das Computerprogramm ihn aber nicht versteht, weil es ein Synonym erwartet. Andererseits ist eine Freitexteingabe natürlich realitätsnäher, da im Klinikalltag der Arzt in den seltensten Fällen eine Checkliste mit sich herumträgt, aus der er die Therapie oder Diagnose auswählt.

9.3.2 Vorteile der Patientenfallsimulation

Programme, die einen Patienten simulieren, sind deshalb besonders wertvoll, da sie eine überaus nützliche Ergänzung zu bisherigen Lernmethoden darstellen. Bisher gab es für den Mediziner nur zwei prinzipielle Arten des Lernens: Zum einen theoretisches Lernen aus

Lehrbüchern oder Vorlesungen, und zum anderen die praktische Erfahrungssammlung am Patienten, mit all seinen Schwierigkeiten in ethischer und technischer Hinsicht. Abgesehen davon, daß oft eine gewisse Gefährdung für den Patienten besteht, werden Fehler (insbesondere Behandlungsfehler) meist nicht unmittelbar sichtbar oder kritisiert. Es fehlt also die für den Lernvorgang so wichtige negative oder positive „Verstärkung". Die CAI-Patientensimulation stellt einen dritten Weg dar, der genau in der Mitte zwischen Theorie und Praxis liegt. Hier können viele Fälle innerhalb kurzer Zeit realitätsnah durchgespielt werden, ohne einen Patienten zu gefährden und jeweils mit unmittelbarer Korrektur oder Bestätigung durch den Computer.

Die Vorteile von Kliniksimulation am Computer können wie folgt zusammengefaßt werden [9]:

- Allen Studenten wird, unabhängig vom Patientenbestand und den Lehrkapazitäten der Klinik, Gelegenheit gegeben, Erfahrungen mit den wichtigsten Krankheiten zu sammeln.
- Studenten kann die Bedeutung der Problematik von Kosten und Verfügbarkeit von klinischen Untersuchungen eindrucksvoller vor Augen geführt werden als im klinischen Alltag.
- Alle Studenten können denselben Fall bearbeiten, dies schafft ideale Bedingungen für den Lehrenden.
- Detaillierte und prompte „Rückkopplung" ermöglicht raschen Lerneffekt.
- Fehler werden am Computer gemacht und nicht am Patienten.

9.3.3 Nachteile und Grenzen der Patientenfallsimulation

Gewisse medizinische Sachverhalte oder „Lernziele" lassen sich schwer simulieren bzw. mit CAI-Software vermitteln:

- Körperliche Untersuchung: Dies ist die Domäne des „Unterrichts am Krankenbett" und wird es wohl noch für lange Zeit bleiben.

– Anamnese: Die heutigen Programme bieten zur Anamneseerhebung meist ein Menü an, aus dem man eine Frage an den Patienten auswählt. Daraufhin präsentiert der Computer die „Antwort" des fiktiven Gesprächspartners. Der Student lernt somit nicht, Fragen eigenständig patientenadäquat zu formulieren, da die „Vorformulierung" der Computer übernimmt.

– Psychiatrische, psychologische und soziale Aspekte sind grundsätzlich sehr schwer simulierbar.

Ein weiterer Nachteil heutiger Simulationssoftware ist, daß das Spektrum eines Programms meist auf ein enges Fachgebiet beschränkt ist (z.B. Gynäkologie) oder gar nur die Differentialdiagnose eines einzigen Symptomes (z.B. Abdominalschmerz) eingeübt werden kann. In der Realität besteht gerade die schwierigste Aufgabe des Arztes oft aber darin, überhaupt herauszufinden, was dem Patienten fehlt, und wichtige anamnestische Angaben von Unwichtigem sowie Leitsymptome von Nebenbefunden zu trennen. Wenn z.B. in der Simulation die Fallbeschreibung mit den Worten beginnt „Ein 75jähriger Patient klagt über Abdominalschmerzen", so ist am Computer sofort klar, daß diesem Symptom nachgegangen werden muß. In der ärztlichen Realität hingegen besteht die Schwierigkeit gerade darin, das Symptom „Bauchschmerzen" im Einzelfall zu bewerten und gegebenenfalls als signifikanten Befund zu erkennen.

9.4 Multimedia

9.4.1 Grundsätzliches

Dieses Schlagwort bezeichnet zunächst einmal die Möglichkeit, mit dem Computer auch auf „externes" (d.h. nicht vom Computer selber generiertes) audiovisuelles Material, z.B. histologische Schnitte gespeichert auf einer Bildplatte oder Herzgeräusche von einer Audio-CD, zurückgreifen zu können. Da medizinische Diagnosefindung häufig von der Interpretation visueller Daten abhängt, wird im Zusammenhang mit Lernprogrammen insbesondere vom Zugriff auf eine Laser-Video-Disc oder auf Bilddaten von CD-ROM gern Gebrauch gemacht. Besonders nützlich ist daher das Multimedia-Konzept für CAI-Software der medizinischen Fachrichtungen, die weniger von Texteinn- und -ausgabe „leben" (wie die innere Medizin), als vielmehr (auch) von optischer Information: Solche Disziplinen sind z.B. Radiologie, Dermatologie, Anatomie, Pathologie sowie die chirurgischen Fächer. Die Vorteile elektronisch erzeugter Bilder gegenüber Abbildungen in Büchern sind:

– wesentlich größere Speicherkapazität und somit die Möglichkeit, mehr Bilder über die gesamte Variationsbreite einer Krankheit aufzunehmen.

– Möglichkeit, auch bewegte Bilder (z.B. Echokardiographie) darzustellen

– bequemer und schneller Zugriff auf die gewünschte Information

– prinzipielle Möglichkeit, den Betrachter „interagieren" zu lassen (z.B. ein Bild zu drehen oder auf ein anatomisches Detail zu deuten, um eine Vergrößerung anzeigen zu lassen)

Als Beispiel für eine besonders sinnvolle Anwendung der Multimedia-Technologie sei das von der Freiburger Firma DA GAMA entwickelte und von Thieme vertriebene „elektronische Froschexperiment" genannt. Es handelt sich um ein Programm, das ein elektrophysiologisches Experiment simuliert, bei dem normalerweise ein Frosch dekapiert und seziert werden muß. In dem CAI-Programm werden reale Filmsequenzen der Dekapitation und Präparation eingeblendet, so daß der Student einen realistischen Eindruck von dem Experiment bekommt, ohne selber einen Frosch töten zu müssen.

9.4.2 Interactive Video Disc (IVD)

Die Bildplatte (Video Disc) ist eine 20 oder 30 cm große Scheibe, auf der die analog gespeicherte Bildinformation von einem Laser abgetastet wird. Diese Bildplatte kann auch von einem Computer angesteuert werden. Dadurch ist ein wahlfreier Zugriff auf eine beliebige Bildsequenz möglich, und ein Lernprogramm bekommt eine „interaktive" Komponente. Außerdem kann der Computer im Overlay-Verfahren Texte einblenden, z.B. Beschriftungen von anatomischen Details [2].

Geschichte

1978 kam der erste in Serie produzierte Video-Player auf den Markt, und noch im selben Jahr wurde die erste VD für medizinische Ausbildungszwecke präsentiert [6]. Ein Jahr später begann das University of Washington Health Sciences Centre for Educational Resources (HSCER) in Zusammenarbeit mit der University of Washington Health Sciences Videodisc-Design Group, Seattle, sogenannte *generic* oder *multipurpose*-Video-Discs zu produzieren. Bis 1989 wurden dort 16 dieser „generischen" Bildplatten produziert [15]. Die VDs enthalten eine Sammlung von Bildern aus einem Fachgebiet (z.B. mikroskopische Aufnahmen von Blutausstrichen), und können für ganz unterschiedliche Lernprogramme eingesetzt werden. Eine in den USA vielfach eingesetzte generische VD ist beispielsweise „Slice of Life". Diese Bildplatte bietet 26 000 anatomische Bilder in verschiedenen Vergrößerungen, zusammengetragen aus 25 verschiedenen Instituten. Sie wird seit 1987 an der Universität von Utah produziert, jährlich aktualisiert und für 300 Dollar an interessierte Institutionen abgegeben [17].
Um die Verbreitung der VD-Technologie im medizinischen Bereich zu fördern, verschenkten 1981 die Miles Laboratories 250 Video-Player an US-Kliniken und begannen gleichzeitig mit der Entwicklung von weiteren interaktiven VD-gestützten CAI-Programmen. Auch die National Library of Medicine in Bethesda/USA entwickelte audiovisuelles Material zur histologischen Pathologie und gab 1983 eine Bildplatte mit diesem Material heraus, die von einem Apple-Computer aus interaktiv angesteuert werden kann.

Die IBM-Version folgte ein Jahr später, und nach einem Report der NLM [26] waren die interaktiven VD-Programme 1988 bereits an 57 internationalen medizinischen Hochschulen im Einsatz. Mit großem Eifer werden zur Zeit in den USA weitere Bildplatten produziert – 1988 waren bereits über 30 (!) Medical Schools aktiv an der Entwicklung von IVDs beteiligt. IVD-Player waren zu diesem Zeitpunkt in über 450 amerikanischen Kliniken für Ausbildungszwecke installiert [6].

Anwendung

Wie sieht nun die Ausbildung mittels IVD-Technologie in der Praxis aus? Als ein besonders beeindruckendes Beispiel sei zunächst das US-amerikanische *TIME-(Technological Innovations in Medical Education)-Project* geschildert:
Die Entwicklung des TIME-Patienten-Simulations-Modells wurde 1983 an der National Library of Medicine begonnen. Es handelt sich um ein besonders elaboriertes Fallsimulations-Lernprogramm mit Bildplatteneinsatz. Der Rechner erkennt dabei die natürliche Sprache des Benutzers, analysiert diese und läßt den Patienten auf einem TV-Schirm dazu adäquat antworten, indem er auf eine passende VD-Sequenz zugreift. Das TIME-Modell wurde für den studentischen Gruppenunterricht konzipiert, bei dem die Medizinstudenten zunächst gemeinsam diskutieren, welche Fragen man dem „Patienten" stellen könnte (ein Vorgang, der sich bei der Anwesenheit eines echten Patienten kaum durchführen ließe) und bei dem dann der Lehrende dem Computer die Frage stellt. Um die Stimme des Lehrers zu verstehen, muß der Computer zunächst auf diese Stimme „trainiert" worden sein, daher können die Studenten die Fragen nicht direkt stellen. Der Rechner verfügt über einen Wortschatz von mehr als 300 Wörtern. Der Vorteil der Eingabe durch natürliche Sprache gegenüber einer Eingabe durch Tastatur oder Menüeingabe mit Maus besteht darin, daß durch den „quasi-Dialog" zwischen Lehrer und Bild-

platten-Patient eine realistischere Situation entsteht, und der Computer als solcher gar nicht mehr in Erscheinung tritt. Zudem werden auch dem Studenten keine Hinweise durch Ausgabe eines Menüpunkts gegeben.

Bis 1990 wurden von der NLM fünf IVD-Programme entwickelt, dabei ging es um folgende „Patienten": Ein Alkoholkranker, eine Fettsüchtige, ein geriatrischer Patient, ein Patient mit schwerem Emphysem, und ein Patient mit einem Herzinfarkt. Alle Patienten wurden für die Produktion der Bildplatten-Filmsequenzen von Schauspielern oder von Betroffenen dargestellt.

Eine Fallsimulation beginnt mit einem kurzen Film, der den Patienten mit seinen Problemen darstellt. Die IVD-Simulation der Fettsüchtigen beginnt beispielsweise mit einer Szene, die die Patientin bei einem Spaziergang zeigt, auf dem sie von einigen Jugendlichen wegen ihrer Adipositas gehänselt wird. Die Einführung endet schließlich damit, daß die depressive Patientin die Arztpraxis aufsucht und die Studenten und den Lehrenden erwartungsvoll in Großaufnahme anblickt. Sie harrt der ersten Frage durch die Mediziner. Wurde diese durch den Lehrenden formuliert, so kann die Patientin darauf antworten, in Tränen ausbrechen, einen Herzinfarkt erleiden usw. Der Computer berechnet jeweils aufgrund eines internen probabilistischen Modells eine wahrscheinliche Reaktion, die im wesentlichen vom vorausgegangenen Management der Mediziner abhängt. Die Patientin wird von den Anwendern des IVD-Programms über längere Zeit hinweg betreut, d.h. sie kann stationär aufgenommen und therapiert werden, und – je nach Können der Benutzer – genesen oder versterben.

Eine Evaluierungsstudie unter Studenten zeigte, daß diese sich intellektuell und psychisch in den Fall involviert fühlten und sich so verhielten, als säßen sie einem realen Patienten gegenüber [10]. Die Simulation wird zur Zeit an drei amerikanischen Fakultäten getestet, ist an der Georgetown Univer-

sity regulärer Bestandteil des Curriculums und wird dort auch als Teil der Abschlußprüfung nach dem zweiten Ausbildungsjahr verwendet.

Das TIME-Simulationsmodell ist dem noch zu besprechenden CBX-Examen (s.u.) sehr ähnlich, mit dem Unterschied, daß im CBX a) die Eingaben über die Tastatur erfolgen, b) ein Bewertungsmodul die Beurteilung des Studenten zur Verfügung stellt.

In Europa ist Einsatz und Produktion von medizinischen Bildplatten weniger weit fortgeschritten als in den USA. Leider erschwert die Inkompatibilität zwischen der US-Fernsehnorm (NTSC) und dem westeuropäischen TV-Standard (PAL) den Einsatz von amerikanischen VD-Produkten.

Einmal hergestellt, kann eine Video-Disc sogar die herkömmliche Art zu lernen, nämlich die des Lernens aus Büchern, unterstützen und dessen Möglichkeiten erweitern. In einem amerikanischen Lehrbuch mit dem Titel „Introduction to Functional Histology" von I.R. Telford und C.F. Bridgman wurden bereits Strichcodes („bar codes") integriert. Mit einem Strichcode-Lesegerät kann der Leser nun (ähnlich wie die Kassiererin an einer modernen Supermarktkasse) diesen Code einlesen und mit einem angeschlossenen Computer mit VD-Player die dazugehörige Film- oder Bildsequenz einer generischen Bildplatte, hergestellt von der NLM, abrufen [1].

9.5 Prüfungen am Computer

9.5.1 Computer-Examen (CBX)

Software, die zu Übungszwecken einen fiktiven Patienten generieren kann und z.B. verschiedene Diagnose- oder Therapiealternativen zur Auswahl anbietet, kann natürlich nicht nur für das Training und zur Selbstbeurteilung von Medizinern, sondern auch zur „externen" Lernerfolgskontrolle in medizinischen Examen benutzt werden. Im Gegensatz zu der Lernsoftware geben diese Examensprogramme natürlich keine Hilfen oder sofortige Korrekturen.

Die Bewertung der Leistungen des Prüflings erfolgt dabei entweder direkt durch das Computerprogramm (anhand von Kriterien, die der Programmierer vorher in seinem Computerprogramm festlegt) oder aber auch durch menschliche Experten, die die vom Computer abgespeicherten Einzelaktionen des Prüflings im Nachhinein verfolgen und dessen Vorgehen beurteilen.

Ein häufiger Einwand der Kritiker solcher „Computerspiele" ist unter anderen, daß solche Tests zu stark durch „nicht-medizinischen" Faktoren, z.B. die generelle Computerkompetenz des Probanden, beeinflußt werden könnten. Die meisten Studien, die die Validität solcher Prüfungen untersucht haben, kommen allerdings zu einem gegenteiligen Schluß.

Computer-based-testing (CBT)

Auch das für die amerikanischen medizinischen Examina zuständige National Board of Medical Examiners (NBME) in Philadelphia (USA), begann bereits 1970 über die Bewertung von klinischer Kompetenz von Prüflingen mittels Computern nachzudenken. Nach über 20jähriger Forschungs- und Entwicklungstätigkeit, umfangreichen Feldstudien 1977/78 sowie 1987, steht nun die Einführung computergestützter Medizin-Examen (CBT) in den USA und Kanada unmittelbar bevor [20].

Dieses Examen besteht aus zwei Teilen: Aus einer MC-Prüfung am Computer (MCQ), und einer Patientenfallsimulation (CBX).

MCQ (computer-delivered multiple-choice questions) Es handelt sich um die bekannten „MC-Fragen", die nun nicht mehr auf Papier stehen bzw. auf einem computerlesbaren Bogen markiert werden müssen, sondern auf dem Bildschirm erscheinen und vom Kandidaten via Tastatur beantwortet werden. Das zeitaufwendige und fehleranfällige Übertragen der Antworten auf ein maschinenlesbares Blatt Papier sowie das nachfolgende Einlesen der Antworten in den Auswertungscomputer entfällt. Theoretisch könnte der Kandidat sofort nach Prüfungsende die Anzahl der falsch beantworteten Fragen mitgeteilt bekommen.

CBX (computer-based-examination) Als Ergänzung zu den bisherigen Testmethoden wird vom Computer eine komplexe klinische Situation simuliert, auf die der Kandidat angemessen und flexibel reagieren muß. Es handelt sich um eine dynamische Patientensimulation, bei der der Kandidat durch Freitexteingabe unter mehr als 2000 möglichen Diagnoseverfahren, Prozeduren, Medikationen etc. bestmögliche Entscheidungen treffen muß. „Dynamisch" bedeutet hierbei, daß der Patient über mehrere (simulierte) Tage oder Monate hinweg betreut wird und daß beispielsweise Therapieentscheidungen des Kandidaten einen direkten Einfluß auf den Zustand des Patienten haben. Die Bearbeitung eines kompletten CBX-Falls nimmt etwa eine halbe Stunde in Anspruch. Zusätzliche Realitätsnähe wird durch die Darstellung lebensechter Patienten oder Befunde (Röntgenbilder, Exantheme, Blutausstriche, histologische Schnitte, EKG-Streifen etc.) auf einem Fernsehgerät erreicht. Der Computer steuert zu diesem Zweck einen Bildplattenspieler an, der die Abbildungen oder gar kurze Filmsequenzen auf den Bildschirm zaubert.

Wie sieht nun eine solche Fallsimulation und die Bearbeitung durch den Prüfling im einzelnen aus? Wir wollen die Antwort auf diese Frage etwas ausführlicher gestalten, da das Beispiel CBX eindrucksvoll zeigt, was auf dem Gebiet der CAI-Programme und der Patientensimulation derzeit machbar ist („state of the art"):

Der Prüfungskandidat sitzt also vor einem Computer mit Monitor, daneben befindet sich ein TV-Bildschirm, der von besagtem Videoplayer angesteuert wird. Nun wird auf dem Computermonitor ein Text ausgegeben, der einen Patienten und dessen Klinik beschreibt (Zustand, Symptome etc.). Zusätzlich erhält der Prüfling Angaben über Datum, Wochentag, Uhrzeit, Standort des Patienten (Zuhause, Praxis, Klinik) sowie über vorhandene Einrichtungen und Serviceleistungen, die in Anspruch genommen werden können (z.B. MRI, CT, Labor etc.). Außerdem erhält er gegebenenfalls Angaben über „clinical privileges", d.h. medizinische Eingriffe, die ohne Hilfe von Assistenten durchgeführt werden können und die daher zu bevorzugen sind. Ferner werden Bildbefunde über den TV-Schirm präsentiert. Danach muß der Prüfling seine Entscheidungen bzw. Anordnungen dem System über die Tastatur mitteilen. Der Computer „versteht" die gesamte medizinische Terminologie einschließlich gebräuchlicher Abkürzungen, Handelsnamen von Medikamenten ebenso wie generische Arzneistoffbezeichnungen. Er erkennt sogar einfache „übliche" Tippfehler. Sollte der Computer dennoch einmal eine Eingabe nicht „verstehen", so bietet er einen Satz von Alternativen an, die ein interner Suchalgorithmus als „ähnlich klingend" ausfindig gemacht hat und aus dem der Kandidat auswählen kann.

Wie sieht nun die Eingabe des Mediziners aus? An jeder Stelle des Programms können Anamnese oder körperliche Untersuchungen durchgeführt werden oder auch die Krankenakte mit bisher durchgeführten Untersuchungen (case review) eingesehen werden. Gewisse Anordnungen sind – wie im richtigen Leben – an bestimmten Orten oder zu bestimmten Tageszeiten nicht durchführbar, z.B. können keine Röntgenuntersuchungen am Wochenende in der Praxis durchgeführt werden usw. Der Prüfling kann die Lokalisation des Patienten auch verändern (z.B. Verlegung in ein Krankenhaus, Entlassung etc.), was Behandlungsoptionen oder die Verfügbarkeit von Tests einschränken oder erweitern kann. Nach jeder Anordnung oder Test rückt die simulierte Uhrzeit um eine angemessene Summe vor, so dauert eine Sonographie länger als eine orientierende körperliche Untersuchung. Ergebnisse von bestimmten Tests (z.B. „Blutkultur") oder Befunde von

Kollegen (z.B. Röntgenbericht) sind u.U. erst einige Stunden oder Tage nach der gegebenen Anordnung einsehbar, d.h. die Befunde werden erst dann sichtbar, wenn die simulierte Uhrzeit entsprechend weit fortgeschritten ist. Nachdem der Kandidat also einige diagnostische Tests durchgeführt hat und erste Verordnungen geschrieben hat, gibt er an, wann er den Patienten wiedersehen möchte. Die „Uhr" springt daraufhin auf den gewünschten Zeitpunkt vor und berichtet dem Benutzer über Veränderungen des Zustands des Patienten, über eingetroffene Testergebnisse (Labortests, Röntgenbefunde), informiert ihn über die Antwort eines hinzugezogenen Konsiliarius usw. Mit diesen neuen Informationen ausgestattet, kann der Prüfling den Patienten erneut untersuchen, befragen, neue Tests anordnen, den Patienten verlegen oder entlassen, einen erneuten Wiedervorstellungstermin vereinbaren etc.

Der „normale" Zeitverlauf kann in „Notfällen" auch unterbrochen werden: Möchte der Prüfling den hospitalisierten Patienten eigentlich erst am nächsten Tag wiedersehen, dieser verliert aber in der Nacht plötzlich das Bewußtsein, so steigt das Programm mit einer entsprechenden Meldung genau zu diesem Zeitpunkt wieder in die Simulation ein und erwartet neue ärztliche Anordnungen.

Bewertung (Scoring) Alle Aktionen des Mediziners werden intern protokolliert und dienen letztlich der Leistungsbewertung. Dazu legt eine Gruppe von medizinischen Experten, die den Algorithmus der Software nicht kennt, gemeinsam die „erwünschten" Aktionen fest, die für eine optimale Versorgung des Patienten geeignet sind und die dem Kandidaten Pluspunkte in der Bewertung einbringen. Eine „Aktion" des Prüflings kann dabei z.B. eine einfache Anordnung sein, aber auch ein komplexes Handlungsmuster (z.B. eine Anordnung, der eine bestimmte Untersuchung vorausgegangen sein muß, die aber auch zu einem bestimmten Zeitpunkt innerhalb des Krankheitsverlaufs erfolgen muß).

Jede Aktion kann jeweils dichotom bewertet werden (eine vollständig richtige Aktion ergibt die volle Punktzahl, eine ganz oder teilweise falsche Handlung ergibt null Punkte) oder polychotom (eine partiell richtige Antwort ergibt einen bestimmten Prozentsatz der vollen Punktzahl).

In ähnlicher Weise werden von dem Expertenkomitee kontraindizierte oder unerwünschte Handlungen des Kandidaten, die Negativpunkte einbringen, festgelegt. Darüber hinaus gibt es Aktionen, die bezüglich der Bewertung als „neutral" behandelt werden. Dies sind zum einen Aktionen, bei denen sich die Experten nicht einigen können, ob diese Aktion als nützlich oder unerwünscht einzustufen ist, zum anderen fallen hierunter auch Aktionen, die zwar unnütz, kostenintensiv oder überflüssig sind, die aber dem Patienten nicht schaden oder gefährden. Die Festlegung der „richtigen Antworten" im Vorfeld des Examens ist bei einer Prüfung dieser Art natürlich ungleich komplizierter als etwa bei MC-Fragen, bei denen es jeweils nur eine einzige Lösung gibt. Beim CBX wird nahezu jeder Prüfling einen anderen Lösungsweg beschreiten, die Anzahl der möglichen Eingabekombinationen ist unüberschaubar. Die Möglichkeit, daß von einem Prüfling ein zumindest teilweise richtiger Lösungsweg gegangen wird, der vom Expertenkomitee nicht vorausgesehen wurde und daher nicht im Satz der Bewertungskriterien enthalten ist, ist bei der Komplexität der Materie sehr groß. Daher erfordert jeder CBX-Fall eine ausgiebige Erprobung unter Testkandidaten, mit nachfolgender genauer Analyse jedes einzelnen eingegebenen Lösungswegs.

9.5.2 Software für die Didaktikforschung

Ähnlich aufgebaute Software, wie sie zur Leistungskontrolle von Studenten in Prüfungen eingesetzt wird (oder werden soll), wird auch in wissenschaftlichen Studien zur medizinischen Didaktik verwendet. Es handelt sich in solchen Studien z.B. um die Fragestellung, wie medizinisches Wissen am effektivsten vermittelt werden kann.

IMMEX

Sehr interessant ist in diesem Zusammenhang das folgende Beispiel, da es eindrucksvoll demonstriert, wie die drei Konzepte CAI, Computerprüfung und Didaktikforschung in einem einzigen Programm vereinigt werden können: Am Department of Microbiology and Immunology, UCLA School of Medicine, Los Angeles/California (USA) wurde ein CAI-Programm für klinische Immunologie entwickelt. IMMEX („Problem Solving Exercises in Immunology") simuliert Patienten mit verschiedenen Formen von Immundefekten. Aufgabe des Studenten ist es, Hypothesen über die möglichen Ursachen des Defekts aufzustellen, geeignete Laboruntersuchungen auszuwählen, die Ergebnisse dieser Tests zu interpretieren und schließlich zu einer Diagnose zu finden. Seit 1987 wird IMMEX an der UCLA auch für die Abschlußprüfung im Fach Immunologie verwendet [13].

Die Autoren von IMMEX sind aber noch einen Schritt weitergegangen. Sie interessierte nun, was in den Köpfen des Kandidaten während einer Lehrsitzung abläuft. Zu diesem Zweck wurde IMMEX um eine weitere Funktion erweitert: Der Computer speichert alle Aktionen der Benutzer und erlaubt dem Untersucher anschließend durch graphische Ausgabe der Reihenfolge der Laboruntersuchungen die „Irrungen und Wirrungen" der Studenten nachzuvollziehen [22, 23].

Hypertext-Programme

Auch Hypertext-Programme können dazu eingesetzt werden, die bevorzugte Aufnahmereihenfolge von Fakten zu visualisieren. Hierzu müssen lediglich die Aktionen der Benutzer protokolliert werden. Die hierbei gewonnenen Erkenntnisse lassen sich dann für die „lineare" Darstellung, z.B. für einen Vortrag, nutzen.

9.6 Erstellung von Lernprogrammen

9.6.1 Autoren-Software

Ein grundsätzliches Problem bei der Erstellung von CAI- und „self-assessment"-Programmen ist, daß die Programmierung eines solchen Systems mit einer herkömmlichen Programmiersprache (BASIC, PASCAL, C) recht aufwendig und für den Mediziner schon aus Zeitmangel kaum zu bewerkstelligen ist. Idealerweise müßten daher für die Kreation eines anspruchsvollen Lernprogramms Fachleute aus den Bereichen Medizin und Informatik zusammenarbeiten.

Um die Entwicklung von (relativ einfachen und „dummen") Lernprogrammen zu erleichtern, kann sich der Mediziner sogenannter Autoren-Software bedienen. Diese Hilfsprogramme machen sich den Umstand zunutze, daß Form und Struktur eines Lernprogramms prinzipiell unabhängig vom Lehrstoff immer gleich sind und letztendlich nur die Inhalte – je nach Fach – variieren. Sie erlauben es, ein Lernprogramm auch ohne Kenntnisse einer Programmiersprache und ohne fundiertes Hardware-Wissen zu erstellen [7]. Außerdem haben viele Autorenprogramme bereits Funktionen implementiert, die man mit herkömmlichen Programmiersprachen erst mit viel Mühe neu entwerfen müßte, z.B. eine Tippfehlererkennung für Eingaben des Benutzers. Autorenprogramme lassen sich in Datenbanksysteme, Autorensprachen und Autorensysteme unterscheiden. Intelligente Simulationsprogramme (Patientenfallsimulation) lassen sich auch mit Expertensystem-Shells (s. Kap. 10.3.2) entwickeln.

Datenbanksysteme

Mit Datenbanksystemen können Drill-Programme realisiert werden (Frage/Antwort-Programme, s. Kap. 9.2). Da sich der Mediziner auf allen Ebenen seiner Ausbildung mit Multiple-Choice-Prüfungen konfrontiert sieht, liegt es nahe, sich zur Vorbereitung auf diese Tests auch solcher Lernprogramme zu bedienen, die mit MC-Fragen (MCQs: Multiple Choice Questions) arbeiten. Programme, die MC-Fragen speichern und präsentieren können, sind einfache Datenbankmanagementsysteme, die MC-Fragen oder auch freie Fragen in einer Datenbank verwalten. Sie erleichtern das Erstellen von MC-Fragen und stellen die entsprechenden Routinen bereit, die das Abfragen des Lernenden steuern. *Beispiel* für ein Autorenprogramm zur Erstellung und zum Lernen solcher MC-Fragen ist GUESS (The Great Universal Educational Software System) [14] oder das britische System VIPA, entwickelt an der University of Leeds. Vorteilhaft gegenüber dem MCQ-Lernen „vom Papier" ist zum einen die Tatsache, daß man bei der Auswahl einer vermeintlich richtigen Antwort im Fall einer Fehlentscheidung einen weiteren Lösungsversuch unternehmen kann. Der Computer teilt nämlich lediglich mit, *daß* die gewählte Antwort falsch ist, ohne aber die richtige Antwort zu verraten. Außerdem besteht die Möglichkeit, den Computer nach einem bestimmten Begriff innerhalb des Fragen- und Anwortpools suchen zu lassen. So hat man auf ein gewünschtes Thema schnell Zugriff. Und schließlich werden die falsch gelösten Fragen dem Studenten automatisch so lange vorgelegt, bis sie „sitzen".

Autorensprachen (Authoring-Languages)

Für viele Spezialanwendungen, z.B. für die Datenbankentwicklung, stehen Programmiersprachen (dbase, CLIPPER) zur Verfügung, mit dessen Hilfe der Programmierer in dem entsprechenden Anwendungsbereich häufig vorkommende komplexe Aufgaben auf einfache Weise realisieren kann. Auch für die Kreation eines CAI-Programms stehen entsprechende Programmierwerkzeuge zur Verfügung (Autorensprachen). Hier kommt der Autor zwar nicht umhin, eine Programmiersprache zu lernen, im Gegensatz zu der Programmierung mit einer „niedrigeren" Sprache wie PASCAL stehen ihm aber fertige Routinen und Funktionen zur Verfügung (z.B. die bereits erwähnte Tippfehlererkennung).

Tabelle 9-1. Lernprogramme und Autorensysteme. Einige kommerziell oder frei vertriebene Lernprogramme aus dem Bereich Medizin. Falls nicht anders angegeben, sind die Programme in englischer Sprache. „IBM" in der Spalte System schließt Kompatible (DOS-Rechner) ein.

Lernprogramme

Name	Preis	System	Hersteller/Vertrieb	Gebiet	Bem./Ref.
AIDS	50$	IBM	Clinical Reference Systems	Grundlagen, Diagnose, und Therapie von AIDS	Textausgabe
Alcohol Abuse	75$	IBM	L.Willoughby, UMKC Med School	Alkoholismus	acht Patientensimulationen
Allergie-Informations-System	280 DM	IBM	UCB Chemie, Kerpen	Grundlagen und Klinik der Allergie	dtsch. Hypertext mit Graphik
Anatomy of Pelvis & Peritoneum	400 $	Mac	L.Willoughby, UMKC Med School	Anatomie	Hypercard Tutorial, 12 Lektionen, Graphik
AnaTü	a.A.(D)	IBM	Anatom.Inst.Tübingen, Abt.Drews	Histologie	dtsch. Tutorial mit digitalisierten Präparatebildern
Basic Sciences	150 $	IBM	L.Willoughby, UMKC Med School	Anatomie, Biochemie, Mikro-biologie, Pathologie, Pharmakologie, Physiologie, Behavioral Sciences	Drill-Programm: 100 Fragen pro Fach
Bauchschmerz	a.A.	MacIIci	Prof. Eitel, LMU München, Abt.Theoret.Chirurgie	DD Akutes Abdomen	dtsch. Hypercard-basierte Patienten-simulation mit IVD; vgl. Dtsch. Ärztebl. 88 (1991) B2623–B2626
Bayes	50 DM (D)	IBM	Prof. Klar, IMBI Uni Freiburg	Interpretation von diagnostischen Tests mittels Bayes' Theorem	dtsch. Tutorial/Simulation; vgl. Springer Lecture Notes in Medical Informatics 40 (1990) 435
Biostatistics and Epidemiology	75 $	IBM	L.Willoughby, UMKC Med School	Biostatistik	Textausgabe/Tutorial
BPSIM	a.A.	IBM	R. Mrowka, Dresden	Physiologie (Aortendruck)	Simulation; dtsch. oder engl. Version erhältlich
CALDIN	(F)	Mac	Inst. f. Didaktik d. Naturwissenschaften, Kiel	Drogenwirkung; für Laien u. Studienanfänger	dtsch. Hypercard Tutorial mit Graphik, Animation, Ton

Name	Preis	System	Hersteller/Vertrieb	Gebiet	Bem./Ref.
CARDIOLAB	99 £	IBM	Biosoft, Cambridge	Pharmakologie	Tierversuchssimulation: kardiovaskulär-wirkende Pharmaka
Cardiology	100 $	IBM/Mac	L.Willoughby, UMKC Med School	Hypertonie und kardiovaskuläre Krankheiten	Drill-Programm (Frage/Antwort); 3 Module auf 3 Disketten, auch einzeln (40 $)
Clinical Problems in Peripheral Nerve	400 $	Mac	L.Willoughby, UMKC Med School	Neurologie	Hypercard Simulation/Tutorial; 13 Kasuistiken
Clinical Sciences	150 $	IBM/Mac	L.Willoughby, UMKC Med School	Innere, Gynäkologie, Pädiatrie, Public Health, Psychiatrie, Chirurgie	Drill-Programm: 100 Fragen pro Fach
Collegium Enzymologicum	78 DM	IBM	Urban & Schwarzenberg	Enzymkinetik	dtsch. Simulation von Laborversuchen mit Enzymen
Conservation of Mass	30 $	IBM/Mac	NRCLSE, Seattle	Physiologie	Volumen der Körperflüssigkeiten; Lungenvolumen; Blut-Gewebe-Gasaustausch; Massengleichgewicht in der Niere
CT-Learn	50 DM	IBM	Ing.-Büro Dr. Fuhrmann, Aachen	Computertomographie	dtsch. Tutorial/Simulation; erläutert die Prinzipien der CT
CVD	(F)	IBM	Dr. Irtel, Uni Regensburg	Psychophysik der Farbwahrnehmung	dtsch. Tutorial/Simulation einer Versuchsanordnung
Cyberlog Blut-hochdruck	499 DM	IBM	CMS Biomedical Verl., München	Hypertonie: Physiologie und Klinik	Tutorial/Simulation; dtsch. Übersetzung des amerik. CYBERLOG-Programms
Cyberlog Koronare Herzkrankheit	499 DM	IBM	CMS Biomedical Verl., München	Pathophysiologie und Klinik der KHK	Tutorial/Simulation; dtsch. Übersetzung d. amerik. CYBERLOG-Programms
Cyberlog Respiratorische Insuffizienz	499 DM	IBM	CMS Biomedical Verl., München	Pathophysiologie und Klinik der respiratorischen Insuffizienz	Tutorial/Simulation; dtsch. Übersetzung d. amerik. CYBERLOG-Programms

Name	Preis	System	Hersteller/Vertrieb	Gebiet	Bem./Ref.
Cyberlog Schilddrüsenerkrankungen	499 DM	IBM	CMS Biomedical Verl., München	Pathophysiologie und Klinik der Struma	Tutorial/Simulation; dtsch. Übersetzung d. amerik. CYBERLOG-Programms
Cyberlog Typ-II-Diabetes	499 DM	IBM	CMS Biomedical Verl., München	Pathophysiologie und Klinik des Diabetes mellitus II	Tutorial/Simulation; dtsch. Übersetzung d. amerik. CYBERLOG-Programms
Das Herz	a.A.	Mac	Dr. A. Schäffler, M. Richter, Zentralinst. f. biomed. Technik, Uni Ulm	Kardiologie	dtsch. Hypertext/Tutorial mit Graphik/Multimedia; basiert auf SuperCard
Diabetes Mellitus	40 $	IBM/Mac	L.Willoughby, UMKC Med School	Hypoglykämie, Hyperglykämie	Drill-Programm (Frage/Antwort): 100 MC-Fragen
Discotest	159 $	IBM/Mac/Apple IIe	Scientific American Medicine, New York	Allgemeinmedizin	Patientensimulation; Verkauf per Abonnement; 8 neue Fälle/Jahr
Drug Unknown	a.A.	IBM	W. Brune, Uni Heidelberg	Pharmakologie	dtsch./engl. Simulation eines Tierexperimentes, bei dem der Student ein unbekanntes Pharmakon identifizieren muß
EKG-Simulation	200 DM (D)	IBM	N. Hackstein, Gießen	EKG-Entstehung	EKG-Simulation (s.Text)
EKIN	frei	IBM	S. Richter, Inst. f. Bio I, Uni Tübingen	Enzymkinetik	Kinetiksimulation
ENZPACK3	99 £	IBM	Biosoft, Cambridge	Enzymkinetik	Kinetiksimulation und Analyse
Family Medicine	150 $	IBM	L.Willoughby, UMKC Med School	Innere, Pädiatrie, Chirurgie, Gynäkologie, Pharmakologie, Psychologie	Drill-Programm (Frage/Antwort): 400 MC-Fragen auf 3 Disks
Gas Man	245 $	Mac	MedMan Simulations, Chestnut Hill	Inhalationsanästhesie	Tutorial/Simulation

Name	Preis	System	Hersteller/Vertrieb	Gebiet	Bem./Ref.
Hyper Head	(F)	Mac	PD Dr. Peimann, IMDM Hamburg	Anatomie des Schädels	dtsch. Hypercard-basiertes Lehrprogramm mit Hypertext, Kernspinaufnahmen, Lehrfilm
Hyperinhibition	8 DM	Mac	Dr. Ahnelt, Uni Wien, Inst. f. allg. u. vergl. Physiologie	Sinnesphysiologie des Auges	demonstriert das Prinzip der lateralen Kontrastverstärkung
HyperRen	a.A.	Mac/IBM	PD Dr. Peimann, IMDM Hamburg	Anatomie und Physiologie der Niere	Hypertext/Hypermedia; vgl. Biomedical J. 23 (1989) 19–23
h modell	frei	IBM	Dr. Richter, Uniklinik Ulm	Herzarrhythmien	Simulation in einer zweidimensionalen Zellmatrix
IMPC	120 DM	IBM	Jungjohann, Neckarsulm	Physikumsfragen	Drill-Programm: 5000 MC-Fragen des IMPP
Introduction to Biostatistics	75 $	Mac	L. Willoughby, UMKC Med School	Biostatistik	Tutorial
IVA-SIM	120 DM	IBM	ICI Pharma, Plankstadt	intravenöse Anästhesie	Simulation; vgl. Extracta Diagnostica 3 (1989) 279–285
Laennec CD-ROM	a.A.	Mac/IBM	Dr. Bonvin, Uni Lausanne	Pulmonologie	Multimedia-Tutorial und Simulationsprogramm; frz. und dtsch. Version erhältlich
Lokale visuelle Adaption	8 DM	Atari ST	Dr. Ahnelt, Uni Wien, Inst. f. allg. u. vergl. Physiologie	Sinnesphysiologie des Auges	Tutorial
MacTIBS	350 $	Mac	L. Willoughby, UMKC Med School	Anatomie, Biochemie, Mikrobiologie, Pathologie, Pharmakologie, Physiologie, Behavioral Sciences	Hypercard-basiertes Drill-Programm: 150 Fragen/Fach
TIBS (Test Item Banking Software)	1000 $	IBM	L. Willoughby, UMKC Med School	Anatomie, Biochemie, Mikrobiologie, Pathologie, Pharmakologie, Physiologie, Behavioral Sciences	Drill-Programm: 3500 MC-Fragen (als leere MC-Shell 250 $)

Name	Preis	System	Hersteller/Vertrieb	Gebiet	Bem./Ref.
Management of Hypertension	50 $	IBM	Clinical Reference Systems	Hypertonie	Tutorial
Medical Terminology	50 $ (SW)	IBM	H.W. Dabbs, Etowah	medizinische Terminologie (amerik.)	Tutorial/Drill-Programm
MediCumLaude	24,80 DM	IBM	Urban & Schwarzenberg	Physikums-/Staatsexamensfragen	dtsch. Drill-Programm: eine Diskette enthält die MC-Fragen eines Prüfungstermins
Molecular Biology Series	50 £	IBM	Biosoft, Cambridge	Protein- und DNA-Syntheseprozesse	fünf Tutorials mit animierter Graphik
Neuro-Sys	50 £	IBM	Biosoft, Cambridge	neuroanatomische Techniken	Tutorial
Neurosim	99 £	IBM	Biosoft, Cambridge	Neurophysiologie	Simulation neurophysiologischer Experimente
Oncology	160 $	IBM	L.Willoughby, UMKC Med School	Onkologie	Drill-Programm (Frage/Antwort); ca. 400 MC-Fragen auf 4 Disketten, auch einzeln (40 $)
Ophthalmoskopie des Augenhintergrundes	8 DM	Atari ST	Dr. Ahnelt, Uni Wien, Inst. f. allg. u. vergl. Physiologie	Sinnesphysiologie des Auges	dtsch. Tutorial
Osmotic Pressure	30 $	Mac/IBM	NRCLSE, Seattle	Kreislaufphysiologie	Tutorial/Simulation: Determinanten des osmotischen Drucks, Zellreaktionen auf osmotische Umgebung, Flüssigkeitsbewegung in den Kapillaren
Simulations in Physiology – Respiratory System	100 $	IBM	NRCLSE, Seattle	Lungenphysiologie	Tutorial/Simulation von 12 Experimenten
STOL	(F)	IBM	Dr. Kettenmann, Uni Heidelberg, Neurobiologie	Neurophysiologie	dtsch. Simulation des Verhaltens von Ionenkanälen der Nervenmembran

Name	Preis	System	Hersteller/Vertrieb	Gebiet	Bem./Ref.
The Blanchaers Clinical Case Studies	50 £	IBM/ Mac	Biosoft, Cambridge	Allgemeinmedizin	Patientensimulation: Acetylsalicyl-vergiftung, Diabetes, Ödem, Fettsucht, u.v.m.; jeder Fall kostet 30 £; Mac-Version Hypercard-basiert
SMN5	a.A.	IBM	Dr. Smolle, Unihautklinik Graz	Tumorwachstum	simuliert Tumorwachstum; vgl. Path. Res. Pract. 186 (1991) 467–472
Wundversorgung CD-ROM	100 DM	Mac	Abt. f. Unterrichts-medien, Uni Bern	Wundchirurgie, Lokalanästhesie	dtsch. Multimedia-Tutorial mit MC-Fragen; basiert auf SuperCard

Autorensysteme, „leere" MC-Shells, Datenbanksysteme zum Lernen

Name	Preis	System	Hersteller/Vertrieb	Gebiet	Bem./Ref.
'Q' Authoring System	249 £/ 499 $		Biosoft, Cambridge		f. DOS-Rechner; erlaubt Integration von MC-/freien Fragen, Graphik, VD-Sequenzen usw.
Medical Learning Trainer	25 DM		K.G.Coracino, Berlin		f. DOS-Rechner; Datenbanksystem, insbes. f. das Lernen aus Anatomie-atlanten, deren Abbildungsdetails mit Nummern beschriftet sind
MED-base 3.0	a.A.		Dr. Ch. Uhrlau, Erlangen		Datenbanksystem zum Lernen unter MS Windows

(D) = Demoversion beim ASK-Server ftp.ask.uni-karlsruhe.de (129.13.200.30) abrufbar
(F) = Vollversion via FTP bei o.g. ASK-Server kostenlos abrufbar
(SW) = Shareware
a.A. = Preis auf Anfrage; teilweise werden diese Programme nur an Universitätsinstitute abgegeben

Beispiele für Autorensprachen sind Course-writer, MicroInstructor, und TenCORE, sowie die für medizinische Anwendungen verbreitete Sprache PILOT (PC-Pilot, Apple Super-Pilot). In England sehr beliebt ist die Autoren-Sprache MICROTEXT, da sie nicht nur für IBM-Rechner, sondern auch für den dort verbreiteten BBC-Rechner zur Verfügung steht und außerdem von der britischen Physiological Society offiziell als Autorensprache empfohlen wird.

Ein populäres und für medizinische Anwendungen häufig verwendetes System ist *Hyper Card* (bzw. der Nachfolger SuperCard) mit seiner objekt-orientierten Autorensprache *HyperTalk* für Macintosh-Computer. Die Sprache hat einen Umfang von 250 Wörtern. Als card wird hier eine individuell definierbare Bildschirmansicht bezeichnet, die der Programmierer durch ein sogenanntes script festlegt. Jede card enthält verschiedene Informationsfelder und elektronische Verbindungspunkte zu anderen cards. Gemäß dem Hypertext-/Hypermedia-Konzept kann der Benutzer somit ein Text- oder Graphikelement mit dem Mauszeiger anklicken und erhält dann weitere Information zu dem gewünschten Thema – entweder durch eine neue card, durch eine eingespielte VD-Sequenz oder durch Texte von CD-ROM oder Festplatte. Mit Hypercard erstellte Systeme sind beispielsweise Brain Browser [25], eine Echokardiographie-Enzyklopädie [11] oder die in Tabelle 9-1 erwähnten Systeme.

Autorensysteme (Authoring-Systems)

Autorensysteme sind Programme, mit deren Hilfe der Entwickler ein Lehrprogramm zusammenstellt, *ohne* eine spezielle Programmiersprache lernen zu müssen. Statt mit Sprachelementen einer Autorensprache legt der Autor hier z.B. die didaktische Strategie des Lernprogramms mit Symbolen (Icons) fest. So gibt es (z.B. im System Propi von ASYS Computer Systems) Symbole für „Gib einen Text aus", „Stelle eine Frage" oder „Warte auf eine Antwort". Diese Symbole

sagen dem Computer jeweils, was an welcher Stelle des Tutorials zu geschehen hat. Der Umgang mit einem solchen System ist spielerisch einfach, so daß auch der Computerunerfahrene innerhalb von wenigen Tagen in der Lage ist, einfache CAI-Software zu erstellen. Propi generiert übrigens außerdem einen Code in der oben erwähnten Autoren-Sprache Pilot.

Nachteile von Autoren-Software

Die Nachteile von Autoren-Software (gegenüber Programmierung mit einer Mehrzweck-Sprache wie PASCAL) liegen in

- *geringerer Flexibilität*: Je einfacher ein Programm zu bedienen ist, desto unflexibler wird es. Daher sind auch die sehr benutzerfreundlichen Autorensysteme meist zugleich in ihren Möglichkeiten sehr eingeschränkt. Oft bieten Systeme nur eine Lehrstrategie (nur MC-Fragen, nur Frage-und-Antwort, nur Simulation etc.). Im Gegensatz dazu sollte ein gutes Lehrprogramm verschiedene Ansätze miteinander kombinieren.
- (meist) *langsamerer Abarbeitungsgeschwindigkeit*
- *mangelnder Portabilität*: Während ein PASCAL- oder C-Programm z.B. von einem Macintosh-Rechner auf ein IBM-System übertragen werden kann, ist ein CAI-Programm, das z.B. mit Hypercard geschrieben wurde, an den Mac „gefesselt".
- *schlechterem Software-Support*: Während traditionelle Programmiersprachen für einen breiten Anwenderkreis gedacht sind und daher auch eine entsprechende „öffentliche" Unterstützung (Literatur, etc.) erfahren, ist dies bei Autoren-Software nicht immer der Fall.

9.6.2 Entwicklungen aus Deutschland

CAI an deutschen medizinischen Fakultäten

Nach Beobachtungen von Prof. Renschler vom Institut für Didaktik der Medizin in Bonn hält der computergestützte Unterricht

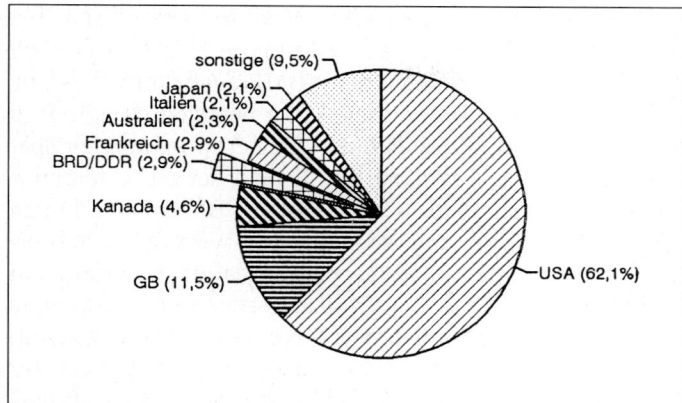

*Abb. 9-5 CAI: Domäne der USA.
Betrachtet man die Anzahl der
Publikationen über CAI-Anwen-
dungen und CAI-Forschung als
Indikator für Entwicklung und
Einsatz von CAI-Software, so wird
die führende Rolle der englisch-
sprachigen Länder deutlich. Aus
Deutschland kamen bis Herbst
1992 nur knapp 3% aller CAI-
Programme (Quelle: statistische
Auswertung von 522 Publika-
tionen aus EMBASE über CAI
[Tally-Diagramm], durchgeführt
vom Autor Mitte 1992).*

an deutschen Hochschulen vornehmlich aus
politischen Gründen nur sehr zögerlichen
Einzug: „In Evaluierungsstudien wurde eine
positive Einstellung der Studenten ermittelt.
Dieser stand eine große Zurückhaltung und
Ablehnung der Hochschullehrer gegenüber"
[19]. In einem Abschlußbericht eines For-
schungsprojekts über „CUU [Computer-
unterstützter Unterricht] in der klinischen
Ausbildung" des Instituts für Didaktik der
Medizin von 1977 hieß es: „Ein wesentliches
Problem (...) ist die Unterstützung durch die
Kultusverwaltung, durch die Universitätsver-
waltung und die akademische Selbstverwal-
tung." Entsprechend groß ist der heutige
deutsche Rückstand gegenüber Ländern wie
Großbritannien oder USA (Abb. 9-5).

Nach wie vor mangelt es an deutschen Fakultäten an finanziellen Mitteln für die eigene
Entwicklung von hochwertiger CAI-Software. Doch warum werden auch die fremd-
ländischen, kommerziell oder z.T. sogar kostenlos erhältlichen Software-Produkte kaum
eingesetzt? Dr. Tuinstra vom Institut für
Medizinische Informatik in Leiden (Holland)
begründet dies schlicht mit der „häufig anzu-
treffenden Skepsis gegenüber Dingen, die
nicht am eigenen Ort erarbeitet wurden", „das
sogenannte NIH(not invented here)-Syn-
drom." [24]. Hinzu kommt noch Kritik am
Inhalt der Lernprogramme, die auf unterschiedliche Lehrmeinungen an verschiede-

nen Fakultäten zurückzuführen ist. Demzufolge wird nur an wenigen Fakultäten CAI angeboten. An der Universität Freiburg z.B.
können die Studenten am Institut für medizinische Informatik (Leiter: Prof. Dr. R. Klar)
medizinische Lernsoftware ausprobieren,
hauptsächlich Produkte nordamerikanischer
Genese. Außerdem werden Kurse zur Anwendung dieser Programme angeboten. Auch
an den Fakultäten in Hannover, Berlin und
Bonn werden CAI-Programmsammlungen
aufgebaut.

Nur an wenigen Universitäten gibt es bereits
Arbeitsgruppen, die sich auf die Erstellung
multimedialer Lernsoftware spezialisiert ha-
ben (z.B. Uni Ulm: „Autodidakt", Produkt:
„Das Herz", Abt. f. Unterrichtsmedien
[AUM] der Uni Bern)

Kommerzielle Entwicklung von CAI-Programmen

Wenn schon an den meisten deutschen Fakultäten Mittel und Möglichkeiten zur Entwicklung von hochwertiger Lernsoftware fehlen, wie sieht es dann mit Privatunternehmen
und den medizinischen Fachverlagen aus?
Die meisten Verlage haben erkannt, daß medizinische Inhalte zukünfig nicht mehr allein
dem traditionellen Medium des Buches vorbehalten bleiben, sondern daß der Kunde
nach neuen, elektronischen Medien verlangt
[21]. Dementsprechend wird sich die Rolle

der Verlage in den nächsten Jahren entscheidend verändern. Für die bisher vorsichtigskeptische Haltung vieler deutscher Verlage gibt es gute Gründe:

- Den hohen *Entwicklungskosten* steht ein relativ kleiner Markt gegenüber (verglichen mit dem Markt amerikanischer Verlage!).
- Bei Software ergibt sich das Problem der „*Raubkopien*". Autor und Verleger müssen damit rechnen, daß auf jedes verkaufte Exemplar vier unerlaubte Kopien kommen.
- Bei elektronischen Medien muß die *Systemvielfalt* der Hardware berücksichtigt werden.
- Mit der Herausgabe der Software allein ist es noch nicht getan. Der Kunde erwartet auch eine umfassende *Nachbetreuung*, z.B. eine Telefon-Hotline.
- Schwierig gestaltet sich auch der *Vertrieb*, da die wenigsten Buchhandlungen dafür ausgestattet sind, Software etc. vorzuführen.

Dennoch: Angesichts einer jungen Medizinergeneration, die mit Computern aufgewachsen ist, angesichts einer immer komplexer werdenden Medizin und angesichts neuer bildgebender Verfahren, die als gedruckte Abbildung viel von ihrer Aussagekraft verlieren, kann es sich kein Verlag leisten, sich in Zukunft nicht auch „neuen Medien" zuzuwenden.

Erst kürzlich haben die größten medizinisch-wissenschaftlichen Verlage (Thieme, Springer, Urban & Schwarzenberg) in Zusammenarbeit mit Hard- und Softwareentwicklern (Apple, Da Gama, Carl & Sabri) gemeinsame Richtlinien für die Gestaltung der graphischen Benutzeroberflächen von Lernprogrammen und elektronischen Nachschlagewerken für Apple/Windows erarbeitet. Seit 1994 prüfen die Herausgeber neu entwickelte CAI-Programme entsprechend den vereinbarten Richtlinien.

9.7 Ausblick

Die Zahl der Lernprogramme in den USA wächst rasch. Da jeder Prüfungskandidat gern mit derselben Methode lernt, die auch in der Prüfung Verwendung findet (was nach den Studien der NBME auch sinnvoll ist, da ein Trainingseffekt zu beobachten ist), wird die Entwicklung von Lernprogrammen spätestens nach Einführung der auf Computersimulation basierenden CBX-Examen in den USA und Kanada einen weiteren Schub erhalten: „Perhaps the greatest importance of CBX is that it will almost certainlay stimulate widespread development of CAI in general, and simulation in particular, throughout our American medical colleges." [18]. Leistungsfähigere und bedienungsfreundlichere Computer und noch einfachere Programmiersprachen bzw. leistungsfähigere Autoren-Software werden ihr übriges dazu beitragen.

Ferner wird der Student in Zukunft mit Hilfe des Computers auch verstärkt auf andere Medien zurückgreifen können (Zugriff auf Bildplatten u.ä., s. Kap. 9.4 Multimedia). Gespannt sein darf man auch auf die Entwicklung, die die CD-I (Compact Disc Interactiv) nehmen wird. Das Medium ist jedoch noch relativ jung (in Deutschland seit Herbst 1992 auf dem Markt).

Auch der Datenbankproduzent SilverPlatter ist 1993 in das Geschäft mit der Lernsoftware eingestiegen (Serie „Multimedia Accelerated Learning"). Auch Fortbildungsveranstaltungen und wissenschaftliche Symposien werden in Zukunft auf CD-ROM erhältlich sein: Der Kongreß des American College of Allergy & Immunologie in Atlanta (Nov. 1993) wird als erste wissenschaftliche Tagung auf CD-ROM „verewigt".

Da ein Lernprogramm um so besser ist, je „klüger" es ist, d.h. je mehr Informationen es von der „Welt draußen" in seinem Elektronengehirn gespeichert hat, greifen moderne intelligente CAI-Simulationsprogramme auf eine „Wissensbasis" zu. Sie weisen somit eine (programmier-)technische Verwandtschaft zu Expertensystemen auf (s. Kap. 10). Expertensysteme haben eine Fülle von klinischen Informationen gespeichert und kennen die Zusammenhänge und Regeln der Daten. Daher kann in einem bestehenden Diagnostik-Expertensystem sehr leicht ein Modul zur Patientenfallsimulation und/oder zur Leistungskontrolle implementiert werden. Moderne medizinische Expertensysteme wie QMR oder ILIAD verfügen bereits über diese Simulationsalgorithmen und können daher auch zur CAI verwendet werden. Für die Zukunft ist ein Trend zur Vereinigung der drei Konzepte Training, Lernkontrolle und Beratung zu erwarten. Der Mediziner könnte dann an seinem Computerterminal Diagnostik und Therapie trainieren und sein Wissen gegebenenfalls im „Leistungskontrolle-Modus" überprüfen, gleichzeitig könnte er aber den Computer auch als elektronischen Ratgeber verwenden, indem er bei Bedarf auf das im Computer gespeicherte Wissen gezielt zurückgreift.

Im Bereich der CAI ist darüber hinaus denkbar, daß durch neuartige Eingabekonzepte wie Cyberspace (auch bekannt als virtual reality, VR) auch die operativen Fächer verstärkt in den Genuß einer computergestützten Ausbildung kommen werden. Ist bislang die einzige Schnittstelle zwischen Mensch und Computer die Tastatur oder eine Maus gewesen, könnten in Zukunft auch körperliche Aktionen, wie das Führen eines Skalpells mittels eines sensorbestückten OP-Handschuhs, vom Computer verarbeitet werden. Vorstellbar ist beispielsweise, daß eines Tages für angehende Chirurgen ganze Operationen computersimuliert durchgeführt werden. Ähnlich wie heute schon Luftverkehrspiloten zu Trainingszwecken in den Flugsimulator steigen, würden sich dann die Studenten in sensorbestückte OP-Kittel hüllen und im OP-Simulationsraum einen elektronischen Patienten-Dummy appendektomieren. Dies alles ist natürlich noch Zukunftsmusik – aber technisch grundsätzlich machbar und sicher auch überaus sinnvoll, allerdings nur mit einem erheblichen Kosten- und Zeitaufwand realisierbar.

Es sei allerdings auch an dieser Stelle auf die Tatsache hingewiesen, daß wegen der Komplexität und der daraus resultierenden „Unsimulierbarkeit" des Systems „Mensch" computergestützte Trainings- und Testmethoden allen kommenden Fortschritten zum Trotz niemals den Unterricht und die Prüfung am Krankenbett voll ersetzen werden können – ebensowenig, wie ein Verkehrspilot in der Ausbildung ganz auf das Fliegen in einem realen Flugzeug verzichten kann.

CAI-News

Wer hinsichtlich CAI auf dem laufenden bleiben will und einen Internet-Zugang hat (s. Kap. 7.3), dem sei das *NLM-ETNET* (National Library of Medicine Educational Technology Network) empfohlen (TELNET etnet.nlm.nih.gov, LOGIN: etnet). In dieser Mailbox finden sich zahlreiche Diskussionsforen zum Thema Computer und Multimedia in der medizinischen Ausbildung. Ende 1992 waren folgende Konferenzen aktiv: AVLINE, CAI, DIGITAL-IMAGES, GENERAL, HARDWARE, HYPERMEDIA, NUCARE, SHAREWARE, UMLS-USER, USERS-GUIDE. An den Konferenzen beteiligten sich (vor allem amerikanische) Experten aus den Bereichen der Lernsoftware.

9.8 Beispiele für medizinische Teachware

9.8.1 Hypertext-/Hypermedia

A.D.A.M.®

A.D.A.M.® (Animated Dissection of Anatomy for Medicine) ist ein faszinierendes Multimedia-Anatomie-Lernprogramm. Es wurde in den USA von A.D.A.M. Software Inc. (Vertrieb in Deutschland: DA GAMA) auf Mikrocomputern (Macintosh sowie PCs mit Windows) entwickelt. Gedacht ist A.D.A.M. für die Medizinerausbildung, für die Patientenaufklärung und für interaktive Illustrationen im Gerichtssaal z.B. bei Kunstfehlerprozessen.

Der Preis einzelner Programmodule (es gibt für jede Körperregion Module, die getrennt

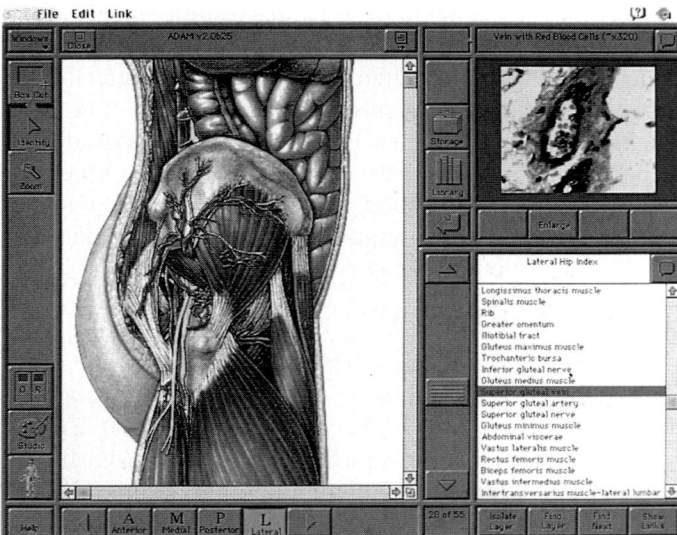

Abb. 9-6 A.D.A.M.
(Foto: Anatomical Illustrations,
© 1991–93, A.D.A.M. Software
Inc., alle Rechte vorbehalten)

erworben werden können) beträgt mehrere tausend Dollar. Daher kommt ein Erwerb des Programms in erster Linie für Universitätsinstitute, Kliniken und Firmen in Frage und nicht für den Endanwender (Studenten, Patienten). Das Programm hat bereits Einzug in die CAI-Labors einiger amerikanischen medizinischen Hochschulen gehalten, und auch das Anatomie-Institut der schwedischen Universität in Lund setzt das Programm für die Medizinerausbildung ein. Es ist sicher nicht übertrieben, festzustellen, daß mit A.D.A.M. eine neue Ära in der Anatomieausbildung beginnt – zumindest in den USA.

A.D.A.M. enthält zunächst einmal *anatomische Zeichnungen*, wie sie in einem guten Anatomieatlas zu finden sind (Abb. 9-6). Die Abbildungen, von professionellen Medizingraphikern erstellt, sind von exzellenter Qualität (Frank Netter Award 1992). Sie stellen jede Struktur in verschiedenen Ebenen (layers, z.B. skin, subcutaneous fat, superficial veins, cutaneous nerves, superficial fascia usw. ...) dar. Anders als im Anatomiebuch können die verschiedenen Ebenen auch gemeinsam dargestellt werden: Mit einer Art elektronischem Skalpell kann in jede Layer „eingeschnitten" und die darunterliegenden

Strukturen zutage gefördert werden. Alle Abbildungen können durch einen einfachen Mausklick „gedreht" werden, d.h. von anterior, lateral, posterior oder medial betrachtet werden. Ein Strukturelement, z.B. ein Nerv oder eine Vene, kann durch einfaches Anklicken identifiziert (pixel-level recognition) oder vergrößert werden. Da die Namensbezeichnungen der einzelnen Strukturen so lange verborgen sind, bis der Benutzer sie anklickt, ist A.D.A.M. sehr gut zum Einüben der Anatomiekenntnisse durch Selbst-Abfragen geeignet. Es existiert auch ein Test-Modus, bei dem A.D.A.M. den Benutzer auffordert, eine bestimmte Struktur zu finden und anzuklicken. Hierbei kann der Test auf vorher vom Benutzer festgelegte Bereiche (z.B. „nur Nerven der Beine") eingeschränkt werden.

Für viele Strukturen existiert ein „*Hypermedia-Link*", d.h. beim Anklicken einer anatomischen Struktur wird multimediales Material abgerufen, z.B. Bilder oder Filme von Laserdiscs, die histologische Schnitte, Röntgenabbildungen, Operationen o.ä. einblenden.

Die für den Ausbilder vielleicht wichtigste Eigenschaft von A.D.A.M. ist, daß das Programm nahezu beliebig *erweitert* werden kann und somit auch ein mächtiges Autorensystem ist. Alle Zeichnungen können vom Lehrer nachbearbeitet oder ergänzt und mit Verbindungen (Links) zu anderen oder neuen Texten oder Hypermedia-Einspielungen ausgestattet werden. So kann der Instruktor beispielsweise eine Frakturlinie in einen Knochen einzeichnen und diese mit Erläuterungstext verknüpfen, der erscheint, wenn die Fraktur angeklickt wird. Auch Multimedia-Material, z.B. Bilder einer Operation oder Röntgenaufnahme der Fraktur, läßt sich einbinden. A.D.A.M. kann somit individuell je nach vorhandenem Bildmaterial oder Curriculum-Schwerpunkt erweitert und modifiziert werden. Es dient damit zugleich auch als interaktive Multimedia-Datenbank, in der Ausbildungsmaterial verwaltet und archiviert werden kann. A.D.A.M. unterstützt auch, z.B. an der University of Texas Medical Branch at Galveston, die anatomischen Vorlesungen, die sich von einer traditionellen Diavorführung in eine Multimedia-Show verwandeln: Die Bildschirmausgabe von A.D.A.M. wird im Vorlesungsraum auf großen Monitoren dargestellt. Statt nun eine vorgegebene Reihenfolge von Dias zu zeigen, kann der Professor mit A.D.A.M.s Hilfe flexibel auf Zwischenfragen reagieren und auf Knopfdruck jedes beliebige Bildmaterial abrufen.

VOXEL-MAN

Während traditionelle Anatomielehrprogramme wie A.D.A.M. mit planaren und vorgefertigten Abbildungen arbeiten und diese intern als eine Sammlung von „Pixeln" speichern (ein Pixel ist ein Punkt in einem zweidimensionalen Bild), ist am Institut für Mathematik und Datenverarbeitung in der Medizin (IMDM Hamburg) ein 3D-Anatomieatlas namens VOXEL-MAN in Entwicklung. Der VOXEL-MAN basiert auf einem Volumenmodell. Die Daten des Volumenmodells kommen direkt aus CT und MRI-Aufnahmen und werden intern als *Voxel* gespeichert, also „Würfel" mit 1,5 Millimeter Kantenlänge, die mit Attributen (Grauwert, Zugehörigkeit zu einer anatomisch definierten Region, usw.) verknüpft sind. Aus dem Modell werden Computerbilder berechnet, die der Student beliebig manipulieren kann: Er kann sie drehen, aufklappen, bestimmte anatomische Details ausblenden oder hervorheben etc. Außerdem können histologische Abbildungen eingeblendet werden (Abb. 9-7). Da während der Sitzung laufend aufwendige Berechnungen durchgeführt werden müssen, läuft VOXEL-MAN derzeit nur auf leistungsfähigen und teuren UNIX-Workstations (vgl. Kap. 1.2.1).

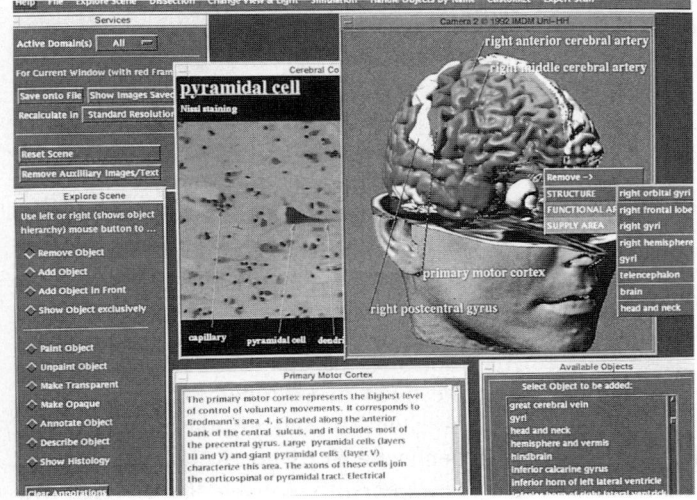

Abb. 9-7 VOXEL-MAN/Brain (Foto: Prof. Dr. Höhne, IMDM, Universitätskrankenhaus Eppendorf, Hamburg).

9.8.2 Drill-Programme

Als ein typischer Vertreter dieser Programmgattung sei das *EKG-Lernprogramm* von Dr. Dragutin Novosel genannt. Hier präsentiert der Computer unermüdlich EKG-Kurven (mit wählbarem Schwierigkeitsgrad) und der Lernende muß aus einer multiple-choice-Liste die „zutreffenden" Diagnosen herauspicken. Zur Vorbereitung auf die schriftlichen Staatsexamen gibt es seit kurzem auch in Deutschland endlich „Drill-Programme", mit dessen Hilfe sich Studenten so lange mit elektronischen IMPP-Fragen quälen lassen können, bis diese in Fleisch und Blut übergegangen sind. Funktionen wie Statistikgenerierung oder das gezielte Suchen nach Fragen zu einem bestimmten Stoffgebiet erleichtern die Prüfungsvorbereitung sehr. Prüfungsfragen auf Diskette mit den zugehörigen Drill-Programmen werden etwa von den Verlagen Jungjohann und Urban & Schwarzenberg angeboten und sind im Buchhandel erhältlich.

9.8.3 Tutorial-Programme

Zu den Tutorial-Programmen gehört beispielsweise die *Cyberlog-Reihe* der amerikanischen Cardinal Health Systems Inc., die zu verschiedenen Bereichen (s. Tab. 9-1) Lernsoftware anbietet. Die Programme enthalten teilweise auch Patientenfallsimulationen, um das Wissen zu vertiefen oder zu testen. Die Serie wurde von CMS, München, ins Deutsche übersetzt.

9.8.4 Simulationsprogramme

RxDx-Serie

Einer der Vorreiter in der CAI-Forschung war das Massachusetts General Hospital in Boston/USA. In die Entwicklung von Simulationsprogrammen wurden dort schon Anfang der 70er Jahre rund 300 000 Dollar investiert [18]. Hier entstand die RxDx-Serie, eine Reihe von hochwertigen CAI-Programmen zur Patientenfallsimulation auf verschiedenen klinischen Gebieten: Critical Care Medicine, Basic Life Support (Erstmaßnahmen),

Arrhythmien, Stupor&Coma, Abdominal Pain, Anemia, Arterial Blood Gases, CRP (Reanimation), Bleeding Disorders, Chest Pain, Hypertension Management usw. (Vertrieb in Deutschland: Medisoft, je DM 195,–). In einer statischen Simulation wird beispielsweise jeweils die Differentialdiagnose eines bestimmten klinischen Problems (Bauchschmerzen, Brustschmerzen, Anämie, Koma usw.) eingeübt, indem der Benutzer ausgehend von einem Symptom durch die Auswahl von Anamnese-, Untersuchungs- oder Labor-Items aus einem Menü zu einer Diagnose finden und einen Therapieplan aufstellen muß.

MEDCAL-Reihe

Während die RxDx-Reihe kommerziell vertrieben wird, ist eine ganz ähnlich aufgebaute Serie, die MEDCAL-Reihe (Computer Aided Learning) frei erhältlich (Upjohn Company oder in vielen Mailboxen, s. Kap. 7.5). Die Reihe ist an der Universität San Francisco entstanden. Es gibt beispielsweise ein Programm zum Erlernen von Infektionen (MICAL) oder ein ausgezeichnetes Programm zum Erlernen einer psychiatrischen Anamnese (PSYCAL).

Discotest-Reihe

Eine hervorragende und recht verbreitete Serie mit Patientenfallsimulationen ist die Discotest-Reihe von American Scientific Medicine; vierteljährlich erscheinen zwei neue Kasuistiken.

CASES

Ein bekanntes Patientenfallsimulationssystem ist auch CASES (Computer Assisted Simulation and Education Systems), entwickelt von Prof. Dr. Verbeek und E. Mouwen an der Universität Leiden.

EKG-Simulation

Als Beispiel dafür, wie Simulationsprogramme auch in Grundlagenfächern eingesetzt werden können, sei das von der ASK (Akademische Software Korporation) 1992 als beste Lehrsoftware aus dem Bereich Medizin/Biologie ausgezeichnete Programm EKG-Simulation von cand. med. Nils Hackstein genannt. Hier wird die Erregungsausbreitung in einem dreidimensionalen Herzmodell (einem sog. Zellularautomaten) simuliert und das dabei abgeleitete EKG dargestellt. Der Student kann dabei nicht nur den zeitlichen Ablauf der Erregungssituation beobachten, sondern auch direkt das Herzmodell verändern (z.B. einen Herzinfarkt setzen, die Erregungsleitung stören usw.).

Literatur

1. Ackerman, M. J.: Medical informatics in education. MD Comput. 8 (1991) 276–281.
2. Ackerman, M. J : New media in medical education. Meth. Inform. Med. 28 (1989) 327–331.
3. Anderson, K.: Computer-assisted instruction. An overview. J. med. Systems 10 (1986) 163–171.
4. Benedict, S., K. Coffield: The effect of brain hemisphere dominance on learning by computer assisted instruction and the traditional lecture method. Comput. Nurs. 7 (1989) 152–156.
5. Coleman, K. A., L. R. Ehrlich: Emerging technologies: Learning from history. In: Cohen, G. (ed.): Proc. 8th Ann. Symp. on Comp. Appl. Med. Care. pp. 975–979. IEEE Computer Society Press, Washington D.C. 1984.
6. Culbert, A. J., N. Cantelmo, M. Stafford, D. Allan: Interactive videodisc as an instructional tool in medical education. Meth. Inform. Med. 28 (1989) 357–359.
7. Desch, L.: Use of commercial "authoring systems" for medical education. Med. Educ. 20 (1986) 417–423.
8. Eysenbach, G.: Elektronische Bücher in der Medizin. In: Schäfer, O. P. (Hrsg.): Praxis und Computer. 8. Aufl. Springer, Berlin–Heidelberg 1994.
9. Friedman, R. B., D. R. Korst, J. V. Schultz, E. Beatty, S. Entire: Experience with the simulation patient-physician encounter. J. med. Educ. 53 (1978) 825–830.
10. Harless, W., R. Duncan, M. Zier, W. Ayers, J. Berman, H. Pohl: A field test of the TIME patient simulation model. Acad. Med. 65 (1990) 327–333.
11. Jaffe, C., P. Lynch, A. Smeulders: Hypermedia techniques for diagnostic imaging instruction: videodisk echocardiography encyclopedia [see comments]. Radiology 171 (1989) 475–480.
12. Kopstein, F. F., R. J. Seidel: Computer-assisted instruction versus traditionally administered instruction: economics. Audio Visual Communication Rev. 2 (1968) 147–175.
13. Kwak, A., R. Stevens: Administering a microcomputer-based problem-solving examination. J. Biocommun. 17 (1990) 9–13.
14. Mader, D., J. Bear: GUESS, the great universal educational software system. MD Comput. 8 (1991) 179–182.
15. McArthur, J., J. Bolles, J. Fine, P. Kidd, M. Bessis: Interactive computer-video modules for health sciences education. Meth. Inform. Med. 28 (1989) 360–363.
16. o. Verf.: AAMC (American Association of Medical Colleges): Physicians for the 21st century (Report of the Panel on the General Professional Education of the Physician and College Preparation for Medicine). J. med. Educ. 59 (1984) 1–208.
17. o. Verf.: Slice of Life video disc produced at the University of Utah. Med. Disc. Reporter 4 (1988) 6.
18. Piemme, T.: Computer-assisted learning and evaluation in medicine. J. Amer. med. Ass. 260 (1988) 367–372.
19. Renschler, H.: Die Unterstützung der Medizinerausbildung durch EDV. In: Baur, M. P., J. Michaelis (Hrsg.): Computer in der Ärzteausbildung. S.1–29. Oldenbourg, München–Wien–Oldenburg 1990.
20. Solomon, D. J., J. R. Osuch, K. Anderson, J. Babael, J. Gruenberg, J. Kisala et al.: A pilot study of the relationship between expert's ratings and scores generated by the NBME's computer-based examination system. Acad. Med. 67 (1992) 130–132.
21. Staehr, C.: Der künftige Beitrag medizinischer Verlage. In: Baur, M. P., J. Michaelis (Hrsg.): Computer in der Ärzteausbildung. S. 1–29. Oldenburg, München–Wien–Oldenburg 1990.
22. Stevens, R.: Search path mapping: a versatile approach for visualizing problem-solving behavior. Acad. Med. 66 (Suppl. 9) (1991) 73–75.
23. Stevens, R., J. McCoy, A. Kwak: Solving the problem of how medical students solve problems. MD Comput. 8 (1991) 13–20.
24. Tuinstra, C. L.: Einführung der Medizinischen Informatik in ein medizinisches Curriculum. In: Baur, M. P., J. Michaelis (Hrsg.): Computer in der Ärzteausbildung. S. 209–216. Oldenburg, München–Wien–Oldenburg 1990.
25. Willis, W. D., J. A. Koppe: Brain Browser: Hypercard application for the Macintosh. Science 251 (1991) 1500–1503.
26. Woods, J., R. Jones, T. Schoultz, M. Kuenz, R. Moore: Teaching pathology in the 21st century. An experimental automated curriculum delivery system for basic pathology. Arch. Path. Lab. Med. 112 (1988) 852–856.

Kapitel 10

Computerunterstützte Entscheidungsfindung – medizinische Expertensysteme und Diagnosehilfen

Die computerunterstützte Entscheidungsfindung durch Expertensysteme und Diagnosehilfen kann einmal eine wertvolle Hilfe des Arztes werden. Funktionsweise und derzeitiger technischer Stand werden im nachfolgenden Kapitel erläutert.

„Any doctor who could be replaced by a computer deserved to be."

(Prof. Dr. Warner Slack, Harvard Medical School [Boston/USA], Herausgeber der Zeitschrift „MD Computing" [Organ der AMIA - American Medical Informatics Association])

Von alten, überlieferten Diagnosetechniken, wie Anamneseerhebung, Perkussion, Auskultation und Palpation, hält Dr. med. McCoy, Chefarzt der medizinischen Abteilung im „Raumschiff Enterprise" nicht sehr viel: Wozu sich lange mit anachronistischen, zeitaufwendigen, zudem wenig sensitiven und unspezifischen manuellen Verfahren aufhalten? Dr. McCoy zieht es statt dessen vor, als erste ärztliche Maßnahme eine handliche Sonde (Marke „Tricorder") auf das sich vor Schmerzen windende Besatzungsmitglied mit unklarem Abdomen zu richten – zwecks drahtloser Datenübertragung und weiterer Abklärung durch den Bordcomputer. Dieser liefert – der Laie wundert sich, und der Fachmann wird vor Neid schier anämisch – prompt und mit einer zu vernachlässigenden Irrtumswahrscheinlichkeit die Ursache des pathophysiologisch-biochemischen Unfalls: „Akute Appendizitis!" gurrt die charmante Damenstimme Bruchteile von Sekunden später aus einem unsichtbaren Lautsprecher. McCoy nickt zustimmend, um wenige Sekunden später die Anordnung zum Weg-Beamen des entzündeten Wurmfortsatzes zu erteilen.

Ob es jemals soweit kommt, mag bezweifelt werden oder auch nicht. Doch laut einiger Experten brauchen wir gar nicht so weit in die Zukunft zu blicken, um den Einsatz von Computern bei der medizinischen Entschei-

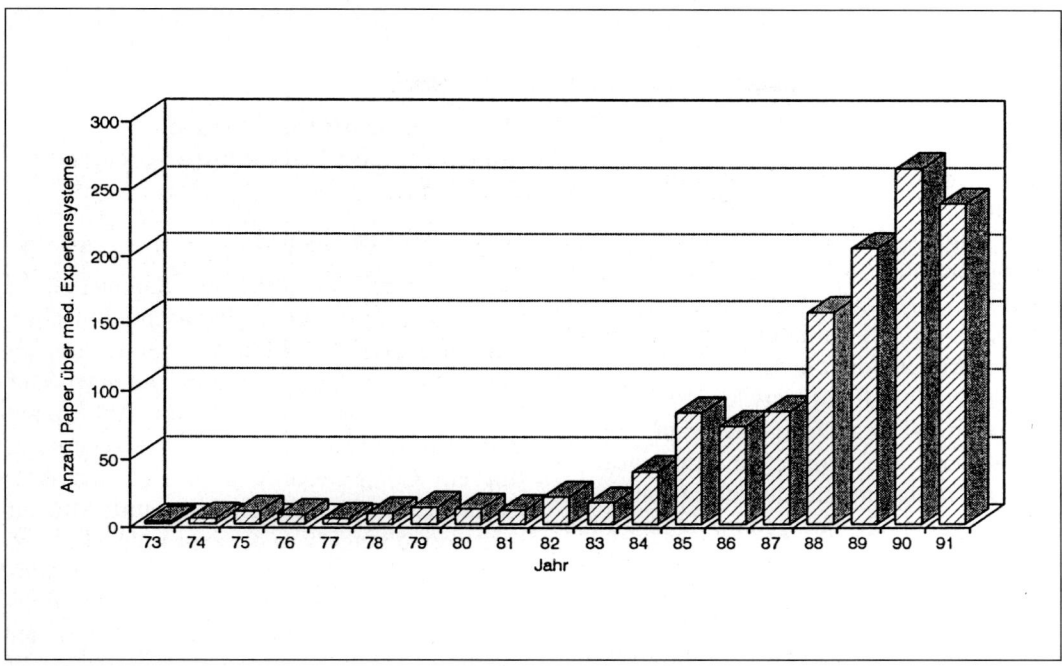

Abb. 10-1 *Jährlich erscheinende Anzahl an Publikationen, die sich mit Expertensystemen in der Medizin beschäftigen (Quelle: statistische Auswertung von 1241 Publikationen aus EMBASE, die mit dem Schlüsselwort EXPERT SYSTEM indexiert sind [Tally-Diagramm], durchgeführt vom Autor im Herbst 1992).*

dungsfindung zu erleben, wie wir es uns bis dato nicht haben träumen lassen: 1970 wurde in einem frühen Artikel über Expertensysteme im New England Journal of Medicine [28] prophezeit, daß Computer bereits zur Jahrtausendwende eine bedeutende Rolle spielen würden: „By the year 2000 computers will have an entirely new role in medicine, acting as a powerful extension of the physician's intellect." 17 Jahre später wurde diese Vorhersage an selber Stelle vom Autor noch aufrechterhalten, auch wenn er sich nun geringfügig vorsichtiger ausdrückte: „It still seems possible that by the year 2000 a range of programs will be available that can greatly assist the physician" [29].

10.1 „Daten" vs. „Wissen"

In gewisser Hinsicht dient natürlich jedes Computerprogramm (unabhängig von der technischen Realisation und der Software-Architektur), das mit klinischen Daten umgeht, letztendlich dazu, den Arzt bei seinen medizi-

nischen Entscheidungen zu unterstützen [30]:
– Literaturdatenbanken wie MEDLINE, Faktendatenbanken wie ABDA-PHARMA oder Volltextdatenbanken mit medizinischen Texten (z.B. DIAGNOSIS) erlauben dem Kliniker eine schnelle und präzise Recherche zu einem bestimmten medizinischen Problem. Sie helfen ihm so, den Patienten kunstgerecht zu behandeln.
– Große Krankenhausinformations-Systeme mit Datenbanken, die klinische Daten von Patienten verwalten, können ebenfalls zur Entscheidungsfindung des Mediziners beitragen. Der Arzt kann innerhalb von Minuten recherchieren, ob es im bisherigen Patientenstamm bereits Fälle mit einem ähnlichen klinischen Bild gegeben hat, wenn ja, wie diese therapiert wurden und wie sich der weitere Krankheitsverlauf dargestellt

hat. Derartige Systeme sind bereits in Gebrauch, und werden für den genannten Zweck bereits eifrig genutzt. Beispiele sind das im Beth Israel Hospital, Boston/ USA, implementierte ClinQuery-System und das am Ende dieses Kapitels erwähnte HELP-System.

– Als simples Hilfsmittel für den Entscheidungsfindungsprozeß des Arztes dienen schon lange Laborcomputer, die nichts anderes tun, als auffällige Laborparameter zu markieren oder die Abweichung von der Norm graphisch darzustellen.

All diesen Systemen ist gemeinsam, daß sie den Arzt mit elektronischen Informationen und Daten ausstatten. Sie liefern ihm somit die Bausteine für das gedankliche Fundament, auf dessen Grundlage er seine Entscheidungen trifft. Sie unterstützen aber den Arzt nicht in der Frage, wie diese Daten *in dem gerade vorliegendem Fall* interpretiert werden müssen. Anders formuliert: Die Ausgabe beschränkt sich auf die Lieferung von nackten „Daten". Der Computer verfügt selbst über keinerlei „Wissen", kann dem Arzt also nicht die Verknüpfung und Anwendung der gelieferten Daten abnehmen.

Von oben genannten Systemen abgrenzen lassen sich Computerprogramme, die tatsächlich nicht nur über Daten, sondern über Wissen verfügen und intelligent genug sind, dieses zur Lösung von Problemen anzuwenden. Sie emulieren die gedankliche Weiterverarbeitung von Daten durch den Experten und liefern somit dem Arzt bereits problemrelevant aufbereitete Resultate. Statt der Ausgabe von vielen (oft verwirrenden) Einzelinformationen (wie z.B. Laborwerten) interpretieren sie diese und subsumieren sie beispielsweise unter einer Diagnosebezeichnung. Sie liefern also nicht unsortierte „Bausteine" für das Gedankengebäude des Arztes, sondern bereits aufeinandergestapelte, zu Fertigelementen verkittete Teile – einen kognitiven Rohbau. Derartige Computerprogramme, gemeinhin als „wissensbasierte Systeme" oder als „Expertensysteme" bekannt,

sollen den Schwerpunkt dieses Kapitels bilden.

10.2 Computerassistierte medizinische Entscheidungsfindung (CAMEF)

10.2.1 Was ist CAMEF?

Wir wollen zunächst den Sammelbegriff „computerassistierte medizinische Entscheidungsfindung" einführen. In Ermangelung eines griffigeren Ausdrucks verwenden wir hier die (nicht allgemein übliche) Abkürzung CAMEF-Systeme als generelle Bezeichnung für ein Computerprogramm, das den Arzt beim Treffen einer Entscheidung unterstützen soll – unabhängig von der zugrundeliegenden Software-Technologie. Im angloamerikanischen Sprachraum wird hierfür „computer-assisted medical decision making" mit der Abkürzung CMD verwendet. Der Begriff „computer-assisted diagnosis" (CADIAG) erscheint uns in diesem Zusammenhang zu eng, da es bei der Computerunterstützung nicht ausschließlich um Hilfe bei der Diagnosestellung geht.

Methoden

Drei grundsätzlich verschiedene Ansätze (Methoden) für die Verwirklichung eines solchen Systems können unterschieden werden (Abb. 10-2):

– algorithmische Systeme
– statistische Systeme (Wahrscheinlichkeitsmodelle)
– wissensbasierte Systeme (Expertensysteme)

Algorithmische Systeme Viele medizinische Entscheidungsfindungsprozesse lassen sich mit Flußdiagrammen und Entscheidungsbäumen darstellen. Jedes Problem, das in einem solchen „Algorithmus" darstellbar ist, ist ideales Futter für einen Computer und kann in einer herkömmlichen (prozeduralen) Programmiersprache realisiert werden. Allerdings setzt dies voraus, daß sich der Ersteller des Algorithmus vorher Gedanken über alle

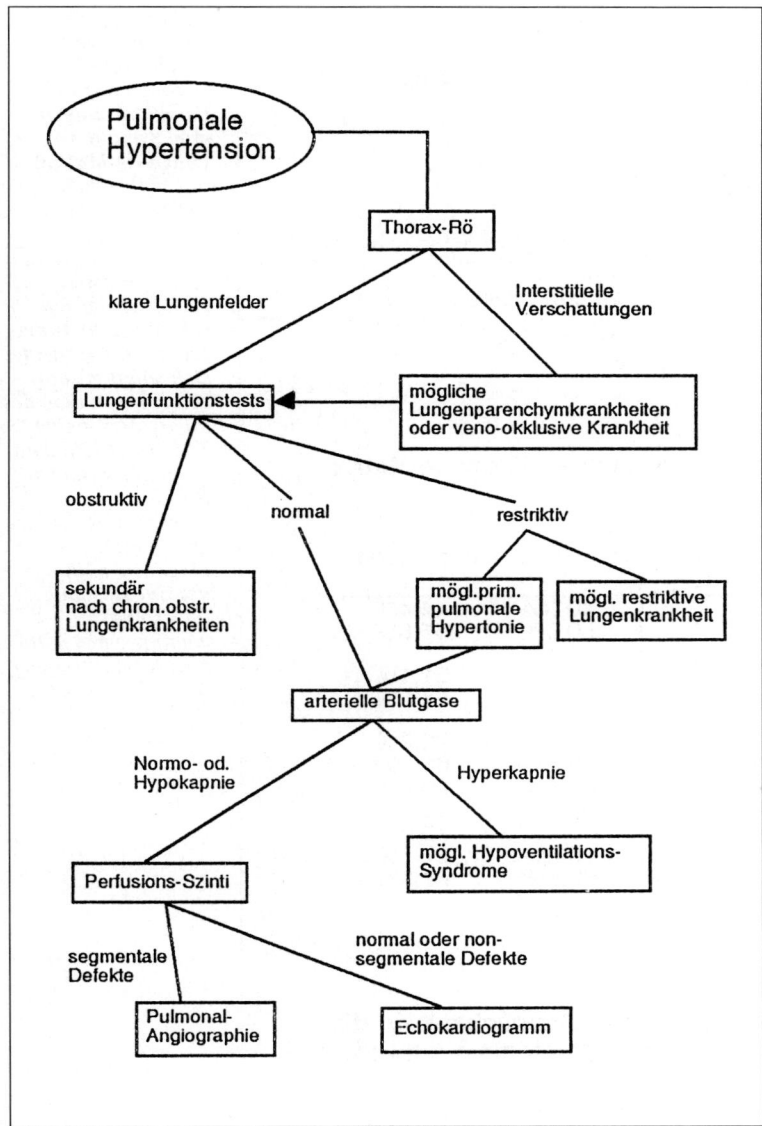

Abb. 10-2a–c Computer-assistierte Entscheidungs-findung: Einteilung nach zugrundeliegender Soft-ware-Architektur.
a) Algorithmische Pro-gramme: Programmierung von klinischen Algorithmen (Entscheidungsbäumen) mit traditionellen (proze-duralen) Programmier-sprachen; starre Abarbei-tung; begrenzte Anwen-dungsbereiche.

möglichen Verzweigungspunkte macht, d.h. alle möglichen Optionen und Alternativen (i.e. Testergebnisse, Therapie[miß]erfolge etc.) in sein Kalkül miteinbezieht. Diese in „traditioneller" Weise programmierten Com-puterprogramme sind in ihrer Leistungsfä-higkeit und Anwendbarkeit sehr limitiert, da sie unflexibel sind, d.h. nur auf Probleme rea-gieren können, die der Systementwickler vor-hergesehen und implementiert hat. Derartige

Systeme spielen in der Medizin daher eine eher untergeordnete Rolle. Insbesondere der Prozeß der Diagnosestellung ist mit einfachen Algorithmen nicht modellierbar, allein schon deswegen, weil es nur für sehr wenige Krank-heiten (z.B. ARF, SLE, RA) eine exakte Defi-nition im Sinn von präzisen Kriterien für die Diagnose gibt. Für die Mehrzahl der Krank-heiten existiert lediglich eine eher allgemein gehaltene Beschreibung, und der Arzt besitzt

Falldatenbank

```
Patient A: männl., 51 J.; Symptome: Parästhesien,
Paresen, Reflexveränderungen.
Diagnose: intraspinales Neurinom.
Patient B: weibl., 63 J.; Symptome: Lokale
Schmerzen, pos. Babinski, Reflexveränderungen.
Diagnose: intraspinales Menigeom.
Patient C: männl., 59 J.; Symptome:  Lokale
Schmerzen, radikuläre Schmerzen,
Blasenentleerungsstörung, Reflexveränderungen.
Diagnose: intraspinales Neurinom.
```

Erstellung einer Symptom/Diagnose-Matrix

Symptome / Diagnose	Neurinom	Meningeom
männl.	40,0%	44,4%
weibl.	60,0%	55,6%
lokaler Schmerz	81,1%	61,1%
radikulärer Schmerz	77,3%	55,6%
Parästhesien	63,6%	72,2%
Blasenentleerungsstörung	68,2%	61,1%
Muskelschwäche	40,9%	55,6%
Reflexveränderungen	95,5%	83,3%
Pos. Babinski	36,4%	72,2%
Parese	18,2%	27,7%
Sensorische Ausfälle	63,6%	83,3%

Berechnung nach Bayes': Wahrscheinlichkeit für die Diagnose D bei Vorliegen des Symptoms S = p(D/S) =

$$\frac{\text{Prävalenz(D)} \cdot p(S/D)}{\text{Prävalenz(D)} \cdot p(S/D) + \text{Prävalenz(}\bar{D}\text{)} \cdot p(S/\bar{D})}$$

Beispiel: Wahrscheinlichkeit für Diagnose "Neurinom" bei Vorliegen eines pos. Babinski-Reflexes.
(Prävalenzen bei der Differentialdiagnose Neurinom vs. Menigeom: Neurinom 55%, Menigeom 45%)

$$\frac{55\% \cdot 36,4\%}{55\% \cdot 36,4\% + 45\% \cdot 72,2\%} = 38,2\ \%$$

Abb. 10-2b Statistisch-probabilistische Verfahren: Beruhen auf Falldaten, aus denen eine Symptom-/ Diagnose-Matrix mit Wahrscheinlichkeitsdaten erstellt wird. Entscheidung wird mathematisch getroffen, der Entscheidungsfindungsprozeß unterscheidet sich somit grundsätzlich von dem des Mediziners; keine Erklärungsfähigkeit (zum abgebildeten Beispiel vgl.: Iglesias, J. R., et. al.: Differential diagnosis of the neurinomas and intraspinal meningeomas with a Bayesian system. Arch. de Neurobiol 1988. 51 (1988) 333–341.

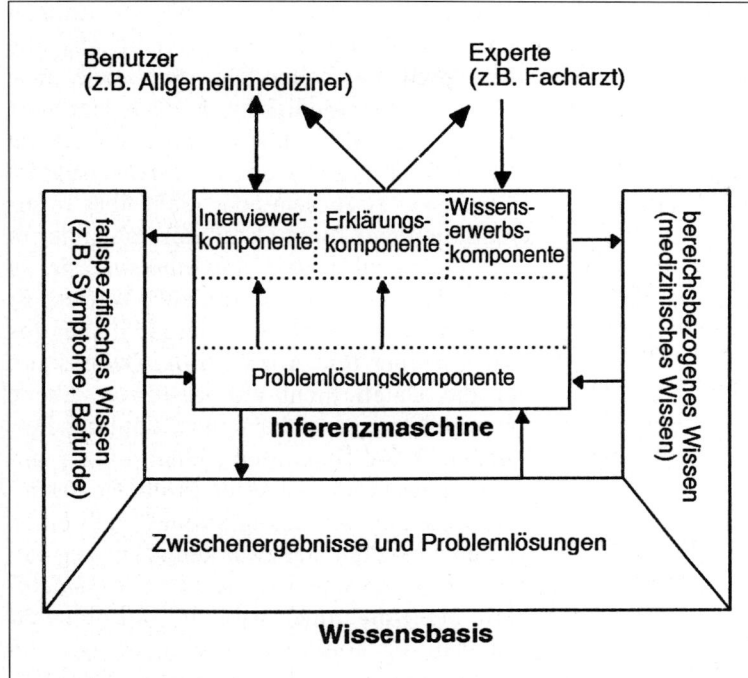

Abb. 10-2c Experten-systeme (wissensbasiert): Anwendung von Methoden der künstlichen Intelligenz; Entscheidungsfindung basiert auf medizinischem Wissen; gute Erklärungs-fähigkeit; Trennung der Wissensbasis von Schluß-folgerungsmechanismus. Die Abbildung zeigt das Expertensystemmodell nach F. Puppe [23].

bei der Diagnosestellung einen großen Spielraum.

Statistische Systeme (Wahrscheinlichkeitsmodelle) Ihre Entscheidungen basieren hauptsächlich auf Methoden der Mathematik, wobei das noch zu besprechende Bayes-Verfahren (s.u.) eine herausragende Rolle spielt. Derartige Systeme greifen (im Gegensatz zu Expertensystemen, s.u.) nicht auf (vom Einzelfall abstrahiertes) medizinisches Wissen, sondern auf alte „gelöste" Fälle zurück. Grundlage ihrer „Entscheidungen" ist der Vergleich des neuen Falls mit alten Kasuistiken von realen ehemaligen Patienten, deren klinische Daten (Laborwerte, Symptome, gesicherte Diagnose usw.) in einer Falldatenbank gespeichert sind. Wieder andere statistische Systeme greifen nicht auf eine Falldatenbank mit realen Kasuistiken zurück, sondern auf eine Datenbasis mit einer vorher „von Hand" eingegebenen Diagnose-/Symptom-Matrix, in der möglichst viele typische Symptomkombinationen mit ihren entsprechenden Diagnose-/Therapiekombinationen einschließlich ihrer Wahrscheinlichkeitswerte zugeordnet werden. Quelle dieser Matrix können z.B. Literaturangaben oder eigene empirische Untersuchungen sein – letztendlich beruhen also auch diese Daten auf realen Kasuistiken.

Die geschilderte, auf Wahrscheinlichkeiten basierende Problemlösungsstrategie unterscheidet sich also grundlegend vom kognitiven Lösungsversuch des Mediziners, der eine Diagnose nicht mit stochastischen Methoden auf der Basis von vorher bereits gelösten Fällen ausrechnet, sondern sein Wissen (z.B. um pathophysiologische Prozesse) einsetzt.

Wissensbasierte Systeme (Expertensysteme Diese werden mit Methoden und Techniken der künstlichen Intelligenz (KI oder AI) realisiert. Ihre Leistungsfähigkeit beruht auf der internen Repräsentation von Wissen. Ihre Stärken liegen u.a. in ihrer Flexibilität hinsichtlich des Einsatzgebiets (ein für ein bestimmtes Fachgebiet geschriebenes Expertensystem kann sehr leicht für eine andere Domäne umgeschrieben werden, s.u.) und in ihrer Erklärungsfähigkeit, d.h. es ist für den Mediziner möglich, sich die einzelnen Denkschritte des Systems anzeigen zu lassen und diese nachzuvollziehen.

Anwendung der Methoden Moderne CA-MEF-Systeme versuchen, verschiedene Ansätze miteinander zu verbinden, daher läßt sich nicht immer ein Programm eindeutig einer der obengenannten Kategorien zuordnen („hybride" Systeme). So gibt es beispielsweise Expertensysteme, die ihr Wissen aus alten Falldaten mit probabilistischen Methoden „auffrischen", oder wissensbasierte Systeme, die in Teilbereichen starren Algorithmen folgen.

Die Limitierungen der beiden erstgenannten Ansätze (probabilistisch bzw. algorithmisch) haben dazu geführt, daß seit den siebziger Jahren der wissensbasierte Ansatz mehr und mehr in den Vordergrund rückt. Dennoch hat auch der probabilistisch-statistische Ansatz Erfolge zu verzeichnen, insbesondere in Teilbereichen der Medizin, in denen „harte" Fakten mit gesicherten Lösungen anfallen.

Man könnte die probabilistischen Systeme auch (in Abgrenzung zu wissensbasierten Systemen) als datenverrechnende Systeme bezeichnen, um hervorzuheben, daß diese mit Wissen, jene mit Daten arbeiten.

Nochmal: Wissen vs. Daten

Der Unterschied zwischen „Wissen" und „Daten" wurde in Kapitel 10.1 bereits angesprochen: „Wir grenzen ‚Wissen' also dadurch von ‚Daten' ab, daß es mit von einem Computer interpretierbaren *Anleitungen* über seine *Verwendung* gekoppelt ist. Daraus folgt natürlich, daß der Übergang von Daten zu Wissen fließend ist." [23]

Um den Unterschied zwischen wissensbasierten und probabilistischen (datenverrechnenden) Systemen zu verdeutlichen, möge

man sich einen Arzt und einen medizinischen Laien vorstellen, die beide versuchen, eine Krankheit zu behandeln: Der Laie mag ebenso wie der Mediziner durchaus sämtliche Daten und Fakten über einen Patienten im Kopf haben (Laborwerte etc.). Er verfügt im Gegensatz zu diesem aber nicht über Informationen, wie diese Daten untereinander in Beziehung zu setzen sind und wie sie zu interpretieren sind. Mit anderen Worten: Er verfügt zwar über *Daten*, aber nicht über *das Wissen über ihre Anwendung*. Daher kann er die Daten nicht auf kognitiver Ebene manipulieren, kann keine Assoziationen herstellen, keine Diagnosen stellen, kann – allgemein gesprochen – keine Probleme lösen.

Nun können wir uns allerdings auch einen Laien vorstellen, der zwar keine Ahnung hat, was ein Erythrozyt ist, wie sich der Hämatokrit berechnet oder was ein Bilirubinwert aussagt. Er könnte aber eine Menge von Bekannten haben, die kein anregenderes Gesprächsthema kennen als ihre Krankheiten (inklusive Symptome und Laborparameter). Würde er sich nun alle diese Informationen zu Hause aufschreiben und statistisch aufbereiten, so wäre er (vorausgesetzt er hat ein paar tausend Fälle beisammen...) sehr bald in der Lage, eine Korrelation zwischen der gelben Hautfarbe und dem Serumbilirubin zu erkennen – ohne freilich zu wissen, was „Bilirubin" eigentlich ist. Ebenso könnte er einem Arzt vorschlagen, bei einem erhöhten Bilirubinwert in Verbindung mit einem erniedrigten Hämatokrit die Diagnose „hämolytische Anämie" zu stellen, weil seine Statistik diese Symptom-Diagnose-Konstellation überzufällig häufig aufweist. Nach dem Grund für diesen Diagnosevorschlag befragt, müßte er allerdings achselzuckend eingestehen, daß er keine Ahnung hat, was eine hämolytische Anämie ist. Er kann die Diagnose nur mit dem Hinweis auf die hohe Wahrscheinlichkeit der Korrelation „Bilirubin hoch – Hämatokrit niedrig – hämolytische Anämie" (keinesfalls aber pathophysiologisch) erklären. Der „wissende" Arzt hingegen benötigt keine „alten Kasuistiken" oder statistische Methoden, sondern ermittelt die Diagnose aus seinem Wissen um pathophysiologische Vorgänge. Zudem kann der Arzt auch aufgrund seines „Wissens" schließen, daß für diese Symptomenkonstellation neben der hämolytischen Anämie auch noch eine ganze Reihe von anderen Ursachen in Frage kommen, z.B. eine Störung in der Erythropoese. Der Laie könnte auf die Blutbildungsstörung nur schließen, wenn er bereits einen entsprechenden Fall gesehen hat und dieser in seinen „Wahrscheinlichkeitstabellen" auftaucht. Analog dem Verhältnis des mathematikbegabten Laien zum „wissenden" Mediziner ist das Problemlösungsverhalten eines probabilistischen Systems zu einem wissensbasierten System zu sehen.

10.2.2 Was bringt CAMEF?

Bevor wir genauer betrachten, was eigentlich genau unter einem Expertensystem zu verstehen ist und wie ein Expertensystem funktioniert, wollen wir zunächst die „Indikationen" zum Einsatz des Computers in der medizinischen Entscheidungsfindung betrachten.

Hilfe für Arzt und Patient

„Die beste Art, das Potential von Expertensystemen richtig einzuschätzen, ist, sie als ein neues Wissensmedium neben dem traditionellen Buch zu sehen. Während Bücher nur von Menschen interpretiert werden können, wenden Expertensysteme ihr Wissen selbständig auf neue Probleme an" [23]. Expertensysteme leisten also „mehr als nur ein Buch, aber stets weniger als ein Mensch" [5]. Mit dem Einsatz von medizinischen Expertensystemen will man erreichen:

– Schutz vor Kunstfehlern durch Übersehen
– Konsultationsangebot für medizinische Nicht-Spezialisten in Spezialgebieten, z.B. für Allgemeinmediziner in der Kardiologie
– Effizienzerhöhung von Entscheidungen (und damit Kostensenkung)
– Standardisierung der Entscheidungsfindung, also Erhöhung der Reliabilität von

Entscheidungen (insbesondere in Grenzsituationen)
– Ausbildungszwecke: Sichtbarmachung des medizinischen Entscheidungsfindungsprozesses, Patientenfallsimulation

Abgrenzen lassen sich ferner medizinische Expertensysteme, die nicht als Hilfe für den *Arzt* gedacht sind, sondern die als „homedoctor" dem *Patienten* in bestimmten Fällen ärztliche Ratschläge geben können. Sie sollen den Arzt nicht ersetzen, sondern dienen zur Patientenaufklärung und Frühdiagnostik, d.h. sie ermuntern den Patienten in begründeten Situationen, zum Arzt zu gehen. Erfolgreich eingesetzt werden beispielsweise Programme zur Krebsfrüherkennung durch den Laien [21]. Solche Programme sind in der Lage, „die faktische Gesundheitsunmündigkeit weiter Bevölkerungskreise zu beeinflussen" und somit das Gesundheitswissen zu „demokratisieren" [25].

Einsatzschwerpunkte der heutigen Expertensysteme für *Mediziner* liegen derzeit im „Schutz vor Übersehen", im Einsatz für Ausbildungszwecke (s. Kap. 9) und auf bestimmten Gebieten auch in der „Standardisierung des Entscheidungsfindungsprozesses". Der letzte Punkt bedarf vielleicht einer etwas ausführlicheren Erläuterung:

Standardisierung von Entscheidungsfindungsprozessen

Überall dort, wo Kontinuität gefragt ist und wo die Gefahr besteht, daß verschiedene Untersucher zwar dieselben Fakten sehen, aber zu einer unterschiedlichen Bewertung (Diagnose) kommen, können Computerprogramme den Entscheidungsprozeß objektivieren. Nachfolgend werden einige Beispiele angeführt.

Expertensysteme für die Schlagwortzuweisung von medizinischen Artikeln durch Indexierungs-Fachkräfte Hier ist Kontinuität der Entscheidungsfindung, d.h. der Vergabe von z.B. MeSH-Schlagwörtern, besonders wichtig, da inkonsistent indexierte

Artikel vom Anwender nicht mehr aufgefunden werden können.

Histopathologische Beurteilungen Die Beurteilung histologischer Präparate beruht ebenso wie die Befundung von Röntgenbildern auf dem Erkennen und *Bewerten* morphologischer Kriterien. Oft sehen jedoch zwei verschiedene Pathologen bzw. Radiologen zwar dieselben morphologischen Veränderungen, kommen aber zu einer verschiedenen Bewertung. Handelt es sich nämlich nicht gerade um die „klassische" Präsentation einer Krankheit, ist der Übergang zwischen zwei Entitäten (Diagnosen, Malignitätsgrad usw.) oft fließend. So können beispielsweise beim histologischen Tumor-Grading in ein und demselben Präparat sowohl Veränderungen zu beobachten sein, die für einen hochmalignen Tumor sprechen, während an anderer Stelle Veränderungen eher für einen niedrigmalignen Tumor sprechen. Je nach Untersucher kann nun die Entscheidung für die eine oder für die andere Diagnose bzw. den einen oder anderen Malignitätsgrad ausfallen. Daraus folgt, über den Lauf der Zeit gesehen, eine inkonsistente Diagnosestellung, d.h. das Einordnen zweier identischer Entitäten in zwei unterschiedliche Kategorien.

Dies hat zwar selten für den Patienten deletäre Folgen (da sich der Pathologe bzw. Radiologe bei grenzwertigen Diagnosen jeweils in seiner Befundung sowieso vorsichtig ausdrückt), verursacht aber Probleme, wenn die Befunde dokumentiert und später wissenschaftlich aufgearbeitet werden sollen. Schon 1976 wurde deshalb an der Uni Berlin ein Expertensystem zur histologischen (TUMOR-HISTO) und später auch zur radiologischen (TUMOR-CT) Beurteilung von Hirntumoren entwickelt. Der Untersucher (Neuropathologe) geht bei Verwendung von TUMOR-HISTO nach dem Betrachten der Präparate eine Checkliste von 50 mikroskopischen Kriterien durch (z.B. „zystische Architektur", „nestförmige Kerngruppen",

„Nekrose", „Verkalkungen" usw.). Er gibt in den Computer ein, ob das entsprechende Merkmal „wenig", „mittel", oder „stark" ausgeprägt ist oder auch ganz fehlt. Daraufhin zieht der Computer die bisher eingegebenen Falldaten heran und berechnet daraus einen Diagnosevorschlag.

Die *Arbeitsweise* dieses Expertensystems kann man sich – vereinfacht – so vorstellen: Aufgrund alter Falldaten (1992 waren in der Falldatenbank bereits 4000 Patienten gespeichert) ermittelt das Programm mittels diskriminanz- und clusteranalytischen Methoden die Bedeutung eines Merkmals für eine bestimmte Diagnose. Das Ergebnis ist ein Wahrscheinlichkeitswert, der angibt, wie häufig ein Merkmal (z.B. „Nekrosen") bei einer bestimmten Diagnose (z.B. „Glioblastom") auftritt, z.B. p(Nekrose/Glioblastom) = 0,85 (d.h. die Wahrscheinlichkeit für Nekrosen unter der Voraussetzung, daß ein Glioblastom vorliegt, ist 85%). Um die Aussage „umkehren" zu können, d.h. um zu ermitteln, wie groß die Wahrscheinlichkeit für ein Glioblastom unter der Voraussetzung einer Nekrose ist, wird eine mathematische Formel verwendet, die von Thomas Bayes 1763 entwickelt wurde (*Bayes-Theorem, s. Abb. 10-2b*). Als Ergebnis liefert das Programm eine Liste von Diagnosen, geordnet nach ihrer Wahrscheinlichkeit [14, 15].

Da die Entscheidung des Programms für eine Diagnose immer auf den vorher diagnostizierten und als Referenzfälle zugrunde gelegten Tumoren beruht, kann sich der Benutzer in Zweifelsfällen am Vorschlag des Computers orientieren, denn dieser beruht auf bereits diagnostizierten Kasuistiken.

Befundung im Bereich der klinischen Chemie und Labormedizin Auch im Bereich der klinischen Chemie/Labormedizin können Expertensysteme zur Standardisierung und Vereinheitlichung der Befundung beitragen, beispielsweise bei der Interpretation der Lymphozyten-Subpopulationen [2], Fettstoffwechsel, Schilddrüsendiagnostik und

Liquordiagnostik. Diese Systeme, die den Laborarzt bei der Spezialbefundung unterstützen, sind hochspezialisierte Systeme, die auf der „Expertensystem-Shell" (Problemlösungsprogramm, das flexibel mit einer beliebigen Wissensbasis gefüllt werden kann, s.u.) Pro M.D. beruhen. Gerade Pathologie und Labormedizin sind für den Einsatz von Expertensystemen prädestiniert, denn im Gegensatz zu manchen klinischen Fächern fallen hier wesentlich mehr „harte" Daten an. Bei der Labormedizin kommt der Umstand hinzu, daß, bedingt durch die moderne Gerätetechnologie, die Daten sowieso elektronisch vorliegen und nicht erst in den Computer eingetippt werden müssen. Nach einer Umfrage unter 102 Spezialisten aus Pathologie und Labormedizin gaben 24% der Befragten an, momentan an der Entwicklung eines Expertensystems beteiligt zu sein [31].

10.3 Funktionsweise von Expertensystemen

„Expertensysteme unterscheiden sich von Datenbanken dadurch, daß ihr Wissen nicht nur wie Daten abgefragt, sondern auch zur Lösung verschiedenartiger *Probleme* benutzt werden kann." [23]

10.3.1 Problemlösungstypen

Es wird also Wissen angewandt, um Probleme zu lösen. Je nach der Art des Problems müssen verschiedene Strategien zur Problemlösung angewandt werden. Fragestellungen an ein Expertensystem gehören nach einer Einteilung von F. Puppe zu einem der folgenden Bereiche:
– Diagnostik
– Simulation
– Konstruktion und Planung

Diagnostik

Hierunter ist ganz allgemein die *Auswahl einer Lösung aus vorgegebenen Alternativen*. Bei der Antwort des Expertensystems kann es sich um eine medizinische Diagnose, aber auch um eine optimale Therapie, um einen Vorschlag zum weiteren diagnostischen Procedere usw. handeln.

Simulation

Die Lösung (z.B. ein pathophysiologischer Endzustand) wird *aus einem Ausgangszustand hergeleitet*. Der Benutzer kann im Verlauf der Simulation beeinflussende Parameter (z.B. eine Therapie) verändern und dann beobachten, welchen Einfluß dies auf den Endzustand ausübt. Wie im Kapitel über CAI (Kap. 9) angesprochen, lassen sich solche Programme im Bereich der Medizin insbesondere zu Ausbildungszwecken einsetzen. Viele Diagnostik-Expertensysteme (QMR, ILIAD, s.u.) verfügen nicht nur über Strategien, um von verschiedenen Symptomen auf eine wahrscheinliche Diagnose zu schließen, sondern können auch in umgekehrter Richtung einen Patienten mit verschiedenen Symptomen generieren und beispielsweise simulieren, wie verschiedene Labortests oder andere Untersuchungen ausfallen würden.

Konstruktion und Planung

Aus *kleinen Bausteinen* wird eine *Lösung* berechnet. Dieser Problemlösungstyp spielt in der Medizin bei der Therapieplanung eine Rolle. Als bekanntes Beispiel seien Expertensysteme für die Beratung bei Therapie der essentiellen Hypertonie und Anästhesie (ATTENDING) [17] sowie für die onkologische Chemotherapieplanung (ONCOCIN, ONYX) genannt.

10.3.2 Komponenten eines Expertensystems

Problemlösungsstrategie (Inferenzmechanismus)

Die zur Problemlösungsfindung vom Expertensystem verwendeten Strategien werden allgemein als Inferenzmechanismen (Schlußfolgerungsmechanismen) bezeichnet, und das entsprechende Programm-Modul als *Inferenzmaschine* (inference engine). Dieser

Begriff wurde 1974 durch Randall Davis vom MIT (Massachusetts Institute of Technology) eingeführt. Er lehnte sich dabei an die von Charles Babbage im 19. Jahrhundert als „analytical engine" bezeichnete Rechenmaschine an, und wollte durch die Abwandlung des Begriffs zugleich hervorheben, daß das Wesen der Inferenzmaschine nicht in der Berechnung, sondern in dem Ziehen von Schlüssen liegt [7]. Der Computer emuliert dabei die Schlußfolgerungsstrategie des Arztes. Wie aber sieht diese aus? Es wurde postuliert, daß ein Arzt bei der Lösung eines medizinischen Problems (etwa bei der Diagnosefindung) entweder „analytisch" vorgeht oder „synthetisch" [10]. Die zur Anwendung gelangende Methode hängt dabei jeweils von der individuellen Erfahrung des Arztes ab:

- Beim *analytischen* Ansatz sammelt der Arzt zunächst soviel Informationen über den Kasus wie möglich und zieht dann die sich daraus ergebenden Schlußfolgerungen. Diese Problemlösungsstrategie wird eher vom unerfahrenen Kliniker angewendet.
- Der erfahrene Arzt hingegen hat es gelernt, schon aufgrund einiger weniger verfügbarer Informationsbausteine seine weiteren Aktivitäten (Tests) in eine bestimmte Richtung zu lenken, d.h. er stellt schon sehr früh eine Hypothese auf. Im weiteren Verlauf versucht er, mit spezifischen Tests Fakten zu finden, die für oder gegen diese initiale Hypothese sprechen. Dies ist der *synthetische* (oder „hypothetico-deduktive") Ansatz.

Auch die Inferenzmechanismen von Expertensystemen lassen sich prinzipiell danach unterscheiden, ob sie eher analytisch vorgehen (*data-driven*) oder ob sie schon früh eine Hypothese aufstellen und dann gezielt nach bestätigenden oder konträren Daten suchen (*goal-driven*). Wie die beiden Ansätze im Fall eines regelbasierten Expertensystems realisiert werden können, wird weiter unten genauer beschrieben. Jeder der beiden Ansätze hat Vor- und Nachteile: Während der zunächst blindlings datenanhäufende Analyti-

ker sehr uneffizient arbeitet, aber dafür vorurteilsfrei alle Möglichkeiten prüft und jederzeit „offen" ist für jede mögliche Problemlösungsvariante, arbeitet der „Synthetiker" zwar wesentlich effizienter und rationeller, schwebt aber dafür immer in der Gefahr, zu früh einen bestimmten Weg einzuschlagen und dadurch auf unerwartete Wendungen nicht mehr angemessen reagieren zu können.

Wissensbasis

Neben der aktiven Problemlösungskomponente ist die wichtigste Komponente eines Expertensystems die Wissensbasis (knowledge base). Diese Wissensbasis ist eine passive Datei, in der alles zur Lösung eines Problems erforderliche Wissen abgelegt ist (z.B. ein medizinischer Sachverhalt wie „Wenn das Bilirubin auf über 3 mg/dl im Serum ansteigt, dann wird der Patient gelb, was man als Ikterus bezeichnet"). Während in der Wissensbasis spezifisches Wissen eines Arbeitsgebietes (Domäne) abgelegt ist, funktioniert die „Inferenzmaschine" völlig unabhängig von dem Inhalt der Wissensbasis, also Domänen-unabhängig. Die Schlußfolgerungsmechanismen unterscheiden nicht, egal ob die Wissensbasis Wissensbausteine zur Antibiotikatherapie enthält oder Bausteine für die Anämiediagnose.

Trennung von Wissensbasis und Inferenzmechanismus, Expertensystem-Shells

Diese *Trennung* von Wissensbasis („what-to-know") und Inferenzmechanismus („what-to-do") ist typisch für ein Expertensystem. Diese Trennung hat zur Folge, daß

- die Wissensbasis jederzeit vom Arzt (= Experten) verändert oder erweitert werden kann, ohne daß die Programmteile, die die Problemlösungsstrategie beinhalten, nach jeder Aktualisierung angepaßt werden müssen. Prinzipiell ist also die „Pflege" eines Expertensystems auch allein durch den Mediziner möglich (ohne Mithilfe des Informatikers, der die Inferenzmechanismen erstellt hat).

– umgekehrt vom Techniker auch der Inferenzmechanismus verändert werden kann, ohne daß man Änderungen an der Wissensbasis vornehmen muß. So kann die Problemlösungsstrategie eines Expertensystems vom Entwickler optimiert werden oder auch der Einsatzbereich eines Expertensystems von der „Diagnostik" (für Routineanwendungen) zur „Simulation" (für Ausbildungszwecke) verschoben werden und vice versa.

– ein Expertensystem auch problemlos von einer Wissensbasis getrennt werden kann. Die verbleibenden Inferenzstrategien stehen dann für andere Wissens- und Anwendungsbereiche (Domänen) zur Verfügung, für die dann vorher natürlich eine entsprechende Wissensbasis aufgebaut werden muß. Ein „leeres" Expertensystem ohne Wissensbasis wird *Expertensystem-Shell* genannt. Käufliche Shells sind z.B. Pro M.D., First-Class, Guru, Zeno, Rulemaster 2 u.a. Sie beinhalten oft zusätzlich eine besonders komfortabel gestaltete Wissenserwerbskomponente, d.h. eine Benutzeroberfläche, mit dessen Hilfe die Wissensbasis vom Experten gefüttert werden kann, ohne daß er viel von der „Technik" der Inferenzmaschine verstehen muß.

Oft gehen Shells aus vorhandenen Expertensystemen hervor, die ursprünglich nur für eine bestimmte Anwendung gedacht waren. So entstand beispielsweise die Shell EMYCIN (= essential MYCIN) aus dem von der Wissensbasis (Antibiotikatherapie) entkoppelten Expertensystem MYCIN. EMYCIN wurde dann von verschiedenen Medizinern anderer Fachrichtungen benutzt, um wieder spezialisierte Systeme aufzubauen, z.B. für Psychopharmakatherapie. In ähnlicher Weise entstand die Shell EXPERT aus dem Expertensystem CASNET, dessen Wissensbasis Wissenselemente zur Glaukomdiagnostik enthielt.

Was also im Bereich der CAI ein Autorensystem leistet (s. Kap. 9.6.1), übernimmt im Bereich der Expertensysteme eine Expertensystem-Shell: Beiden Konzepten gemeinsam ist, daß der Mediziner von der Entwicklungsarbeit eines Software-Produkts entlastet wird und sich auf die Eingabe seines Fachwissens konzentrieren kann.

Weitere Komponenten

Neben Inferenzmaschine und Wissensbasis enthält ein Expertensystem noch weitere Komponenten (d.h. Programmteile):

– eine *Interviewerkomponente* (Benutzeroberfläche) als Schnittstelle zum Anwender
– eine *Wissenserwerbskomponente* als Schnittstelle zum Experten, der die Wissensbasis „füttert"
– eine *Erklärungskomponente*, die auf Anforderung durch den Benutzer die „Denkschritte" des Systems für den Benutzer transparent und nachvollziehbar macht.

10.3.3 Wissensrepräsentation

Wie aber kann Wissen in einem Computer gespeichert werden? Wir haben in den Kapiteln 3 bis 6 gesehen, daß die Verwaltung von „dummen" Daten in Datenbanken eine Aufgabe ist, die relativ problemlos zu lösen ist. Text wird codiert in Form von binären Zahlen im Computerspeicher bzw. auf Magnetspeichern abgelegt. Auf Kommando können diese Zahlen wieder in Text umgewandelt werden und als solcher auf dem Bildschirm erscheinen. Es ist dazu nicht nötig, daß der Computer den Text in irgendeiner Weise „versteht", d.h. die Datenkomponenten in Beziehung zueinander zu setzen vermag: Die Interpretation der Buchstaben und Zeichen übernimmt allein der menschliche Anwender, wenn er den Text liest. Der Computer „weiß" nichts über die Bedeutung des Textes.

Doch die Erkenntnis, daß ein wirklich leistungsfähiges Computersystem über Wissen verfügen muß, stellte die Informatiker vor neue Probleme – denn ein Computer ist es normalerweise gewohnt, klare Anweisungen auszuführen, ohne sich über das verwendete zugrundeliegende Wissen „Gedanken" zu machen: „Der naiven Annahme, daß alles

Wissen in passiven Daten codiert werden sollte, widerspricht der fundamentalste Satz für den Bau von Computern, nämlich, daß die Art, wie sie addieren, subtrahieren, multiplizieren usw. nicht in Bestandteilen von Daten codiert und im Gedächtnis gespeichert ist; tatsächlich sind sie nirgends im Gedächtnis repräsentiert, sondern in den Verdrahtungen der Hardware. Ein Taschenrechner hat in seinem Gedächtnis kein Wissen, wie man addiert. Dieses Wissen ist in seine ‚Eingeweide‘ eingebaut. Es gibt keine Stelle in seinem Speicher, auf die man deuten könnte, wenn jemand fordert: ‚Zeige mir, wo das Wissen, wie man addiert, in der Maschine sitzt‘." [13]

Regelbasierte Wissensrepräsentation (rule-based approach)

Ein Blick in ein medizinisches Lehrbuch zeigt, daß medizinisches Wissen oft in Form von Regeln, d.h. mit „Wenn ... dann ..."-Konstrukten, darstellbar ist: „Wenn der Patient starker Raucher, über 50 Jahre alt, psychisch ein A-Typ ist und plötzlich starke Brustschmerzen hat, dann besteht Verdacht auf Myokardinfarkt. Wenn ein solcher Verdacht besteht, ist ein EKG indiziert.. ". So verwundert es nicht, daß genau dieser (sehr einleuchtende) regelbasierte Ansatz schon in einem der ersten Expertensysteme überhaupt, MYCIN, verwirklicht wurde und bis heute die bevorzugte Wissensrepräsentations-Methode vieler Expertensysteme geblieben ist. MYCIN wurde Anfang der 70er Jahre an der Stanford-Universität in Kalifornien entwickelt und soll dem Arzt bei Diagnose und Therapie von Infektionskrankheiten helfen. Es wird auch als „Urgroßvater aller Expertensysteme" bezeichnet. Es diente vielen nachfolgenden (nicht nur medizinischen) Expertensystemen als Vorbild. Kaum ein wissenschaftlicher Artikel über Expertensysteme wird publiziert, in dem nicht das MYCIN-Projekt erwähnt wird. Aus diesem Grund soll auch hier diese Methode am Beispiel von MYCIN verdeutlicht werden.

Jede Regel besteht aus einer oder mehreren Vorbedingungen (Prämissen, Testkomponente; im oben genannten Beispiel: „starker Raucher, über 50 Jahre alt, psychisch ein A-Typ, plötzlich starke Brustschmerzen") und einer Aktionskomponente („Verdacht auf Myokardinfarkt"), die ausgeführt wird, wenn alle Prämissen einer Regel als zutreffend (wahr) erkannt werden. Wird nun die Aktionskomponente („Verdacht auf Myokardinfarkt") ausgeführt, wird dadurch typischerweise die Prämisse einer oder mehrerer anderen Regeln erfüllt, wodurch auch dessen Aktionskomponente ausgeführt werden kann („EKG indiziert"), usw. Die Regeln sind also durch ihre Test- und Aktionskomponenten untereinander verkettet, und der Entscheidungsfindungsprozeß kann als ein mehrstufiges „Durchlaufen" des Regelnetzwerks betrachtet werden. Je nachdem, ob das Regelwerk „vorwärts" oder „rückwärts" durchlaufen wird, werden zwei Inferenzstrategien, Vorwärts- und Rückwärtsverkettung, unterschieden (s.u.).

Bevor wir uns diese näher ansehen, muß noch ein wichtiger Sachverhalt zur Aktionskomponente erwähnt werden: Da es sich bei allem medizinischen Wissen um Erfahrungsregeln handelt, also um „unsicheres" Wissen, kann niemals *sicher* von einem Befund auf eine Diagnose geschlossen werden. Ein Befund kann lediglich eine Diagnose mehr oder weniger wahrscheinlich machen. Daher ist bei jeder Aktionskomponente ein *Wahrscheinlichkeitswert* angegeben (certainty factor), der anzeigt, mit welcher Sicherheit die Schlußfolgerung gezogen werden darf. Es sind also noch zusätzliche (numerische) Verrechnungen notwendig, um Schlußfolgerungen zu ziehen.

Inferenzmechanismus Vorwärtsverkettung

Der Inferenzmechanismus der Vorwärtsverkettung (data driven reasoning) entspricht dem Problemlösungsverhalten eines unerfahrenen Mediziners („analytischer" Lösungsansatz, s.o.) [6]: Es wird zunächst soviel

Information wie möglich gesammelt und aus den vorhandenen Daten Folgerungen abgeleitet. Einen vorwärtsverketteten Regelinterpretierer liefert beispielsweise die Shell EXPERT [34]. Der Regelinterpretierer arbeitet zunächst, ausgehend von den eingegebenen Befunden (Findings), einen Satz von Regeln ab, um Zwischenhypothesen zu generieren (die in dieser Phase abgearbeiteten Regeln werden daher *FH-Regeln* genannt). Als nächster Schritt wird ein zweiter Satz von Regeln abgearbeitet, die sogenannten *HH-Regeln*, um schließlich aus diesen Zwischenhypothesen die endgültigen Diagnosehypothesen zu generieren.

Ein mit EXPERT erstelltes System zur Anämiediagnostik ANEMIA [24] generiert beispielsweise aus den einzelnen Laborparametern mittels der FH-Regeln zunächst Zwischenhypothesen, die die Bedeutung *einzelner* Laborwerte interpretieren (z.B. „Hämoglobin leicht erniedrigt") und die *Konstellationen* von verschiedenen Laborparametern in Hypothesen wie „Schwere Anämie", „Blutungsneigung" etc. zusammenfassen. Aus diesen Zwischenhypothesen werden dann durch Anwendung der HH-Regeln die diagnostischen Konsequenzen gezogen. Eine HH-Regel könnte z.B. lauten „Wenn Zwischenhypothesen: ‚schwere Anämie' und ‚niedriger Fe-Serumspiegel' und ‚Mikrozytose', dann Diagnosehypothese: ‚Eisenmangelanämie'."

Inferenzmechanismus Rückwärtsverkettung

Der Inferenzmechanismus der Rückwärtsverkettung (backward-reasoning, backwardtracking, backward-chaining, goal directed reasoning) entspricht dem Problemlösungsverhalten eines erfahrenen Klinikers, dem die sogenannte hypothetico-deduktive Methode (synthetischer Lösungsansatz, s.o.) zugrunde liegt: Der Mediziner entwickelt schon sehr früh im Problemlösungsprozeß aus wenigen vorliegenden Daten eine Verdachtsdiagnose und versucht dann gezielt Befunde zu finden, die für oder gegen die Verdachtsdiagnose sprechen. Ein regelbasiertes Expertensystem verkettet zu diesem Zweck die Regeln rückwärts, d.h. es betrachtet alle Regeln, deren Aktionskomponente die Hypothese bestätigen würden und versucht dann gezielt deren Prämissen zu verifizieren – entweder durch Befragen des Benutzers oder durch rekursive Rückwärtsverkettung von weiteren Regeln.

Ein wichtiger Punkt für rückwärtsverkettete Regelinterpretierer ist das Aufstellen der initialen Diagnosehypothesen, die das System anschließend durch backward-tracking bestätigen oder ablehnen soll. Es gibt verschiedene Ansätze, die Zahl der möglichen Diagnosen aufgrund der vorhandenen klinischen Daten von vornherein einzuschränken:

– Der Mediziner kann seine Verdachtsdiagnosen explizit eingeben.

– Das Expertensystem kann auch auf Methoden zurückgreifen, die statistisch-probabilistische Systeme verwenden, z.B. die Verdachtsdiagnosen aus einer großen Symptom-Diagnose-Falldatenbank ableiten.

– Ebenso lassen sich Algorithmen einbauen, die auf bestimmte Symptome oder klinische Daten mit bestimmten Verdachtsdiagnosen reagieren, z.B. bei der Angabe „Brandverletzter Patient" sofort die Verdachtsdiagnose „Pseudomonas-Infektion" ausgeben.

– Bei der *bidirektionalen Verkettung* versucht das Expertensystem zunächst durch Vorwärtsverkettung Hypothesen aufzustellen und diese dann durch Rückwärtsverkettung überprüfen zu lassen.

Wissensrepräsentation mit Frames

Was sind Frames? Der Computerwissenschaftler M. Minsky hat 1975 in seiner berühmten Abhandlung „A Framework for representing knowledge" [35] postuliert, daß ein Mensch in einer „stereotypen" Situation, wie z.B. beim Betreten eines Zimmers, eine kognitive Datenstruktur in seinem Gehirn aktiviert, die den Rahmen (frame) für das weitere Verständnis der Situation liefert. In diesem Rahmen sind nach Minsky unter anderem schablonenhaft die an die Situation geknüpften Erwartungen repräsentiert (z.B. die Erwartung, in einem Zimmer Möbel vorzufinden). Können zu viele Erwartungen nicht erfüllt werden, so muß nach einem anderen, passenderen Frame gesucht werden. Ist ein Frame aktiviert (d.h. als ausreichend passend erkannt), so dient es dem Menschen dazu, sich situationsgerecht zu verhalten. Man spricht auch von erwartungsgetriggertem Handeln.

Auch ein Arzt aktiviert durch bestimmte Trigger-Manifestationen (z.B. durch pathognomonische Symptome) kognitive Krankheits-Frames, die den Rahmen für weiter Schlußfolgerungen und Maßnahmen bilden.

Mit modernen sogenannten *objekt-orientierten* Programmiersprachen lassen sich Krankheiten (= „stereotype Situationen") als Frames (Objekte) repräsentieren.

Jeder Krankheits-Frame beinhaltet *Erwartungswerte* (Symptome, die vorhanden sein müssen) und enthält Informationen über die *Beziehungen* mit anderen Krankheiten oder pathophysiologischen Zuständen (CAUSED-BY, CAUSE-OF, ASSOCIATED-WITH). Stellt man alle Frames und ihre Beziehungen untereinander graphisch dar (die Frames bilden dabei die „Knoten" und die Verknüpfungen die „Kanten"), so ergibt sich ein Netzwerk, das als *semantisches Netz* (semantic net) bezeichnet wird. Jeder Mediziner verbringt einen Großteil seiner Ausbildung damit, ein solches semantisches Netzwerk in seinem Gehirn zu knüpfen – und ist vermutlich den Rest seines Lebens damit beschäftigt, neue Verknüpfungen zu finden oder durch Vergessen verblaßte Frames oder Kanten wiederherzustellen.

Inferenzmechanismus des frame-basierten Expertensystems Der Inferenzmechanismus des frame-basierten Expertensystems wird als *hypothesize-and-test-Ansatz* bezeichnet und bildet den oben geschilderten kognitiven Prozeß des erwartungsgetriggerten Handelns nach: Bestimmte Trigger-Mani-

festationen (Symptome) aktivieren mehrere Krankheits-Frames, die den aufgestellten Hypothesen entsprechen. Diese Hypothesen werden dann getestet, indem die in den einzelnen Frames zu findenden Erwartungswerte mit den Symptomen des Patienten verglichen werden. In dieser Phase fragt das Expertensystem – ähnlich wie beim rückwärtsverketteten Regelinterpretierer – nach Laborwerten, Symptomen, Anamnesedaten etc., um die Hypothesen bewerten zu können. Der am besten „passende" Rahmen bildet dann schließlich den Diagnosevorschlag.

Ein Beispiel für ein auf Frames basierendes Expertensystem ist PIP [22] oder das unten erwähnte Expertensystem INTERNIST-1.

Hybride Systeme

Schließlich gibt es hybride Systeme, die verschiedene Ansätze kombinieren, z.B. CENTAUR [1], die sowohl mit Frames als auch mit Regeln arbeitet.

10.3.4 Wissensarten

Für die Leistungsfähigkeit und die Beurteilung eines Expertensystems ist nicht nur die Frage wichtig, wie das Wissen repräsentiert wird, sondern auch welche Art von Wissen zur Anwendung kommt: Wird beispielsweise eine Therapieempfehlung aus *pathophysiologischem* Wissen abgeleitet oder kommt vielmehr *heuristisches* Wissen („Daumenregeln") zum Einsatz?

Im Unterschied zu menschlichen Experten ist ein herkömmliches Expertensystem, konstruiert nach einem der oben vorgestellten Modelle, nicht in der Lage, in verschiedenen Wissensebenen, d.h. z.B. sowohl heuristisch als auch pathophysiologisch zu denken. Der menschliche Experte vermag hingegen beispielsweise bei „Routineproblemen" stur empirisch gewonnene Regeln zu befolgen (z.B. „Tetracyclingabe bei Kindern ist kontraindiziert"), ohne sich jedesmal den Grund für dieses Verhalten ableiten zu müssen. Gegebenenfalls ist er aber in der Lage, den heuristischen Ansatz zugunsten eines „pathophysiologisch-kausal" denkenden Ansatzes aufzugeben (z.B. „bei einer derart schweren Infektion, wie im vorliegenden Fall, wiegt die vitale Gefährdung schwerer als das kosmetische Problem der möglichen Zahnverfärbung, daher kann ausnahmsweise Tetracyclin gegeben werden").

10.3.5 Kliff-and-Plateau-Problem – Vorsicht vor dem Abgrund!

Ein gefürchteter Effekt beim Einsatz eines Expertensystems kommt durch folgende Tatsache zustande: Ein optimal konstruiertes Expertensystem mag zwar über Expertenwissen innerhalb eines engen, begrenzten Bereichs verfügen und kann sich innerhalb dieses Spezialbereichs mit seinen Entscheidungen ebenso verhalten, wie ein menschlicher Experte (Leistungs-Plateau). Auf darüber hinausgehenden Gebieten weist es jedoch ein krasses Unwissen auf. Beim Überschreiten der (für den Benutzer unsichtbaren!) Plateau-Grenzen kommt es zu einem krassen Leistungsabfall (Kliff) und damit zu unvorhersehbaren und falschen Ergebnissen.

Ein Beispiel für einen solchen Entscheidungsfehler wäre beispielsweise der Vorschlag des Systems, einen Schwangerschaftstest vornehmen zu lassen, obwohl der Arzt bereits als Nebendiagnose eine Prostatahyperplasie eingegeben hat. Dem System fehlt in diesem Beispiel ganz einfach ein Wissensbaustein, um Männlein und Weiblein unterscheiden zu können. Dies kann zu krassen Fehlentscheidungen führen, die nicht immer so offensichtlich sind, wie im genannten Beispiel.

Das Wissensprofil menschlicher Experten kann man als sanfte Hügellandschaft beschreiben, in der zwar so mancher Hügel einen anderen Hügel überragt, bei der aber niemals Spezialwissen so isoliert in einem Meer von „Dummheit" steht, wie das bei wissensbasierten Computerprogrammen der Fall ist. Der menschliche Experte verfügt z.B. auch außerhalb seines Spezialgebiets über „allgemeines" Weltwissen, so wird auch jeder Internist – ohne Psychiater sein zu müssen – die sozialen Probleme und psychischen Aspekte von Alkoholikern kennen. Ein System wie MYCIN hingegen mag zwar darüber Bescheid wissen, daß Alkoholkranke aufgrund von Vitaminmangel und Immundefizienz für bestimmte opportunistische Infektionserreger prädisponiert sind, ihm fehlt aber z.B. jegliche Welterfahrung, die jeder menschliche Experte mit dem Problem Alkoholabusus hat.

Besonders gefährlich ist hierbei die Tatsache, daß der Benutzer eines Expertensystems nie von vornherein weiß, welches Wissen der Entwickler dem System mitgegeben und welches er ihm vorenthalten hat. Hat beispielsweise MYCIN auch nicht-klinische Aspekte des Alkoholismus berücksichtigt? Berücksichtigt es z.B. eine geringere Zuverlässigkeit von anamnestischen Angaben bei Alkoholikern, berücksichtigen seine Therapieempfehlungen mögliche Medikamenten-Wechselwirkungen mit Ethanol oder die niedrigere Compliance des Patienten, die eventuell eine Hospitalisierung des Patienten eher notwendig macht als bei einem Nicht-Alkoholiker?

Der Benutzer kann diese Fragen nur beantworten, wenn er die Erklärungsfähigkeit des Expertensystems ausnutzt und die Entscheidungsschritte des Programms sorgfältig nachvollzieht (tracing). Um fehlende Wissensbausteine (z.B. eine nicht vorhandene Regel) entdecken zu können, muß er aber den fehlenden Wissensbaustein selber parat haben (um ihn als „fehlend" erkennen zu können): Dies ist natürlich sehr problematisch, und funktioniert nur, wenn es sich bei dem fehlenden Baustein um „Allgemeinwissen" handelt. Denn der Benutzer eines Expertensystems wendet sich ja gerade an den Computer, weil er selber kein Spezialist ist, und kennt daher die meisten Regeln, die berücksichtigt werden müssen, gar nicht. Oder, um es mit Aristoteles' Worten zu sagen: „Wer recht erkennen will, muß zuvor in richtiger Weise gezweifelt haben" (Metaphysik III). Gerade darin, daß Expertensysteme dem Anwender oft wenig Anlaß zum Zweifeln geben, sondern scheinbar plausibel ihre Schlußfolgerungen ziehen und erklären können, liegt der Fallstrick in der Anwendung dieser Systeme durch den Nicht-Experten – es sei denn, der Benutzer ist sich dieser Gefahr bewußt.

10.3.6 Erklärungsfähigkeit

Direkte Erklärungen

Die Erklärungsfähigkeit ist eine direkte Folge der Trennung zwischen Wissen und Programmcode (Inferenzmechanismus). Das Expertensystem kann *direkt* aus dem bisher beschrittenen Problemlösungsweg (Tracing) fallspezifische Erklärungen für den Benutzer

Abb. 10-3 Erklärungsfähigkeit eines Expertensystems. Abgebildet ist ein Beispieldialog mit MYCIN (Benutzereingaben kursiv). MYCIN, ein rückwärtsverketteter Regelinterpretierer, fragt zunächst nach klinischen Daten, um seine interne Diagnosehypothese zu überprüfen. Der Mediziner kann mit yes, no oder unknown antworten. Mit der Eingabe von why kann sich der Arzt erklären lassen, was sich MYCIN beim Stellen einer Frage „gedacht" hat. MYCIN zeigt daraufhin eine Regel an (RULE 578), deren erste drei Prämissen (4.1 bis 4.3) bereits bestätigt werden konnten – von MYCIN aus anderen Regeln abgeleitet oder direkt vom Arzt erfragt. Die vierte Prämisse (4.4) würde die Diagnose „Pseudomonas-Infektion" stützen, aus diesem Grund stellte MYCIN die Frage 38. Zusätzlich möchte der Benutzer nun wissen, wie es zur Bestätigung der Prämisse 4.3 gekommen ist („HOW 4.3"). MYCIN antwortet darauf, daß sie aus anderen Regeln abgeleitet werden konnte und gibt die Regeln sowie die dazugehörigen Wahrscheinlichkeitswerte aus (Protokoll nach [9]).

```
34) Is the menigitis a hospital-acquired infection?
** NO
35) Is patient's clinical history consistent with EPIGLOTTITIS?
** NO
36) Is patient's clinical history consistent with OTITIS-MEDIA?
** NO
37) Has the patient ever been to an area that is endemic for coccidiomycoses?
** UNKNOWN
38) Is patient a burn patient?
** WHY

[i.e. WHY is it important to determine whether patient has been seriously
burned?]

[4.0] This will aid in determining the organisms (other than those seen on
cultures or smears) which might be causing the infection.

It has already been established that
[4.1] the infection which requires therapy is menigitis, and
[4.2] organisms were not seen on the stain of the pending csf culture, and
[4.3] the type of the infection may be bacterial

Therefore, if
[4.4] patient has been seriously burned
then
there is suggestive evidence that pseudomonas-aeruginosa is one of the organisms
(other than those seen on cultures or smears) which might be causing the
infection
[RULE 578]

     [back to question 38 ...]

** HOW 4.3

[i.e. HOW was it established that the type of the infection may be bacterial?]

The following rules concluded about:
The likelihood that the type of the infection may be bacterial

                    Rule        Yes        No
     [4.5]        500          .4
     [4.6]        501                     .17
     [4.7]        502          .1
     [4.8]        524          .42
     [4.9]        504          .28
```

liefern. So wie die Trennung von Wissen und Inferenzmechanismus typisch ist für die Architektur von Expertensystemen, ist auch die Erklärungsfähigkeit ein typisches Charakteristikum von Expertensystemen. Da die Erklärungsfähigkeit zudem eine für den Anwender eines Systems *sichtbare* Komponente ist (Abb. 10-3), kann der Mediziner, der ein CAMEF-System unbekannter Architektur verwendet, anhand dieser Eigenschaft überprüfen,

- *ob* es sich um ein wissensbasiertes System handelt
- wenn ja, *wie* Wissen repräsentiert ist (z.B. pathophysiologisches oder heuristisches Wissen)

Liefert das System beispielsweise als Erklärung jeweils immer nur Wahrscheinlichkeitswerte für Symptom-Diagnose-Korrelationen, so handelt es sich wohl um ein statistisches Programm. Die Abbildung 10-3 „Erklärungsfähigkeit eines Expertensystems" zeigt, wie die *direkte* Erklärungsfähigkeit bei wissensbasierten Systemen für den Benutzer sichtbar wird. Deutlich erkennbar ist auch, daß dieses Programm mit Regeln arbeitet.

Die direkten Erklärungen dienen dem Arzt als
- Ausbildungsinstrument
- Kontrolle
- Fehlerlokalisation und Pflege der Wissensbasis

Ausbildungsinstrument Der unerfahrene Mediziner (für den ja das System in erster Linie bestimmt ist) bzw. der Student lernt die problemrelevanten Wissensbausteine und Gedankenschritte des Spezialisten kennen. Wendet er das System oft genug an, so wird er irgendwann eigenständig in der Lage sein, wie ein Spezialist zu denken, indem er dessen Wissen (Regeln) anwendet.

Kontrolle Indem er den Lösungsweg des Systems nachvollzieht, kann der Arzt, der das System für Routineanwendungen verwendet, überprüfen, ob die „Gedankengänge" des Expertensystems plausibel sind oder ob das System an irgendeiner Stelle die steile Klippe

seines Wissens-Plateaus hinabgestürzt ist (Kliff-and-Plateau-Problem, s.o.). Da besagte Klippe so steil ist, wird der Sprung des Expertensystems ins kalte Wasser (d.h. ein für den Arzt nicht nachvollziehbarer Gedankenschritt) meist recht deutlich sichtbar – beruht er doch zumeist auf einem, dem Expertensystem fehlenden Stück Allgemeinwissen, das der Mediziner normalerweise ganz selbstverständlich beim Problemlösungsprozeß berücksichtigt.

Fehlerlokalisation und Pflege der Wissensbasis Für den Experten, der die Wissensbasis füttert und/oder pflegt, ist die Erklärungsfähigkeit ein wichtiges Hilfsmittel, um die korrekte Anwendung des Wissens überprüfen zu können und um gegebenenfalls fehlerhaftes Wissen (z.B. eine mißratene Regel) zu lokalisieren.

Indirekte Erklärungen

Nicht verwechselt werden dürfen die für Expertensysteme typischen, direkt aus dem beschrittenen Problemlösungsweg abgeleiteten Erklärungen mit sogenannten indirekten Erklärungen, die der Programmierer explizit und „vorbereitet" implementiert hat, etwa Literaturangaben oder Begriffserklärungen nach Art eines Lexikons, die auch bei Programmen „herkömmlicher" Architektur zu finden sind.

10.4 Akzeptanz von Expertensystemen

10.4.1 Ethische Aspekte

Ein gesellschaftlicher Grundkonsens hinsichtlich des Einsatzes von Expertensystemen in der Medizin besteht darüber, daß Expertensysteme ausschließlich zur *Unterstützung* des Arztes herangezogen werden sollten, um ihn (bzw. seinen Patienten) vor Fehlern zu schützen, oder zu Ausbildungszwecken. Keinesfalls aber sollten sie als selbstständige Entscheidungsträger fungieren und somit den Arzt ersetzen. Auch die Enquete-Kommission Technikfolgenabschätzung des deutschen Bundestags äußerte sich Ende 1988 in ähnlicher Weise: Expertensysteme prinzipiell ja, aber nur als Hilfsmittel und nicht als „letzte Instanz".

In der Medizin spielt hierbei eine Rolle, daß die Gesamtheit des zur Entscheidungsfindung herangezogenen Wissens unmöglich formalisiert werden kann und Expertensysteme deshalb prinzipiell unzulänglich sind. Ein Arzt stützt sich bei all seinen Entscheidungen nicht nur auf medizinisches, sondern auch auf allgemeines „menschliches" Wissen: „Diagnosis is a complex process more involved than producing a nosological label for a set of patient descriptors. Efficient and ethical diagnostic evaluation requires a broad knowledge of people and disease states." [18]

10.4.2 Akzeptanz unter Ärzten

Klagen über die mangelnde Bereitschaft der Mediziner, Expertensysteme zu nutzen, kommen vor allem von der Seite der Informatiker: „Das Hauptproblem für den Einsatz von Expertensystemen zur klinischen Entscheidungsunterstützung dürfte jedoch die geringe Akzeptanz durch die medizinische Gemeinschaft sein. Sie drückt sich am klarsten in der geringen Motivation zur effektiven Mitarbeit in medizinischen Expertensystemprojekten aus. Statt dessen ist die typische Haltung passiv abwartend (...).“ [23]

Der amerikanische Arzt Paul Cutler stellte einmal fest: „One thing worries me when I discuss new computer applications in medicine with medical students. They are intrigued with the prospect of obtaining complete diagnoses and treatment at the push of a button. The first question asked is not ‚how does it work?‘, but ‚when will it be ready for use?‘. I fear that many of them are merely seeking ways to avoid thinking and learning." [6]

Prof. Chr. Trendelenburg, einer der Entwickler der Expertensystem-Shell Pro M.D., zur Anwenderakzeptanz: „Die Hypothese, daß die Anwender, speziell Ärzte, etwas gegen Computer und damit auch gegen Expertensy-

steme hätten, ist falsch. (...) Die Barrieren liegen nicht in der Technik- oder Innovationsfeindlichkeit der Ärzte, sondern vielmehr in Leistungsmängeln und einer häufig geringen Praktikabilität solcher Systeme, wobei bei einwandfreier Leistung die Praktikabilität plötzlich enorm wichtig wird." Eine Erhöhung der Praktikabilität kann vor allem erreicht werden durch verbesserte Hardware und alternative Eingabemedien, z.B. dem NotePad für die Kitteltasche (s. Kap. 1.2.5) und durch Integration von Expertensystemen in bestehende Krankenhausinformationssysteme [12].

Die größten Aussichten, Einzug in Klinik und Praxis zu halten, haben wissensbasierte Programme, denn die ärztliche Akzeptanz von CAMEF-Systemen ist eng verknüpft mit der Fähigkeit eines solchen Systems, die Lösung des Problems zu *erklären*. Dies belegen auch Studien zur Einstellung von Ärzten gegenüber dem Computer als Berater [32]. Stimmt der Vorschlag des Expertensystems nicht mit der Meinung des Arztes überein, so sollte dieser weder den Vorschlag des Expertensystems völlig ignorieren, noch darf er dem Computer blind folgen. Kein verantwortungsvoller Mediziner sollte sich von einer „Black Box", deren Innenleben er nicht kennt, patientenrelevante Entscheidungen aus der Hand nehmen lassen. Vielmehr sollte der Mediziner in einem solchen Fall sich die „Argumente" des Expertensystems erklären lassen und anhand dieser Erklärungen seine Entscheidung nochmals überdenken. Vorsicht vor allzu großer Computergläubigkeit ist um so mehr angebracht, als es in der BRD keine zentrale Zulassungsbehörde für medizinische Software gibt (anders als in den USA, in denen medizinische Expertensysteme unter die FDA-Zulassungs-Vorschriften fallen sollen, vgl. [4]).

Solange der Mediziner ein CAMEF-System primär als Gedächtnisstütze verwenden und in ihm lesen kann wie in einem elektronischen Buch, das ihm automatisch die problemrelevanten Seiten aufblättert und Ge-

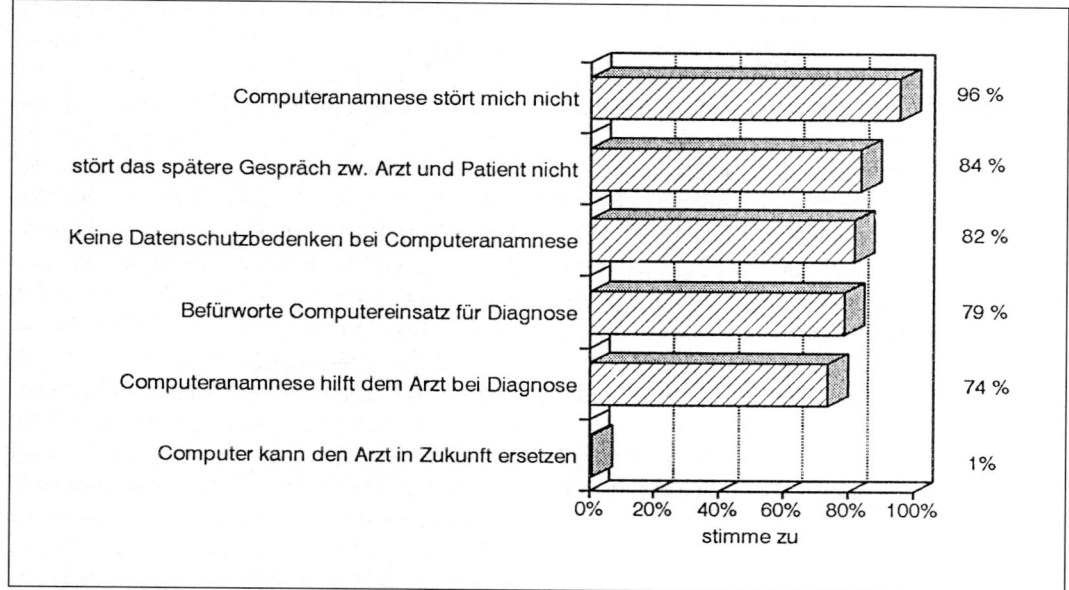

Abb. 10-4 Akzeptanz von Computereinsatz zur Diagnoseunterstützung unter Patienten. 409 ambulante Patienten mit Gelenkbeschwerden wurden in der Poliklinik München über einen Computer mit etwa 30 Standardanamnesefragen konfrontiert. Erst im Anschluß daran fand die Anamneseerhebung durch den Arzt statt. Die Abbildung zeigt die Ergebnisse eines Fragebogens, den die Patienten nach diesem Verfahren der Anamneseerhebung bearbeiteten. Die Antworten zeigen eine relativ breite Zustimmung und hohe Erwartungshaltung bezüglich des Computereinsatzes: Etwa 80% der Patienten glauben, daß der Computer dem Arzt bei der Diagnosestellung hilft, und befürworten den Einsatz von Computern. Diese Zahl ist um so erstaunlicher, als lediglich 54% der Patienten der Meinung waren, der Computer würde ihnen selbst bei der Ausübung ihres eigenen Berufs helfen oder helfen können (nach [26]).

dankenanstöße liefert, wird jeder Arzt derartige Systeme begeistert aufnehmen.

10.4.3 Akzeptanz unter Patienten

Die Ergebnisse einer Akzeptanzstudie [26], die an der Medizinischen Poliklinik der LMU München im Jahre 1991 durchgeführt wurde, zeigt die Abbildung 10-4. Die Fragen wurden Rheumapatienten vor und nach einer Computeranamnese gestellt. Die Computeranamnese wurde mit Hilfe des Expertensystems +RHEUMA durchgeführt, einem regelbasierten, bidirektional verketteten System, erstellt mit der Shell MED1.

10.5 Sekundäre Erfolge der Expertensystemforschung

Der Versuch, medizinische Wissensbasen für Expertensysteme aufzubauen, hat zu einer regen „Meta-Medizinforschung" geführt, die sich damit befaßt
– den kognitiven Prozeß der medizinischen Entscheidungsfindung zu beleuchten
– medizinisches Wissen zu strukturieren
– die medizinische Terminologie zu vereinheitlichen

– die medizinische Dokumentation zu optimieren

Duda und Shortliffe stellten 1983 fest: „The greatest contributions of expert systems research may well go beyond the development of high-performance programs. Equally as important is the field's impact on the systematization and codification of knowledge previously thought unsuited for formal organization." [9]

Insbesondere für die Erstellung von Wissensbasen, in denen das Wissen explizit strukturiert ist (etwa in Form eines semantischen Netzes), „ist man im Gegensatz zum Produktionsregelsystem weitaus stärker dazu angehalten, sich über die Art der Strukturelemente und ihrer Relationen zueinander möglichst umfassende Gedanken zu machen." [27]. Dies hat in der Medizin oft zur Folge, daß man urplötzlich Wissenslücken in einem semantischen Netz erkennt, die man bereits von der medizinischen Forschung vollständig geknüpft wähnte. Oder es werden neue Fragen über die Beziehung zweier Objekte zueinander aufgeworfen, die bisher unbeachtet geblieben sind und noch wissenschaftlich untersucht werden sollten.

10.6 Beispiele für computergestützte Entscheidungsfindung

10.6.1 Einige bekannte Expertensysteme

INTERNIST-1 und QMR

1972 wurde an der Universität Pittsburgh von den Internisten Dr. Jack D. Myers und Randolph A. Miller sowie dem Informatiker Dr. Harry E. Pople eines der ersten Expertensystemprojekte initiiert, das *INTERNIST-1*-Projekt [20].

Die Wissensbasis, die in jahrzehntelanger Arbeit hauptsächlich mit Hilfe von Medizinstudenten aufgebaut wurde, besteht aus 600 Krankheitsprofilen. Jedes dieser Krankheitsprofile verknüpft eine Krankheit mit ihren typischen Befunden (Symptome, Anamneseangaben, Laborwerte). In der INTERNIST-1-Wissensbasis ist jede Krankheit durchschnittlich mit 85 Befunden verknüpft. Da nicht jeder dieser Befunde gleich wichtig für eine Diagnose ist, wurde jede einzelne Befund-Diagnose-Konstellation mit jeweils zwei numerischen Werten gewichtet: Ein Wert zwischen 0 und 5 gibt die Spezifität (Selektivität, evoking strenght, „Wie stark spricht ein Symptom für eine Diagnose?"), ein weiterer Wert zwischen 0 und 5 die Häufigkeit an (Inzidenz, frequency, „Wie regelmäßig tritt ein Symptom bei einer Diagnose auf?") (Tab. 10-1). Beispiel: Die Symptom-Diagnose-Konstellation „Schmerzen im Unterbauch" – „Appendizitis" hat eine große Häufigkeit (Unterbauchschmerzen sind Leitsymptom bei Appendizitis; Häufigkeitswert = 5), andererseits ist „Unterbauchschmerz" ein relativ unspezifisches Symptom (evoking strenght = 2).

Zusätzlich sind für jeden der 4350 in der Wissensbasis vorkommenden Befunde die Eigenschaften gespeichert, z.B. die (für den Arzt

Tabelle 10-1 Bewertungsskala der INTERNIST-1-Wissensbasis.

Spezifität (evoking strenght): Aus Symptom S folgt die Diagnose D ...

0 extrem selten
1 selten
2 oft
3 meistens
4 in der Mehrzahl der Fälle
5 quasi immer (pathognomonisch)

Häufigkeit (frequency): Bei der Diagnose D kommt das Symptom S vor ...

0 nie
1 selten
2 in der Minderheit der Fälle
3 in der Hälfte der Fälle
4 in der Mehrzahl der Fälle
5 quasi immer (Leitsymptom)

selbstverständliche) Beziehung „Wenn der Laborwert Serum-T3 erhöht ist, dann ist T3 nicht vermindert" oder der *Erklärungsbedarf* (import value) eines Symptoms: Eine Parese im rechten Bein ist „erklärungsbedürftiger" als etwa das Symptom „Müdigkeit", daher muß primär nach einer Diagnose gesucht werden, die die Parese nicht unerklärt läßt.

Der Inferenzmechanismus besteht schließlich darin, daß das Expertensystem die Wissensbasis nach den vom Mediziner eingegebenen Befunden durchsucht, für jede in Frage kommende Diagnose Punkte vergibt (je höher die Spezifität, desto höher die Punktzahl) und für fehlende, aber zu erwartende Befunde, Punkte abzieht (je höher die zu erwartende Häufigkeit, desto mehr Minuspunkte). Aus den für die einzelnen Diagnosen vergebenen Punkten wird schließlich eine Rangordnung der wahrscheinlichsten Diagnosen gebildet.

Aus dem Forschungsprojekt INTERNIST-1 ist das heute kommerziell erhältliche Programm *Quick Medical Reference (QMR)* hervorgegangen (Vertrieb in Deutschland: MEDISOFT, DM 980,–), das

– dem Praktiker als elektronisches Nachschlagewerk dienen kann („Welche Symptome finden sich bei der Krankheit X ?")
– als elektronischer Ratgeber nach Eingabe der Befunde eine Liste von Differentialdiagnosen generieren kann
– für Ausbildungszwecke einen „imaginären" Patienten mit einer Reihe von Diagnosen generieren kann; der Lernende kann daraufhin versuchen, die Diagnose zu finden.

QMR gehört sicherlich zu den bemerkenswertesten Produkten, das die Expertensystemforschung für den Praktiker bisher hervorgebracht hat. Insbesondere der „Lernmodus" hat sich als sehr brauchbar für die Ausbildung von Medizinstudenten erwiesen [19].

HELP und ILIAD

Ein zweites Expertensystem, ILIAD, geht ebenfalls auf ein Vorgängersystem zurück, nämlich auf das Krankenhausinformations-

system *HELP* (health evaluation through logical process) [11]. HELP wurde vor über 20 Jahren am LDS Hospital in Salt Lake City installiert. Dieses seither beständig ausgebaute System besteht aus einer klinischen Datenbank mit über 500 000 Kasuistiken. Im zentralen Klinikrechner von HELP fließen die Daten aus verschiedensten Quellen zusammen: Patientendaten aus der Administration, klinische Werte aus den Computern der klinischen Labors, von den Computern der Intensivstation sowie von den Eingaben der Ärzte und Pfleger in die Terminals der Stationen, Daten aus der Klinikapotheke etc. Neben einer großen Datenbasis mit den Daten der Patienten verfügt das HELP-System auch über eine Wissensbasis mit 2000 Regeln und eine Inferenzmaschine, mit deren Hilfe die Daten analysiert werden können. Ein Computerized Laboratory Alerting System (CLAS) überwacht beispielsweise ständig, ob nicht irgendwelche Laborwert-Konstellationen eines Patienten eine lebensbedrohliche Situation signalisieren. Übermittelt beispielsweise der Laborcomputer dem HELP-Zentralrechner die Blutwerte eines Patienten, die eine Hypokaliämie anzeigen und stellt das System aufgrund der Daten aus der Zentralapotheke fest, daß der Patient digitalisiert ist, so schlägt der Computer Alarm. Mehr noch: Das integrierte Expertensystem schlägt dem Arzt auch gleichzeitig eine Gegenmaßnahme vor, z.B. die Verabreichung einer Kaliumchlorid-Infusion.

Aus der gigantischen Datenbasis dieses Krankenhausinformationssystems wurde die Wissensbasis von *ILIAD* extrahiert, ein CAI- und Expertensystem für den Apple Macintosh und Windows (Applied Informatics) [33]. ILIAD kennt 930 Diagnosen aus dem Bereich der Inneren Medizin und verknüpft diese über Wahrscheinlichkeitswerte mit den entsprechenden Befunden. Der Inferenzmechanismus basiert primär auf dem Bayes-Verfahren. Wie auch QMR kann ILIAD simulierte Kasuistiken präsentieren und zeigt einen meßbar positiven Effekt auf die diagnostischen

Tabelle 10-2   Einige Expertensysteme oder Diagnoseprogramme. Berücksichtigt wurden ausschließlich Systeme, die kommerziell erhältlich sind oder sich auf breiter Basis im klinischen Einsatz befinden.

Name	Hersteller/Vertrieb	Gebietsabdeckung	Bem./Ref.
Wissensbasierte Systeme (Expertensysteme)			
DXplain	Massachusetts General Hospital, Boston	Allgemeinmedizin	
QMR	Camdat Corp., Pittsburgh/MEDISOFT	Innere Medizin	
ILIAD	Applied Informatics, Salt Lake City	Innere Medizin	
ONCOCIN	Stanford Univ., USA	Onkol. Chemotherapie	
Diagnose-Datenbanken			
Vergiftungen	Thieme/MEDISOFT	Intoxikationen	Symptome, Diagnose, Therapie der 300 wichtigsten Vergiftungen nach dem Buch von S. Moeschlin
M.I.S.	Schattauer	Allgemeinmedizin	Diagnose-Datenbank
Diagnosis	Thieme/MEDISOFT	Allgemeinmedizin	Diagnose-Datenbank
Expertensystem-Shells			
Pro M.D.	Thieme		Pohl, Trendelenburg: Pro
MED2/ CLASSIKA	F. Puppe, Uni Karlsruhe		Puppe, F: Applied Artificial Intelligence 1 (1987) 163–171
EXPERT4	Biosoft		

Fähigkeiten von Medizinstudenten [16]. Hinsichtlich des Einsatzes von ILIAD als Arztberatungssystem wurde allerdings auch Kritik laut [8]: Zuweilen verheerend wirkt sich beispielsweise aus, daß ILIAD das Alter des Patienten nicht in seine Erwägungen miteinbezieht und etwa das Vorliegen einer CLL bei einem 21jährigen als gleichwahrscheinlich ansieht, wie bei einem 56jährigen. Außerdem ist die Tatsache problematisch, daß ILIAD sein Wissen aus einer Datenbasis bezieht, die ausschließlich bereits hospitalisierte Patienten enthält. Dies erschwert die Erkennung von Frühsymptomen oder von nicht hospita-lisierungspflichtigen Krankheiten durch ILIAD. Für europäische Anwender kommt hinzu, daß die US-Daten nur bedingt übertragbar sind.

ILIAD ist auch in einer deutschen Version erhältlich (Dr. P. Huber; Preis: 1350 DM)

DXplain

DXplain [3] ist ein in Boston entwickeltes wissensbasiertes CAMEF-Programm, das aus eingegebenen klinischen Symptomen und Manifestationen eine Liste von Differentialdiagnosen erstellt. Es ist primär für den Allgemeinmediziner als Schutz vor dem Übersehen wichtiger Krankheitsbilder gedacht. Das System beherrscht ein Vokabular von rund 4700 medizinischen Begriffen, mit dessen Hilfe der Arzt dem Programm den klinischen Zustand seines Patienten mitteilt. DXplain kennt 2000 Krankheiten, vorwiegend aus dem Bereich der inneren Medizin, und 65000 Regeln, die die Beziehungen zwischen Symptomen und Krankheiten beschreiben. Im Durchschnitt ist also jede Krankheit mit 35 Symptomen verknüpft.

Das interne Format der Wissensbasis ist ähnlich der des INTERNIST-/QMR-Systems. Das „Wissen" von DXplain beruht also auf dem Wissen um die Häufigkeit bestimmter Symptom-/Krankheits-Konstellationen. Über pathophysiologisches oder anatomisches Wissen verfügt es nicht.

DXplain, entwickelt mit finanzieller Unterstützung der American Medical Association, kann in den USA bereits von jeder Arztpraxis aus via Modem „befragt" werden. Das Programm wurde 1993 von Prof. Giere, Zentrum der medizinischen Informatik, Uni Frankfurt, ins Deutsche übersetzt. Preis: 1000 DM, (jährliche Updates 600 DM). Ähnlich wie in den USA soll auch hierzulande ein Online-Zugang ermöglicht werden (über das Wissenschaftsnetz WIN).

10.6.2 Datenbanken als Diagnosehilfen

M.I.S.

M.I.S. (Medizinisches Informations Service System, Schattauer Verlag), seit 1993 vom Hersteller nur noch M.I.S. (Medizinisches Informations-System) genannt, ist ein Programm für DOS-/Windows-Rechner, das aus mehreren Teilen besteht: Essentieller Bestandteil ist ein Basismodul, das sogenannte „medizinisch-therapeutische Manual" (874 DM). Dieses Datenbanksystem enthält im wesentlichen die Volltextbeschreibung von 2000 Diagnosen, auf die über einen Thesaurus (s. Kap. 6.1.2) zugegriffen werden kann. Die Texte behandeln kompakt das gesamte Spektrum einer Krankheit: Klinik, Befunde, Labor, Diagnostik, Differentialdiagnosen, Therapie und Literatur. Bei einigen Erkrankungen lassen sich auch Informationstexte für Patienten ausgeben. Die Suche erfolgt hier ausgehend von einem Krankheitsnamen; die Eingabe eines Symptoms als Sucheinstieg ist mit dem Basismodul allein nicht möglich.

Das M.I.S.-Basismodul ist nun um weitere Module erweiterbar; diese müssen gesondert erworben werden (je 522 DM). Von diesen Aufbaumodulen existieren bisher ein Entscheidungsmodul (diagnostische Entscheidungsprozesse) und ein Labormodul. Das Entscheidungsmodul basiert auf medizinischen Flußdiagrammen und ist somit ein klassisches *algorithmisches* CAMEF-System. Es ermöglicht die Auswahl von Symptomen und führt dann Schritt für Schritt zu einer Diagnose oder einer Therapie. Die Entscheidungsprozeduren orientieren sich an den Flußdiagrammen aus dem Schattauer-Buch von Kaufmann („Internistische Differentialdiagnostik – Entscheidungsprozesse in Flußdiagrammen"). Das Labormodul kann als Nachschlagewerk zu nahezu allen Laborparametern dienen und liefert Informationen über Indikation, Probengewinnung/Probenmaterial, Probenlagerung, Bestimmungsmethode etc.

DIAGNOSIS

Eine von Intention und Architektur her ähnliche Datenbasis bietet Thieme/MEDISOFT mit DIAGNOSIS an (s. Kap. 4.3.2). Auch hier handelt es sich nicht um ein Expertensystem im engeren Sinne, sondern um eine Datenbank mit Krankheitsbeschreibungen, die als Diagnosehilfe dienen können.

Einige Hilfen zur Entscheidungsfindung sind in Tabelle 10-2 zusammengefaßt.

Literatur

1. Aikins, J.: Prototypical knowledge for expert systems. Artificial Intelligence 20 (1983) 163–210.
2. Auerswald, U., O. Colhoun, P. Kapaun, L. Behnken, C. Trendelenburg: Grenzen und Möglichkeiten der wissensbasierten Spezialbefundung von durchflußzytometrisch bestimmten Lympho-

zyten-Subpopulationen bei Einsatz des Pro. M.D.-Systems. Lab. Med. 16 (1992) 267–275.

3. Barnett, G., J. Cimino, J. Hupp, E. Hoffer: DX-plain. An evolving diagnostic decision-support system. J. Amer. med. Ass. 258 (1987) 67–74.

4. Beier, B.: Liability and responsibility for clinical software in the Federal Republic of Germany. Comput. Meth. Programs Biomed. 25 (1987) 237–242.

5. Blois, M.: Expert systems: more than a book, less than a human. MD Comput.4 (1987) 53–56.

6. Cutler, P.: Problem Solving in Clinical Medicine – From Data to Diagnosis. Williams & Wilkins, Baltimore–Hongkong–London 1985.

7. Davis, R.: Knowledge-based systems. Science 231 (1986) 957–963.

8. Diamond, L.: A different view of Iliad [letter; comment]. MD Comput. 9 (1992) 76–78.

9. Duda, R., E. Shortliffe: Expert systems research. Science 220 (1983) 261–268.

10. Elstein, A., L. Shulman, S. Sprafka: Medical Problem-Solving: An analysis of clinical reasoning. Harvard University Press, Cambrigde 1978.

11. Evans, R.: The HELP system: a review of clinical applications in infectious diseases and antibiotic use. MD Comput. 8 (1991) 282–288, 315.

12. Haux, R.: Expertensysteme in der Medizin – Beiträge zu ihrer Beschreibung, Bewertung, und Anwendung. Habilschr. Rhein.-Westf. techn. Hochschule, Aachen 1987.

13. Hofstadter, D.: Gödel, Escher, Bach – Ein endloses geflochtenes Band. Klett, Stuttgart 1985.

14. Iglesias, J.: 7 Jahre Erfahrung mit „TUMOR" (3.600 Fälle). Ein Expertensystem für die Diagnose in der Neuropatholgie. Verh. Dtsch. Ges. Path. 75 (1991) 436.

15. Iglesias, J., C. Aruffo, J. Esparza, E. Kazner: Histological grading of brain tumours. EDV Med. Biol. 19 (1988) 38–44.

16. Lincoln, M., C. Turner, P. Haug, H. Warner, J. Williamson, O. Bouhaddou et al.: Iliad training enhances medical students' diagnostic skills. J. med. Systems 15 (1991) 93–110.

17. Miller, P., H. Black: Medical plan-analysis by computer: Critiquing the pharmacologic management of essential hypertension. Comput. biomed. Res. 17 (1984) 38.

18. Miller, R. A.: Why the standard view is standard: People, not machines, understand patient's problems. J. Med. Philos. 15 (1990) 581–591.

19. Miller, R., F. J. Masarie: Use of the Quick Medical Reference (QMR) program as a tool for medical education. Meth. Inform. Med. 28 (1989) 340–345.

20. Miller, R., H. Pople, J. Myers: INTERNIST-1, an experimental computer-based diagnostic consultant for general internal medicine. New Engl. J. Med. 307 (1986) 468–476.

21. Morio, S., S. Kawahara, N. Okamoto, T. Suzuki, T. Okamoto, M. Harada et al.: An expert system for early detection of cancer of the breast. Comput. Biol. Med. 19 (1989) 295–305.

22. Pauker, S., G. Gorry, J. Kassirer, W. Schwartz: Towards the simulation of clinical cognition: Taking the present illness by computer. Amer. J. Med. 60 (1976) 981–996.

23. Puppe, F.: Einführung in Expertensysteme.Springer, Berlin–Heidelberg–New York 1991.

24. Quaglini, S., M. Stefanelli, G. Barosi, A. Berzuini: ANEMIA: an expert consultation system. Comput. biomed. Res. 19 (1986) 13–27.

25. Sass, H.: Zur ethischen Bewertung von Expertensystemen in der Medizin. In: Medizinethische Materialien, Heft 44. Zentrum für medizinische Ethik Bochum, Bochum 1990.

26. Schewe, S., K. Krüger, P. Herzer, M. Schattenkirchner: Der Arztcomputer als Diagnoseunterstützung bei Gelenkschmerzen – Patientenmeinung und Ergebnisse. Z. Rheum. 50 (1991) 211–215.

27. Schill, K.: Medizinische Expertensysteme: Methoden und Techniken. Oldenburg, München–Wien 1990.

28. Schwartz, W.: Medicine and the computer: the promise an problems of Change. New Engl. J. Med. 283 (1970) 1257–1264.

29. Schwartz, W., R. Patil, P. Szolovits: Artificial intelligence in medicine: Where do we stand? New Engl. J. Med. 316 (1987) 685–687.

30. Shortliffe, E.: Computer programs to support clinical decision making. J. Amer. med. Ass. 258 (1987) 61–66.

31. Spackman, K., D. Connelly: Knowledge-based systems in laboratory medicine and pathology. A review and survey of the field. Arch. Path. Lab. Med. 111 (1987) 116–119.

32. Teach, R., E. Shortliffe: An analysis of physician attitudes regarding computer-based clinical consultation systems. Comput. biomed. Res. 14 (1981) 542–558.

33. Warner, H. J.: Iliad: moving medical decision-making into new frontiers. Meth. Inform. Med. 28 (1989) 370–372.

34. Weiss, S., C. Kulikowski: EXPERT a system for developing consultation models. Proc. intern. J. Conf. artif. Intell. 4 (1979) 841–846.

35. Winston, P.: The psychology of computer vision. McGraw-Hill, New York–St.Louis–San Francisco 1975.

Anhang

Anhang A
Adressen

ADAM Software Inc./MLI Medical Legal Illustrations
1899 Powers Ferry Rd./Suite 460
300067 Marietta
USA
Tel. 001-404/980-1899
Fax 001-404/955-3088
Produkt: ADAM (Animated Dissection of Anatomy for Medicine)

ADONIS B.V.
Molenwerf 1
1014 AG Amsterdam
Niederlande
Tel. 0031-20/684-2206
Fax 0031-20/688-0241
**Produkt: ADONIS CD-ROM's
(Biomedizinische Artikel als bit-map-Bilder)**

**AIS GmbH
Unternehmen für angewandte Informationssysteme**
Lütge Brückstr. 12
44135 Dortmund
Tel. 0231/55905-0
Produkt: COMUS-Metalog

Applied Informatics Inc.
295 Chipeta Way
84108 Salt Lake City, Utah
USA
Produkt: ILIAD

Autodesk
Hansastr. 28
80686 München
Tel. 089-547690
Fax 089-54769400
Produkt: HyperChem (Molecular Modelling), AutoSketch (CAD) u.a.

Biosoft
22 Hills Rd.
CB2 1JP Cambridge
UK
Tel. 0044-223/68622
Fax 0044-223/312873
Produkt: diverse biomedizinische Software

CAMDAT Corp.
359 Northgate Drive
15086 Warrendale PA
USA
Tel. 001-412/934-2865
Fax 001-412/934-2855
Produkt: QMR

CD Plus
Valeriusstraat 100
1075 GC Amsterdam
Niederlande
Tel. 031-20/672-0242
Fax 031-20/673-8041
Produkt: medizinische Datenbanken auf CD-ROM

Cherwell Scientific/Chem Research GmbH
Beethovenstr. 7b
60325 Frankfurt
Tel. 069/7411114
Fax 069/740496
Produkt: EndNote/EndLink (Literaturverwaltung), MultiAlign, EasyPlot, C-Stat u.a. Programme aus dem Bereich Biomedizin

Clinical Reference Systems
7100 Belleview Avenue, Suite 305
80111 Englewood
USA
Tel. 001-303/220-1661
Fax 001-303/220-1685
Produkt: diverse CAI-Programme (s. Tab. 9-1)

DA GAMA Ges. f. interaktive Multimedia in Medizin und Pharmazie mbH
Brombergstr.17c
79102 Freiburg
Tel. 0761/73755
Fax 0761/71007
e-mail: 100013,122 (Compuserve);
GER.XSE 0167 (AppleLink)
Produkt: ADAM, HeartLab

Data Sharing Optical Media GmbH
Lehrter Straße 16–17
10557 Berlin
Tel. 030-39788500
Fax 030-39788599
Produkt: CD-ROMs verschiedener Hersteller (Vertrieb)

Data Star Marketing GmbH
Ostbahnhofstr.13
60314 Frankfurt
Produkt: Online-Datenbanken

DIMDI
Weißhausstr.27
PF. 42 05 80
50899 Köln
Produkt: Online-Datenbanken

ECHO European Commission Host Organisation
BP 2373
1023 Luxemburg
Luxemburg
Produkt: Online-Datenbanken

Editio Cantor Verlag
PF 1255
60325 Frankfurt/Main
Tel. 07525/206-40
Fax 07525/206-47
Produkt: Rote Liste auf Diskette

European Molecular Biology Laboratory (EMBL)
EMBL data library
Meyerhofstr.1, PF 10 22 09
69012 Heidelberg
Tel. 06221/387258
Fax 06221/387519
e-mail: datalib@embl-heidelberg.de
Produkt: Molekularbiologische Datenbanken

Genetics Computer Group
University Research Park
575 Science Drive, Suite B
53711 Madison, Wisconsin
USA
Tel. 001-608/231-5200
Fax 001-608/231-5202
e-mail: HELP@GCG.com
Produkt: GCG

Informationsvermittlung Heidrun Stubbe
Am Plessen 6
49205 Hasbergen
Tel. 05405/69824
Produkt: A-COM (front-end-system für
verschiedene Online-Retrievalsysteme)

Jandel Scientific GmbH
Schimmelbuschstr. 25
40699 Erkrath
Tel. 02104/36098
Produkt: SigmaStat, SigmaPlot

Lee Willoughby, UMKC School of Medicine, Dept.
Evaluation & Computer Resources
2411 Holmes Street
64108 Kansas City
USA
Tel. 001-816/276-1890
Produkt: diverse CAI-Programme

Lotus Development GmbH
Baierbrunner Str. 35
81379 München
Tel. 089/78509-0
Fax 089/78509-85
Produkt: Lotus 1-2-3, AmiPro, Freelance

Maxwell Electronic Publ.
CB2 1JP Cambridge
USA
Tel. 001-617/6612955
Produkt: CD-ROMs

MEDISOFT Ges. f. medizinische Datenbanken
PF 90 06 49
Georg-Speyer-Str.42
60446 Frankfurt
Tel. 069/774321
Fax 069/772341
Produkt: DIAGNOSIS, QMR,
Moeschlin-Vergiftungsdatenbank u.a.

Nova Idea
Bergisch Gladbacher Str. 978
51069 Köln
Tel. 0221/96846-60
Fax 0221/96846-69
Produkt: Knowledge Finder (Retrievalsystem
für MEDLINE u.a. Datenbasen)
PARIS (Literaturverwaltung)

NRCLSE
PO Box 51187
98115 Seattle
USA
Tel. 001-206/522-6045
Produkt: diverse Lernsoftware

Research Information Systems
2355 Camina Vida Roble
92009 Carlsbad, California
USA
Tel. 001-800/722-1227
Fax 001-619/438-5526
Produkt: Reference Manager,
Reference Update Service

SilverPlatter Education
62 Harvard Street
Brookline, MA-02146
USA
Tel. 001-617/277-5506
Fax 001-617/277-4211
Produkt: Multimedia-Lernprogramme
auf CD-ROM

SilverPlatter Information
10 Barley Mow Passage
W4 4PH Chiswick
UK
Tel. 0044-81/995-8242
Fax 0044-81/995-5159
Produkt: CD-ROM-Datenbanken

SPSS GmbH Software
Steinsdorfstr.19
80538 München
Tel. 089/2283008
Fax 089/2285413
Produkt: SPSS, SPSS Codebook

STN International (The Scientific & Technical Information Network)
PF. 2465
7500 Karlsruhe
Tel. 07247/808555
Fax 07247/808666
Produkt: Online-Datenbanken-Host, STN Personal File System, STN Express

STSC Inc.
2115 East Jefferson Street
20852 Rockville
USA
Produkt: Statgraphics

Universität Bern, Abteilung für Unterrichtsmedien (AUM)
Medizinische Fakultät
Institut für Aus-, Weiter- und Fortbildung
Inselspital 38
3010 Bern
CH
Tel. 0041-31/6322515
Fax 0041-31/3819322
Produkt: CAI-Programme: diverse Video-, Audio- und Multimediaproduktionen zur Medizindidaktik

Upjohn Company
Educational Services
Unit 9435-88-0
49001 Kalamazoo
USA
Produkt: PSYCAL, MICAL

Werbe- und Vertriebsges. deutscher Apotheker
Beethovenplatz 1–3
60325 Frankfurt
Tel. 069/75441
Fax 069/7411425
Btx *41111#
Produkt: ABDA-Datenbank (Arzneimittel-Informationssystem)

WordPerfect
Frankfurter Str. 21–25
45145 Eschborn
Tel. 06196/90401
Fax 06196/46003
Produkt: WordPerfect, Presentations

Anhang B
Liste aller bei DIMDI aufliegenden Datenbanken

Datenbanken mit dem Hinweis „lizenzfrei" sind Trainingsdatenbanken, d.h. sie enthalten eine Auswahl der Dokumente einer großen Datenbank (sind also Subfiles), die ohne Lizenzgebühr an den Datenbankhersteller zu Übungszwecken abgerufen werden können (es fallen allerdings auch hier Gebühren für den Host an).
Medizinisch besonders relevante Datenbanken sind hervorgehoben und werden im Buch ausführlicher angesprochen.
Für ausführliche Informationen zu den einzelnen Datenbanken wenden Sie sich bitte an den Host DIMDI (Adresse s. Anhang A) oder an den Datenbankhersteller. Alle Angaben ohne Gewähr auf Richtigkeit und Vollständigkeit (Quelle: DIMDI, Stand 4/92).

Datenbank	Art	Zahl der Dokumente mit abrufbaren Abstracts in %	Anzahl der Dokumentationseinheiten	Intervalle zwischen den Updates	Bemerkung
ABDA-INTER	Fakten-DB/ Produkt-DB	0	436	3m	Fertigarzneimittel
ABDA-PHARMA	Fakten-DB/ Produkt-DB	0	102.134	1m	Fertigarzneimittel
ABDA-STOFFE	Fakten-DB/ Produkt-DB	0	18.190	1m	Fertigarzneimittel
ACID RAIN	Bibliogr. Literatur-DB	74	5148	2m	Saurer Regen
AGRAR FORSCH	Projekt-DB v. Forsch.vorhaben	0	5326	12m	Agrarwissenschaft
AGRARBUCH	Bibliogr. Literatur-DB	4	2443	unr.	Agrarwissenschaft
AGREP	Projekt-DB v. Forsch.vorhaben	0	23.338	unr.	Agrarwissenschaft (EG)
AGRICOLA	Bibliogr. Literatur-DB	6	1.045.555	1m	Agrarwissenschaft
AGRIS	Bibliogr. Literatur-DB	10	757.723	1m	Agrarwissenschaft
AG75	Bibliogr. Literatur-DB	5	1.182.286	–	Subfile v. AGRIS
AIDS	Bibliogr. Literatur-DB	35	18.590	1m	Subfile v. PHTM

Datenbank	Art	Zahl der Dokumente mit abrufbaren Abstracts in %	Anzahl der Dokumentationseinheiten	Intervalle zwischen den Updates	Bemerkung
AIDS NEWSL.		100	7821	3w	
AIDSLINE	Bibliogr. Literatur-DB	58	62.739	1m	HIV-Infektion
ASFA	Bibliogr. Literatur-DB	85	430.834	1m	Meereskunde
ASYLDOC-CASE	Volltext-DB	92	7540	unr.	Asylrecht
ASYLDOC-LIT	Bibliogr. Literatur-DB	42	24.153	unr.	Asylwesen
BALTIC	Bibliogr. Literatur-DB	1	4545	unr.	Meereskunde
BGA-PRESSED.	Volltext-DB	0	436	unr.	BGA-Pressemitteilungen
BIFOS 84	Fakten-DB	0	17.162	–	Betäubungsmittelgesetz-Rechtsprechung
BIFOS 85	Fakten-DB	0	25.364	–	Betäubungsmittelgesetz-Rechtsprechung
BIFOS 86	Fakten-DB	0	26.638	–	Betäubungsmittelgesetz-Rechtsprechung
BIFOS 87	Fakten-DB	0	29.856	–	Betäubungsmittelgesetz-Rechtsprechung
BIKE	Fakten-DB Projekt-DB v. Forsch.vorhaben Produkt-DB	0	2553	3m	Biotechnologie
BIOETHICS-LINE	Bibliogr. Literatur-DB	14	34.199	2m	biomedizinische Ethik
BIOLIS	Bibliogr. Literatur-DB	0	49.573	2m	Biologie, dtsch.
BIOSIS PREV.	Bibliogr. Literatur-DB	52	4.415.103	1m	Biologie
BA70	Bibliogr. Literatur-DB	40	7.767.718	1m	Biologie seit 1970
CAB ABSTRACT	Bibliogr. Literatur-DB	82	2.766.917	1m	Agrarwissenschaft

Datenbank	Art	Zahl der Dokumente mit abrufbaren Abstracts in %	Anzahl der Dokumentationseinheiten	Intervalle zwischen den Updates	Bemerkung
CAB ANIMAL	Bibliogr. Literatur-DB	70	1.581.729	1m	Subfile CAB ABSTRACTS (tierrelevante Dok.)
CAB AN. PROD	Bibliogr. Literatur-DB	95	528.490	1m	Subfile CAB ABSTRACTS (Tierprodukte)
CAB ECONOM.	Bibliogr. Literatur-DB	95	170.961	1m	Subfile CAB ABSTRACTS (Agrarökonomie)
CAB ENGINEER	Bibliogr. Literatur-DB	95	71.705	1m	Subfile CAB ABSTRACTS (Landtechnik)
CAB FORESTRY	Bibliogr. Literatur-DB	95	170.469	1m	Subfile CAB ABSTRACTS (Waldwirtschaft)
CAB HUMAN	Bibliogr. Literatur-DB	95	534.947	1m	Subfile CAB ABSTRACTS (Ern./Parasitol. Mensch)
CAB NUTRIT.	Bibliogr. Literatur-DB	95	352.807	1m	Subfile CAB ABSTRACTS (Ern. Mensch und Tier)
CAB PLANT	Bibliogr. Literatur-DB	95	1.537.008	1m	Subfile CAB ABSTRACTS (Pflanzen allg.)
CAB PLT PROT	Bibliogr. Literatur-DB	95	365.369	1m	Subfile CAB ABSTRACTS (Pflanzenschutz)
CAB TOUR	Bibliogr. Literatur-DB	95	28.814	1m	Subfile CAB ABSTRACTS (Tourismus)
CAB VET SCI.	Bibliogr. Literatur-DB	95	659.267	1m	Subfile CAB ABSTRACTS (Tiermedizin)
CANCERLIT-2	Bibliogr. Literatur-DB	83	749.227	1m	Onkologie
CANCERLIT-1	Bibliogr. Literatur-DB	100	194.832	–	Onkologie bis 1979
CATLINE	Katalog-DB	0	685.650	1m	NLM-Katalog
CCRIS	Fakten-DB	0	2379	3m	chemische Karzinogenese

Datenbank	Art	Zahl der Dokumente mit abrufbaren Abstracts in %	Anzahl der Dokumentationseinheiten	Intervalle zwischen den Updates	Bemerkung
CHEMLINE	Terminologie-DB	0	1.102.090	2m	chemische Terminologie
COPYRULES	Volltext-DB	0	42	unr.	Datenbank©-Regeln
CRUSTACEA	Bibliogr. Literatur-DB	0	31.622	unr.	Copepoda, Tanaidaceae
CURRENT CONTENTS/ SCISEARCH	Bibliogr. Literatur-DB	0	729.197	1w	Science Citation Index (der letzten 12 Monate)
CURRENT CONTENTS/ SSCI	Bibliogr. Literatur-DB	0	125.347	1w	SCI Sozialwissenschaft
DIAGNOSIS	Fakten-DB	0	2061	unr.	medizinische Kasuistiken
ECDIN	Fakten-DB	0	122.467	6m	umweltgefährdende Stoffe
ELFIS	Bibliogr. Literatur-DB	26	139.424	1m	Agrarwissenschaft
EMBASE 83	Bibliogr. Literatur-DB	61	2.722.063	1w	Excerpta Medica ab 1983
EM74	Bibliogr. Literatur-DB	58	4.906.688	1w	Excerpta Medica ab 1974
EMCANCER	Bibliogr. Literatur-DB	61	269.012	1w	Subfile v. Excerpta Medica
E574	Bibliogr. Literatur-DB	58	453.776	1w	Subfile v. EMCANCER ab 1974
EMDRUGS	Bibliogr. Literatur-DB	61	784.733	1w	Subfile v. Excerpta Medica
E274	Bibliogr. Literatur-DB	58	1.557.516	1w	Subfile v. EMDRUGS ab 1974
EMFORSENIC	Bibliogr. Literatur-DB	61	35.309	1w	Subfile v. Excerpta Medica
E374 EMFORENSIC	Bibliogr. Literatur-DB	58	64.366	1w	Subfile v. ab 1974
EMHEALTH	Bibliogr. Literatur-DB	61	298.333	1w	Subfile v. Excerpta Medica
E174	Bibliogr. Literatur-DB	58	564.328	1w	Subfile v. EMHEALTH ab 1974

Datenbank	Art	Zahl der Dokumente mit abrufbaren Abstracts in %	Anzahl der Dokumentationseinheiten	Intervalle zwischen den Updates	Bemerkung
EMTOX	Bibliogr. Literatur-DB	61	131.852	1w	Subfile v. Excerpta Medica
E474	Bibliogr. Literatur-DB	58	396.227	1w	Subfile v. EMTOX ab 1974
EMTRAIN	Bibliogr. Literatur-DB	60	10.000	–	Subfile v. Excerpta Medica (lizenzfrei)
ENVIROLINE	Bibliogr. Literatur-DB	74	163.312	1m	Umweltschutz
FORIS	Projekt-DB v. Forsch.vorhaben	93	34.698	4m	Sozialwissenschaften
FSTA	Bibliogr. Literatur-DB	99	400.415	1m	Lebensmittelwissenschaft
GENTEC	Bibliogr. Literatur-DB	100	6578	1m	Gentechnologie
GRIPS-NEWS	Volltext-DB	100	298	3m	Retrievalsprache-News
GRIPSTRAIN	Bibliogr. Literatur-DB	84	1.173	–	Subfile v. MEDLINE (lizenzfrei)
HEALTH	Bibliogr. Literatur-DB	34	601.755	1m	Gesundheitswesen
HECLINET	Bibliogr. Literatur-DB	37	95.981	2m	Gesundheitswesen, dtsch.
HSDB	Fakten-DB	0	4306	3m	Toxikologie
ICDB-IMMUNOCLONE	Fakten-DB	90	33.495	1m	Immunologie
INTOX	Fakten-DB	0	250.692	unr.	toxikologische Kasuistiken
IPA	Bibliogr. Literatur-DB	100	196.603	1m	Subfile v. TOXALL/TOXLIT
ISTPB	Bibliogr. Literatur-DB	0	2.186.285	4w	naturwissenschaftliche Konferenzberichte
MEDITEC	Bibliogr. Literatur-DB	100	109.726	1m	medizinische Technik
MEDLINE 83	Bibliogr. Literatur-DB	61	3.012.190	1w	medizinische Literatur
ME66	Bibliogr. Literatur-DB	30	7.064.177	1w	medizinische Literatur seit 1966

Datenbank	Art	Zahl der Dokumente mit abrufbaren Abstracts in %	Anzahl der Dokumentationseinheiten	Intervalle zwischen den Updates	Bemerkung
MEDLINE 64	Bibliogr. Literatur-DB	0	304.354	–	medizinische Literatur, nur 1964/65
PHTM	Bibliogr. Literatur-DB	74	81.961	1m	Tropenmedizin, AIDS
PHYTOMED	Bibliogr. Literatur-DB	0	376.409	3m	Pflanzenschutz
PDQ	Fakten-DB	0	31.664	1m	Onkologie
PSTA	Bibliogr. Literatur-DB	99	32.922	2m	Verpackungstechnologie
PSYCINFO	Bibliogr. Literatur-DB	80	829.384	1m	Psychologie
PSYNDEX	Bibliogr. Literatur-DB	100	74.075	1m	Psychologie
PSYNDEXTRAIN	Bibliogr. Literatur-DB	100	3700	–	Subfile v. PSYNDEX (lizenzfrei)
PSYTKOM	Fakten-DB	100	2344	unr.	psychologische Tests
RTECS	Fakten-DB	0	111.391	unr.	Toxikologie
SCIAGRI	Bibliogr. Literatur-DB	0	845.863	1w	Subfile v. SCISEARCH
SCIBIOMED	Bibliogr. Literatur-DB	0	3.275.092	1w	Subfile v. SCISEARCH (Biomed.)
I274	Bibliogr. Literatur-DB	0	4.357.583	1w	Subfile v. SCISEARCH (Biomed.) ab 1974
SCICLIN	Bibliogr. Literatur-DB	0	1.492.941	1w	Subfile v. SCISEARCH
SCIENGI	Bibliogr. Literatur-DB	0	0880.747	1w	Subfile v. SCISEARCH
SCILIFE	Bibliogr. Literatur-DB	0	2.688.451	1w	Subfile v. SCISEARCH (Life Sciences)
SCIPHYS	Bibliogr. Literatur-DB	0	1.615.108	1w	Subfile v. SCISEARCH
SCISEARCH	Bibliogr. Literatur-DB	0	6.367.047	1w	Science Citation Index
IS74	Bibliogr. Literatur-DB	0	11.038.350	1w	Subfile Science Citation Index seit 1974

Datenbank	Art	Zahl der Dokumente mit abrufbaren Abstracts in %	Anzahl der Dokumentationseinheiten	Intervalle zwischen den Updates	Bemerkung
SOCIAL SCI	Bibliogr. Literatur-DB	0	2.253.456	1w	SCI Sozialwissenschaft
SOCIO. ABSTR	Bibliogr. Literatur-DB	55	322.799	2m	Sozialwissenschaften
SIGEDA	Fakten-DB	0	2.067	3m	Siemens Gefahrstoffe
SOLIS	Bibliogr. Literatur-DB	91	142.173	1m	Sozialwissenschaften
SOMED	Bibliogr. Literatur-DB	62	256.413	1m	Sozialmedizin
SOVMED ARTIC	Bibliogr. Literatur-DB	0	186.668	1m	Medizin (UDSSR)
SOVMED BOOKS	Bibliogr. Literatur-DB	0	15.206	1m	Medizin (UDSSR)
SPOFOR	Projekt-DB v. Forsch.vorhaben	0	4879	unr.	Sportwissenschaft
SPOLIT	Bibliogr. Literatur-DB	99	67.549	1m	Sportwissenschaft
SUPPLIER	Fakten-DB	100	15	unr.	Online Document Ordering (ODO): Lieferanten-Infos
TOXALL	Bibliogr. Literatur-DB	82	3.333.696	1m	Toxikologie
TOXLINE	Bibliogr. Literatur-DB	82	1.144.073	1m	Subfile v. TOXALL
TOXLIT	Bibliogr. Literatur-DB	82	2.189.623	1m	Subfile v. TOXALL
VITIS-VEA	Bibliogr. Literatur-DB	35	28.134	3m	Önologie (= Weinbaukunde)

w = wöchentlich; m = monatlich (z.B. „3m" = alle drei Monate wird der Datenbestand ergänzt oder erneuert); unr. = unregelmäßig; – = keine weiteren Updates

Anhang C
IVS und kommerzielle Informations-Broker
für Medizin in Deutschland

Quelle ist die Information Market online (Datenbank IM-GUIDE/ECHO), ergänzt durch DIMDI-Publikationen (Stand 5/93); mit Originalanmerkungen der einzelnen Broker.
Angaben ohne Gewähr auf Richtigkeit und Vollständigkeit.

Technische Universität Berlin –
Universitätsbiblithek
Dokumentationsstelle Krankenhauswesen und
Gebäudelehre
Straße des 17. Juni 150
10623 Berlin
Kontakt: Herr R. Schneemann
Hosts: DIMDI u.a.
Bem.:   Krankenhauswesen

Freie Universität Berlin
Klinikum Steglitz Medizinische Bibliothek
Hindenburgdamm 30
12203 Berlin
Kontakt: Herr Johannes Stegmann
Hosts: DIMDI

Freie Universität Berlin
Universitätsbibliothek – IVS
Garystr. 39
14195 Berlin
Kontakt: D. Braune-Egloff
Hosts: DIMDI u.a.

Freie Universität Berlin
Fachbereich Veterinärmedizin
Dokumentationsstelle für Veterinärmedizin
Koserstr. 20
14195 Berlin
Kontakt: Herr Rolf Schwahn
Hosts: DIMDI
Bem.:   veterinary medicine and focussing on
         biology, preparation of german input for
         ELFIS and AGRIS

Biologische Bundesanstalt für Land- und
Forstwirtschaft
Dokumentationsstelle für Phytomedizin
Königin-Luise-Str. 19
14195 Berlin
Kontakt: Herr W. Laux
Hosts: DIMDI

Technologie-Vermittlungs-Agentur Berlin e.V.
Abt. Informationsdienste
Kleiststr. 23–26
14163 Berlin
Kontakt: E. Nötzel, A. Häsing
Hosts: DIMDI u.a.

Staats- und Universitätsbibliothek Hamburg
Carl von Ossietzky
von-Melle-Park 3
20146 Hamburg
Kontakt: G. Müller, Dr. Sanders, U. Hagenah
Hosts: DIMDI u.a.

Universitätskrankenhaus Eppendorf
Ärztliche Zentralbibliothek
Martinistr. 52
20251 Hamburg
Kontakt: K.-D. Papke
Hosts: DIMDI u.a.

Fachinformation Balzer und Behrensen
Rellingerstr. 23
20257 Hamburg
Kontakt: Herr Detlev Balzer
Hosts: NSI, STN, PFDS, ESA-IRS, ECHO,
         DIMDI, DIALOG, DBI, DATA STAR, DC,
         BLAISE
Bem.:   in-depth surveys, current awareness
         services, document delivery, consultancy
         and training

Medizinischer Fachinformationsdienst
Fachenfelde 17
21435 Stelle
Kontakt: U Mayer-Burk
Hosts : HOSTBR: DATA STAR
Bem.:   medicine, health care, biology

Universitätsbibliothek Lüneburg IVS
Wilschenbrucher Weg 84
21335 Lüneburg
Kontakt: R. Pörzgen
Hosts: DIMDI u.a.

Universitätsbibliothek Kiel – IVS
Olshausenstr. 29
24118 Kiel
Kontakt: M. Klemkow
Hosts: DIMDI u.a.

Zentrale Hochschulbibliothek Lübeck
Ratzeburger Allee 160
23562 Lübeck
Hosts: DIMDI u.a.

Staats- und Universitätsbibliothek Bremen
Informationsvermittlungsstelle
Bibliotheksstr.
Postfach 330160
28359 Bremen
Kontakt: B. Lüthke, R. Peterek
Hosts: REUTERS, STN, QUESTEL, PFDS,
         PROFILE, MAXWELL ONLINE, JURIS,
         INKADAT, GENIOS, GBI, G.CAM
         SERVEUR, FIZ TECHNIK, EUROBASES,
         ESA-IRS, ECHO, DIMDI, DIALOG, DBI,
         DATA STAR, CMO, BIS
Bem.:   SDI, document delivery

Universitätsbibliothek Oldenburg
Informationsvermittlungsstelle
Uhlhornsweg 49–55
26129 Oldenburg
Kontakt: Dr. Lang
Hosts: QUESTEL, DBI, FIZ TECHNIK, JURIS,
         BIS, DIMDI, STN, DATA STAR
Bem.:   all library services for university members
         and region (north-west germany)

Medizinische Hochschule Hannover
Bibliothek
Konstanty-Gutschow-Str. 8
30625 Hannover
Kontakt: Dr. H. Hummel
Hosts: STN, DIMDI

Niedersächsische Staats- und Universitäts-
bibliothek
Bereichsbibliothek Medizin
Robert-Koch-Str. 40
37075 Göttingen
Kontakt: Dr. S. Bähr-Porsch
Hosts: DIMDI u.a.

Universitätsbibliothek Marburg
Wilhelm-Röpke-Str. 4
35039 Marburg
Hosts: DIMDI u.a.
Bem.:   nur für Einwohner des Landes Hessen

Universitätsbibliothek Düsseldorf
Universitätsstr. 1
40225 Düsseldorf
Hosts: DIMDI u.a.

Stadt Duisburg – Stadtbibliothek
Düsseldorfer Str. 57
47051 Duisburg
Kontakt: U. Holler
Hosts: DIMDI u.a.

Universitätsbibliothek Essen
Fachbibliothek Medizin
Hufelandstr. 55
45147 Essen
Kontakt: Herr Bernhard Wolf
Hosts: FIZ TECHNIK, STN, ECHO, DIMDI

Universitätsbibliothek Münster
Krummer Timpen 3–5
48143 Münster
Kontakt: F. Komossa
Hosts: DIMDI u.a.

Universitätsbibliothek Osnabrück
Alte Münze 16
49074 Osnabrück
Hosts: DIMDI u.a.
Bem.:   nur für Angehörige von Universität und FH

Informationsvermittlung Heidrun Stubbe
PF 4161
49031 Osnabrück
Kontakt: Frau Heidrun Stubbe
Hosts : BIS, I.P.SHARP, GENIOS, QUESTEL,
         ECHO, JURIS, CERVED, DATA STAR,
         DIMDI, STN, FIZ TECHNIK, PFDS,
         DIALOG
Bem.:   online-informations, information
         consulting and training courses for
         industrial companies, trade and
         institutions, document delivery

Universitätsbibliothek Dortmund
Vogelpothsweg 76
44227 Dortmund

IHK Gesellschaft für
Informationsverarbeitung mbH
Emil-Figge-Str. 86
44227 Dortmund
Kontakt: Herr Jochen Buschmann
Hosts: BRS, SHARP, CAM, SOURCE,
         COMPUSERVE, CREDITREFORM,
         DATA-STAR, DBI, STN, DERWENT,
         DIALOG, DIMDI, DOW-JONES, DPA,
         DUN & BRADSTREET, ECHO,
         EDICLINE, ESA-IRS, FIZ TECHNIK,
         GBI, ORBIT, GENIOS, INFOLINE, IHK,
         QUESTEL, IW, SCHIMMELPFENG,
         INPADOC, JURIS, KOMPASS NEWSNET,
         PERGAMON, PROFILE
Bem. :   patents, engineering, environment, law,
         medicine, companies, management,
         marketing, science, marketing, business

Universitätsbibliothek Bochum
IVS
Universitätsstr. 150
44801 Bochum
Kontakt: Dr. Kamphausen
Hosts: DIMDI u.a.

Universitätsbibliothek Paderborn
Warburger Str. 100
33098 Paderborn
Hosts: DIMDI u.a.

Institut für Dokumentation und Information,
Sozialmedizin und Öffentliches Gesundheitswesen
Abt. Information
Westerfeldstr. 35–37, PF 201012
33611 Bielefeld
Kontakt: Herr Rudolf Welteke-Bethge
Hosts: DIMDI u.a.
Bem.: collects, processes and disseminates
information on public, occupational and
environmental health, document delivery

Universitätsbibliothek Bielefeld
Informationsvermittlungsstelle
Universitätsstr. 25
PF 10 02 91
33615 Bielefeld
Kontakt: E. Grevelding
Hosts: DIMDI u.a.

Exit Datenbankdienste
Informationsvermittlung
Graf-von-Staufenberg-Str. 19
33615 Bielefeld
Kontakt: Herr Humbertos Gerlach
Hosts : STN, QUESTEL, PFDS, MEAD DATA
CENTRAL, JURIS, INKADAT, GENIOS,
GBI, ESA-IRS, ECHO, FIZ TECHNIK,
DIALOG, DIMDI, DATA STAR
Bem.: business, medicine, science, technology,
marketing, environment, computers,
companies, patents

Zentralbibliothek der Medizin
Abt. Information
Joseph-Stelzmann-Str. 9
50931 Köln
Kontakt: Herr Norbert Spiegelmacher
Hosts : DBI, STN, DIMDI
Bem.: SDI, document delivery.

DIMDI Deutsches Institut für Medizinische
Dokumentation und Information
Abt. Medizinische Dokumentation und
Information
Weisshausstr. 27
50939 Köln
Kontakt: Frau Werner Stöber
Hosts: DIMDI u.a.
Bem.: DIMDI provides access to about 70 DB

covering the biosciences and related fields
for the interested public on a cost recovery
basis. DB are implemented for retrieval by
DIMDI's own DB software Grips which
offers outstanding features.

Mauer & Partner Informationsservice
Am Forsthaus 3
50259 Pulheim
Kontakt: Herr Thomas Mauer
Hosts: JURIS, DIMDI
Bem.: special service for sportsinformation,
biography service, documentation,
document delivery, database research in
different areas

Technische Unternehmensberatung Dr. Maldelung
Auf dem Broich 4a
51519 Odenthal
Kontakt: Herr Otto W. Maldelung
Hosts: DEUTSCHES PATENTAMT, BIS, ORBIT,
MAXWELL ONLINE, PFDS, DIMDI,
QUESTEL, STN, AFFAERSDATA, FIZ
TECHNIK, EUROBASES, INKA,
GENIOS, GBI, ESA-IRS, ECHO, DATA
STAR, DIALOG
Bem.: consulting firm, working for small and
medium sized companies and spezialised
in new technology, technology transfer,
information brokering and management,
market analysis, diversification, public
funding of research and development

Bibliothek der Technischen Hochschule Aachen
Zweigbibliothek Medizin Online-
Informationsvermittlung
Pauwelsstr. 30
52074 Aachen
Kontakt: Herr Dr. Robert Eschenbach
Hosts: DIMDI u.a.
Bem.: online service primarily for university
members

SIM-O-XYL Medizintechnik
Jülicher Str. 336
52070 Aachen
Kontakt: PD Dr. Bruno Simons
Hosts: STN, DIALOG, ECHO, FIZ TECHNIK,
DIMDI, ECHO, GBI
Bem.: dentistry, medicine, materials science,
geology, physics, chemistry

Universitätsbibliothek Bonn
Abt. Bibliothek für Naturwissenschaft und
Medizin
Nußallee 15a
53115 Bonn
Hosts: DIMDI u.a.

Universität Bonn
Institut für Medizinische Statistik, Dokumentation
und Datenverarbeitung
Sigmund-Freud-Str. 25
53127 Bonn
Kontakt: Herr W. Maucher
Hosts: DIMDI u.a.

Zentralstelle für Psychologische Information und
Dokumentation ZPID
Universität Trier
PF 38 25
54296 Trier
Kontakt: Dipl.-Psych. J.Wiesenhütter
Hosts: DIMDI u.a.
Bem.:   Recherchen nur aus dem Bereich
          Psychologie

Universitätsbibliothek Wuppertal
Gaußstr. 20
42119 Wuppertal
Kontakt: Dr. Boni

Universitätsbibliothek Siegen
IVS
Adolf-Reichwein-Straße
57076 Siegen
Hosts: DIMDI u.a.

Werbe-und Vertriebsgesellschaft Deutscher
Apotheker
Beethovenplatz 1–3
60325 Frankfurt am Main
Kontakt: Frau Erika Brenner
Hosts: DIMDI u.a.
Bem.:   medicine, biology, pharmacology

Universität Frankfurt
Klinikum
Theodor-Stern-Kai 7
60596 Frankfurt
Kontakt: Dr. Klaus John
Hosts :   STN, DIMDI
Bem.:   medicine, biology, chemistry, psychology,
          pharmacology, information science,
          engineering, physics

Fachinformationszentrum Technik
Dokumentation Medizinische Technik
Ostbahnhofstr. 13
60314 Frankfurt
Kontakt: Herr Wolfgang Mueller
Hosts :   INKADAT, FIZ TECHNIK, DIMDI,
          DIALOG, DATA STAR

Informationszentrum für Biologie am
Forschungsinstitut Senckenberg
Senckenberganlage 25
60325 Frankfurt
Hosts: DIMDI u.a.

Hessische Landes- und Hochschulbibliothek
Schloß
64283 Darmstadt
Hosts: DIMDI u.a.

Universitätsbibliothek Gießen – DIMDINET
Heinrich-Buff-Ring 58
35392 Gießen
Kontakt: Frau G. Blödorn
Hosts: STN, DIMDI

Universität Gießen
Institut für Ernährungswissenschaft, Informations-
und Dokumentationsstelle für Ernährung
Goethestr. 55
35390 Gießen
Kontakt: R. Ackmann, Dr. C. Steiner, Dr. A. Frank
Hosts: DIMDI u.a.
Bem.:   SDI möglich, Spektrum: medicine,
          veterinary medicine, dentistry, sport,
          psychology

Universitätsbibliothek der Universität des
Saarlandes
IVS
Im Stadtwald
66123 Saarbrücken
Kontakt: M. Müller
Hosts: DIMDI u.a.

Universitätsbibliothek Heidelberg
Im Neuenheimer Feld 368
69120 Heidelberg
Kontakt: Herr W. Willner
Hosts: STN, FIZ TECHNIK, DIMDI

Technoma
Im Neuenheimer Feld 519
69120 Heidelberg
Kontakt: Herr Dieter Lehne
Hosts: ESA-IRS, JURIS, DATA STAR, PFDS,
          GENIOS, DIMDI, DIALOG, STN
Bem.:   software development, standard software
          for molecular biology and bioreactor
          control, consultants for application of
          mathematics and computer science to
          natural science esp. biotechnology and
          genetic engineering

TT – Technologie-Transfer
Abt. Datenbankservice
Poststr. 44
69115 Heidelberg
Kontakt: Herr Wolfgang Müller
Hosts: QUESTEL, PFDS, FIZ TECHNIK, ECHO,
          DIMDI, DIALOG, DATA STAR, BIS, STN
Bem.:   sales and marketing of online DB,
          consulting use of DB, installation of
          online-workstations (hardware, software,
          telecommunication), analysis and
          evaluation of technological
          trends/competitor analysis, info. brokering

ONLINE Gesellschaft für Informationsvermittlung
Poststr. 42
69115 Heidelberg
Kontakt: Herr Dieter Schumacher
Hosts: CREDITREFORM, GBI, ODAV,
          I.P.SHARP, EUROBASES, EDICLINE,
          DATA STAR, ECHO, D & B, DC,
          COMPUSERVE, MEAD DATA CENTRAL,
          NEWSNET, REUTERS, PROFILE, KODA,
          DRI, MAXWELL ONLINE, PFDS,
          GENIOS, CERVED, ESA-IRS, G.CAM
          SERVEUR, BIS, QUESTEL, STN, FIZ
          TECHNIK, DATA STAR, DIMDI,
          DIALOG, ECHO
Bem.:   information brokerage covering databased
          information systems, designing, production
          and implementing inhouse and public
          databases, seminars, trainings and
          workshops on database retrieval and uses
          of databases, germ. partner of SVP Int.

Deutsches Krebsforschungszentrum (DKFZ)
Abt. Zentralbibliothek – Informationsvermittlung
Im Neuenheimer Feld 280
69120 Heidelberg
Kontakt: Frau Dr. Waltraut Clauss
Hosts: DATA STAR, STN, DIALOG, DIMDI

Württembergische Landesbibliothek
IVS
Konrad-Adenauer-Str. 8
70173 Stuttgart
Hosts: DIMDI u.a.

Universitätsbibliothek Tübingen
Informationsvermittlungsstelle
Wilhelmstr. 32
72074 Tübingen
Kontakt: Dr. Bernd Lange, Dr. Ch. Walter
Hosts: STN, FIZ TECHNIK, DIMDI, DBI
Bem.:   nur für Klinikum und Universität Tübingen
          sowie Stadt und Kreis Tübingen

Universitätsbibliothek Konstanz
Universitätsstr. 10
78464 Konstanz
Kontakt: G. Schmitz-Veltin
Hosts: DIMDI u.a.

Rechenzentrum der Universität Freiburg
Informationsvermittlungsstelle für Medizin
Hermann-Herder-Str.10
79104 Freiburg
Kontakt: Gunther Eysenbach, Stefan Müller
Hosts: DIMDI u.a.
Bem.:   online service restricted to university
          members

Universitätsbibliothek
Werthmannplatz 2
79098 Freiburg
Kontakt: Frau Brummer

Institut für Informationsvermittlung
PF 5626
79023 Freiburg
Kontakt: Herr Johannes Hildwein
Hosts: QUESTEL, NEWSNET, ESA-IRS, BRS,
          FIZ TECHNIK
Bem.:   chemistry, engineering, computers, law,
          urban studies, companies, medicine,
          administration, statistics, business,
          geography

Universitätsbibliothek Ulm
Albert-Einstein-Allee 11
89081 Ulm
Kontakt: Herr G. Herlan
Hosts: STN, FIZ TECHNIK, DIMDI, DATA STAR

Informations- und Beratungsdienst Dr. Wusthoff
Troppauer Str. 14
89257 Illertissen
Kontakt: Dr. rer. Nat. Gert Wusthoff
Hosts: DIMDI, DATASTAR, FIZ TECHNIK, STN,
          ECHO, GBI
Bem.:   pharmacology, patents, chemistry,
          medicine

Universitätsbibliothek München
Informationsvermittlungsstelle
Geschwister-Scholl-Platz 1
80539 München
Kontakt: Fr. Irene Fritzsche, Recherchen in Medizin
und Biowissenschaften: Dr. Lachner, Dr. Winter
Hosts: ECHO, DBI, BIS, GENIOS, STN,
          QUESTEL, GBI, FIZ TECHNIK, ESA-IRS,
          DIMDI, DIALOG, DATA STAR, BLAISE

Universität München
Universitätsbibliothek der TU
Arcisstr. 21
80333 München
Kontakt: Herr Wilhelm Hilpert
Hosts: ORBIT, DIALOG, STN, FIZ TECHNIK,
          ESA-IRS, DIMDI, DATA STAR

Bayerische Staatsbibliothek München
Informationsvermittlungsstelle
Ludwigstr. 16 – PF 340150
80539 München
Kontakt: Dr. Rainer Schöller, Dr. med. M. Eberl,
          G. Jung
Hosts: QUESTEL, STN, DIMDI, DIALOG, DBI,
          BLAISE
Bem.:   biggest scientific library in germany
          (7 million books, 35.000 periodics, online
          document ordering possible through
          DIMDI and DBI)

Unternehmensberatung Mösl
Informationsvermittlung
Kirchwaldstr. 1
80686 München
Kontakt: Herr Dr. Martin Seidl
Hosts: ECHO, DBI, FIZ TECHNIK, DIMDI,
          DATA STAR, STN, QUESTEL, BIS

Bem.:   EDV-consultancy, expertises, construction of databases, building up integrated systems of data, images and text, full service in information brokering (specialities: patents, materials, biochemistry)

Institut für Chemie-Information
Drächslstr. 6
81541 München
Kontakt: Mr. Dr. R. Schwarz-Kaske
Hosts: STN, FIZ TECHNIK, DIMDI, DATA STAR, ECHO, DIALOG, BRS
Bem.:   medicine, chemistry, pharmacy, toxicology, patents, biology, food science

Pharmaberatung Dr. R. Martini
Hohenbrunnerstr. 45
85521 Ottobrunn
Kontakt: Herr Rudolf Martini
Hosts: DIMDI u.a.

Universitätsbibliothek Regensburg
IVS Biomedizin
93042 Regensburg
Kontakt: Dr. W. Bothe

Manfred Reimer Informationsbroker
Sachsenkamerstr. 1
83677 Greiling
Kontakt: Herr Manfred Reimer
Hosts: DATA STAR, ECHO, ESA-IRS, DIMDI, DIALOG
Bem.:   economics, chemistry, medicine, physics, law, marketing

Universitätsbibliothek Erlangen
Technisch-Naturwissenschaftliche Zweigbibliothek
Erwin-Rommel-Str. 60
91058 Erlangen
Kontakt: Herr Karl Schletz
Hosts: DATA STAR, STN, FIZ TECHNIK, DIMDI, DIALOG, DBI

IDB – Information aus Datenbanken
Gleiwitzer Str. 39
91058 Erlangen
Kontakt: Herr Wolfgang Petry
Hosts: FIZ TECHNIK, DATA STAR, STN, GBI, DIMDI, ECHO, ESA-IRS, DIALOG, QUESTEL, GENIOS, COMPUSERVE, INST DEUTSCHE WIRTSCHAFT
Bem.:   information science, research & development, energy, environment, products, business, companies, news, medicine, science, technology

Universitätsbibliothek Bamberg
Informationsvermittlungsstelle
Feldkirchenstr. 21
96052 Bamberg
Hosts: DIMDI u.a.

Universitätsbibliothek Würzburg
Informationsvermittlungsstelle für Medizin und Biowissenschaften
Am Hubland
97074 Würzburg
Kontakt: Dr. Peter Mathies, Dr. Schorpp
Hosts: DIMDI u.a.

Universitätsbibliothek Augsburg
Universitätsstr. 22
86159 Augsburg
Kontakt: Frau Sibylle Koczian
Hosts: FIZ TECHNIK, STN, QUESTEL, DBI, JURIS, ESA-IRS, DIMDI, DIALOG, DATA STAR
Neue Bundesländer: Eine Aufstellung der jeweils zugänglichen Hosts ist nicht verfügbar, in allen Fällen aber ist DIMDI als Host zugänglich.

Humboldt-Universität Berlin (Charité)
Zentralbibliothek Medizin
Schumannstr. 20/21
10117 Berlin
Kontakt: Dr. Johst

Humboldt-Universität Berlin –
Universitätsbibliothek
Clara-Zetkin-Str. 27
10117 Berlin
Kontakt: Dr.Voigt

FID Fachinformationsdienst
c/o Rechenzentrum
Mohrenstr. 39
10117 Berlin
Kontakt: Dr. Ebner

Klinikum Berlin-Buch
Informations- und Bibliothekszentrum
Wiltbergstr. 50
13125 Berlin-Buch

Universitätsbibliothek Chemnitz
PF 964
09009 Chemnitz
Kontakt: Dr. Scheffel

Carl-Thiem-Klinikum Cottbus
Medizinische Bibliothek
Thiemstr. 111
03048 Cottbus
Kontakt: Frau Isolde Kache

Medizinische Akademie „Carl Gustav Carus"
Zentralbibliothek
Fiedlerstr. 27
01307 Dresden
Kontakt: Hans Heininger

Technische Zentralbibliothek TU Dresden
Mommsenstr. 13
01069 Dresden

Medizinische Akademie Erfurt
Zentralbibliothek
Nordhäuser Str. 74
99089 Erfurt
Kontakt: Frau BR Dr. phil. Barbara Adlung,
Herr Heimann

Klinikum Frankfurt (Oder)
Wissenschaftliche Bibliothek
Müllroser Chaussee 7
15236 Frankfurt (Oder) – Markendorf
Kontakt: Anne-Kathrin Gehrke

Ernst-Moritz-Arndt-Universität
Medizinische Fakultät/Klinikum
Fleischmannstraße
17489 Greifswald
Kontakt: Dr. Zühlke

Universitäts- und Landesbibliothek
Sachsen Anhalt
Bereich Medizin
August-Bebel-Str. 13 und 50
06108 Halle
Kontakt: Gabriele Gromann

Friedrich-Schiller-Universität
Universitätsbibliothek
Goetheallee 6
07743 Jena
Kontakt: Dr. K. Marwinski

Karl-Marx-Universität
Bereich Medizin
Zentraler Zeitschriftensaal
Liebigstr. 27
04103 Leipzig
Kontakt: Ulrich Rüger

Medizinische Akademie Magdeburg
Zentrale Bibliothek
Leipziger Str. 44
39120 Magdeburg
Kontakt: Herr BR Dr. R.-J. Wegener

Wissenschaftliche Allgemeinbibliothek Potsdam
Medizinische Bibliothek
Am Kanal 47
14467 Potsdam
Kontakt: Marianne Schiller

Universität Rostock
Medizinische Fakultät
Wissenschaftliche Dokumentation
Ernst-Heydemann-Str. 6
18057 Rostock
Kontakt: Frau Dr. Vieweg

Klinikum Schwerin
Medizinische Zentralbibliothek
Wismarsche Str. 397
19055 Schwerin
Kontakt: Sieglinde Ullman

Technische Hochschule Zittau
Hochschulbibliothek
PF 261
02755 Zittau
Kontakt: Dr. Schumann

Anhang D
Liste wichtiger auf CD-ROM erhältlicher medizinischer Datenbanken

Kursiv gesetzt sind alle Titel von Werken, die gedruckt vorliegen („printed version").
Obwohl viele der hier angesprochenen Datenbanken auch im Buch angesprochen werden, sind die Datenbanken kurz erläutert, um zeitaufwendiges Blättern zu ersparen.

Quelle: Information Market Guide [Online-Datenbank bei ECHO], Stand: 5/92).

Datenbank	Art	Bemerkung
ADONIS	Bild-DB/Volltext-DB	gescannte Abbilder vom Inhalt aus über 400 wissenschaftlichen Zeitschriften
BIBLIOMED	Bibliogr. Literatur-DB	Literaturhinweise und Abstracts der 500 wichtigsten medizinischen Zeitschriften der jeweils letzten 3 Jahre
BIOLOGICAL ABSTRACTS/RRM (Reports, Reviews, Meetings)	Bibliogr. Literatur-DB	Reports, Reviews und Bücher aus Biologie und Medizin (entspricht der online-Datenbank BIOSIS Previews)
CANCER – CD	Bibliogr. Literatur-DB	Literaturhinweise mit Abstracts zur gesamten Krebsliteratur der letzten 5 Jahre, die bei Elsevier Science Publishers oder Book Medical Publishers erschienen sind oder in der CANCERLIT-online-Datenbank zitiert werden
COMPACT LIBRARY – AIDS	Bibliogr. Literatur-DB/Volltext-DB	Auswahl von Literatur über AIDS, zusammengestellt aus der Datenbank MEDLINE sowie der AIDS Knowledge database of the San Francisco General Hospital
CCIS Computerized Clinical Information System	Bibliogr. Literatur-DB	Informationen für Apotheker und Allgemeinmediziner: enthält folgende 7 Datenbanken: Poisindex (emergency poison identification), Identidex (nomenclature of drugs), Emergindex (acute care information), Drugdex (references to drugs), TOMES, TOMES Plus, Martindale, The Extra Pharmacopoeia

Datenbank	Art	Bemerkung
COMBINATION CANCERLIT/PDQ	Bibliogr. Literatur-DB/ Fakten-DB/Volltext-DB	Krebsdatenbank, bestehend aus den beiden Datenbanken PDQ und CANCERLIT: enthalten 150000 Kurzzusammenfassungen von Literatur über Epidemiologie, Pathologie und andere Tumorpublikationen; außerdem ein Verzeichnis von 13000 Ärzten und 1600 Organisationen, die in der Krebsbehandlung oder -forschung tätig sind
CONSULT SCIENTIFIC AMERICAN MEDICINE	Volltext-DB/Bild-DB	vollständige Version der Zeitschrift *Scientific American Medicine* (als Bilddarstellung); 2300 Seiten Text, Tabellen, Graphiken, Farbbilder; ferner die DISCOTEST-LibraryTM (45 Patientenkasuistiken); Update-Disc 3monatlich
MICROMEDEX – COMPUTERIZED CLINICAL INFORMA-TION SYSTEM	Volltext-DB	klinische Volltextinformationen, Zusammenstellung aus folgenden Micromedex-Datenbanken: POISINDEX, DRUGINDEX, EMERGINDEX, IDENTIDEX, TOMES, AfterCareInstructions, MARTINDALE
CSA Drug Informa-tion Source	Bibliogr. Literatur-DB/Volltext-DB	Informationen der American Society of Hospital Pharmacists aus International *Pharmaceutical Abstracts, AHFS Drug Information und Handbook on Injectable Drugs*
DOSING AND THERA-PEUTIC TOOLS	Bibliogr. Literatur-DB/Volltext-DB	Volltextinfos zu klinischen Maßnahmen, z.B. Diagnostic & Therapeutic Pearls, Differential Diagnostic List, Drug Dosing Programs, EKG Rhythm Strips, estimated Blood Level Calculator, Nomograms, SI-Units Conversion Calculator
DRUG INFORMATION *SOURCE*	Bibliogr. Literatur-DB	Referenzen zu den *International Pharmaceutical Abstracts, AHFS Drug Information, Handbook on Injectable Drugs; auf einer weiteren CD: International Pharmaceutical Abstracts*
THE EXCERPTA MEDICA LIBRARY SERVICE	Bibliogr. Literatur-DB	40 Excerpta Medica Abstract Journals 1984–1987
EXCERPTA MEDICA CD: PSYCHIATRY	Bibliogr. Literatur-DB	Referenzen zu über 145000 Artikeln aus Psychologie und Psychiatrie

Datenbank	Art	Bemerkung
EXCERPTA MEDICA CD: NEUROSCIENCES	Bibliogr. Literatur-DB	Referenzen zu über 325 000 Artikeln seit 1980 zum Gesamtgebiet der Neurowissenschaften Neurologie, Epilepsie, neuromuskuläre Krankheiten, Neurophysiologie, Neuropharmakologie
EXCERPTA MEDICA CD: IMMUNOLOGY & AIDS	Bibliogr. Literatur-DB	Referenzen zu über 260 000 Artikeln zu klinischer und experimenteller Immunologie, einschließlich AIDS, Allergien, Histokompatibilität, Tumorimmunologie
EXCERPTA MEDICA CD: GASTROENTERO-LOGY	Bibliogr. Literatur-DB	Referenzen zu über 195 000 Artikeln seit 1980, deckt den Bereich Gastroenterologie ab
EXERPTA MEDICA CD: DRUGS AND PHARMACOLOGY	Bibliogr. Literatur-DB	Referenzen und Abstracts zu über 900 000 Artikeln zur klinischen und experimentellen Pharmakologie seit 1980
HEALTH INDEX	Bibliogr. Literatur-DB	Referenzen zu Publikationen zur Gesundheit aus 100 Gesundheits-, Fitneß- und Ernährungszeitschriften sowie ausgewählte Themen aus über 2500 weiteren Publikationen
HEALTH INDEX PLUS	Bibliogr. Literatur-DB/Volltext-DB	ähnlich wie HEALTH INDEX, zusätzlich Volltextartikel aus über 80 internationalen Fachzeitschriften zum Gesundheitswesen (seit 1987)
HEALTHPLAN	Bibliogr. Literatur-DB	Journalabstracts von nicht-klinischen Aspekten des Gesundheitswesens (Verwaltung, Versicherung, Management. etc.)
LIFE SCIENCES COLLECTION	Bibliogr. Literatur-DB	bibliographische Angaben zu Publikationen auf den Gebieten Biochemie, Endokrinologie, Genetik, Immunologie, Mikrobiologie, Onkologie, Neurowissenschaften, Toxikologie, Virologie u.a.; ausgewertet werden Zeitschriftenartikel, Konferenzberichte, Bücher u.a.
MARTINDALE – THE EXTRA PHARMACOPOEIA	Bibliogr. Literatur-DB/Volltext-DB	*Martindale:* The Extra Pharmacopoeia Texte und Lit. zur Pharmakologie, Toxikologie, Pharmakotherapie
MEDLINE PROFESSIONAL	Bibliogr. Literatur-DB	*Index Medicus, den Index to Dental Literature sowie den International Nursing Index* (entspricht somit der online-Version von MEDLINE einschließlich AIDSLINE); die jeweils aktuelle CD enthält das laufende Jahr sowie die 3 vorhergehenden Jahrgänge

Datenbank	Art	Bemerkung
MEDLINE CLINICAL COLLECTION	Bibliogr. Literatur-DB	Referenzen und Abstracts von klinisch wichtigen, ausgewählten Publikationen
MOLECULAR STRUCTURES IN BIOLOGY	Bibliogr. Literatur-DB/Volltext-DB/ Bild-DB	Protein-Datenbank, enthält 500 Molekülstrukturen, zusammengestellt vom Brookhaven National Laboratory
NATASHA (National Archive on Sexuality, Health & Adolescence)	Volltext-DB/Fakten-DB	*Data Archive on Adolescent Pregnancy and Pregnancy Prevention:* Originaldaten von 82 Studien zu Teenager-Schwangerschaften (Sexualität, Gesundheit, Ehe, Arbeit etc.)
OXFORD TEXTBOOK OF MEDICINE	Volltext-DB	*Oxford Textbook of Medicine –* electronic edition; jeweils neueste Ausgabe des o.g. Lehrbuchs (Informationen zu Epidemiologie, Diagnose, klinische Details, Behandlung, Nebenwirkungen etc.)
PDQ Physicians' Data Query	Bibliogr. Literatur-DB	Datenbank des US National Cancer Institute; enthält cancer treatment protocols, ongoing treatment protocols, directory of physicians and organisations that provide cancer care
PHYSICIANS'S DESK REFERENCE	Volltext-DB	*PDR, PDR for Nonprescription Drugs, PDR for Ophthalmology, PDR's Drug Interactions and Side Effects Index;* pharmakologische Volltextinformationen für den Praktiker
POPLINE	Bibliogr. Literatur-DB	Population und Familienplanung: medizinische, juristische, politische Aspekte
SEDBASE	Bibliogr. Literatur-DB/Fakten-DB	Klinische Pharmakologie; 22 000 ausgewählte Fakten sowie Literaturhinweise auf Medikamenteninteraktionen, Nebenwirkungen, Entzugs- und Überdosierungssymptome etc.; aufgenommen werden nur wissenschaftlich gesicherte Erkenntnisse; die Daten stammen aus Excerpta-Medica-Literaturdaten (EMBASE) sowie der verbreiteten Enzyklopädie *Meyler's Side Effects of Drugs*
TOMES SYSTEM	Bibliogr. Literatur-DB	Diagnose und Behandlung von Patienten, die chemischen Agenzien exponiert waren

Anhang E
Am EMBL verfügbare Datenbanken

Die folgenden Datenbanken sind am EMBL (s. Kap. 3.4.2) beziehbar bzw. abrufbar (Stand: Mai 1992, Quelle: EMBL). Daneben können beim EMBL via e-mail kostenlose Programme für die molekularbiologische Forschung bezogen werden. EMBL hält außerdem elektronische Dokumente für kristallographisch arbeitende Wissenschaftler, allgemeine Informationen für Molekularbiologen und Informationen zu Diensten des EMBL bereit.

In der Zeitschrift Nucleic Acids Research erscheint jährlich ein Supplement mit kurzen Artikeln über die wichtigsten Datenbanken.

Datenbank	Inhalt	Magnetband	CD-ROM	Server
EMBL	nucleotide sequence database	*	*	*
SWISS-PROT	protein sequence database	*	*	*
ENZYME	Database of EC nomenclature	*	*	*
ECD	E. coli map database	*	*	*
EPD	eukaryotic promoter database	*	*	*
FLYBASE	Drosophila genetic map database	*	*	*
PROSITE	protein pattern database	*	*	*
REBASE	restriction enzyme database	*	*	*
BERLIN	5S rRNA sequences		*	*
CUTG	codon usage tabulated from GenBank		*	*
HAEMB	Haemophilia B database of mutations		*	*
METHYL	site specific methylation		*	*
RRNA	small subunit rRNA sequences		*	*
SMALLRNA	small RNA sequences		*	*
TFD	transcription factor database		*	*
TRNA	tRNA sequences		*	*
3D-ALI	sequence alignments based on structure superposition			*
ALU	ALU sequences and alignments			*
DSSP	secondary structure digests of PDB files			*
HSSP	homology-derived protein structures			*
LIMB	listing of molecular biology databases			*
PDB	Brookhaven protein 3D structures			*
SEQANALREF	articles dealing with sequence analysis			*

Anhang F
Mailing-Listen (Bitnet-Listserver)

Quelle: Medical Resources on the Internet 10/9/92 – Lee Hancock, University of Kansas Medical Center (FTP ftp.sura.net, vgl. Kap. 7.3.2).

List-Name	Server	Bemerkung
ADDICT-L	KENTVM or KENTVM.KENT.EDU	an electronic conference for mature discussion of the many types of addictions experienced by a large portion of society
ADMIN-L	ALBNYDH2	NYS department of health
ADMRA-L	ALBNYDH2	adirondack medical records association list
AI-MEDICINE-REQUEST	MED.STANFORD.EDU	
AIDS-INTL	RUTVM1	Intl. Committee for Elec Comm on AIDS
AIDSNEWS	EB0UB011 RUTVM1 USCVM	(peered) AIDS/HIV News (peered) AIDS/HIV News (peered) AIDS/HIV News
ALCOHOL ANCHODD	LMUACAD CC.UTAS.EDU.AU	alcohol and drug studies an electronic mail network for the exchange of information between drug scientists; this electronic clearinghouse has been established to provide a means for rapid communication between scientists working in the drug sciences, with a view to sharing skills and resources and identifying potential research collaborators; ANCHODD (Australian National Clearinghouse on Drug Development) functions in principle like an announcement at a scientific meeting, except that the audience are the recipients of electronic mail messages and their number and geographical dispersal is virtually unlimited
ANEST-L	UBVM or UBVM.CC.BUFFALO.EDU	a vehicle for (1) discussion of topics related to anesthesiology and (2) collection of any information related to anesthesiology
AOBULL-L	ALBNYDH2	New York state Department of Health area office

List-Name	Server	Bemerkung
APASD-L	VTVM2	APA Research Psychology Network
APASPAN	GWUVM	APA Scientific Grassroots Network
AUDITORY	MCGILL1	research in auditory perception
BACKS-L	UVMVM	research on low back pain, disability
BEHAVIOR	ASUACAD	behavioral and emotional disorders in children
BHRD-L	ALBNYDH2	New York state Bureau of Health Resource Development
BIOCIS-L	SIVM	Biology Curriculum Innovation Study
BIOESR-L	UMCVMB	biological applications of electron spin resonance
BIOMCH-L	HEARN	biomechanics and movement science listserver
BIOMED-L	CGILL1	Association of Biomedical Communication Directors
BIOMED-L	NDSUVM1	biomedical ethics
BIOMET-L	ALBNYDH2	Bureau of Biometrics at albnydh2
BRAIN-L	MCGILL1	mind-brain discussion group
BRIT-L	KSUVM or SUVM	behavioral research in transplantation
C+HEALTH	IUBVM or IUBVM.UCS.INDIANA.EDU	computing and health; C+Health is intended to promote sharing of information, experiences, concerns, and advice about computers and health history of medicine collections forum; CADUCEUS is a moderated discussion group organized for members of the Association of Librarians in the History of the Health Sciences, and other individuals interested in medical history collections
CADUCEUS	UTMBEACH or BEACH.GAL.UTEXAS.EDU	
CANCER-L	WVNVM WVNET	cancer discussion list
CCMEDH-L	TAMVM1.TAMU.EDU	cross cultural health and medical list
CCHD-L	UNCVM1	Carolina Consortium for Human Development
CEMS-L	MARIST	collegiate emergency medical services
CFS-L	NIHLIST or LIST.NIH.GOV	chronic fatigue syndrome discussion list; this list seeks to serve the needs of persons with chronic fatigue syndrome by enabling a broad discussion of CFS-related topics; subscription is open and the list is unmoderated

List-Name	Server	Bemerkung
CHEST-L	IRLEARN	
CHMINF-L	IUBVM	chemical information sources
CLAN	FRMOP11	cancer liaison and action network
CLINALRT	UMAB	clinical alerts from NIH
CMEDSSOC	UTORONTO	Canadian medical student societies
COCAMED	UTORONTO	computers in Canadian medical education
COGSCI-L	MCGILL1	cognitive science centre
COGSCI-L	YORKVM1	cognitive science discussion group
COMMDIS	RPIECS	speech disorders
COMPMED	WUVMD or WUVMD.WUSTL.EDU	comparative medicine discussion group; is an Internet/Bitnet mailing list for discussing the topics of: comparative medicine, laboratory animals (all species), and related topics
COMSERV	RPIECS	communication in health care
CONFLIST	UCSFVM	school of medicine conference list
CONSLINK	SIVM	discussion on biological conservation
DBLIST	UMAB	databases for dentistry
DDFIND-L	GITVM1	forum for information networking on disability
DENTAL	UMAB	dental test list
DENTALMA	UCF1VM	for dentistry related articles reports and testing
DIABETES	IRLEARN	International Research Project on Diabetes
DIABETIC	PCCVM	open discussion forum for diabetic patient counseling
DIARRHOE	SEARN or SEARN.SUNET.SE	DIARRHOE is a mailing list for information exchange and discussions on all aspects related to diseases, disorders, and chemicals which cause diarrhoea in humans and animals
DIET	INDYCMS	support and discussion of weight loss
DISRES-L	RYERSON or RYEVM.RYERSON.CA	disability research list covering any kind of disability-related research
DOHMEM-L	ALBNYDH2	New York State Department of Health Memorandum
DRUGABUS	UMAB	drug abuse education information and research

List-Name	Server	Bemerkung
DRUGHIED	TAMVM1	drug abatement research discussion
DTEP-L	UAMB	drug abuse education information and research
EGRET-L	DARTCMS1 or DARTCMS1.DARTMOUTH.EDU	discussion of EGRET epidemiological software
EMBINFO	IBACSATA	EMBNet (European Molecular Biology Network) EBCBBUL
EBCBCAT	HDETUD1	catalogue of "biotechnological" software
EMERG-L	MARIST	collegiate emergency medical services
EMFLDS-L	UBVM	electromagnetics in medicine, science & communications
EXPER-L	TREARN	experiences on viral attacks
EYEMOV-L	SPCVXA or SPCVXA.SPC.EDU	eye movement network
FAMILY-L	UMCVMB	delivery of family practice and clinical medicine
FAM-MED	GACVAX1 or GAC.EDU	use of computer technology in the teaching and practice of family medicine
FAMLYSCI	UKCC	mailing list for researchers and scholars whose work focusses on family science, marriage and family therapy, family sociology, and the behavioral science aspects of family medicine; to join the mailing list, send a request to the Coordinator: Greg Brock, GWBROCK%UKCC.BITNET@VM1.NODAK.EDU
FET-NET	HEARN	topics concerning research in fetal and perinatal care
FINAN-HC	WUVMD	health care financial matters discussion list
FIT-L	ETSUADMN	Wellness, Exercise, Diet; FIT-L is a discussion list for exchanging ideas, tips any type of information about wellness, exercise, and diet
FITNESS	NDYCMS	fitness and the IUPUI campus
FO-GCG	UTORONTO discussion	INFO-GCG: GCG; genetics software
FORENS-L	FAUVAX or ACC.FAU.EDU	forensic medicine and sciences interest group discussion list
FORUMBIO	BNANDP11	forum on molecular biology
FSDNURSE	UNCVM1	federal service doctoral nurses list

List-Name	Server	Bemerkung
GENDER	RPIECS	study of communication and gender
GENETICS	INDYCMS	clinical human genetics list
GERINET	UBVM	geriatric health care discussion group
GFULMED	NDSUVM1	discussion of the Grateful Med software package issued by NIH
GRANTS-L	JHUVM	NSF Grants & Contracts Bulletin Board
H-PROMO	RYERSON	health promotion research list
HALRC-L	UNCVM1	health affairs LRC
HEALTH-L	IRLEARN	international discussion on health research
HEALTHCO	RPIECS	communication in health/medical context
HEALTH-ED-REQUEST	STJHMC.FIDONET.ORG	conference area dealing with Health Education; any topic dealing with ideas, problems, or solutions is acceptable
HELPNET	NDSUVM1	network emergency response planning
HERB	TREARN	medicinal and aromatic plants discussion list
HGML-L	YALEVM	human gene mapping library
HINTS-L	ALBNYDH2	hints using the NYS Dept. of Health
HOLISTIC	SIUCVMB or SIUCVMB.SIU.EDU	discussion list dedicated to providing information and discussion on holistic concepts and methods of living which provide a natural way of dealing with the challenges of life
HSPNET-D	ALBNYDH2	hospital computer network discussion group
HSPNET-L	ALBNYDH2	hospital computer network discussion group
HUMBIO-L	FAUVAX or ACC.FAU.EDU	human biology interest group discussion list; unmoderated discussion list dealing with biological anthropology, adaptation, environmental stress, biological race, growth, genetics, paleoanthropology, skeletal biology, forensic anthropology, paleodemography, paleopathology, primate biology & behavior
HYPBAR-L	TECHNION	hyperbaric & diving medicine list
HYPERMED	UMAB	biomedical hypermedia instructional design
IAPSY-L	ALBNYVM1	interamerican psychologists list (SIPNET)
IMMUNE-REQUEST	WEBER.UCSD.EDU	for discussion of chronic fatigue syndrome, Epstein-Barr, Lupus, allegies, chemical sensitivities, etc.

List-Name	Server	Bemerkung
INCLEN-L	MCMVM1.CIS.MCMASTER.CA	provides units of the International Clinical Epidemiology Network presently connected by electronic mail, with a vehicle for questions and comments to an "expert" in different aspects of clinical epidemiology
INCLEN-L	UTORONTO	INFO-GCG: GCG genetics software discussion list
INFO-AIDS	RAINBOW.UUCP or PACBELL, APPLE, HOPTOAD, UCBVAX	acts as a clearinghouse for information, and discussion about AIDS, including alternative treatments, political implications, etc. Exchanges files with AIDNEWS@RUTVM1.
INGEST	CUVMA	ingestive disorders mailing list
INHEALTH	RPIECS	international health communication
IOOB-L	UGA	industrial psychology
IOOBF-L	UGA	industrial psychology forum
LASMED-L	TAUNIVM	laser medicine
LIVE-EYE	YORKVM1	color and vision discussion forum
LPN-L	BROWNVM	laboratory primate newsletter list
MEDCONS	FINHUTC	Medcons medical consulting and case description
MEDFORUM	ARIZVM1	medical student organization/policy forum
MEDIMAGE	POLYGRAF	medical imaging discussion list
MEDINF-L	DEARN YALEVM	biomedical informatics discussion group
MEDLIB-L	UBVM	medical libraries discussion list
MEDNETS	NDSUVM1	medical telecommunications networks
MEDNEWS	ASUACAD	Health Info-Com Network Newsletter
MEDPHS-REQUEST	RADONC.DUKE.EDU	attempt to foster electronic communication between medical physicists, open to interested others
MEDSTU-L	UNMVM RPICICGE RPIECS	medical student discussion list research methodology research methodology
MIS-L	ALBNYDH2	NYS Department of Health Management Information
MPSYCH-L	BROWNVM	Society for Mathematical Psychology
MOBILITY	SJUVM	SJU mobility disablities list
MOL-EVOL	IRLEARN BIOSCI	molecular-evolution bulletin board

List-Name	Server	Bemerkung
MORPHMET	CUNYVM	biological morphometrics mailing list
MSLIST-L	NCSUVM	multiple sclerosis discussion/support
MUCO-FR	FRMOP11	cystic fibrosis list – France (mucoviscidose)
MUMPS-L	UGA VTVM2	(peered) mumps list (peered) mumps list
NCE-RESP	MCGILL1	network of centers of excellence in respiratory health
NEUR-SCI	IRLEARN BIOSCI	neuroscience bulletin board
NEURO1-L	UICVM	neuroscience information forum
NEUS582	UICVM	methods in modern neuroscience
NEWS-L	ALBNYDH2	NYS Department of Health News
NIH-GUIDE	TCSVM UBVM	NIH guide list (TCSVM) NIH grants and contracts distribution list
NIHDOC-L	LSUVM	NIH guide list (LSUVM)
NIH-L	WSUVM1	NIH redistribution list
NIHDIS-L	JHUVM	NIH guide discussion list
NIHGDE-L	JHUVM UWAVM	NIH guide primary distribution NIH guide U of Washington distribution
NIHGUIDE	UMAB	NIH listing of available grants and contracts
NRSING-L	UMSSMDVM	nursing informatics list
NUCMED-REQUEST	UWOVAX.UWO.CA or TREVORC@UWOVAX.UWO.CA	discussion of nuclear medicine and related issues ; of particular concern is the format of digital images
NURCENS	UNCVM1	nursing centers list
NURSE-L	EMUVM1	nursing school project
NUTEPI	DB0TUI11	nutritional epidemiology
OXYGEN-L	UMCVMB	oxygen free radical biology and medicine discussion
PANET-L	YALEVM	medical education and health information disc
PHARM	DMU.AC.UK or PHARM-REQUEST.DMU.AC.UK	pharmacy mail exchange; mailing list digest version of "alt.drugs" restricted to postings without repetitive political arguments or flames; political articles of particularly novel value and reports of policy developments will be included
PRENAT-L	ALBNYDH2	perinatal outcomes discussion list

List-Name	Server	Bemerkung
PSYC	PUCC	psychology, neuroscience, behavioral
PSYCGRAD	UOTTAWA	psychology graduate students discussion
PSYGRD-D	UOTTAWA or ACADVM1.UOTTAWA.CA	The PSYCGRAD Digest
PPSYCH-L	UOTTAWA	UOTTAWA graduate students in psychology list
QADATA-L	ALBNYDH2	New York State Department of Health: Data
QUALRS-L	UGA	qualitative research for the human sciences
RADSIG	UWAVM	radiology special interest group
RECOVERY	WVNVM.WVNET.EDU	intended as a forum and support group for survivors of childhood sexual abuse/incest and/or their SO's. Postings are published in digest format and contributors may post anonymously. The emphasis is on healing and recovery through the use of the Twelve Steps of Alcoholics Anonymous as adapted for our purposes.
RESEARCH	TEMPLEVM	Research news from Temple University
REVES	FRMOP11	Network on Health Expectancy
RHCFRP-L	ALBNYDH2	Residential Health Care Facilities
RBMI		FRORS13 Groupe de Recherche en Biologie Moleculaire
RBMI		FRULM11 Groupe de Recherche en Biologie Moleculaire
SCIFRAUD	ALBNYVM1	Discussion of Fraud in Science
SCODAE	UMAB	Communications Network for Pharmacy-School
SCR-L	UMCVMB	Study of Cognitive Rehabilitation
SENIOR	INDYCMS	Senior health & living list
SHS		UTKVM1 Student Health Services
SMDM-L or	DARTCMS1 DARTCMS1.DARTMOUTH.EDU	An electronic bulletin board service for members of The Society for Medical Decision Making and others interested in the theory and practice of decision making.
SOCWORK	UMAB	Social Work Discussion List
SOREHAND	UCSFVM	Discussion of Carpal Tunnel Syndrome, Tendonitis
SOS-DATA	UNCVM1	Social Science Data List.

List-Name	Server	Bemerkung
SPHALB-L	ALBNYDH2 SUNYA/DOH/AMC	School of Public Health
SPORTPSY	TEMPLEVM	Exercise and Sports Psychology
STOPRAPE	SBROWNVM	Sexual Assault Activist List
STUTT-L	TEMPLEVM	Stuttering: Research and Clinical Practice
SUNYSPHL	ALBNYDH2	State University of New York School of Public Health
THICVA-REQUEST	STJHMC.FIDONET.ORG	Provides for the discussion of Traumatic Head Injuries, Cerebrovascular Accidents, and other related Intracranial Malformations. I
TIPS		FRE.FSU.UMD.EDU Teaching In the Psychological Sciences. A forum for the open discussion of all aspects of teaching in psychology.
ULDENT-L	ULKYVM	U of L Dental School Faculty/Staff Discussion
UVHINF-L	UVVM	UVic Health Info Science Bulletins
VETCAI-L	KSUVM	Veterinary Medicine Computer Assisted Instruction
VETADM-L	TAMVM1	Veterinary Hospital Administration issues
VETINFO	UCDCVDLS	This list has been created to stimulate discussion in the area of Informatics, with special reference to the field of Veterinary Medicine.
VETLIB-L	VTVM2	Veterinary Medicine Library issues
VETMED-L	UGA	(Peered) Veterinary Medicine
	VTVM2	(Peered) Veterinary Medicine
VISION-L	ADS.COM	Eye movement research
WITSENDO or	DARTCMS1 DARTCMS1.DARTMOUTH.EDU	A moderated mailing list which discusses all aspects of ENDOMETRIOSIS with particular emphasis on coping with the disease and its treatment.
WUNIHG-L	WUVMD	Washington University NIH Guide Distribution

Sachverzeichnis

Fettdruck: Seitenzahl der Hauptfundstelle;
Kursivdruck: Seitenzahl für Verweis auf
Abbildung, Tabelle oder Synopsis.